# Gastrointestinal Interventional Endoscopy Advanced Techniques

# 胃肠介入内镜新技术

原著 ［美］Mihir S. Wagh ［美］Sachin B. Wani

主审 李兆申 院士 主译 李 汛

中国科学技术出版社
·北京·

图书在版编目（CIP）数据

胃肠介入内镜新技术 /（美）米尔希·S. 瓦夫（Mihir S. Wagh），（美）萨钦·B. 瓦尼（Sachin B. Wani）
原著；李汛主译 . —北京：中国科学技术出版社，2023.8
书名原文：Gastrointestinal Interventional Endoscopy: Advanced Techniques
ISBN 978-7-5236-0194-5

Ⅰ . ①胃… Ⅱ . ①米… ②萨… ③李… Ⅲ . ①胃肠病 – 内窥镜 – 介入性治疗 Ⅳ . ① R573.05

中国国家版本馆 CIP 数据核字（2023）第 064635 号

著作权合同登记号：01-2023-2292

First published in English under the title
*Gastrointestinal Interventional Endoscopy: Advanced Techniques*
edited by Mihir S. Wagh, Sachin B. Wani

| | |
|---|---|
| 策划编辑 | 丁亚红　焦健姿 |
| 责任编辑 | 丁亚红 |
| 文字编辑 | 方金林　魏旭辉 |
| 装帧设计 | 华图文轩 |
| 责任印制 | 徐　飞 |

| | |
|---|---|
| 出　　版 | 中国科学技术出版社 |
| 发　　行 | 中国科学技术出版社有限公司发行部 |
| 地　　址 | 北京市海淀区中关村南大街 16 号 |
| 邮　　编 | 100081 |
| 发行电话 | 010-62173865 |
| 传　　真 | 010-62179148 |
| 网　　址 | http://www.cspbooks.com.cn |

| | |
|---|---|
| 开　　本 | 889mm×1194mm　1/16 |
| 字　　数 | 622 千字 |
| 印　　张 | 23.5 |
| 版　　次 | 2023 年 8 月第 1 版 |
| 印　　次 | 2023 年 8 月第 1 次印刷 |
| 印　　刷 | 北京盛通印刷股份有限公司 |
| 书　　号 | ISBN 978-7-5236-0194-5/R·3073 |
| 定　　价 | 298.00 元 |

（凡购买本社图书，如有缺页、倒页、脱页者，本社发行部负责调换）

# 译者名单

主　审　李兆申　院士

主　译　李　汛

译　者　（以姓氏汉语拼音为序）

| | | | |
|---|---|---|---|
| 柏　愚 | 海军军医大学第一附属医院 | 秦运升 | 浙江大学附属第一医院 |
| 蔡开琳 | 华中科技大学同济医学院附属协和医院 | 盛　亮 | 兰州大学第一医院 |
| | | 宋铱航 | 海军军医大学第一附属医院 |
| 柴宁莉 | 解放军总医院第一医学中心 | 孙　昊 | 西安交通大学第一附属医院 |
| 陈本栋 | 宁夏医科大学总医院 | 田　亮 | 兰州大学第一临床医学院 |
| 陈　晨 | 西安交通大学第一附属医院 | 王　兵 | 华中科技大学同济医学院附属同济医院 |
| 陈巍峰 | 复旦大学附属中山医院 | | |
| 丁方回 | 兰州大学第一医院 | 王　蒙 | 吉林大学第一医院 |
| 方琦雯 | 海军军医大学第一附属医院 | 王　琦 | 宁夏医科大学总医院 |
| 侯森林 | 河北医科大学第二医院 | 王同昌 | 海军军医大学第一附属医院 |
| 胡　兵 | 四川大学华西医院 | 吴　轲 | 华中科技大学同济医学院附属协和医院 |
| 黄鑫鑫 | 海军军医大学第一附属医院 | | |
| 姜宁祖 | 兰州大学第一临床医学院 | 向京元 | 解放军总医院第一医学中心 |
| 李隆松 | 解放军总医院第一医学中心 | 徐　宁 | 解放军总医院第一医学中心 |
| 李　鹏 | 首都医科大学附属北京友谊医院 | 杨　帆 | 海军军医大学第一附属医院 |
| | | 岳　平 | 兰州大学第一医院 |
| 李启勇 | 树兰杭州医院 | 张继军 | 山西医科大学第一医院 |
| 李　汛 | 兰州大学第一医院 | 张　磊 | 兰州大学第一医院 |
| 令狐恩强 | 解放军总医院第一医学中心 | 张立超 | 河北医科大学第二医院 |
| 刘　科 | 华中科技大学同济医学院附属协和医院 | 赵　宇 | 首都医科大学附属北京友谊医院 |
| | | | |
| 刘　威 | 中南大学湘雅二医院 | 周平红 | 复旦大学附属中山医院 |
| 吕　震 | 浙江大学附属第一医院 | 周文策 | 兰州大学第一医院 |
| 孟文勃 | 兰州大学第一医院 | 朱克祥 | 兰州大学第一医院 |
| 苗　龙 | 兰州大学第一医院 | 朱晓亮 | 兰州大学第一医院 |

# 内容提要

　　本书引进自世界知名的Springer出版社，由美国知名内镜微创介入专家Mihir S. Wagh和Sachin B. Wani联合编写，是一部系统介绍胃肠介入内镜新技术的实用著作。全书共六篇29章，分别介绍了内镜切除术、内镜减重、内镜肌切开术、内镜抗反流治疗、内镜组织对接和介入EUS的研究进展相关内容。第一篇主要介绍了内镜成像模式，食管、胃、十二指肠与结肠ESD及EMR，ESD工具及附件，全层切除术（EFR）和隧道法内镜黏膜下肿物切除术（STER）等新技术，以及相关培训和资质获取；第二篇介绍了胃内球囊和胃抽吸疗法、内镜袖状胃成形术（ESG）、新兴的内镜减重术、术后并发症及体重反弹管理；第三篇则围绕内镜肌切开术讲述POEM的适应证及术前准备、安全性和有效性，以及相关的内镜肌切开术治疗Zenker憩室（Z-POEM）、内镜幽门肌切开术（G-POEM）和经直肠内镜肌切开术（PREM）；第四篇介绍了内镜抗反流治疗史，以及经口胃底折叠术（TIF）、射频消融术（RFA）和抗反流黏膜切除术（ARMS）治疗胃食管反流病；第五篇简要介绍了内镜缝合及黏合技术；第六篇介绍了EUS在胰腺、胆管与胆囊、血管介入中的应用。本书内容翔实，图文并茂，所述技术及理念新颖实用，可拓宽临床医生视野和诊疗思路，特别适合消化内科、胃肠外科、肝胆胰外科、消化内镜专业医生学习和参考。

---

**补充说明：** 本书配有视频，读者可通过扫描关注出版社"焦点医学"官方微信，后台回复"9787523601945"，即可获得视频链接，在线观看。

# 中文版序

21世纪是医学的"微创治疗"时代，各种微创术式推陈出新，相应器械发明迭代日新月异，在消化疾病领域表现尤为突出。近年来，随着消化内外科交叉、渗透及技术融合，推动了内镜外科和微创介入技术的进步，经自然腔道内镜手术（NOTES）应运而生，越来越多原本需要传统外科经"浆膜入路"的手术，已逐渐被内镜介入经"黏膜入路"所取代，内镜外科逐渐成为一门独立的新兴学科。

我国内镜微创介入治疗起步较晚，在消化内镜及内镜外科前辈的带领下，紧跟国际前沿，不断学习、勇于创新，经过广大同仁30多年的不懈努力，新技术、新理念不断涌现，3E[①]时代全面来临，大量高质量的原创性研究也在不断开展，为指南及共识的制订提供了循证医学依据。我国消化内镜尤其是内镜微创介入领域，完成了从跟跑到并跑再到部分技术领跑的发展历程，提高了我国在内镜微创介入领域的国际地位，并培养了一大批杰出的内镜微创介入专家及后继青年人才，星星之火已成燎原之势！

*Gastrointestinal Interventional Endoscopy: Advanced Techniques* 由国际知名内镜微创介入专家Mihir S. Wagh 与 Sachin B. Wani 联袂编写，在前述3E的基础上，结合国际最新前沿技术，涵盖了内镜切除术、内镜减重、内镜肌切开术、内镜抗反流治疗、内镜组织对接和介入EUS进展等内容。书中各章均由国际消化内镜微创介入领域知名专家编写。兰州大学第一医院李汛教授牵头全国多个著名内镜外科团队将本书翻译成中文版，以期将这部新颖的著作及时呈现给广大消化内镜同仁。本书内容别开生面，精彩纷呈，可作为消化内科、肝胆胰外科、胃肠外科、普外科、介入科医生学习的优秀教材，并为建立基于循证医学基础的跨学科发展，学科间取长补短、优势互补，创立以疾病为中心的多学科交叉融合新型诊疗模式提供了很好的思路。

书山之路任君攀，学海无涯永不停。为此，我郑重向广大同仁推荐此书，借以福泽病患。乐为序。

李兆申　院士

---

① 即经内镜逆行胰胆管造影术（ERCP）、超声内镜（EUS）及内镜黏膜下剥离术（ESD）。

# 原书序一

介入内镜检查已经远远超出了 ERCP 和 EUS 技术。这部杰出的著作重点介绍了内镜切除术、内镜减重、内镜肌切开术、内镜抗反流治疗、内镜组织对接和介入超声内镜等领域开发和发展起来的介入内镜下的新术式。我的同事及搭档 Mihir S.Wagh 和 Sachin B.Wani 联合编写了这部著作，并致力于介入内镜检查的临床实践和教学。在过去几年里，我有幸见证了他们的热情、教学和临床实践。在这项工作中，他们联合国际本领域的杰出专家总结了过去十年中涌现的创新技术，这些创新改变了我们以往的方法，拓宽了我们为患者提供的微创疗法。尽管其中一些技术正处于优化阶段，但其他技术已在前瞻性临床试验中被证实是胃肠道疾病治疗中可行的替代方案。我们正在热情洋溢地从事这个亚专业，目的是用新的微创手术帮助患者。随着这些新技术的发展和我们对内镜诊疗领域的拓展，这种热情仍在继续。我的同事们在临床实践中持续推动这一领域的发展，他们的创新精神和殚精竭虑令人印象深刻。他们为持续推进临床问题的微创解决方案而共同努力，而这些临床问题大家都可能会遇到，这使得这些技术中的一些甚至全部在未来将会被更新的方法所取代。幸运的是，我们将最新的发展现状视为微创内镜介入治疗进步的继续。感谢本书的著者为我们全面呈现该领域的最新进展。本书很好地总结了不断拓宽的介入内镜领域中新技术的发展现状，为医生和学员提供了重要学习资源。

Steven A. Edmundowicz, MD, FASGE

Aurora, CO, USA

# 原书序二

胃肠道（GI）内镜检查发展历史相对较短，1932 年 Schindler 发明了柔性胃镜，标志着胃肠内镜检查的开始。直到 1950 年，Uji 及其同事推出胃镜后，Hischowitz 才于 1957 年发明了第一台用于上消化道和结肠的纤维内镜。随着视频内镜的引入，内镜的使用进一步普及。同时，超声内镜（EUS）的第一个原型于 20 世纪 80 年代推出。EUS 最初被用作一种诊断辅助手段，但很快就演变为各种胃肠道疾病的治疗工具。在过去的 10 年里，胃肠道内镜检查取得了显著进展。下面将重点介绍其中的四大发展。

其中的进展包括内镜下切除术。它最初始于内镜息肉切除术，但很快又发展到内镜黏膜切除术（EMR），用于切除较大的表面病变。然后是内镜黏膜下剥离术（ESD），用于整块切除。最近发展到内镜全层切除术（EFR），用于切除位于胃肠道深层的病变。

超重和肥胖患者在过去 10～15 年中急剧增加，尤其在西方国家，因此内镜减重技术被引入。这最初始于微创治疗，即胃内球囊放置和抽吸治疗。后来，内镜缝合设备逐渐普及，内镜袖状胃成形术被引入。

在过去 10 年中，内镜肌切开术被认为是最有吸引力的发展之一。它最早始于井上春弘博士开发的一种手术，名为经口内镜肌切开术（POEM）。这引发了其他几项同样以维持胃肠道连续性为特征的手术，如 Zenker 憩室内镜肌切开术（Z-POEM）、胃轻瘫经内镜幽门肌切开术（G-POEM）和先天性巨结肠经直肠内镜肌切开术（PREM）。肌切开术也为其他第三空间内镜手术奠定了基础，如隧道法内镜黏膜下肿物切除术（STER）。

最后，在 20 世纪 90 年代中期 EUS 引导的囊肿胃造口术和 EUS 引导的腹腔神经丛松解术将人们对 EUS 的认识从单纯的诊断性检查转变为能够进行治疗干预的方式。此后取得了许多进展，包括 EUS 引导的胆胰引流、肿瘤治疗、吻合口建立和出血治疗。在不久的将来，这些技术中的大多数很可能会改变其他治疗方法。

本书由 Mihir S. Wagh 博士和 Sachin B. Wani 博士联合编写，更加令人欣喜地是，他们还召集了一众优秀的编者。本书概要介绍了有关上下消化道疾病的治疗性胃肠内镜，全面阐述了使用先进内镜设备的新治疗技术。本书的作者无一例外都是本领域的专家，对各种治疗性内镜手术有着丰富的知识储备。本书将为临床医生进行治疗性胃肠内镜检查提供明确的指导。

Peter D. Siersema, MD, PhD, FASGE

Nijmegen, The Netherlands

# 译者前言

借助胃镜、十二指肠镜、超声内镜开展的 3E 技术是内镜微创介入诊疗消化系统疾病的利器，在近 20 年里得到了飞速发展。在 2000 年之后的第 2 个十年，我们更是迎来了内镜微创介入发展的"黄金时期"，新技术、新器械、新理念层出不穷且不断创新，"黏膜外科"与"浆膜外科"不断交叉融合，手术不再是外科医生专享名词，而外科医生也越来越重视 ERCP、EUS、ESD 等技术并在相关领域不断创新。

治疗疾病的需求促进了相关医学领域的技术进步。ERCP 诊疗特长已发挥到极致，EUS 打开医生"天眼"缉拿顽疾"元凶"、ESD 挽救无数早癌家庭，内镜微创介入技术已成为医患追求"健康中国梦"的重要手段。然而，人类医学的进步还远不止于此，疾病谱的变化推动了技术发展方向的转变。近年来，早癌筛查的普及使其检出率显著提升，胃食管反流疾病发病率的升高，营养过剩使肥胖成为社会问题，EUS 从诊断到治疗并不断扩展其适应证等诸多情况，促使消化内镜微创介入技术在 3E 基础上萌发出新的分支并快速发展起来。

随着现有内镜微创介入技术优势的凸显，国内越来越多、不同级别的医疗机构正逐步开展 ERCP、EUS、ESD 等工作，但国内消化内镜新技术的普及率偏低，仅有少数大型医疗中心掌握，而这些新技术的培训还缺少规范化教材。本书的问世，将会为更多从事消化内镜微创介入诊疗的同仁提供一部系统学习的教材，也为相关专业医生提供了治疗疾病的新思路。本书中文版的翻译工作汇集了数十名国内各大知名内镜介入中心的专家及其团队的智慧，所有译者均为临床一线医生，以期更好地体现临床实用性和翻译的准确性，为读者尽可能完美呈现本书的精髓。当然，由于相关学科的快速发展、知识更迭较快，加之认知水平的客观局限性，书中可能存在不足或欠妥之处，欢迎广大同仁在参阅本书时提出宝贵意见，取其精华、学以致用，练就仁术、造福患者。

感谢 Mihir S. Wagh 博士和 Sachin B. Wani 博士牵头国际内镜介入专家们为本领域同仁呈现这部精彩的著作，感谢中国科学技术出版社引进本书，让我们有机会将其翻译成中文版，使广大国内同仁能系统学习国际最前沿的胃肠介入内镜技术精髓。同时，也要感谢所有在百忙之中参与本书翻译工作的各位内镜外科介入专家，正是他们不辞辛劳的奉献精神与字斟句酌的严谨态度，才使中文版可以保留原汁原味的精华内容，并与广大国内同道如期见面。最后，特别感谢中华医学会消化内镜学分会、中国医师协会内镜医师分会的各位领导、前辈对内镜外科工作的大力支持与厚爱，这是本书中文版得以面世的动力源泉。

兰州大学第一医院 李 汛

# 原书前言

我们很高兴向大家介绍这部有关胃肠道介入内镜新技术的著作。首先，让我们先谈谈编写本书的主要原因。随着近十年新的内镜设备和技术的出现，介入内镜领域正以惊人的速度发展。传统上，介入内镜检查包括经内镜逆行胰胆管造影术（ERCP）和内镜超声（EUS）检查。然而，随着内镜检查新领域的发展，该领域现在已经拓展到不局限于这类手术，通常称为"软式内镜手术"。本书特别关注 ERCP 和 EUS 之外的介入内镜。我们希望本书能够成为所有对介入内镜检查感兴趣读者的"入门书"或"教科书"，因为它包含了对这些新领域的全面描述和分析。

全书分六篇，即内镜切除术、内镜减重、内镜肌切开术、内镜抗反流疗法、内镜组织对接和介入 EUS 的研究进展，分别由各领域的世界知名专家撰写。本书强调适应证和技术细节，评估了各种操作的安全性和有效性，并给出了这些内镜手术质量指标和培训途径的建议。我们提供了丰富的插图、表格、内镜照片和视频以突出这些主题，帮助读者清楚地理解关键概念和程序细节。本书适用于所有对这门不断发展的微创学科感兴趣的内镜医生，以及胃肠科医生和外科医生、培训人员和经验丰富的从业者。

感谢我们杰出的编写团队，来自世界各地的内镜医生，与我们分享他们的知识和经验。我们要特别感谢 Springer 出版社的 Andy Kwan 和 Smitha Devhan，感谢他们耐心地指导我们完成本书的出版。

Mihir S. Wagh, MD, FACG, FASGE
Sachin B. Wani MD
Aurora, CO, USA

# 献　词

感谢我的父母 Maya 和 Suhas Wagh 给了我一切。

——Mihir S. Wagh

谨以本书献给我的父母 Balkrishna 和 Sudha Wani，感谢他们一直鼓励我走自己的路，并在我的生命中不断为我创造机会。感谢我的家庭，感谢你们给予我所有的关爱、鼓励和支持。感谢我的同事、实习生、护士和导师，我每天都在向你们学习。最后，我要感谢我的妻子 Anuja，还有我们的双胞胎孩子 Kaahan 和 Krish，他们让我能够追求我的梦想。感谢你们为我做出的牺牲，给予我的耐心、理解和实现远大梦想的动力。

——Sachin B. Wani

# 目　录

## 第一篇　内镜切除术

## 第二篇　内镜减重

## 第三篇　内镜肌切开术

# 第四篇　内镜抗反流治疗

# 第五篇　内镜组织对接

# 第六篇　介入超声内镜的研究进展

# 第一篇　内镜切除术

## Endoscopic Resection

# 第1章
# 内镜下病变识别和先进的成像模式

## Endoscopic Lesion Recognition and Advanced Imaging Modalities

Jorge D. Machicado　Jennifer M. Kolb　Sachin B. Wani　著

李启勇　译

## 概述

在过去的 50 年中，随着工程、物理、化学和分子生物学等领域不断取得重大进展，胃肠内镜领域的技术也在逐步革新。内镜检查最重要的目标之一是发现和描述可能适合治愈的癌前病变或早期肿瘤病变。除了能够预测组织学和指导内镜治疗外，光学、横截面和分子方法的"爆炸式"发展，也使我们能够识别可能被遗漏的细微病变。

光纤技术的发展具有决定性的意义，这使得 1957 年出现的柔性胃肠内镜取代了古老、刚性和半柔性的内镜[1]。之后，通过采用电荷耦合器件（charge-coupled device, CCD），传统的视频内镜于 1993 年问世，它可以通过显示器观看实时图像[2]。在过去的 10 年中，视频内镜分辨率和监视器清晰度的发展又促进了高清白光内镜检查（highdefinition white light endoscopy, HDWLE）的问世，现在它已被认为是主流标准[3]。

尽管视频内镜已取得了巨大进展，但细微的病变仍然可能被错过。因此，其他光学、横截面和分子方法已迅速演变为 HDWLE 的附属物。多年来，常规和虚拟色素内镜等光学技术已应用于临床实践。相比之下，能够提供实时组织学图像的横截面方法，如激光共聚焦显

微内镜检查术（confocal laser endomicroscopy, CLE）、光学相干断层扫描（optical coherence tomography, OCT）和容积激光显微内镜（volumetric laser endomicroscopy，VLE）仍在评估中，大多数内镜医师未能接触这些设备，因此未进入常规临床使用。最近，分子成像已经出现，以检测特定的靶点并指导个体化治疗，但它还处于早期阶段，只能用于研究目的。在本章中，我们将回顾这些先进的成像模式（advanced imaging modalities, AIM）及其在临床实践中识别不同消化道病变的适用性。

## 一、技术说明

表 1-1 总结了在临床实践中使用的每种先进的成像技术的优缺点。

### （一）白光内镜检查：标准与高清

视频内镜所需的设备包括视频处理器、光源、内镜和监视器。外部氙气光源提供全光谱可见白光，这些白光通过光纤玻璃束传播，最后通过内镜末端的透镜发出[4]。发出的光经过黏膜反射后通过内镜的物镜，最终到达 CCD 的光敏表面，CCD 是内镜尖端的一个小芯片，用于感知图像。CCD 捕捉图像，并通过电线将电

表 1-1　不同先进成像模式的优缺点

| 先进成像模式 | 优　点 | 缺　点 |
|---|---|---|
| 常规色素内镜检查术 | • 详细的表面小凹图案<br>• 有助于 IBD 的发育不良检测 | • 增加时间和成本（染料）<br>• 活体染色的潜在风险<br>• 缺乏经过验证的分类系统<br>• 评价仅限于黏膜 |
| 虚拟色素内镜检查术 | • 详细的表面小凹和血管图案<br>• 便捷的开 / 关按钮<br>• 经过验证的分类系统<br>• 适用于 Barrett 食管、胃病变和结肠息肉的肿瘤检测<br>• 用于结肠息肉的定性 | • 评价仅限于黏膜<br>• 图像识别需要培训 |
| AFI | • 更深入的成像 | • 特异性低，假阳性率高<br>• 分辨率低<br>• 需要特殊设备 |
| CLE | • 高分辨率<br>• 细胞层面黏膜的可视化，允许在体组织学检查 | • 耗时、昂贵<br>• 通常需要 PCLE<br>• 需要静脉对比剂<br>• 评估仅限于黏膜 |
| OCT/VLE | • 黏膜和黏膜下的细胞水平可视化<br>• VLE 可以标记异常区域 | • 低分辨率<br>• 需要特殊设备，成本高昂<br>• 需要培训 |
| 分子成像 | • 高度特异性 | • 增加时间和成本<br>• 需要特殊设备<br>• 不适用于常规临床使用 |

AFI. 自体荧光成像技术；IBD. 炎性肠病；CLE. 激光共聚焦显微内镜检查术；OCT. 光学相干断层扫描；VLE. 容积激光显微内镜；PCLE. 探头式激光共聚焦显微内镜检查术

信号传输到视频处理器，在那里生成数字图像。最初的标准清晰度（standard-definition, SD）内镜配备了 410 000 像素的 CCD，能够提供 640 像素（宽）乘以 480 像素（高）的数字图像[5]。不久之后，人们意识到图像质量在很大程度上取决于分辨率，而分辨率取决于 CCD 像素的密度。

HDWLE 使用更小的芯片，却可以生成分辨率超过 100 万像素的图像，并显示在 4∶3 或 5∶4 的纵横比和至少 650 像素的高度的显示器上[6]。为了真正捕获高清图像，所有内镜设备必须与高清兼容（内镜、CCD、处理器、显示器和传输电缆）。高清显示器可以通过逐行扫描和每秒 60 次的刷新率显示动态图像，从而减少运动物体的伪影。高清内镜的光学放大特性可以提供高达原始尺寸 150 倍的图像，并保持分辨率不变。该功能在较新的一代内镜中，可通过用按钮激活一个名为近焦（near focus）的系统来实现，该系统可调节内镜尖端的机械可移动透镜[7]。

## （二）常规色素内镜检查术

这种类型的 AIM 通过局部涂抹染料来增强胃肠黏膜，以勾勒病变边界，突出表面变化，并划定黏膜深度。根据目标表面积，可采用几种不同的染色方法。对于局灶性可疑病变，可以使用注射器向内镜的活检通道推送 60ml 稀释染料，然后仔细检查目标区域。在针对更大面积组织的情况下，如炎性肠病患者，一种更有效的染色方法是将 250ml 生理盐水与不同浓度的染料混合后，通过注水冲洗系统大范围染色[8]。每种染料都有不同的化学性质，专为不同的临床应用而设计。

亚甲蓝是一种活性染料，被小肠上皮细胞（如肠上皮化生）和结肠隐窝吸收，吸收通常在局部应用后的 1min 发生，效果持续 20min。"正常"黏膜会吸收染料，呈现染料的颜色，而肿瘤或发炎的黏膜不吸收或仅吸收很少量染料。因此，一个明亮且未被染色的区域是进一步进行病理学检查的线索。复方碘溶液是另一种重要染料，主要用于筛查高危人群的食管鳞状细胞癌。有一些更可能存在高级别上皮内瘤变的部位出现 >5mm 的未染色区域，通常被称为"粉红色征"（图 1-1），因为这些区域与碘染色的周围黏膜相比，保留了粉红色的黏膜色调[9]。还有一些使用较少的活性染料包括结晶紫和甲酚紫。

非活性染料涂抹在表面并提供对比度，但不会被上皮细胞吸收。靛胭脂是最常用的非活性染料之一。它聚集在黏膜的凹坑和凹槽中，从而增强黏膜结构、表面形貌、病变深度和边界的可视化。乙酸是一种弱酸，在黏膜中诱导化学反应，可用于描绘上皮结构。内镜下通过喷雾导管喷洒乙酸会暂时改变表面上皮糖蛋白的结构，能持续

2～3min[10]。无缓冲酸有助于破坏二硫键和氢键，引发脱乙酰化，进而使蛋白质变性，但为了维持这种效果，可能需要反复施用乙酸。

## （三）虚拟色素内镜检查术

虚拟色素内镜检查术使用光学透镜和数字处理程序来实现与传统色素内镜相似的结果，但只需按下一个按钮即可。这些系统中应用最广泛的是窄带成像技术（narrow-band imaging, NBI）（Olympus），该技术基于光穿透组织的深度取决于波长的光学现象；波长越短，穿透越浅。在白光内镜检查（white light endoscopy, WLE）中，波长为 400～700nm 的光照亮黏膜表面，并以自然颜色再现所有图像。NBI 使用红 - 绿 - 蓝照明系统在 400～540nm 的较窄范围内实时应用光学滤波器，以匹配血红蛋白吸收[11]。这使得血红蛋白含量高的结构呈现黑色（表面毛细血管呈棕色，黏膜下血管呈青色），与反射光线的周围黏膜形成对比。

其他系统使用全光谱白光来捕获图像，然后进行成像后处理。富士智能色素内镜（Fujinon intelligent chromoendoscopy, FICE）（Fujinon Inc., Japan）系统使用软件技术来修改通过标准内镜视频处理器拍摄的图像[12]。该算法选择性地增强特定光的波长，并创建重建的 FICE 图像。使用类似技术的还有 iScan（Pentax, Japan），它使用数字后处理系统来处理重建图像[13]。内镜医师可以通过按下按钮在表面、颜色或色调增强模式之间切换，以改善特定特征的视觉效果。另一种模式被称为蓝激光成像技术（blue laser imaging, BLI）或 Lasero 技术（Fujinon），它使用双激光系统。BLI 的创建是为了应对 FICE 和 NBI 的局限性，它结合了这两种技术的优势[14]。第一种波长有限的蓝激光用于突出黏膜血管系统（类似于 NBI），而第二种激光诱导荧光灯去照亮目标。

## （四）自体荧光成像技术

自体荧光成像技术（autofluorescence imaging,

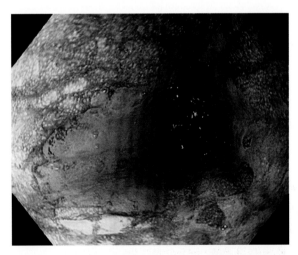

▲ 图 1-1　使用复方碘溶液进行色素内镜检查术的鳞状细胞异型增生（未染色区域代表异型增生区域）

AFI）是一项依赖消化道黏膜内源性荧光基团的技术，其中最重要的是胶原蛋白。荧光基团是天然物质，从短波长光（蓝色）中吸收能量，进而发射长波长光（荧光）。荧光模式因组织的代谢活动、血流和生化特征而异，当发生肿瘤和炎症时可出现异常。具有 AFI 功能的内镜在光源前面有一个旋转滤光片，该滤镜可提供窄光谱蓝光（390～470nm）和绿光（540～560nm）[15]。还有一个额外的干扰滤光片，通过该滤光片，只有荧光和绿光通过，在 CCD 进行加工处理。在生成的图像中，正常组织呈绿色，异常黏膜呈暗红紫色。

### （五）激光共聚焦显微内镜检查术

这项技术基于光学显微镜，但需要静脉注射（荧光素）或局部注射（荧光素或盐酸吖啶黄）对比剂。然后，激光被物镜聚焦用于照亮焦平面上的一个点。从该焦点反射回来的光将通过针孔汇聚到探测器[16]。来自焦点之外的光将散射而不被收集。当探测器处理光线时，将创建一个灰度的高分辨率图像，显示黏膜层（250μm）的细胞结构，但不显示更深的结构。共聚焦成像可以是基于传统整合式激光共聚焦显微内镜检查术（endoscope-based confocal laser endomicroscopy, ECLE）或探头式激光共聚焦显微内镜检查术（probe-based confocal laser endomicroscopy, PCLE）[17]。探针可以通过内镜的工作通道，检查胆道、上消化道或下消化道中的目标组织。

### （六）光学相干断层扫描和容积激光显微内镜

光学相干断层扫描（OCT）是一个基于探测器的一次性使用系统，利用长波光穿透感兴趣的区域并创建横截面图像[18]。这与超声内镜相似，但它使用红外光代替声波来创建高分辨率图像。单个光源发射两束光束，一束指向目标组织，另一束指向参考镜面。光从两个光源反射，然后在检测器处再次组合，产生干涉，然后测量并转换为图像。

容积激光显微内镜（VLE）使用与 OCT 类似的技术，在 OCT 中，快速扫描有助于捕获深度为 3mm、分辨率为 10mm 的图像[19]。它被设计用于环形管腔内（如食管等）。球囊穿过活检通道并充气。然后，光学探针通过球囊。当探针略微向后拉时，球囊旋转 360°。探针 VLE 具有在短时间内快速有效地大面积成像的能力（90s 显示整个 6cm 的球囊）。

### （七）分子成像

分子成像是一项创新技术，将靶向探针定向到消化道中的特定分子。分子探针可以使用肽、抗体、纳米粒子或其他分子设计[20]。肽是分子内镜检查中最常用的探针，因为相比其他类型探针，具有一定的优势，它们分子小、黏膜穿透性好、安全、免疫原性低、易于大规模生产、价格低廉。使用噬菌体肽文库分离肽，然后标记上荧光基团，在内镜检查期间通过内镜使用喷雾导管进行局部应用。多模态视频内镜通过使用特殊的荧光素和反射滤镜提供图像[21]。这项技术的应用能够对肿瘤发生风险较高的患者进行更准确的体内诊断和预测，其发现时间可提前到形态学改变发生之前。

## 二、上消化道的内镜评估

### （一）Barrett 食管、异型增生和食管腺癌

1. 内镜筛查的理由和限制　食管腺癌（esophageal adenocarcinoma, EAC）的全球年发病率为 0.7/10 万。在过去的 40 年中，欧洲、澳大利亚和美国的发病率显著增加[22, 23]。大多数 EAC 患者被诊断为晚期，伴随着较低的生存率和差劲的生活质量[24]。Barrett 食管（Barrett esophagus, BE）或食管肠上皮化生（intestinal metaplasia, IM）是 EAC 的癌前病变，可在内镜下检测到延伸至食管胃结合部近端 1cm 以上的鲑鱼色黏膜，然后通过活检确诊[25]。

BE 向 EAC 的进展涉及一系列病理变化，

从非异型增生性 BE（non-dysplastic Barrett esophagus, NDBE）到低级别异型增生（low-grade dysplasia, LGD）、高级别异型增生（high-grade dysplasia, HGD），最后是 EAC[26]。因此，使用有针对性可见病变的活检和每 1～2 厘米四象限随机活检（西雅图活检协议）的内镜筛查方法得到了国际协会指南的认可，以便在早期阶段检测异型增生或 EAC，从而接受治愈性治疗，并提高生存率[25, 27-30]。此外，这种方法可以帮助识别适合内镜根除治疗（endoscopic eradication therapy, EET）的肿瘤患者，以代替手术或放射治疗、化学治疗。然而，这种方法有局限性，包括采样错误（肿瘤的病灶分布和筛查活检样本仅占 Barrett 病变部分的 5%）、组织异型增生的病理诊断的可靠性有限，以及相关的成本、时间和劳动力，这或许可以解释为什么社区内镜医师不愿意遵守《西雅图活检协议》[31, 32]。此外，可见病变很容易被遗漏，因为它们通常很小且呈局灶性分布。

2. Barrett 食管的内镜检查　内镜医师应系统地检查 Barrett 病变段，以最大限度地检测出可能包含异型增生或早期癌症的可见病变。建议使用 HDWLE 仔细评估 BE，作为最大限度地检测可见病变的最低标准[27, 33]。该建议是从其他研究中推断出来的[34, 35]，因为目前没有将 HDWLE 与标准 WLE 直接进行比较用来检测 BE 中的可见病变的随机临床试验。更长的检查时间，仔细且有组织的 BE 检查，可能与检测到的病变数量和 HGD/EAC 诊断增加有关[33]。仔细的内镜检查可以确保检测到 >80% 的 HGD/EAC 病变[36]。

以下建议有助于确保高质量的医疗：第一，考虑在内镜尖端使用透明帽，以便于内镜检查，尤其是在与 BE 相关的肿瘤患者中；第二，使用活检通道冲水清洗黏膜，仔细吸尽积液并尽量减少黏膜损伤；第三，通过不断地充气和放气检查可疑 BE，以检测细微的表面不光整；第四，使用倒镜仔细检查 Barrett 病变的远端；第五，使用布拉格分类法[37]描述隔膜间隙、胃食管连接处和鳞膜连接的位置，以及 BE 的范围，包括周长和最大段长度[37]。在对 BE 进行充分检查后，才可进行活检。应避免在正常或不规则的 Z 线进行活检，以避免过度诊断 BE（例如实际上患有与 EAC 无关的贲门肠上皮化生和在有效的抗反流治疗之前的反流性食管炎），因为活动性食管炎的修复性变化可能很难与异型增生区分开来。

3. 可见病变的统一评估　Barrett 病变段的微小黏膜异常，如溃疡、糜烂、斑块、结节、狭窄或其他管腔不规则，应单独取样，因为此类病变与潜在的异型增生和癌症有关[38]。这些黏膜异常应进行内镜黏膜切除术（endoscopic mucosal resection, EMR），因为与活检相比，这为病理检查提供了更好的样本，并改变了 30%～50% 的患者的组织病理学诊断[39, 40]。此外，可疑食管病变的 EMR 是 BE EET 的质量指标，既是诊断［确定 T 分期和（或）异型增生的分级］，也是治疗策略[35]。本书的第 3 章提供了关于食管 EMR 技术的更多细节。

巴黎分型为可见的黏膜病变提供了一个分级系统，该系统有助于临床医生之间的统一沟通[41]。可见病变描述包括：突出病变，0-Ⅰp（有蒂）或 0-Ⅰs（无蒂）；扁平病变，0-Ⅱa（浅表隆起）、0-Ⅱb（平坦）、0-Ⅱc（浅表凹陷）和 0-Ⅲ（凹陷）。分类为 0-Ⅰs、0-Ⅱc 和 0-Ⅲ 的病变最有可能存在浸润性癌，而 0-Ⅱa 和 0-Ⅱb 可能与早期肿瘤形成有关（图 1-2）[27]。病变的长度应根据病变的近端和远端边缘与内镜距门齿的距离来报告。病变的周缘应使用内镜在中立位时，病变的侧边距相对于时钟位置进行报告。

4. 内镜筛查的质量指标　定义质量指标可有助于确保提供高质量的照护。在这个基于价值和质量的医疗保健时代，制订衡量绩效的质量指标至关重要。因此，最近的一项研究按照方法学采用了严格的流程管理，为 BE 相关肿瘤患者的 EET 管理制订了有效的质量指标。有效质量指标分为术前、术中和术后（表 1-2）。

5. 加强筛查的高级成像模式　为了克服

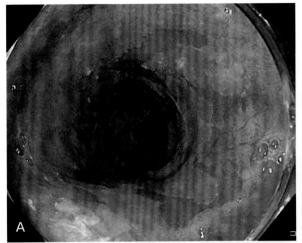

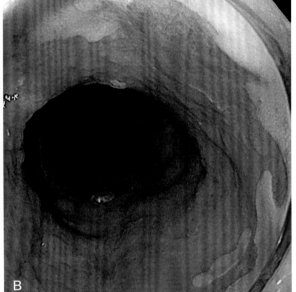

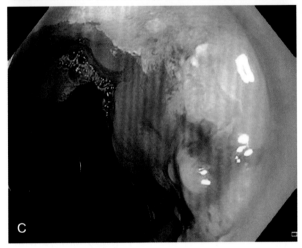

▲ 图 1-2　**Barrett 食管可见病变的巴黎分型**
A. 平坦的 Barrett 食管，无可见病变；B. Barrett 食管段内巴黎分型
Ⅱa 弥漫性结节；C. Barrett 食管段内巴黎分型 Ⅱa 和 Ⅱc 病变

表 1-2　Barrett 食管内镜根除治疗（EET）的质量指标和建议的中位阈值基准

| 类 型 | 质量标准 | 指标阈值 |
|---|---|---|
| 术前 | 被诊断为异型增生的患者，EET 术前经由消化道病理学家读片或经第二位病理学家确认的比例 | 90% |
| | 进行 EET 的中心应该拥有可用的 HDWLE 及掌握黏膜消融及 EMR 技术的专家 | NA |
| | 在治疗前从患者那里获得关于风险、获益和 EET 替代方案的知情同意书的比例 | ＞ 98% |
| 术中 | 在 EET 前 BE 患者中记录 BE 的标记和长度（如 Prague 评分系统）的比例 | 90% |
| | 被转诊进行 EET 的患者报告是否存在可见病变的比例 | 90% |
| | 使用 HDWLE 检查 BE 段的比例 | 95% |
| | 在可见病变的 BE 患者中进行完全内镜切除（整块切除或分片切除）的比例 | 90% |
| | 接受 EET 而未完全根除肠道化生的患者限定时间内再次行 EET 的记录比例 | 90% |
| | 在 BE 相关异型增生或黏膜内癌转诊 EET 的患者中，18 个月内完全根除异型增生的比例 | 80% |
| | 在 BE 相关异型增生和黏膜内癌转诊 EET 的患者中，18 个月内完全根除肠道化生的比例 | 70% |
| 术后 | 在完全根除肠道增生的患者中，限定时间内进行内镜随访建议的记录比例 | 90% |
| | EET 后内镜随访期间的可见黏膜异常活检比例 | 95% |
| | EET 后抗反流疗法的推荐比例 | 90% |
| | EET 后个人随访和不良事件的记录比例 | 90% |

HDWLE. 高清白光内镜检查；EMR. 内镜黏膜切除术；BE. Barrett 食管

目前使用 WLE 监测 BE 的一些局限性，已经对一些 AIM 进行了调查。美国消化内镜学会（American Society of Gastrointestinal Endoscopy, ASGE）的一份关于值得保存和纳入有价值的内镜创新（preservation and incorporation of valuable endoscopic innovation, PIVI）的声明概述了在 BE 内镜监测期间实施 AIM 的阈值[42]。为了消除随机活检，靶点活检的 AIM 应具有以下特征：①与目前的标准协议相比，检测 HGD/EAC 时的每名患者的敏感性≥90%，阴性预测值≥98%；②与使用西雅图协议进行活检相比，特异性≥80%，以减少活检例数。最近一项 Meta 分析表明，只有 BE 领域的专家才能通过乙酸色素内镜检查术、NBI 和 ECLE 达到这些阈值[43]。因此，AIM 还不能替代普通的内镜随机活检。然而，如果将 AIM 添加到《西雅图活检协议》中，AIM 可以提高 HGD/EAC 的诊断率，正如最近的 Meta 分析提示，使用虚拟和常规色素内镜，可以分别提高 34% 和 35% 的 HGD/EAC 诊断率[44]。在头对头的研究中，两种色素内镜模式都被证明可以提高 HGD/EAC 的检测率[34, 45]。

6. 虚拟色素内镜检查术　大多数评估 BE 中虚拟色素内镜的研究都使用了 NBI。在迄今为止规模最大的国际交叉随机对照试验中，比较了 NBI 和 HDWLE，NBI 的异常增生检出率显著较高（分别为 30% 和 21%）[46]。有些人提出了几种分类模式（堪萨斯[47]、阿姆斯特丹[48]、诺丁汉[49]）根据 NBI 表面模式来预测组织病理学，但提出的标准很复杂，而进一步验证研究的结果令人失望。一个国际工作组最近开发了一个简单且经过内部验证的系统，以根据 NBI 结果识别 BE 患者的异型增生和 EAC[50]。该系统被称为 BING 标准，准确度可以＞90%，并且在观察者间有较高的一致性。规则的黏膜图案被定义为圆柱状、脊状/柱状或管状图案；而不规则黏膜以表面图案缺失或不规则表面图案为标志。常规血管模式是指沿着或位于黏膜嵴之间的血管和（或）显示正常、长、分支模式的血管；不规则的血管模式以不遵循正常黏膜结构的局部或弥漫性分布的血管为标志（图 1-3）。目前还需要对 BLI、FICE 和 iScan 进行额外的研究，以评估它们的效用和解释。

7. 常规色素内镜检查术　BE 中最常用于常规色素内镜的染料是乙酸和亚甲蓝。目前没有为任何染料建立标准化的分类标准。在 Thosani 等的 Meta 分析中，发现乙酸色素内镜符合 ASGE PIVI 设定的阈值（敏感性为 97%；阴性预测值为 98%；特异性为 85%），至少可以由专家应用于临床实践[43]。相比之下，亚甲蓝

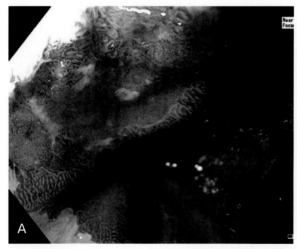
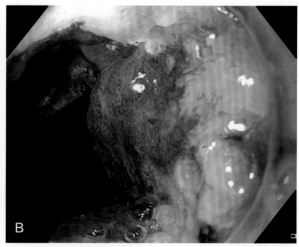

▲ 图 1-3　Barrett 食管可见病变的异常 NBI 模式

A. 巴黎分型 Ⅱa 和 Ⅱc 病变，9～1 点钟位置窄带成像（NBI）异常，1～9 点钟位置 NBI 正常；B. 巴黎分型 Ⅰs 病变，胃食管交界处，NBI 模式异常

色素内镜检查术无法达到这些阈值（敏感性为64%；阴性预测值为70%；特异性为96%），并且与随机活检相比，并不会提高检测 HGD/癌变的诊断率 [43, 51]。此外，亚甲蓝的安全性也受到了质疑，因为一项研究表明，亚甲蓝在光敏化时会导致 DNA 氧化损伤 [52]。乙酸会在几分钟内破坏柱状黏膜屏障，当乙酸到达基质时，会使组织变白，血管充血，绒毛和黏膜图像增强。异型增生区域的美白效果比周围黏膜的美白效果更早消失，这有助于识别肿瘤区域。

8. AFI、CLE、VLE 和 OCT 的作用　研究发现，其他 AIM 目前仍无法应用临床实践 [53]。AFI 的局限性在于其假阳性率高、观察者间的一致性偏低，以及与《西雅图活检协议》相比诊断率提高极小 [54]。CLE 可以在不需要组织学检查的情况下实时诊断诊断肿瘤，意味着无须活检即可立即进行内镜治疗，如同期 EMR 或消融治疗。ECLE 的使用符合 ASGE PIVI 阈值，但尚不具备商用性，而 PCLE 不符合这些阈值 [43]。最近的一项 Meta 分析表明，VLE 在检测 HGD/癌变时与边际增长相关，且假阳性率非常高 [55]。然而，OCT 和 VLE 可以评估上皮厚度和埋藏的腺体，这可以预测延长消融时间或消融失败，并有助于内镜消融后的监测 [56, 57]。在推荐其常规用于 BE 监测之前，需要更好地定义这些 AIM 的临床适用性。

## （二）胃肠上皮化生、异型增生和癌变

1. 筛查和监测的理由　胃癌（gastric cancer, GC）是世界上最常见、最致命的恶性肿瘤之一。韩国和日本开展的全体筛查和早期 GC 诊断与这两国较低的癌症相关死亡率有关 [58-60]。因此，对高发病率国家的个体进行全体筛查是有必要的，但根据人口统计学数据和幽门螺杆菌状况，对低发病率国家的筛查更具选择性 [61]。这意味着，与西方国家（60% vs. 20%）相比，有国家筛查项目的国家早期 GC 诊断率更高（病变局限于黏膜或黏膜下层），后者可以通过黏膜或黏膜下层内镜切除术安全地治疗 [62, 63]。

与无创检查相比，内镜检查是检测癌前病变和 GC 的最佳且最具成本效益的筛查方式 [64]。在肠型 GC 发生之前，出现了一系列癌前事件，包括非萎缩性胃炎、多灶萎缩性胃炎（atrophic gastritis, AG）、IM、异型增生，最终是 GC [65]。根据进展为 GC 的个体组织学风险确定处理和监测间隔。荷兰的一项人口研究表明，AG 的 GC 年发病率为 0.2%，IM 为 0.3%，轻中度异型增生为 0.6%，重度异型增生为 6%，说明了这一点 [66]。然后，根据病变的部位、严重程度和范围，对伴 AG 和 IM 的 GC 风险进行进一步分层。患有广泛萎缩或 IM 的患者患癌症的风险很高，需要每 3 年进行一次内镜监测。LGD 患者应每 12 个月随访 1 次，而 HGD 患者应每 6 个月随访 1 次或切除病变 [67]。

2. 胃病变的内镜评估　应仔细检查提示浅表病变的内镜检查结果，如颜色的轻微变化（发红或苍白褪色）、黏膜皱褶的不规则性、黏膜下血管模式的缺失和自发性出血（图 1-4）[68]。边界清晰或颜色、表面图案不规则更容易提示恶性病变。然而，WLE 识别 GC 的灵敏度为 80%，可能遗漏小的或扁平的病变 [68]。如果内镜检查正常，应根据悉尼分类在胃窦（×2）、角切迹（×1）和胃体（×2）进行 ≥5 次非靶点活检 [69]。活检标本应在单独的标本管中提交，并按取样的胃区域进行分别标记。当在高危人群中进行检测时，该方案对萎缩性胃炎和肠上皮化生的检测非常敏感 [70]。

3. 虚拟和常规色素内镜的作用　在 WLE 识别出可疑病变后，虚拟和常规的色素内镜有助于确定病变特征并突出病变边缘（图 1-4）。通过分别分析微血管和微表面模式，放大内镜可最大限度地提高 NBI 诊断的准确性。在最近对 14 项研究进行的 Meta 分析中，放大 NBI 在检测早期 GC 中具有高灵敏度（86%）和特异性（96%）[71]。这对发现直径 ≤10mm 的凹陷性病变或微小病变尤其有帮助，比常规的色素内镜更精确 [71, 72]。放大 NBI 还可以显示病变的侧边缘，包括常规色素内镜无法确定的边缘 [73]。需

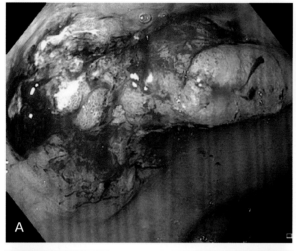
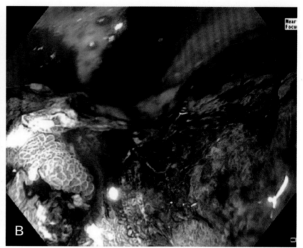
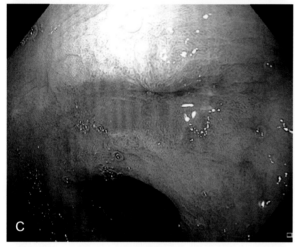

▲ 图 1-4　胃肿瘤的典型内镜图像

A. 巴黎分型 I s 和 Ⅱ c 的质脆胃肿块；B. 溃疡性胃肿块，窄带成像模式异常；C. 亚甲蓝色素内镜检查术确定最终切除的早期胃癌边缘

要进一步研究建立标准的 NBI 分类系统，以减少各种偏差，提高其在评估胃病变时诊断的准确性。例如，腺癌的特征是具有丰富微血管相互连接的精细网状结构，低分化腺癌的特征是具有弯曲孤立微血管的螺旋状结构。在临床实践中，靛胭脂和乙酸的常规色素内镜已用于评估胃病变，但其对于病变边缘的呈现并不优于 NBI。

4. AFI 和 CLE 的作用　其他 AIM 在 GC 筛查或监测中的作用尚未完全确立。AFI 假阳性率高，特异性低，临床应用价值有限。CLE 在癌前病变和早期胃癌的体内诊断方面取得了令人鼓舞的结果[74]。

## （三）十二指肠腺瘤与癌变

1. 筛查和监测的理由　十二指肠癌在所有消化道恶性肿瘤中很少见。多年来，人们已经认识到这种恶性肿瘤类似于结直肠癌（colorectal cancer, CRC），起源于腺瘤再癌变[75]。十二指肠腺瘤分为壶腹型或非壶腹型，以及散发性或家族性腺瘤性息肉病（familial adenomatous polyposis, FAP）。FAP 患者患十二指肠癌的终生风险为 5%～10%，而在普通人群中，其风险范围为 0.01%～0.04%[76]。此外，高达 90% 的 FAP 患者被诊断为十二指肠腺瘤，该病可以是多发的，并累及壶腹。因此，建议对 FAP 患者进行内镜筛查和监测[77]。

2. 内镜评估　内镜评估应使用末端透明帽，通常需要使用十二指肠镜来确定病变与十二指肠大乳头和小乳头的关系。观测的形态学特征包括病变的大小、受累皱襞的数量、受累周长百分比和巴黎分型，应以此决定后续治疗（监测、内镜切除或手术）（图 1-5）。

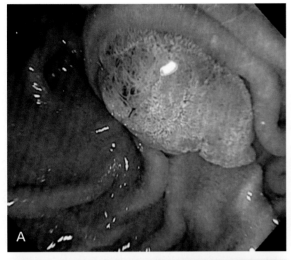
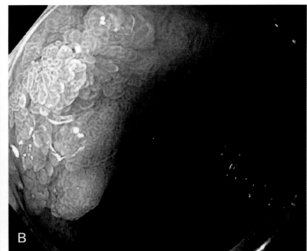
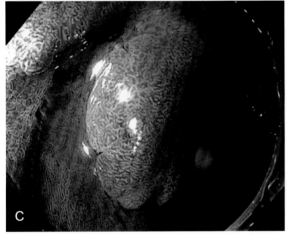

▲ 图 1-5 十二指肠病变

A. 十二指肠镜检查壶腹腺瘤；B. 使用前视内镜和透明帽检查十二指肠第二部分的大型十二指肠腺瘤；C. 十二指肠腺瘤的窄带成像代表性图像

Spigelman 分级系统广泛用于评估十二指肠息肉的严重程度，该系统基于息肉情况（数量、大小、组织学类型和异型增生程度）分为 5 级（0～Ⅳ级）[78]。分级为 Spigelman Ⅳ 级的患者的 10 年癌症风险高达 36%，但Ⅳ级以下患者的 10 年癌症风险则要低得多（≤2%）[79]。因此，内镜分期有助于确定十二指肠腺瘤的 FAP 患者的监测和治疗策略[77]。

HDWLE 和活检钳活检对腺瘤的诊断高度敏感（>90%），但对腺癌检测的灵敏度较低，活检时有 30% 的壶腹癌患者可能被漏诊[80, 81]。如果在内镜检查过程中发现不规则边缘、溃疡、质脆或质硬，则应怀疑为癌变。此外，>1cm 的息肉也与晚期组织学改变相关。

3. 高级成像模式的作用 NBI 有助于检测十二指肠腺瘤。腺瘤的预测特征包括存在密集的白色绒毛、大的十二指肠绒毛、叶状绒毛或不规则的血管形态（图 1-5）[81, 82]。常规的色素内镜对于十二指肠腺瘤的研究尚不充分，但在没有 NBI 或虚拟色素内镜的情况下也可以作为替代使用[83]。有两项研究表明，当组织学被用作金标准时，PCLE 提供的实时读片具有较高的诊断价值，并且可能比 NBI 具有更高的灵敏度[83, 84]。超声内镜和内镜逆行胰胆管造影术可以评估壶腹腺瘤是否在导管内延伸，这会妨碍壶腹切除术实施。

## 三、下消化道病变的识别

### （一）结肠息肉与结直肠癌

1. 结直肠癌筛查和监测的理由 结直肠癌（CRC）是男性和女性第三常见的癌症[85]。结肠息肉是癌前病变，可以通过腺瘤 - 癌变序列（腺瘤）或锯齿状途径［广基锯齿状腺瘤（sessile serrated adenoma, SSA）或传统锯齿状腺瘤］进展为癌症[86]。随着 CRC 筛查项目和息肉切除术的实施，CRC 的发病率和死亡率有所下降[87-90]。因此，内镜检查、诊断和充分切除息肉是预防大肠癌的关键步骤。提高腺瘤检出率的结肠镜检查技术超出了本章内容范围，但与 WLE 相比，使用虚拟或常规色素内镜似乎并不能降低息肉的漏检率[91, 92]。

2. 结肠镜检查中息肉的组织学预测　结肠镜检查发现息肉后，仔细评估和分类有助于组织学预测。小息肉（≤5mm）占所有切除息肉的 70%～80%，50% 为腺瘤，很少出现绒毛特征和 HGD（1.1%～3.4%）或癌变（0%～0.08%）等高级别组织学特征[93-95]。如果小息肉的组织学可以在不花费病理检查费用的情况下通过光学检查实时确定，就可以在不影响临床决策或质量的情况下显著降低成本。

对小息肉进行光学组织学诊断，对确定为腺瘤性的小息肉提出"切除并丢弃"策略，如果确定为非腺瘤性，则提出"不切除"策略。ASGE PIVI 声明提出了遵循这些策略需要达到

的要求：①对于不能切除的小直肠乙状结肠非腺瘤性息肉，腺瘤的阴性预测值应＞90%；②对于要切除和丢弃的任何类型的微小息肉，监测间隔的准确预测应＞90%[96]。

3. 先进成像技术在结肠病变组织学预测中的作用　光靠 HDWLE 无法实现光学诊断。腺瘤呈红色，而增生性息肉呈白色。广基锯齿状腺瘤（SSA）通常扁平，体积较大，被黏液帽覆盖，周围有碎片，呈花边血管样，边界模糊。有强有力的证据表明，使用常规或虚拟色素内镜可以放大腺瘤性息肉与锯齿状息肉之间的区别[97]。NBI 已被广泛研究应用，在专家手中，它可以满足 ASGE PIVI 声明[97, 98] 提出的要求。与 PIVI 要求相比，非专家的 NBI 辅助光学诊断显示出模棱两可的结果，因此目前不能推荐在专家中心之外常规使用[95, 99]。其他虚拟色素内镜技术，如 iScan 和 FICE，也显示了光学诊断具有较高的可靠性[100]。CLE 的诊断准确率似乎与 NBI 相当，但 AFI 的诊断准确率并不令人满意[100]。

目前已经提出了几种分类方式，用于 NBI 和色素内镜对结肠息肉进行评估分类（表 1-3 和图 1-6）。Kudo 分类法是第一个被提出的分类法，是根据表面凹坑形状对息肉进行活体组织

表 1-3　Kudo、NICE 和 WASP 结肠息肉分类

| 组织学 | Kudo 凹坑模型 | NICE | WASP |
|---|---|---|---|
| 正常 | **Ⅰ 型**<br>• 圆形 | | |
| 增生 | **Ⅱ 型**<br>• 星形<br>• 乳头状 | **Ⅰ 型**<br>• 颜色：与周围黏膜呈同色或色泽略淡<br>• 血管：无血管或有似有似无的单独花边状血管<br>• 表面形态：大小一致或无图案的深色或白色斑点 | **广基锯齿状腺瘤**<br>如果在下述特点中包含超过 2 个<br>• 云状表面<br>• 边界模糊<br>• 形状不规则<br>• 黑点状腺管开口 |
| 腺瘤 | **Ⅲ 型**<br>• 管状 / 圆形<br>• Ⅲ S 型小<br>• Ⅲ L 型大<br><br>**Ⅳ 型**<br>• 脑回样<br>• 分支状 | **Ⅱ 型**<br>• 颜色：与周围黏膜相比呈显著的褐色<br>• 血管：白色腺管周围显著的棕色血管<br>• 表面形态：棕色血管周围显著的椭圆形、管状或树枝状白色腺管 | |

续　表

| 组织学 | Kudo 凹坑模型 | NICE | WASP |
|---|---|---|---|
| 深部黏膜下浸润癌 | **V型**<br>• Ⅵ 不规则<br>• Ⅴn 表面结构消失 | **Ⅲ型**<br>• 颜色：与周围黏膜相比呈棕色或深棕色，可存在片状白色区域<br>• 血管：扭曲的血管或无血管<br>• 表面形态：存在无表面结构的无腺管区域 | |

NICE. 窄带成像国际结直肠内镜分型；WASP. 锯齿状息肉和息肉病工作组

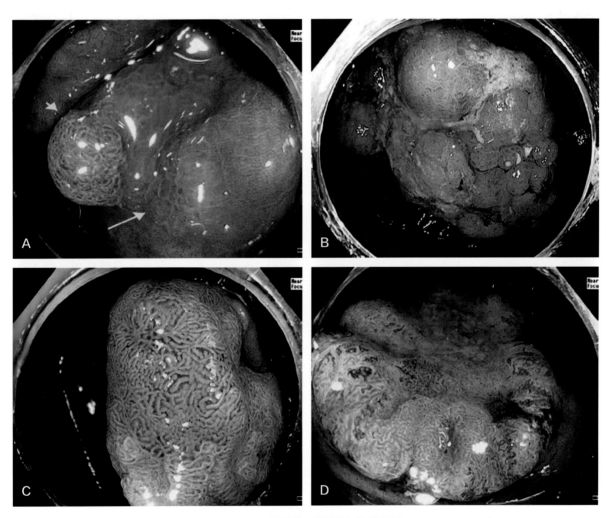

▲ 图 1-6　不同结肠类型的组织学预测

A. 巴黎分型 Ⅰs 和 Ⅱb 息肉，Kudo Ⅱ 型和 Ⅳ 型与同时出现的锯齿状和管状组织学一致；B. Kudo Ⅲs 型的侧向扩散肿瘤与管状腺瘤一致；C. Kudo Ⅳ 型与小管上皮组织学一致；D. 巴黎分型 Ⅰs～Ⅱc 横向扩散的非颗粒性肿瘤，呈 Kudo Ⅴ 型和 NICE Ⅲ 型。这些特征预示着黏膜下浸润和内镜下不可切除性

学诊断的分类法[101]。凹坑类型可分为 3 种基本类型：①Kudo Ⅰ 和 Kudo Ⅱ 有圆形 / 星形凹坑，代表非肿瘤性病变；②Kudo ⅢS、Kudo ⅢL、Kudo

Ⅳ 和选定的 Kudo Ⅵ 患者对应于可通过内镜治疗的具有浅表黏膜下浸润（superficial submucosal invasion, SMI）的腺瘤和癌症；③Kudo Ⅴn 和一

些 Kudo Ⅵ 患有 SMI 癌症，不适合内镜下切除。NBI 国际结直肠内镜分型（NBI International Colorectal Endoscopic, NICE）根据病变颜色、表面腺管形态和血管形态为息肉的光学诊断提供了一个简化和标准化的分类[102]。NICE Ⅰ型见于增生性息肉和 SSA，NICE Ⅱ型见于腺瘤，NICE Ⅲ型见于伴有 SMI 的大肠癌。在最近的锯齿状息肉和息肉病工作组（Workgroup Serrated Polyps and Polyposis, WASP）分类系统中，由于 SSA 具有更高的恶性潜能，因此创建了一个额外的分类来区分增生性息肉和 SSA[103]。

4. 内镜预测浸润性癌及确定可切除性　因为结肠黏膜中没有淋巴管，CRC 被定义为黏膜下层中异型增生细胞的侵袭，局限于黏膜的病变最好命名为 LGD 或 HGD，而不是"原位癌"或"黏膜内腺癌"[104]。内镜切除术适用于 LGD 病变或 HGD 病变，但 SMI 病变与 1%～16% 的淋巴血管侵犯（lymphovascular invasion, LVI）风险相关，需要进一步分层以确定内镜切除术是否是适当的治疗方法[105]。具有低风险特征的病变，如浅表 SMI（深度＜1mm）、分化良好的肿瘤分级和缺乏 LVI，可以通过内镜进行充分治疗。

在尝试内镜切除术之前，实时内镜预测 SMI 风险至关重要[106]。浅表肿瘤的巴黎分型应用于形态学分类。＞10mm 的扁平或无蒂病变可被指定为侧向发育型病变（laterally spreading lesions, LSL），然后可根据其表面形态进一步分类为颗粒状（G）、非颗粒状（NG）或混合形态。通过虚拟或常规色素内镜对凹陷形态和血管形态进行局部详查，这对于进一步评估深部 SMI 的风险至关重要。与 SMI 相关的因素包括 Kudo 凹陷Ⅴ型、NICE Ⅲ型、凹陷（0-Ⅱc）、直肠乙状结肠位置、巴黎分型 0-Ⅰs 或 0-Ⅱa+Ⅰs、非颗粒表面形态和尺寸增大[107, 108]。"黏膜不隆起征"也与 SMI 有关，但也可因先前活检或息肉切除导致的黏膜下纤维化有关[109]。

### （二）炎性肠病中的结直肠异型增生和癌症

1. 异型增生监测的理由　炎性肠病（inflam- matory bowel disease, IBD）患者发生大肠癌的风险是普通人群的 2 倍[110]。慢性炎症、自由基和细胞因子会导致基因改变，最终导致异型增生，IBD 患者可能会转变为大肠癌[111]。因此，临床实践指南建议对左侧或广泛的溃疡性结肠炎（ulcerative colitis, UC）和克罗恩病（Crohn disease, CD）患者进行异型增生监测，以预防结直肠癌[112]。这种方法的有效性尚未在临床试验中进行研究验证，但一些人群和观察性研究表明，在接受内镜监测的患者中，与结直肠癌相关的癌症发展和死亡减少[113-115]。

2. 使用高清内镜进行内镜监测　IBD 患者异型增生的检测传统上依赖 WLE 和广泛的随机活检（4 次 /10cm）来识别隐性异型增生[112]。这一策略的原则是，在光纤内镜时代，异型增生通常不伴有可见的黏膜异常。然而，这一点越来越有争议，一项系统性综述显示，在伴有异型增生的 IBD 患者中，标准 WLE 显示 80% 的患者可见黏膜异常，HDWLE 或色素内镜显示 90% 的患者出现异常[116]。此外，随机活检耗时、分散注意力、成本高且回报低，每 1505 次随机活检可检测到 1 例异型增生[117]。由于这些原因，目前已经制订了一种靶向活检策略，并发现其在检测肿瘤方面优于随机活检[118]。尽管有这些数据，但随机活检尚未被放弃，未来的研究应评估靶向活检对异型增生检出率的提升。

最近，一个由 21 名专家组成的国际多学科小组制订了一份共识文件，旨在优化 IBD 患者异型增生的检测策略[116]。本文件的主要建议之一是对 IBD 患者进行 HDWLE，而不是标准 WLE 的异型增生监测。这是基于一项回顾性观察性研究的结果，该研究发现接受 HDWLE 的患者与接受标准 WLE 的患者相比，异型增生的发现率提高了 1 倍[3]。

3. 异型增生的统一术语　SCENIC 共识还提出，不应再使用异型增生相关病变或肿块（dysplasia-associated lesion or mass, DALM）和腺瘤样病变或肿块（adenoma-like lesion or mass, ALM），而应将异型增生描述为可见或不可见。

可见病变可用巴黎分型描述。病变边缘也应仔细检查。在没有可见病变的随机活检中发现的异型增生应定义为隐性异型增生。发生在受炎症影响区域附近的息肉样增生异常病变可以被认为是散发性腺瘤。

4. 用于 IBD 监测的常规色素内镜　SCENIC 共识的另一个关键建议是使用常规色素内镜，而不是标准定义的 WLE 来监测 IBD 患者[116]。最近对随机对照试验进行的一项系统性回顾证实了这一说法，并表明与标准 WLE 相比，常规色素内镜检查术可以识别出更多的异型增生患者[119]。这项 Meta 分析还表明，常规色素内镜检查术并不优于 HDWLE 或 NBI。最近的一项随机对照试验也表明了这一点，专家手中的 HDWLE 和虚拟色素内镜在检测异型增生或癌变方面并不比常规色素内镜差[120]。最近，一个大型的"真实生活"回顾性队列研究也表明，与靶向和随机活检的 WLE 相比，在临床实践中实施常规色素内镜检查术不会增加异型增生的检出率[121]。因此，对于 IBD 患者的所有监测结肠镜检查是否应采用常规色素内镜仍存在争议，因为它增加了时间和成本，并且需要额外的内镜培训。

当使用常规色素内镜时，应使用隐窝结构和 Kudo 分类法对可见病变进行分类（图 1-7）。两种主要的染料是靛胭脂和亚甲蓝。建议使用全结肠染色，而不是局部染色，在退镜期间对需要的患者可使用解痉药，避免检查活动性疾病或肠道准备不足的患者。全结肠染色需要在内镜到达盲肠后，使用水泵冲洗系统或喷雾导管，在结肠全周涂抹 250ml 稀释染料（0.3%～0.1% 靛胭脂或 0.4%～0.1% 亚甲蓝）。一旦发现可疑病变，应通过活检通道直接从 60ml 注射器中喷洒 30ml 浓度更高的染料（0.13% 靛胭脂或 0.2% 亚甲蓝）[116]。

5. 虚拟色素内镜及其他技术　与标准 WLE、HDWLE 或常规色素内镜检查术相比，NBI 没有显示出改善异型增生检出率的效果，因此不建议对 IBD 患者进行 NBI 监测[116]。当前的内镜工具

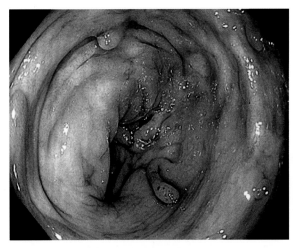

▲ 图 1-7　炎性肠病的色素内镜检查术
1 名控制良好的广泛溃疡性结肠炎患者的亚甲蓝色素内镜检查术，显示 Kudo I 型假息肉病

可以通过实时获取光学活检准确预测 IBD 的肿瘤形成，但有几个不利因素限制了它们在临床实践中的常规使用[122]。全景内镜检查（full spectrum endoscopy，FUSE）是一种新技术，它结合了两个额外的侧面摄像头，用于 330° 全景和粪便 DNA 分析，似乎是 IBD 患者异型增生检测的充满前景的工具，但目前仍未能用于临床[123, 124]。

## 四、AIM 培训

美国医学会已经开始从固定的基于时间的培训转向基于能力的教育体系。这是基于不同的假说构建的：①人们以不同的方式学习；②学习者以不同的速度获得能力；③必须根据固定标准评估能力，而不是与其他学习者或专家的表现进行比较。以能力为基础的 AIM 教育应纳入肠胃病学培训，并为已经在实践中的肠胃病学家提供进修的机会。AIM 培训可以通过课堂培训计划或基于计算机的自学培训模块获得[125]。大量证据表明，于在体和离体操作中使用这些培训方法，可以使受训者和学院或社区内镜医师达到 ASGE 规定的要求，使用 NBI 检查识别结肠息肉[95, 126, 127]。这些培训方法在使用 NBI 检测 BE 肿瘤的学员中仅具有中等准确性[128]。来自其他 AIM 的数据非常有限[129]。未来的研究应

评估培训方法和在食管、胃、十二指肠和结肠肿瘤检测和病变表征方面能达到合格所需的个人学习曲线。同时，除了图像 / 视频图谱、内镜模拟器和技能保持计划外，这些培训方法还应用于有想法的内镜医师。

## 五、未来的展望和总结

自 25 年前引入视频内镜以来，消化道内镜领域不断发展，开发了几种先进的成像模式和其他技术，可以更好地识别和显示病变。未来的研究应侧重于成本效益、培训和 AIM 使用能力。在进入临床实践之前，还需要更好地确定自体荧光、CLE、OCT 和 VLE 等新技术的作用。在不久的将来，分子成像可能会在形态学改变发生之前对高风险的患者进行更准确的在体诊断和预测。

## 参考文献

［1］ Hirschowitz BI, Peters CW, Curtiss LE. Preliminary report on a long fiberscope for examination of stomach and duodenum. Med Bull (Ann Arbor). 1957;23:178–80.

［2］ Catalano MF, Van Dam J, Bedford R, et al. Preliminary evaluation of the prototype stereoscopic endoscope: precise three-dimensional measurement system. Gastrointest Endosc. 1993;39:23–8.

［3］ Subramanian V, Ragunath K. Advanced endoscopic imaging: a review of commercially available technologies. Clin Gastroenterol Hepatol. 2014;12:368–76.e1.

［4］ Waye JD, Aisenberg J, Rubin PH. Practical colonoscopy. 1st ed. Wiley-Blackwell: Oxford, UK; 2013.

［5］ Udagawa T, Amano M, Okada F. Development of magnifying video endoscopies with high resolution. Dig Endosc. 2001;13:163–9.

［6］ Committee AT, Kwon RS, Adler DG, et al. High-resolution and high-magnification endoscopes. Gastrointest Endosc. 2009;69:399–407.

［7］ Committee AT. High-definition and high-magnification endoscopes. Gastrointest Endosc. 2014;80:919–27.

［8］ Kaltenbach T, Shergill AK, Wallace MB. How to obtain and use chromoendoscopy dyes for surveillance colonoscopy in inflammatory bowel disease: a technical guide. Gastrointest Endosc. 2017;86:949–51.

［9］ Shimizu Y, Takahashi M, Mizushima T, et al. Chromoendoscopy with iodine staining, as well as narrow-band imaging, is still useful and reliable for screening of early esophageal squamous cell carcinoma. Am J Gastroenterol. 2015;110:193–4.

［10］ Lambert R, Rey JF, Sankaranarayanan R. Magnification and chromoscopy with the acetic acid test. Endoscopy. 2003;35:437–45.

［11］ Mizuno H, Gono K, Takehana S, et al. Narrow band imaging technique. Tech Gastrointest Endosc. 2003;5:78–81.

［12］ Pohl J, May A, Rabenstein T, et al. Computed virtual chromoendoscopy: a new tool for enhancing tissue surface structures. Endoscopy. 2007;39:80–3.

［13］ Kodashima S. Novel image-enhanced endoscopy with i-scan technology. World J Gastroenterol. 2010;16:1043.

［14］ Osawa H, Yamamoto H. Present and future status of flexible spectral imaging color enhancement and blue laser imaging technology. Dig Endosc. 2014;26(Suppl 1):105–15.

［15］ Committee AT, Song LM, Banerjee S, et al. Autofluorescence imaging. Gastrointest Endosc. 2011;73:647–50.

［16］ Wang TD. Confocal microscopy from the bench to the bedside. Gastrointest Endosc. 2005;62: 696–7.

［17］ Committee AT. Confocal laser endomicroscopy. Gastrointest Endosc. 2014;80:928–38.

［18］ Kiesslich R, Goetz M, Hoffman A, et al. New imaging techniques and opportunities in endoscopy. Nat Rev Gastroenterol Hepatol. 2011;8:547–53.

［19］ Committee AT. Enhanced imaging in the GI tract: spectroscopy and optical coherence tomography. Gastrointest Endosc. 2013;78:568–73.

［20］ Goetz M, Wang TD. Molecular imaging in gastrointestinal endoscopy. Gastroenterology. 2010;138:828–33.e1.

［21］ Joshi BP, Pant A, Duan X, et al. Multimodal video colonoscope for targeted wide-field detection of nonpolypoid colorectal neoplasia. Gastroenterology. 2016;150:1084–6.

［22］ Arnold M, Soerjomataram I, Ferlay J, et al. Global incidence of oesophageal cancer by histological subtype in 2012. Gut. 2015;64:381–7.

［23］ Rustgi AK, El-Serag HB. Esophageal carcinoma. N Engl J Med. 2014;371:2499–509.

［24］ Pennathur A, Gibson MK, Jobe BA, et al. Oesophageal carcinoma. Lancet. 2013;381:400–12.

［25］ Shaheen NJ, Falk GW, Iyer PG, et al. ACG clinical guideline: diagnosis and management of Barrett's esophagus. Am J Gastroenterol. 2016;111:30–50; quiz 51.

［26］ Cameron AJ, Carpenter HA. Barrett's esophagus, high-grade dysplasia, and early adenocarcinoma: a pathological study. Am J Gastroenterol. 1997;92:586–91.

［27］ Fitzgerald RC, di Pietro M, Ragunath K, et al. British

Society of Gastroenterology guidelines on the diagnosis and management of Barrett's oesophagus. Gut. 2014; 63:7–42.

［28］ Weusten B, Bisschops R, Coron E, et al. Endoscopic management of Barrett' s esophagus: European Society of Gastrointestinal Endoscopy (ESGE) Position Statement. Endoscopy. 2017;49:191–8.

［29］ Verbeek RE, Leenders M, Ten Kate FJ, et al. Surveillance of Barrett's esophagus and mortality from esophageal adenocarcinoma: a population-based cohort study. Am J Gastroenterol. 2014;109:1215–22.

［30］ Spechler SJ, Sharma P, Souza RF, et al. American Gastroenterological Association technical review on the management of Barrett' s esophagus. Gastroenterology. 2011;140:e18–52; quiz e13.

［31］ Abrams JA, Kapel RC, Lindberg GM, et al. Adherence to biopsy guidelines for Barrett' s esophagus surveillance in the community setting in the United States. Clin Gastroenterol Hepatol. 2009;7:736–42. quiz 710.

［32］ Wani S, Mathur SC, Curvers WL, et al. Greater interobserver agreement by endoscopic mucosal resection than biopsy samples in Barrett's dysplasia. Clin Gastroenterol Hepatol. 2010;8:783–8.

［33］ Bennett C, Vakil N, Bergman J, et al. Consensus statements for management of Barrett's dysplasia and early-stage esophageal adenocarcinoma, based on a Delphi process. Gastroenterology. 2012;143:336–46.

［34］ Kara MA, Peters FP, Rosmolen WD, et al. High-resolution endoscopy plus chromoendoscopy or narrow-band imaging in Barrett's esophagus: a prospective randomized crossover study. Endoscopy. 2005;37:929–36.

［35］ Wani S, Muthusamy VR, Shaheen NJ, et al. Development of quality indicators for endoscopic eradication therapies in Barrett's esophagus: the TREAT-BE (Treatment With Resection and Endoscopic Ablation Techniques for Barrett's Esophagus) consortium. Am J Gastroenterol. 2017;112:1032–48.

［36］ Boerwinkel DF, Swager A, Curvers WL, et al. The clinical consequences of advanced imaging techniques in Barrett's esophagus. Gastroenterology. 2014;146:622–629.e4.

［37］ Sharma P, Dent J, Armstrong D, et al. The development and validation of an endoscopic grading system for Barrett's esophagus: the Prague C & M criteria. Gastroenterology. 2006;131:1392–9.

［38］ Reid BJ, Blount PL, Feng Z, et al. Optimizing endoscopic biopsy detection of early cancers in Barrett' s high-grade dysplasia. Am J Gastroenterol. 2000;95:3089–96.

［39］ Moss A, Bourke MJ, Hourigan LF, et al. Endoscopic resection for Barrett's high-grade dysplasia and early esophageal adenocarcinoma: an essential staging procedure with long-term therapeutic benefit. Am J Gastroenterol. 2010;105:1276–83.

［40］ Wani S, Abrams J, Edmundowicz SA, et al. Endoscopic mucosal resection results in change of histologic diagnosis in Barrett's esophagus patients with visible and flat neoplasia: a multicenter cohort study. Dig Dis Sci. 2013;58:1703–9.

［41］ Paris Workshop on Columnar Metaplasia in the Esophagus and the Esophagogastric Junction, Paris, France, December 11–12 2004. Endoscopy 2005;37:879–920.

［42］ Sharma P, Savides TJ, Canto MI, et al. The American Society for Gastrointestinal Endoscopy PIVI (Preservation and Incorporation of Valuable Endoscopic Innovations) on imaging in Barrett's esophagus. Gastrointest Endosc. 2012;76:252–4.

［43］ Committee AT, Thosani N, Abu Dayyeh BK, et al. ASGE Technology Committee systematic review and meta-analysis assessing the ASGE Preservation and Incorporation of Valuable Endoscopic Innovations thresholds for adopting real-time imaging-assisted endoscopic targeted biopsy during endoscopic surveillance of Barrett's esophagus. Gastrointest Endosc. 2016;83:684–98.e7.

［44］ Qumseya BJ, Wang H, Badie N, et al. Advanced imaging technologies increase detection of dysplasia and neoplasia in patients with Barrett's esophagus: a meta-analysis and systematic review. Clin Gastroenterol Hepatol. 2013;11:1562–70.e1–2.

［45］ Hoffman A, Korczynski O, Tresch A, et al. Acetic acid compared with i-scan imaging for detecting Barrett's esophagus: a randomized, comparative trial. Gastrointest Endosc. 2014;79:46–54.

［46］ Sharma P, Hawes RH, Bansal A, et al. Standard endoscopy with random biopsies versus narrow band imaging targeted biopsies in Barrett's oesophagus: a prospective, international, randomised controlled trial. Gut. 2013;62:15–21.

［47］ Sharma P, Bansal A, Mathur S, et al. The utility of a novel narrow band imaging endoscopy system in patients with Barrett's esophagus. Gastrointest Endosc. 2006;64:167–75.

［48］ Kara MA, Ennahachi M, Fockens P, et al. Detection and classification of the mucosal and vascular patterns (mucosal morphology) in Barrett's esophagus by using narrow band imaging. Gastrointest Endosc. 2006;64:155–66.

［49］ Singh R, Anagnostopoulos GK, Yao K, et al. Narrow-band imaging with magnification in Barrett's esophagus: validation of a simplified grading system of mucosal morphology patterns against histology. Endoscopy. 2008;40:457–63.

［50］ Sharma P, Bergman JJ, Goda K, et al. Development and validation of a classification system to identify high-grade dysplasia and esophageal adenocarcinoma in Barrett's esophagus using narrow-band imaging. Gastroenterology. 2016;150:591–8.

［51］ Ngamruengphong S, Sharma VK, Das A. Diagnostic yield of methylene blue chromoendoscopy for detecting specialized intestinal metaplasia and dysplasia in Barrett's esophagus: a meta-analysis. Gastrointest Endosc.

2009;69:1021–8.

［52］ Olliver JR, Wild CP, Sahay P, et al. Chromoendoscopy with methylene blue and associated DNA damage in Barrett's oesophagus. Lancet. 2003;362:373–4.

［53］ Wani S, Gaddam S. Editorial: best practices in surveillance of Barrett's esophagus. Am J Gastroenterol. 2017;112:1056–60.

［54］ Muthusamy VR, Kim S, Wallace MB. Advanced imaging in Barrett's esophagus. Gastroenterol Clin North Am. 2015;44:439–58.

［55］ Qumseya BJ, Gendy S, Qumsiyeh Y, et al. Marginal increase in dysplasia detection and very high false positive rate for volumetric laser endomicroscopy in Barrett's esophagus: systemic review and meta-analysis. Gastrointest Endosc. 2017;85:AB554.

［56］ Tsai TH, Zhou C, Tao YK, et al. Structural markers observed with endoscopic 3-dimensional optical coherence tomography correlating with Barrett's esophagus radiofrequency ablation treatment response (with videos). Gastrointest Endosc. 2012;76:1104–12.

［57］ Adler DC, Zhou C, Tsai TH, et al. Three-dimensional optical coherence tomography of Barrett's esopha-gus and buried glands beneath neosquamous epithelium following radiofrequency ablation. Endoscopy. 2009; 41:773–6.

［58］ Nagata T, Ikeda M, Nakayama F. Changing state of gastric cancer in Japan. Histologic perspective of the past 76 years. Am J Surg. 1983;145:226–33.

［59］ Hamashima C, Ogoshi K, Okamoto M, et al. A community-based, case-control study evaluating mortality reduction from gastric cancer by endoscopic screening in Japan. PLoS One. 2013;8:e79088.

［60］ Jun JK, Choi KS, Lee HY, et al. Effectiveness of the Korean National Cancer Screening Program in Reducing Gastric Cancer Mortality. Gastroenterology. 2017;152: 1319–1328.e7.

［61］ Lin JT. Screening of gastric cancer: who, when, and how. Clin Gastroenterol Hepatol. 2014;12:135–8.

［62］ Noguchi Y, Yoshikawa T, Tsuburaya A, et al. Is gastric carcinoma different between Japan and the United States? Cancer. 2000;89:2237–46.

［63］ Pyo JH, Lee H, Min BH, et al. Long-term outcome of endoscopic resection vs. surgery for early gastric cancer: a non-inferiority-matched cohort study. Am J Gastroenterol. 2016;111:240–9.

［64］ Tashiro A, Sano M, Kinameri K, et al. Comparing mass screening techniques for gastric cancer in Japan. World J Gastroenterol. 2006;12:4873–4.

［65］ Correa P. Human gastric carcinogenesis: a multistep and multifactorial process – First American Cancer Society Award Lecture on Cancer Epidemiology and Prevention. Cancer Res. 1992;52:6735–40.

［66］ de Vries AC, van Grieken NC, Looman CW, et al. Gastric cancer risk in patients with premalignant gastric lesions: a nationwide cohort study in the Netherlands.

Gastroenterology. 2008;134:945–52.

［67］ Dinis-Ribeiro M, Areia M, de Vries AC, et al. Management of precancerous conditions and lesions in the stomach (MAPS): guideline from the European Society of Gastrointestinal Endoscopy (ESGE), European Helicobacter Study Group (EHSG), European Society of Pathology (ESP), and the Sociedade Portuguesa de Endoscopia Digestiva (SPED). Endoscopy. 2012;44:74–94.

［68］ Kim GH, Liang PS, Bang SJ, et al. Screening and surveillance for gastric cancer in the United States: is it needed? Gastrointest Endosc. 2016;84:18–28.

［69］ Dixon MF, Genta RM, Yardley JH, et al. Classification and grading of gastritis. The updated Sydney System. International Workshop on the Histopathology of Gastritis, Houston 1994. Am J Surg Pathol. 1996; 20:1161–81.

［70］ Guarner J, Herrera-Goepfert R, Mohar A, et al. Diagnostic yield of gastric biopsy specimens when screening for preneoplastic lesions. Hum Pathol. 2003;34:28–31.

［71］ Hu YY, Lian QW, Lin ZH, et al. Diagnostic performance of magnifying narrow-band imaging for early gastric cancer: a meta-analysis. World J Gastroenterol. 2015;21:7884–94.

［72］ Fujiwara S, Yao K, Nagahama T, et al. Can we accurately diagnose minute gastric cancers (</=5 mm)? Chromoendoscopy (CE) vs magnifying endoscopy with narrow band imaging (M-NBI). Gastric Cancer. 2015;18:590–6.

［73］ Nagahama T, Yao K, Maki S, et al. Usefulness of magnifying endoscopy with narrow-band imaging for determining the horizontal extent of early gastric cancer when there is an unclear margin by chromoendoscopy (with video). Gastrointest Endosc. 2011;74:1259–67.

［74］ Li WB, Zuo XL, Li CQ, et al. Diagnostic value of confocal laser endomicroscopy for gastric superficial cancerous lesions. Gut. 2011;60:299–306.

［75］ Spigelman AD, Talbot IC, Penna C, et al. Evidence for adenoma-carcinoma sequence in the duodenum of patients with familial adenomatous polyposis. The Leeds Castle Polyposis Group (Upper Gastrointestinal Committee). J Clin Pathol. 1994;47:709–10.

［76］ Brosens LA, Keller JJ, Offerhaus GJ, et al. Prevention and management of duodenal polyps in familial adenomatous polyposis. Gut. 2005;54:1034–43.

［77］ Syngal S, Brand RE, Church JM, et al. ACG clinical guideline: genetic testing and management of hereditary gastrointestinal cancer syndromes. Am J Gastroenterol. 2015;110:223–62; quiz 263.

［78］ Spigelman AD, Williams CB, Talbot IC, et al. Upper gastrointestinal cancer in patients with familial adenomatous polyposis. Lancet. 1989;2:783–5.

［79］ Groves CJ, Saunders BP, Spigelman AD, et al. Duodenal cancer in patients with familial adenomatous polyposis (FAP): results of a 10 year prospective study. Gut. 2002;50:636–41.

［80］ Sauvanet A, Chapuis O, Hammel P, et al. Are endoscopic procedures able to predict the benignity of ampullary tumors? Am J Surg. 1997;174:355–8.

［81］ Lopez-Ceron M, van den Broek FJ, Mathus-Vliegen EM, et al. The role of high-resolution endoscopy and narrow-band imaging in the evaluation of upper GI neoplasia in familial adenomatous polyposis. Gastrointest Endosc. 2013;77:542–50.

［82］ Uchiyama Y, Imazu H, Kakutani H, et al. New approach to diagnosing ampullary tumors by magnifying endoscopy combined with a narrowband imaging system. J Gastroenterol. 2006;41: 483–90.

［83］ Kiesslich R, Mergener K, Naumann C, et al. Value of chromoendoscopy and magnification endoscopy in the evaluation of duodenal abnormalities: a prospective, randomized comparison. Endoscopy. 2003;35:559–63.

［84］ Shahid MW, Buchner A, Gomez V, et al. Diagnostic accuracy of probe-based confocal laser endomicroscopy and narrow band imaging in detection of dysplasia in duodenal polyps. J Clin Gastroenterol. 2012;46:382–9.

［85］ Society AC. Cancer facts & figures. Am Cancer Soc. 2012.

［86］ Noffsinger AE. Serrated polyps and colorectal cancer: new pathway to malignancy. Annu Rev Pathol. 2009; 4:343–64.

［87］ Rex DK, Boland CR, Dominitz JA, et al. Colorectal cancer screening: recommendations for physicians and patients from the U.S. Multi-Society Task Force on Colorectal Cancer. Gastroenterology. 2017;153:307–23.

［88］ Winawer SJ, Zauber AG, Ho MN, et al. Prevention of colorectal cancer by colonoscopic polypectomy. The National Polyp Study Workgroup. N Engl J Med. 1993; 329:1977–81.

［89］ Holme O, Loberg M, Kalager M, et al. Effect of flexible sigmoidoscopy screening on colorectal cancer incidence and mortality: a randomized clinical trial. JAMA. 2014; 312:606–15.

［90］ Schoen RE, Pinsky PF, Weissfeld JL, et al. Colorectal-cancer incidence and mortality with screening flexible sigmoidoscopy. N Engl J Med. 2012;366:2345–57.

［91］ Kahi CJ, Anderson JC, Waxman I, et al. High-definition chromocolonoscopy vs. high-definition white light colonoscopy for average-risk colorectal cancer screening. Am J Gastroenterol. 2010;105:1301–7.

［92］ Dinesen L, Chua TJ, Kaffes AJ. Meta-analysis of narrow-band imaging versus conventional colonoscopy for adenoma detection. Gastrointest Endosc. 2012;75:604–11.

［93］ Butterly LF, Chase MP, Pohl H, et al. Prevalence of clinically important histology in small adenomas. Clin Gastroenterol Hepatol. 2006;4:343–8.

［94］ Lieberman D, Moravec M, Holub J, et al. Polyp size and advanced histology in patients undergoing colonoscopy screening: implications for CT colonography. Gastroenterology. 2008;135:1100–5.

［95］ Patel SG, Schoenfeld P, Kim HM, et al. Real-time characterization of diminutive colorectal polyp histology using narrow-band imaging: implications for the resect and

discard strategy. Gastroenterology. 2016;150:406–18.

［96］ Rex DK, Kahi C, O'Brien M, et al. The American Society for Gastrointestinal Endoscopy PIVI (Preservation and Incorporation of Valuable Endoscopic Innovations) on real-time endoscopic assessment of the histology of diminutive colorectal polyps. Gastrointest Endosc. 2011; 73:419–22.

［97］ Committee AT, Abu Dayyeh BK, Thosani N, et al. ASGE Technology Committee systematic review and meta-analysis assessing the ASGE PIVI thresholds for adopting real-time endoscopic assessment of the histology of diminutive colorectal polyps. Gastrointest Endosc. 2015;81:502.e1–16.

［98］ McGill SK, Evangelou E, Ioannidis JP, et al. Narrow band imaging to differentiate neoplastic and non-neoplastic colorectal polyps in real time: a meta-analysis of diagnostic operating characteristics. Gut. 2013;62:1704–13.

［99］ Rees CJ, Rajasekhar PT, Wilson A, et al. Narrow band imaging optical diagnosis of small colorectal polyps in routine clinical practice: the Detect Inspect Characterise Resect and Discard 2 (DISCARD 2) study. Gut. 2017; 66:887–95.

［100］Wanders LK, East JE, Uitentuis SE, et al. Diagnostic performance of narrowed spectrum endoscopy, autofluorescence imaging, and confocal laser endomicroscopy for optical diagnosis of colonic polyps: a meta-analysis. Lancet Oncol. 2013;14:1337–47.

［101］Kudo S, Hirota S, Nakajima T, et al. Colorectal tumours and pit pattern. J Clin Pathol. 1994;47:880–5.

［102］Tanaka S, Sano Y. Aim to unify the narrow band imaging (NBI) magnifying classification for colorectal tumors: current status in Japan from a summary of the consensus symposium in the 79th Annual Meeting of the Japan Gastroenterological Endoscopy Society. Dig Endosc. 2011;23(Suppl 1):131–9.

［103］IJspeert JE, Bastiaansen BA, van Leerdam ME, et al. Development and validation of the WASP classification system for optical diagnosis of adenomas, hyperplastic polyps and sessile serrated adenomas/ polyps. Gut. 2016;65:963–70.

［104］Rex DK, Hassan C, Bourke MJ. The colonoscopist's guide to the vocabulary of colorectal neoplasia: histology, morphology, and management. Gastrointest Endosc. 2017;86:253–63.

［105］Bosch SL, Teerenstra S, de Wilt JH, et al. Predicting lymph node metastasis in pT1 colorectal cancer: a systematic review of risk factors providing rationale for therapy decisions. Endoscopy. 2013;45:827–34.

［106］Moss A, Bourke MJ, Williams SJ, et al. Endoscopic mucosal resection outcomes and prediction of submucosal cancer from advanced colonic mucosal neoplasia. Gastroenterology. 2011;140:1909–18.

［107］Hayashi N, Tanaka S, Hewett DG, et al. Endoscopic prediction of deep submucosal invasive carcinoma: validation of the narrow-band imaging international colorectal endoscopic (NICE) classification. Gastrointest Endosc. 2013;78:625–32.

[108] Burgess NG, Hourigan LF, Zanati SA, et al. Risk stratification for covert invasive cancer among patients referred for colonic endoscopic mucosal resection: a large multicenter cohort. Gastroenterology. 2017;153:732–742.e1.

[109] Uno Y, Munakata A. The non-lifting sign of invasive colon cancer. Gastrointest Endosc. 1994;40:485–9.

[110] Jess T, Rungoe C, Peyrin-Biroulet L. Risk of colorectal cancer in patients with ulcerative colitis: a meta-analysis of population-based cohort studies. Clin Gastroenterol Hepatol. 2012;10:639–45.

[111] Foersch S, Neurath MF. Colitis-associated neoplasia: molecular basis and clinical translation. Cell Mol Life Sci. 2014;71:3523–35.

[112] Farraye FA, Odze RD, Eaden J, et al. AGA medical position statement on the diagnosis and management of colorectal neoplasia in inflammatory bowel disease. Gastroenterology. 2010;138:738–45.

[113] Bye WA, Nguyen TM, Parker CE, et al. Strategies for detecting colon cancer in patients with inflammatory bowel disease. Cochrane Database Syst Rev. 2017;9: CD000279.

[114] Ananthakrishnan AN, Cagan A, Cai T, et al. Colonoscopy is associated with a reduced risk for colon cancer and mortality in patients with inflammatory bowel diseases. Clin Gastroenterol Hepatol. 2015;13:322–329.e1.

[115] Choi CH, Rutter MD, Askari A, et al. Forty-year analysis of colonoscopic surveillance program for neoplasia in ulcerative colitis: an updated overview. Am J Gastroenterol. 2015;110:1022–34.

[116] Laine L, Kaltenbach T, Barkun A, et al. SCENIC international consensus statement on surveillance and management of dysplasia in inflammatory bowel disease. Gastroenterology. 2015;148:639–651.e28.

[117] East JE. Colonoscopic cancer surveillance in inflammatory bowel disease: what's new beyond random biopsy? Clin Endosc. 2012;45:274–7.

[118] Gasia MF, Ghosh S, Panaccione R, et al. Targeted biopsies identify larger proportions of patients with colonic neoplasia undergoing high-definition colonoscopy, dye chromoendoscopy, or electronic virtual chromoendoscopy. Clin Gastroenterol Hepatol. 2016;14:704–12.e4.

[119] Iannone A, Ruospo M, Wong G, et al. Chromoendoscopy for surveillance in ulcerative colitis and Crohn's disease: a systematic review of randomized trials. Clin Gastroenterol Hepatol. 2017;15:1684–1697.e11.

[120] Iacucci M, Kaplan GG, Panaccione R, et al. A randomized trial comparing high definition colonoscopy alone with high definition dye spraying and electronic virtual chromoendoscopy for detection of colonic neoplastic lesions during IBD surveillance colonoscopy. Am J Gastroenterol. 2017;113:225–34.

[121] Mooiweer E, van der Meulen-de Jong AE, Ponsioen CY, et al. Chromoendoscopy for surveillance in inflammatory bowel disease does not increase neoplasia detection compared with conventional colonoscopy with random biopsies: results from a large retrospective study. Am J Gastroenterol. 2015;110:1014–21.

[122] Rasmussen DN, Karstensen JG, Riis LB, et al. Confocal laser Endomicroscopy in inflammatory bowel disease – a systematic review. J Crohns Colitis. 2015;9:1152–9.

[123] Leong RW, Ooi M, Corte C, et al. Full-spectrum endoscopy improves surveillance for dysplasia in patients with inflammatory bowel diseases. Gastroenterology. 2017; 152:1337–1344.e3.

[124] Kisiel JB, Konijeti GG, Piscitello AJ, et al. Stool DNA analysis is cost-effective for colorectal cancer surveillance in patients with ulcerative colitis. Clin Gastroenterol Hepatol. 2016;14: 1778–1787.e8.

[125] Gupta N, Brill JV, Canto M, et al. AGA white paper: training and implementation of endoscopic image enhancement technologies. Clin Gastroenterol Hepatol. 2017;15:820–6.

[126] Patel SG, Rastogi A, Austin G, et al. Gastroenterology trainees can easily learn histologic characterization of diminutive colorectal polyps with narrow band imaging. Clin Gastroenterol Hepatol. 2013;11:997–1003.e1.

[127] Rastogi A, Rao DS, Gupta N, et al. Impact of a computer-based teaching module on characterization of diminutive colon polyps by using narrow-band imaging by non-experts in academic and community practice: a video-based study. Gastrointest Endosc. 2014; 79:390–8.

[128] Daly C, Vennalaganti P, Soudagar S, et al. Randomized controlled trial of self-directed versus in-classroom teaching of narrow-band imaging for diagnosis of Barrett's esophagus-associated neoplasia. Gastrointest Endosc. 2016;83:101–6.

[129] Rzouq F, Vennalaganti P, Pakseresht K, et al. In-class didactic versus self-directed teaching of the probe-based confocal laser endomicroscopy (pCLE) criteria for Barrett's esophagus. Endoscopy. 2016;48:123–7.

# 第 2 章
# 食管内镜黏膜切除术①

## Endoscopic Mucosal Resection of the Esophagus

Samuel Han　Hazem Hammad　著

赵宇　李鹏　译

## 概述

内镜黏膜切除术（EMR）是一种广泛使用的技术，特别是在对直径<20mm 的病变进行完整切除时使用。它也可以通过分片切除的方式处理较大的病变，并为病变的性质提供病理诊断、治疗和预后选择。与活检钳相比，EMR 的优点包括相对简单、安全，以及能够获得大样本[1]。这是一个相对快速的过程，可以提供关于浸润深度、肿瘤分化程度，以及是否存在淋巴血管浸润的诊断信息。与内镜黏膜下剥离术（endoscopic submucosal dissection, ESD）相比，EMR 的缺点包括较高的复发率和较低的整块切除率[2, 3]。此外，虽然它允许对大病灶进行分片切除，但分片切除不允许对侧切缘进行评估，重复切除的烧灼效应可能会阻碍充分的组织学评估[4, 5]。

EMR 的概念最初是在 1973 年被报道，在 20 世纪 80 年代变得更加流行，特别是在结肠病变的处理方面[6, 7]。1990 年，井上在日本首次进行了食管 EMR，此后不久在西方逐渐被纳入临床实践[8]。本章将重点介绍 EMR 在食管中的作用，讨论其适应证、技术细节、安全性和有效性，并对未来的方向、质量指标和培训方式进行评论。

## 一、适应证

### （一）Barrett 食管及食管腺癌

在欧美国家，食管 EMR 主要用于诊断和治疗 Barrett 食管（BE）相关病变（图 2-1 和图 2-2），这是公认的食管腺癌（EAC）的癌前病变[9, 10]。从诊断角度来看，建议对 Barrett 食管（BE）患者的所有隆起和结节性病变（无论多么细微）（图 2-3 至图 2-5）进行 EMR，以确定真实的组织病理学诊断[11-13]。仅活检常常无法反映出病变的真实分期分级，研究表明，EMR 将改变

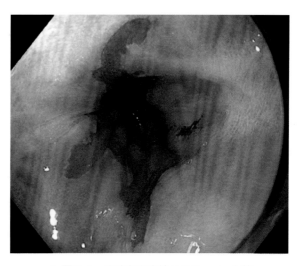

▲ 图 2-1　高清白光内镜下的 Barrett 食管

---

① 本章配有视频，请登录网址 https://doi.org/10.1007/978-3-030-21695-5_2 观看。

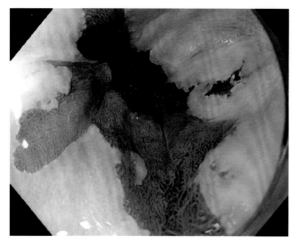

▲ 图 2-2　窄带成像技术下的 **Barrett** 食管

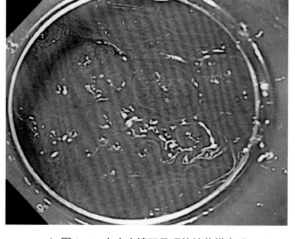

▲ 图 2-4　白光内镜下呈现的结节样表现

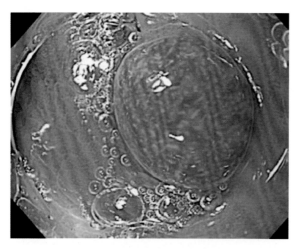

▲ 图 2-3　白光联合近焦下隆起型病变的表现

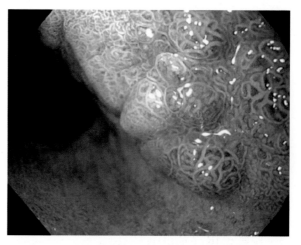

▲ 图 2-5　窄带成像技术联合近焦下可见的结节样表现

30%～40% 的早期肿瘤患者的诊断[14-18]。此外，与活检相比，EMR 显著提高了病理学家在诊断异型增生方面的观察者间一致性[19]。鉴于准确评估异型增生的等级是确定适当管理步骤的关键，EMR 在该患者群体的管理中起着关键作用（图 2-6）。

从切除的角度来看，EMR 仅允许局部切除病变，强调了适应证的重要性。特别是 BE，只有高级别异型增生或局限于黏膜层（$M_1$ 局限于上皮；$M_2$ 局限于固有层；$M_3$ 侵入黏膜肌层）且淋巴结转移风险最小的患者才应接受 EMR。局限于黏膜层的肿瘤淋巴结转移风险为 0%～3%[20]。

对于食管腺癌的争论在于黏膜下受累，因为

考虑到淋巴结转移的高风险，食管手术切除在相当长一段时间被认为是食管腺癌的标准治疗，某些浅表黏膜下癌可能接受 EMR 治疗（见后文）。

目前，根据美国国家综合癌症网络（National Comprehensive Cancer Network, NCCN），内镜治疗被推荐用于病变局限于上皮（原位癌或高级别上皮内瘤变）、固有层或黏膜肌层（$T_{1a}$）的患者。在没有淋巴结转移、淋巴管浸润或低分化肿瘤的情况下，内镜治疗也可以被考虑用于涉及浅黏膜下层（$T_{1b}$）的病变，代替食管切除术，但此过程要与外科充分讨论食管切除术的风险获益与淋巴结转移的风险[21]。美国消化内镜学会（ASGE）指南建议对所有隆起性病变进行内镜下切除（强烈建议，证据质量适中），同时建

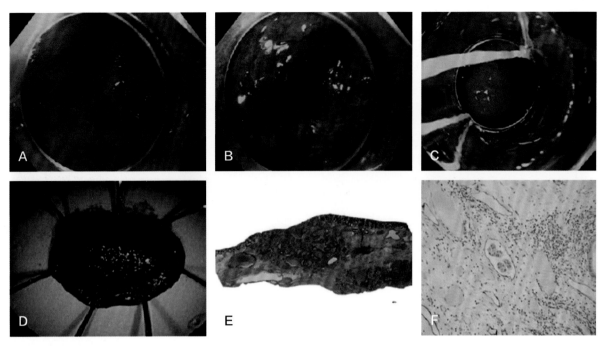

▲ 图 2-6　结节性 Barrett 病变的诊断和治疗

A. 白光内镜下的结节性病变；B. 窄带成像技术下的结节性病变；C. 套扎辅助下的内镜黏膜切除术；D. 切除标本；E. 低倍组织学显示黏膜内膜癌；F. 黏膜内膜癌侵犯淋巴管

议对高级别上皮内瘤变 / 黏膜内癌患者不进行手术（强烈建议，证据质量极低）[22]。

### （二）食管鳞状细胞癌

食管 EMR 是最早用于切除早期食管鳞状细胞癌（esophageal squamous cell carcinoma, ESCC）的内镜技术之一 [23]。对于局限于黏膜层的鳞状细胞癌，EMR 仍然是一种流行的治疗选择，由于食管壁相对较薄，且淋巴网络丰富，鳞状细胞癌易于转移扩散，因此需要早期发现。在亚洲更常见的是鳞状细胞癌与不良预后相关。EMR 适应证为鳞状细胞癌局限于 $M_1$ 和 $M_2$（仅限于上皮或固有层）[24]。在 $M_3$（侵犯黏膜肌层）或 $SM_1$（侵犯黏膜下层浅 1/3）病变中，如果没有淋巴结受累的证据，可以考虑实行 EMR。类似地，ESD 在局限于 $M_1$ 和 $M_2$ 的病变中完全切除率为 78%～100%，复发率低（0%～2.6%），但与 EMR 一样，通常不用于淋巴管浸润或黏膜下浸润 ＞200μm 的鳞状细胞癌 [25]。

虽然 ESD 不是本章的重点，但当比较 20mm 或更小食管黏膜癌的 EMR 和 ESD 疗效时，需要注意的是，已发现 ESD 整块切除率为 100%，而 EMR 为 87%（帽辅助）和 71%（双通道技术）[26, 27]。同样 ESD 的治愈切除率为 97%，显著高于两种 EMR 技术（帽辅助为 71%，双通道为 46%）。因此，欧洲胃肠内镜学会（European Society of Gastrointestinal Endoscopy, ESGE）推荐 ESD 作为食管鳞状细胞癌内镜切除的首选方法，因为整块切除率较高，组织学评估也更准确 [28]。如果可以保证整块切除，EMR 可用于 ＜10mm 的病变。对于早期 EAC 和 HGD，EMR 仍然是内镜下切除的主要方法；但 ESD 可考虑用于 ＞15mm、抬举不佳，以及具有黏膜下浸润高危形态的病变。

NCCN 推荐使用内镜治疗病变局限于上皮层（原位癌或高级别上皮内瘤变）、固有层或黏膜肌层（$T_{1a}$）的食管鳞状细胞癌患者。对于 $T_{1b}$ 病变的患者，NCCN 建议进行食管切除术 [21]。

### 二、食管 EMR 技术

EMR 技术的核心即使用圈套器切除病变，

不论有无电凝（表 2-1）。已经有多种技术被开发用于食管病变的切除，其中许多病变相对平坦。在 EMR 之前，我们通常推荐使用高清白光内镜检查（HDWLE）和窄带成像技术（NBI）彻底观察病变。在使用光学染色时，可以使用各种凝固方式，如氩等离子体凝固（argon plasma coagulation, APC）或简单使用带软凝的圈套针头，标记目标病变的边界，通常距离病变边界 3～5mm 进行标记（图 2-7）。我们推荐术前标记，尤其是在需要多次切除的病变中，因为在实际切除过程中，由于凝血、出血和黏膜下注射对工作区域的影响，很难识别病变的边缘。切除后，通过确保所有标记不再可见来确认整个病变的切除。值得注意的是，ASGE 不建议对整个 BE 节段进行常规的完全内镜切除，而是支持切除隆起病变，然后消融剩余节段 [22]。然而，如果 Barrett 食管节段含有弥漫性结节，我们将对整个节段进行 EMR。

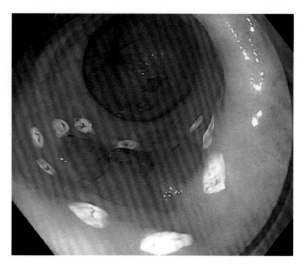

▲ 图 2-7 对可见病变进行电凝标记

#### 表 2-1 食管内镜黏膜切除术步骤

| 步骤 |
| --- |
| 1. 使用 WLE 和 NBI 对病变进行检查 |
| 2. 在 WLE 或 NBI 可视化下标记病变边界（使用圈套针头或氩等离子体凝固） |
| 3. 病灶切除术<br>• 注射辅助：黏膜下注射抬举病变区域，然后进行圈套切除<br>• 套扎辅助：对病变区域进行套扎后切除<br>• 帽辅助：黏膜下注射，抽吸帽内病变黏膜后封闭圈套，然后切除 |
| 4. 彻底检查切除部位，确保无残留组织、出血或深部损伤 / 穿孔 |
| 5. 如有必要，对任何出血部位进行治疗或关闭穿孔 |
| 6. 将标本固定在聚苯乙烯泡沫塑料板上 |

WLE. 白光内镜检查；NBI. 窄带成像技术

### （一）注射辅助 EMR

EMR 技术包括将溶液注射到病变下方的黏膜下空间，有效地为切除创造安全屏障。这种注射可使病变与下面的固有肌层"提升"并分离，从而有助于圈套目标。此外，这种注射降低了电灼或机械力对固有肌层的损伤，从而将穿孔风险降至最低。盐水最初被用作注射溶液，但由于盐水会迅速消散到相邻空间中，目前已开发出多种注射溶液（特别是黏性溶液），以便于提升抬举效用 [29]。其他常用的溶液包括 50% 葡萄糖（一种廉价、易得的高渗溶液）、琥珀酰明胶（透明、廉价、安全的胶体溶液）、羟乙基淀粉（安全、廉价的溶液，可比生理盐水维持黏膜下抬举时间更长）、透明质酸钠（一种高度黏弹性但价格昂贵的溶液）、羟丙基甲基纤维素（hydroxypropyl methylcellulose, HPMC，一种现成的黏弹性溶液）和透明质酸（HA，一种价格昂贵的高黏度糖胺聚糖）[30]。此外，稀释肾上腺素（通常为 1∶100 000）可添加到注射液中，以减少切除过程中的出血，从而有助于在整个手术过程中保持更好的可视性。根据病变的大小，内镜医师可酌情添加不同量的注射液。

### （二）套扎辅助 EMR

套扎辅助 EMR 或许是最简单和最广泛使用的 EMR 技术，也被称为多环黏膜切除术（multiband mucosectomy, MBM），涉及使用套扎装置 [31, 32]。与食管静脉曲张套扎装置类似，套扎系统包括用于内镜远端的连接帽、带有触发线和穿过活检通道的控制手柄。该透明帽包含 6 条橡皮筋，一旦帽被操纵到所需病变的正上方，病变将被内镜的抽吸系统吸入其中。然后，顺时针旋转控制手柄，释放单个皮筋，内镜医师可感觉到明显的释放感及套扎的信号（图 2-8）。这有助于形成假息肉，当用橡皮筋结扎时，食管肌层收缩，因此不需要常规进行黏膜下注射。然后，可通过活检通道插入圈套器，在橡皮筋上方或下方切割病变（图 2-9 和图 2-10）。对于较大的病变，可通过重复此过程进行分片切除，直到完成。该技术中最常用的套扎装置是 Duette 多环黏膜切除套装（图 2-11，Cook

Medical, Winston Salem, NC, USA），它包括一个 7 Fr 的六边形圈套器，还有 Captivator EMR 套装（Boston Scientific, Natick, MA, USA），同样也包括一个 7 Fr 六边形圈套器。目前电切割的参数还没有广泛的共识。在我们的实践中，我们主要使用内切割 Q（效果 3，切割持续时间 1，切割间隔 6）和强凝（效果 2，50w）的混合电流。

### （三）帽辅助 EMR

在该技术中，将透明帽连接到内镜的远端，有各种可用的帽，有直的或斜的等（图 2-12）。

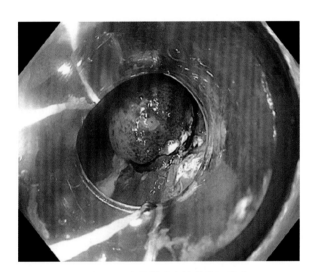

▲ 图 2-8　套扎辅助内镜黏膜切除术

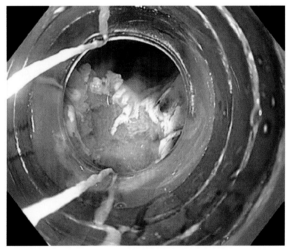

▲ 图 2-10　套扎辅助切除术后创面

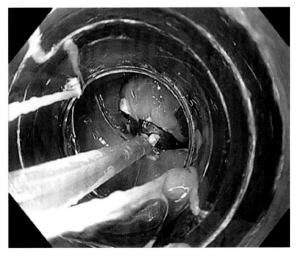

▲ 图 2-9　圈套器置于套扎皮筋下部

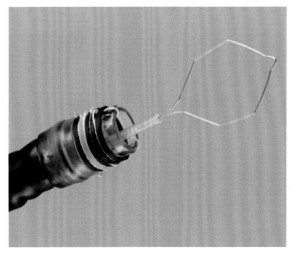

▲ 图 2-11　**Duette** 多环黏膜切除套装
经许可转载，引自 Cook Medical, USA.

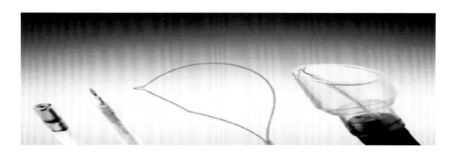

◀ 图 2-12 斜透明帽辅助切除套件

经许可转载，引自 Olympus, Japan.

黏膜下注射通常用于制造缓冲垫和帮助吸引。一个新月形的圈套器穿过活检通道并在帽内打开。然后，将圈套器定位在帽顶端的内部圆周脊内。一旦圈套处于良好位置，将透明帽置于病变上方，通过吸引将病变吸入帽内。将病变完全吸入后，用电凝方式封闭圈套，以有效地切除病变。通过重复此过程，可对较大的病变进行分片切除，直到整个病变被切除（图 2-13）。

一旦完成 EMR，通常用细针将标本固定在聚苯乙烯泡沫塑料板上。这种固定有助于保持标本的方向，以进行准确的组织学分析，对于确定浸润深度，以及评估水平和垂直边缘也至关重要 [33]。

## 三、安全性及有效性

用于适应证范围内的 EMR 是一种有效、持久、安全的治疗方法 [34-37]。EMR 已被广泛研究用于治疗伴有高级别上皮内瘤变和黏膜内 EAC

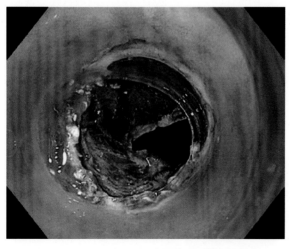

▲ 图 2-13　帽辅助分片内镜黏膜切除术后创面

的 Barrett 食管患者。Pech 等使用帽辅助和套扎辅助技术对 1000 名接受 Barrett 相关黏膜腺癌 EMR 治疗的患者进行了评估，发现 96.3% 的患者完全缓解，平均随访 56.6 个月，仅有 2 例发生了与癌症相关的死亡 [37]。1.5% 的患者发生了出血和穿孔等并发症，所有并发症都可以通过内镜处理。类似地，在 EURO-II 试验中，Phoa 等发现，在高级别上皮内瘤变或 EAC 患者中，EMR 后射频消融术（radiofrequency ablation, RFA）可使肠上皮化生完全根除率（complete eradication of intestinal metaplasia, CE-IM）和肿瘤完全根除率（complete eradication of intestinal metaplasia neoplasia, CE-N）分别达到 87% 和 92%。关于高级别上皮内瘤变，Tomizawa 等的 Meta 分析汇编了 EMR 用于整个 Barrett 段的研究数据 [38]。在涉及 676 名患者的 8 项研究报道中，CE-IM 和 CE-N 分别可以达到 85% 和 96.6%。此外，Haidry 等检索了英国注册的 500 名 Barrett 相关肿瘤患者的长期结果，发现随着 EMR（48%～60%）实行比例的增加，可见病变的 CE-IM（56%～83%）和 CE-N（77%～92%）显著增加 [39]。鉴于环周型 EMR 的高狭窄率（37.4%），射频消融术（RFA）等消融方法是扁平（非结节）高级别上皮内瘤变最常用的治疗方法，但当结节性病变可能存在高级别上皮内瘤变或腺癌区域时，EMR 在诊断和治疗中仍起着重要作用。

在食管鳞状细胞癌方面，Yamashina 等统计了 402 名食管鳞状细胞癌累及黏膜层和黏膜下层的患者，他们在一个中心接受了内镜治疗，其中 194 名患者接受了 EMR（中位数病变大小为 20mm）的切除方法（208 名患者接受了 ESD）[40]。所有患者在一次术后均获得完全缓解。在平均 50 个月的随访期内，发现鳞状细胞癌局限于上皮 / 固有层、黏膜肌层和黏膜下层的 5 年生存率分别为 90.5%、71.1% 和 70.8%。在 5 年累积转移率方面，局限于上皮 / 固有层、局限于黏膜肌层、黏膜下浸润 <0.2mm 及黏膜下浸润 >0.2mm 的食管鳞状细胞癌累积转移率分别为 0.4%、8.7%、7.7% 和 36.2%。不良事件包括穿孔（0.2%）、出血（0.2%）和狭窄（13.2%）。Yoshii 等回顾性统计了 44 名接受 EMR 治疗的 $T_{1a}$（54.6%）和 $T_{1b}$（45.4%）鳞状细胞癌患者[41]。在 51 个月的中位随访期内，2 名患者（4.5%）死于原发性鳞状细胞癌，4 名患者（9.7%）发生淋巴结转移。不良事件包括穿孔（2.2%）和狭窄（20%）。从这些数据推断，当针对浅表病变时，EMR 治疗食管鳞状细胞癌似乎是安全有效的，如果患者存在食管切除术的禁忌证或不愿意接受手术治疗，也可以考虑用于黏膜下受累的情况。

EMR 技术的多样性引发了一个问题，即哪种技术更有效。就 Barrett 相关肿瘤而言，套扎辅助 EMR 已成为更流行的方法，而在早期鳞状细胞肿瘤中，帽辅助 EMR 是应用最广泛的技术。如上所述，帽辅助方法在技术上要求更高，尤其是分片切除，因为每次切除都需要黏膜下注射和重新定位圈套。Zhang 等对鳞状细胞瘤的两种治疗方法（两组均为 42 例）进行了一项随机对照试验，结果发现，虽然所有病变均经内镜完全切除，但采用套扎辅助的治疗时间明显缩短（11min vs. 22min），且套扎辅助的相关成本较低[31]。Pouw 等还在一项针对高级别上皮内瘤变和黏膜内 EAC 切除的随机对照试验中比较了这两种方法，发现套扎辅助 EMR 更快（34min vs. 50min）、更便宜（240 欧元 vs. 322 欧元），但切除深度没有显著差异[42]。因此，套扎辅助 EMR 似乎更快更容易，但 EMR 技术的选择还取决于每个内镜医师的偏好。

ESD 是 EMR 的另一种替代技术，最初设计用于胃病变，但也可用于食管病变。该技术将在其他章节中详细描述，ESD 利用内镜下电刀在黏膜下注射后创建环形切口，以期达到更高的整块切除率（图 2-14）[1,43-45]。很少有研究直接比较 ESD 和 EMR，Terheggen 等的一项

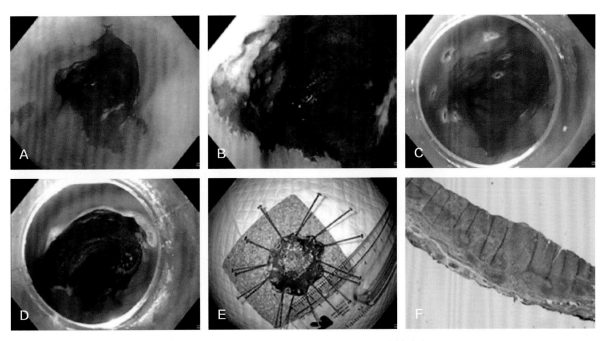

▲ 图 2-14　**ESD 治疗大的结节型 Barrett 食管病变**
A. 白光内镜检查下 9～12 点钟位置可见结节型病变；B. 窄带成像下结节性病变；C. 病灶术前标记；D. 内镜黏膜下剥离术（ESD）术后创面；E. 切除标本的固定；F. 低倍光镜下显示病理为黏膜内癌

随机试验比较了 ESD（$n=20$）和 EMR（$n=20$）对 Barrett 相关肿瘤患者的疗效和安全性[46]。虽然 ESD 组切缘阴性率较高，但 3 个月时肿瘤完全缓解率两组无差异，ESD 组食管腺癌复发一次。正如预期的那样，ESD 的手术时间也明显长于 EMR（54min vs. 22min）；穿孔患者仅发生在 ESD 组（$n=2$），尽管这在统计学上并不显著。Guo 等对浅表性食管癌的两种手术进行了 Meta 分析比较（共 8 项研究，涉及 1080 名患者，均在亚洲），发现虽然 ESD 具有较高的整块切除率和治愈性切除率，但也具有较长的手术时间和较高的穿孔率，且狭窄率和出血率没有差异[44]。因此在治疗浅表性食管病变中，个人专业知识可能会在确定使用哪种技术时发挥重要作用。

## 四、不良事件

EMR 的不良事件主要包括近期不良事件和远期不良事件。急性期并发症最常见的是疼痛和出血，后者见于 5.8%～12% 的患者[5, 47]。穿孔虽然更严重，但相对罕见，发生率为 1.8%～2.3%。EMR 的主要远期并发症是食管狭窄的进展，12.2%～38% 的患者会发生狭窄，尤其是接受了环切的患者。EMR 后狭窄形成的主要风险因素包括大黏膜切除和多个病变的切除[48]。重度吸烟也可能使患者在 EMR 后出现狭窄[49]。

疼痛往往是即刻发生的，通常轻微且可以自行缓解，但出血可以是术中出血，也可以是迟发性出血。术中出血可通过标准技术控制，如通过止血钳（Olympus, Tokyo, Japan）或止血夹进行凝血。迟发性出血可表现为呕血或黑便，可在术后 30 天内发生，可能需要再次内镜应用上述止血技术。根据穿孔的程度，可以通过内镜使用标准内镜夹或 OTSC（Ovesco Medical, Tübingen，Germany）或内镜缝合（Apollo Endosury Inc., Austin, TX）等器械保守治疗。较大的缺损或延迟穿孔可能需要手术治疗。

大多数症状性狭窄可以通过连续扩张进行治疗。在单中心研究中，Konda 等统计了 107 名 EMR（主要为帽辅助）切除 Barrett 相关肿瘤的患者，发现 37.8% 的患者出现症状性食管狭窄，需要平均 2.3 次的扩张[50]。扩张可以通过球囊或 Savary 扩张器（Cook Medical, Winston Salem, NC, USA）进行，注射曲安奈德也可用于复发性狭窄[51]（图 2-15 至图 2-17）。

## 五、未来发展方向

对黏膜下浸润食管腺癌的适当处理是内镜切除领域的一个争论点。几项研究对接受 EMR 的 $T_{1b}$（黏膜下浸润）食管腺癌患者进行了检查，这些患者具有低风险特征（肉眼可见扁平或息肉样，浸润到黏膜下层上 1/3，无淋巴血管浸润，肿瘤分化良好至中度）并且发现复发率

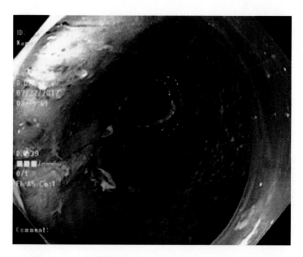

▲ 图 2-15　内镜黏膜切除术环周切除 Barrett 相关病变

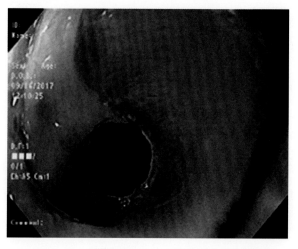

▲ 图 2-16　内镜黏膜切除术环周切除术后严重狭窄

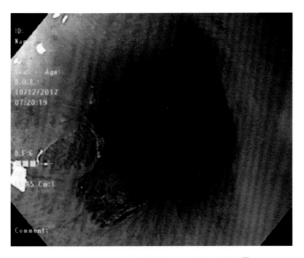

▲ 图 2-17　多次球囊扩张后狭窄缓解 [3]

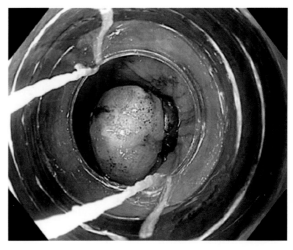

▲ 图 2-19　内镜黏膜切除术切除食管颗粒细胞瘤

在 9%~28%[52-55]。目前需要更多的研究来确定这些所谓的"低风险"黏膜下腺癌患者，这些患者可以通过内镜切除术进行治疗，但在现阶段，外科食管切除术仍然是此类患者的标准治疗方法[56]。

　　虽然 EMR 通常用于切除局限于黏膜层的肿瘤，但它也可用于起源于黏膜下层且直径 < 10mm 的肿瘤。Choi 等研究发现在转移率较低且通常侵犯黏膜下层的直肠类癌中，套扎辅助 EMR 技术在完全切除中与 ESD 一样有效，且复发率无差异[57]。Hong 等将其应用于食管，发现直径 < 10mm 的食管黏膜下肿瘤（包括颗粒细胞瘤、平滑肌瘤和脂肪瘤；图 2-18 至图 2-20）的整块切除率为 100%，其主要并发症包括胸痛

和胃灼热[58]。综合这些数据来看，食管黏膜下肿瘤的 EMR 治疗对于小病变可能是安全有效的，但还需要进行更多的前瞻性试验证实，EMR 可以作为食管黏膜下肿瘤的推荐治疗方式。

　　内镜领域在工程学和器械方面取得了巨大的进步，毫无疑问，EMR 领域也将会有更多的创新。Endo-Rotor（Interscope Medical, Worcester, MA，USA）开发了一种可用于辅助切除的全范围 EMR 系统，最近已被 FDA 批准[59]。Endo-Rotor 由双套管系统组成，外套管有助于将组织吸入内套管，内套管以 1000rpm 或 1700rpm 的转速旋转切割组织。然后，抽吸系统将样本吸入组织收集器。与电切割不同，旋转力切割不存在烧灼伪影；抽吸系统吸入黏膜而不是固有

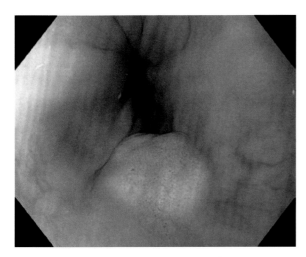

▲ 图 2-18　食管颗粒细胞瘤

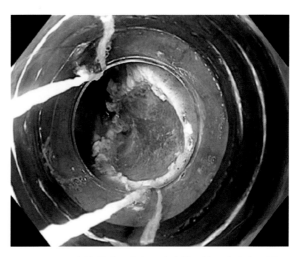

▲ 图 2-20　内镜黏膜切除术切除食管颗粒细胞瘤术后创面

肌层，减少了穿孔的风险。当病变较大难以通过传统的 EMR 完全切除时，Endo-Rotor 在分片切除中同样特别有效。尽管如此，这种系统创新在其临床标准化应用之前仍需要进行前瞻性临床试验。

## 六、质量控制

随着医保系统越来越注重提供基于效益 - 价值相关的服务，质量控制标准的制订变得至关重要，尤其是在基于程序的服务中，质量控制指标代表绩效基准，通常代表正确绩效的发生率与正确绩效机会之间的比例[60, 61]。虽然到目前为止还没有针对 EMR 制订具体的质量控制标准，但美国胃肠病学会（American Gastroenterological Association, AGA）、美国消化内镜学会（ASGE）和美国胃肠病学院（American College of Gastroenterology, ACG）认可了一些关于 Barrett 食管治疗质控相关的重要文件，有助于指导 EMR 中质量控制指标的制订[62-64]。就术前质控而言，对于已诊断为上皮内瘤变的患者，有经验的胃肠病理学家做出的诊断率或第二位病理学家确认诊断的比例应详细记录。所有为 Barrett 病变进行内镜根除治疗（EET）的中心都应具备内镜黏膜切除技术方面的专业知识，应记录 EMR 风险、获益和替代疗法。就术中质控而言，应记录对可见病变患者进行 EMR 的比例，以及在 EMR 后实现 CE-IM 或 CE-N 的比例。此外，就术后质控而言，应注意记录 EMR 后不良事件的发生率。

## 七、培训

目前，胃肠病学医师体系中缺乏 EMR 的标准化培训。在美国，EMR 通常是在标准胃肠病学轮转培训计划之后的高级内镜检查培训期间学习的。此外，ASGE 目前还提供技能、培训、评估和强化（skill, training, assessment and reinforcement, STAR）证书课程，包括在线教学视频，然后在专业培训中心举办实践研讨会。Van Vilsteren 等进行了一项前瞻性研究，6 名内镜医师在结构化培训计划下在食管进行了前 20 次 EMR 手术[65]。该项目包括每月 1 次的课程（共计 4 次，1 次为 1 天），包括讲座、现场演示、麻醉猪的实践培训和一对一的实践培训。在 120 名 EMR 患者中，发生 6 例穿孔（5%），其中 1 例穿孔需要行食管切除术，11 例（9.2%）出血，所有这些都与内镜技术和操作相关。根据这项研究，执行 20 次 EMR 被认为不足以胜任 EMR；一篇后续文章描述了学习的如下十大技巧。

1. 使用高清内镜并进行充分内镜检查。
2. 通过术前标记确定切除计划。
3. 了解出血的处理方法。
4. 通过反复清洁胃和目标区域，优化内镜视图。
5. 切除时使用具有喷水功能的内镜。
6. 始终进行吸引测试。
7. 不要将器械伸出过远，最好与内镜远端保持较近距离。
8. 在分片切除时术中注意提起病变边缘。
9. 了解穿孔的管理。
10. 固定标本[66]。

从这些研究可以看出，要充分考虑到穿孔风险和可能追加手术的必要，结构化的一对一培训，以及与外科同事的合作是非常重要的[67]。此外，培训应包括充分了解 EMR 的适应证，还有鉴别哪些病变更适合 ESD 或手术的能力[68]。处理不良事件的知识也至关重要，通过会议和多学科会诊进行的继续教育也能够帮助内镜医师进行培训。

## 结论

EMR 是一种广泛应用于食管的内镜技术，已被证明在治疗 Barrett 食管相关肿瘤，以及早期食管鳞状细胞癌方面是有效、安全和持久的。它在诊断和治疗方面都发挥着重要作用，并且仍然是内镜医师的关键技能。

## 参考文献

［1］ Belghazi K, Bergman J, Pouw RE. Management of nodular neoplasia in Barrett's esophagus: endoscopic mucosal resection and endoscopic submucosal dissection. Gastrointest Endosc Clin N Am. 2017;27(3):461–70.

［2］ Iizuka T, Kikuchi D, Hoteya S, Nakamura M, Yamashita S, Mitani T, et al. Clinical advantage of endoscopic submucosal dissection over endoscopic mucosal resection for early mesopharyngeal and hypopharyngeal cancers. Endoscopy. 2011;43(10):839–43.

［3］ Ishihara R, Iishi H, Uedo N, Takeuchi Y, Yamamoto S, Yamada T, et al. Comparison of EMR and endoscopic submucosal dissection for en bloc resection of early esophageal cancers in Japan. Gastrointest Endosc. 2008; 68(6):1066–72.

［4］ Balmadrid B, Hwang JH. Endoscopic resection of gastric and esophageal cancer. Gastroenterol Rep. 2015; 3(4):330–8.

［5］ Barnes JA, Willingham FF. Endoscopic management of early esophageal cancer. J Clin Gastroenterol. 2015; 49(8):638–46.

［6］ Deyhle P, Jenny S, Fumagalli I. Endoscopic polypectomy in the proximal colon. A diagnostic, therapeutic (and preventive?) intervention. Dtsch Med Wochenschr. 1973;98(5):219–20.

［7］ Nishizawa T, Yahagi N. Endoscopic mucosal resection and endoscopic submucosal dissection: technique and new directions. Curr Opin Gastroenterol. 2017;33 (5):315–9.

［8］ Inoue H, Endo M. Endoscopic esophageal mucosal resection using a transparent tube. Surg Endosc. 1990; 4(4):198–201.

［9］ Wani S, Falk GW, Post J, Yerian L, Hall M, Wang A, et al. Risk factors for progression of low-grade dysplasia in patients with Barrett's esophagus. Gastroenterology. 2011;141(4):1179–86, 86.e1.

［10］ Kestens C, Offerhaus GJ, van Baal JW, Siersema PD. Patients with Barrett's esophagus and persistent low-grade dysplasia have an increased risk for high-grade dysplasia and cancer. Clin Gastroenterol Hepatol. 2016; 14(7):956–62.e1.

［11］ Shaheen NJ, Falk GW, Iyer PG, Gerson LB. ACG clinical guideline: diagnosis and management of Barrett's esophagus. Am J Gastroenterol. 2016;111(1):30–50; quiz 1.

［12］ Evans JA, Early DS, Fukami N, Ben-Menachem T, Chandrasekhara V, Chathadi KV, et al. The role of endoscopy in Barrett's esophagus and other premalignant conditions of the esophagus. Gastrointest Endosc. 2012;76(6):1087–94.

［13］ Wani S, Qumseya B, Sultan S, Agrawal D, Chandrashekara V, Harnke B, et al. Endoscopic eradication therapy for patients with Barrett's esophagus-associated dysplasia and intramucosal cancer. Gastrointest Endosc.

2018;87:907.

［14］ Peters FP, Brakenhoff KP, Curvers WL, Rosmolen WD, Fockens P, ten Kate FJ, et al. Histologic evaluation of resection specimens obtained at 293 endoscopic resections in Barrett's esophagus. Gastrointest Endosc. 2008; 67(4):604–9.

［15］ Larghi A, Lightdale CJ, Memeo L, Bhagat G, Okpara N, Rotterdam H. EUS followed by EMR for staging of high-grade dysplasia and early cancer in Barrett's esophagus. Gastrointest Endosc. 2005;62(1):16–23.

［16］ Moss A, Bourke MJ, Hourigan LF, Gupta S, Williams SJ, Tran K, et al. Endoscopic resection for Barrett's high-grade dysplasia and early esophageal adenocarcinoma: an essential staging procedure with long-term therapeutic benefit. Am J Gastroenterol. 2010;105(6):1276–83.

［17］ Chennat J, Konda VJ, Ross AS, de Tejada AH, Noffsinger A, Hart J, et al. Complete Barrett's eradication endoscopic mucosal resection: an effective treatment modality for high-grade dysplasia and intramucosal carcinoma – an American single-center experience. Am J Gastroenterol. 2009;104(11):2684–92.

［18］ Wani S, Abrams J, Edmundowicz SA, Gaddam S, Hovis CE, Green D, et al. Endoscopic mucosal resection results in change of histologic diagnosis in Barrett's esophagus patients with visible and flat neoplasia: a multicenter cohort study. Dig Dis Sci. 2013;58(6):1703–9.

［19］ Wani S, Mathur SC, Curvers WL, Singh V, Alvarez Herrero L, Hall SB, et al. Greater interobserver agreement by endoscopic mucosal resection than biopsy samples in Barrett's dysplasia. Clin Gastroenterol Hepatol. 2010; 8(9):783–8.

［20］ Dunbar KB, Spechler SJ. The risk of lymph-node metastases in patients with high-grade dysplasia or intramucosal carcinoma in Barrett's esophagus: a systematic review. Am J Gastroenterol. 2012;107(6):850–62. quiz 63.

［21］ Panel NG. Esophageal and esophagogastric junction cancers. NCCN Clinical Practice Guidelines in Oncology [Internet]. 2017 November 19th, 2017; 4.2017. Available from: https://oncolife.com.ua/doc/nccn/Esophageal_and_Esophagogastric_Junction_Cancers.pdf.

［22］ Wani S, Qumseya B, Sultan S, Agrawal D, Chandrasekhara V, Harnke B, et al. Endoscopic eradication therapy for patients with Barrett's esophagus-associated dysplasia and intramucosal cancer. Gastrointest Endosc. 2018;87(4):907–31.e9.

［23］ Inoue H, Takeshita K, Hori H, Muraoka Y, Yoneshima H, Endo M. Endoscopic mucosal resection with a cap-fitted panendoscope for esophagus, stomach, and colon mucosal lesions. Gastrointest Endosc. 1993;39(1):58–62.

［24］ Yip HC, Chiu PW. Endoscopic diagnosis and management of early squamous cell carcinoma of esophagus. J Thorac Dis. 2017;9(Suppl 8):S689–s96.

[25] Aadam AA, Abe S. Endoscopic submucosal dissection for superficial esophageal cancer. Dis Esophagus. 2018; 31(7).

[26] Ono S, Fujishiro M, Niimi K, Goto O, Kodashima S, Yamamichi N, et al. Long-term outcomes of endoscopic submucosal dissection for superficial esophageal squamous cell neoplasms. Gastrointest Endosc. 2009; 70(5):860–6.

[27] Takahashi H, Arimura Y, Masao H, Okahara S, Tanuma T, Kodaira J, et al. Endoscopic submucosal dissection is superior to conventional endoscopic resection as a curative treatment for early squamous cell carcinoma of the esophagus (with video). Gastrointest Endosc. 2010;72 (2):255–64, 64.e1–2.

[28] Pimentel-Nunes P, Dinis-Ribeiro M, Ponchon T, Repici A, Vieth M, De Ceglie A, et al. Endoscopic submucosal dissection: European Society of Gastrointestinal Endoscopy (ESGE) Guideline. Endoscopy. 2015;47(9):829–54.

[29] Ning B, Abdelfatah MM, Othman MO. Endoscopic submucosal dissection and endoscopic mucosal resection for early stage esophageal cancer. Ann Cardiothorac Surg. 2017;6(2):88–98.

[30] Yandrapu H, Desai M, Siddique S, Vennalganti P, Vennalaganti S, Parasa S, et al. Normal saline solution versus other viscous solutions for submucosal injection during endoscopic mucosal resection: a systematic review and meta-analysis. Gastrointest Endosc. 2017;85(4):693–9.

[31] Zhang YM, Boerwinkel DF, Qin X, He S, Xue L, Weusten BL, et al. A randomized trial comparing multiband mucosectomy and cap-assisted endoscopic resection for endoscopic piecemeal resection of early squamous neoplasia of the esophagus. Endoscopy. 2016;48 (4):330–8.

[32] Schlottmann F, Patti MG, Shaheen NJ. Endoscopic treatment of high-grade dysplasia and early esophageal cancer. World J Surg. 2017;41(7):1705–11.

[33] Kim SH, Choi HS, Chun HJ, Yoo IK, Lee JM, Kim ES, et al. A novel fixation method for variablesized endoscopic submucosal dissection specimens: an in vitro animal experiment. PLoS One. 2016;11(1).

[34] Pech O, Behrens A, May A, Nachbar L, Gossner L, Rabenstein T, et al. Long-term results and risk factor analysis for recurrence after curative endoscopic therapy in 349 patients with high-grade intraepithelial neoplasia and mucosal adenocarcinoma in Barrett's oesophagus. Gut. 2008;57(9):1200–6.

[35] Smith I, Kahaleh M. Endoscopic versus surgical therapy for Barrett's esophagus neoplasia. Expert Rev Gastroenterol Hepatol. 2015;9(1):31–5.

[36] Ell C, May A, Gossner L, Pech O, Gunter E, Mayer G, et al. Endoscopic mucosal resection of early cancer and high-grade dysplasia in Barrett's esophagus. Gastroenterology. 2000;118(4):670–7.

[37] Pech O, May A, Manner H, Behrens A, Pohl J, Weferling M, et al. Long-term efficacy and safety of endoscopic resection for patients with mucosal adenocarcinoma of the esophagus. Gastroenterology. 2014;146(3):652–60.e1.

[38] Tomizawa Y, Konda VJ, Coronel E, Chapman CG, Siddiqui UD. Efficacy, durability, and safety of complete endoscopic mucosal resection of Barrett esophagus: a systematic review and meta-analysis. J Clin Gastroenterol. 2018;52:210–6.

[39] Haidry RJ, Butt MA, Dunn JM, Gupta A, LipmanG, Smart HL, et al. Improvement over time in outcomes for patients undergoing endoscopic therapy for Barrett's oesophagus-related neoplasia: 6-year experience from the first 500 patients treated in the UK patient registry. Gut. 2015; 64(8):1192–9.

[40] Yamashina T, Ishihara R, Nagai K, Matsuura N, Matsui F, Ito T, et al. Long-term outcome and metastatic risk after endoscopic resection of superficial esophageal squamous cell carcinoma. Am J Gastroenterol. 2013;108(4):544–51.

[41] Yoshii T, Ohkawa S, Tamai S, Kameda Y. Clinical outcome of endoscopic mucosal resection for esophageal squamous cell cancer invading muscularis mucosa and submucosal layer. Dis Esophagus. 2013;26(5):496–502.

[42] Pouw RE, van Vilsteren FG, Peters FP, Alvarez Herrero L, Ten Kate FJ, Visser M, et al. Randomized trial on endoscopic resection-cap versus multiband mucosectomy for piecemeal endoscopic resection of early Barrett's neoplasia. Gastrointest Endosc. 2011;74(1):35–43.

[43] Shimizu Y, Takahashi M, Yoshida T, Ono S, Mabe K, Kato M, et al. Endoscopic resection (endoscopic mucosal resection/ endoscopic submucosal dissection) for superficial esophageal squamous cell carcinoma: current status of various techniques. Dig Endosc. 2013;25(Suppl 1):13–9.

[44] Guo HM, Zhang XQ, Chen M, Huang SL, Zou XP. Endoscopic submucosal dissection vs endoscopic mucosal resection for superficial esophageal cancer. World J Gastroenterol. 2014;20(18):5540–7.

[45] Hammad H, Kaltenbach T, Soetikno R. Endoscopic submucosal dissection for malignant esophageal lesions. Curr Gastroenterol Rep. 2014;16(5):386.

[46] Terheggen G, Horn EM, Vieth M, Gabbert H, Enderle M, Neugebauer A, et al. A randomised trial of endoscopic submucosal dissection versus endoscopic mucosal resection for early Barrett's neoplasia. Gut. 2017;66(5):783–93.

[47] Isomoto H, Yamaguchi N, Minami H, Nakao K. Management of complications associated with endoscopic submucosal dissection/ endoscopic mucosal resection for esophageal cancer. Dig Endosc. 2013;25(Suppl 1):29–38.

[48] Qumseya B, Panossian AM, Rizk C, Cangemi D, Wolfsen C, Raimondo M, et al. Predictors of esophageal stricture formation post endoscopic mucosal resection. Clin Endosc. 2014;47(2):155–61.

[49] Lewis JJ, Rubenstein JH, Singal AG, Elmunzer BJ, Kwon RS, Piraka CR. Factors associated with esophageal stricture formation after endoscopic mucosal resection for neoplastic Barrett's esophagus. Gastrointest Endosc. 2011;74(4):753–60.

［50］Konda VJ, Gonzalez Haba Ruiz M, Koons A, Hart J, Xiao SY, Siddiqui UD, et al. Complete endoscopic mucosal resection is effective and durable treatment for Barrett's-associated neoplasia. Clin Gastroenterol Hepatol. 2014;12(12):2002–10.e1–2.

［51］Hashimoto S, Kobayashi M, Takeuchi M, Sato Y, Narisawa R, Aoyagi Y. The efficacy of endoscopic triamcinolone injection for the prevention of esophageal stricture after endoscopic submucosal dissection. Gastrointest Endosc. 2011;74(6):1389–93.

［52］Manner H, May A, Pech O, Gossner L, Rabenstein T, Gunter E, et al. Early Barrett's carcinoma with "low-risk" submucosal invasion: long-term results of endoscopic resection with a curative intent. Am J Gastroenterol. 2008;103(10):2589–97.

［53］Alvarez Herrero L, Pouw RE, van Vilsteren FG, ten Kate FJ, Visser M, van Berge Henegouwen MI, et al. Risk of lymph node metastasis associated with deeper invasion by early adenocarcinoma of the esophagus and cardia: study based on endoscopic resection specimens. Endoscopy. 2010;42(12):1030–6.

［54］Tian J, Prasad GA, Lutzke LS, Lewis JT, Wang KK. Outcomes of T1b esophageal adenocarcinoma patients. Gastrointest Endosc. 2011;74(6): 1201–6.

［55］Ballard DD, Choksi N, Lin J, Choi EY, Elmunzer BJ, Appelman H, et al. Outcomes of submucosal (T1b) esophageal adenocarcinomas removed by endoscopic mucosal resection. World J Gastrointest Endosc. 2016;8 (20):763–9.

［56］Watson TJ. Esophagectomy for superficial esophageal neoplasia. Gastrointest Endosc Clin N Am. 2017;27 (3):531–46.

［57］Choi CW, Kang DH, Kim HW, Park SB, Jo WS, Song GA, et al. Comparison of endoscopic resection therapies for rectal carcinoid tumor: endoscopic submucosal dissection versus endoscopic mucosal resection using band ligation. J Clin Gastroenterol. 2013;47(5):432–6.

［58］Hong JB, Choi CW, Kim HW, Kang DH, Park SB, Kim SJ, et al. Endoscopic resection using band ligation for esophageal SMT in less than 10 mm. World J Gastroenterol. 2015;21(10):2982–7.

［59］Hollerbach S, Wellmann A, Meier P, Ryan J, Franco R, Koehler P. The EndoRotor((R)): endoscopic mucosal resection system for non-thermal and rapid removal of esophageal, gastric, and colonic lesions: initial experience in live animals. Endosc Int Open. 2016;4(4):E475–9.

［60］Petersen BT. Quality assurance for endoscopists. Best Pract Res Clin Gastroenterol. 2011;25(3):349–60.

［61］Rizk MK, Sawhney MS, Cohen J, Pike IM, Adler DG, Dominitz JA, et al. Quality indicators common to all GI endoscopic procedures. Am J Gastroenterol. 2015; 110(1):48–59.

［62］Wani S, Muthusamy VR, Shaheen NJ, Yadlapati R, Wilson R, Abrams JA, et al. Development of quality indicators for endoscopic eradication therapies in Barrett's esophagus: the TREAT-BE (Treatmentwith Resection and Endoscopic Ablation Techniques for Barrett's Esophagus) Consortium. Gastrointest Endosc. 2017;86 (1):1–17.e3.

［63］Wani S, Muthusamy VR, Shaheen NJ, Yadlapati R, Wilson R, Abrams JA, et al. Development of quality indicators for endoscopic eradication therapies in Barrett's esophagus: the TREAT-BE (Treatment With Resection and Endoscopic Ablation Techniques for Barrett's Esophagus) Consortium. Am J Gastroenterol. 2017; 112(7):1032–48.

［64］Sharma P, Katzka DA, Gupta N, Ajani J, Buttar N, Chak A, et al. Quality indicators for the management of Barrett's esophagus, dysplasia, and esophageal adenocarcinoma: international consensus recommendations from the American Gastroenterological Association symposium. Gastroenterology. 2015; 149(6):1599–606.

［65］van Vilsteren FG, Pouw RE, Herrero LA, Peters FP, Bisschops R, Houben M, et al. Learning to perform endoscopic resection of esophageal neoplasia is associated with significant complications even within a structured training program. Endoscopy. 2012;44(1):4–12.

［66］van Vilsteren FG, Pouw RE, Alvarez Herrero L, Bisschops R, Houben M, Peters FT, et al. Learning endoscopic resection in the esophagus. Endoscopy. 2015;47 (11):972–9.

［67］Mannath J, Ragunath K. A one-to-one training program would be valuable in learning how to perform esophageal endoscopic mucosal resection. Endoscopy. 2012;44 (6):632; author reply 3.

［68］Feurer ME, Draganov PV. Training for advanced endoscopic procedures. Best Pract Res Clin Gastroenterol. 2016; 30(3):397–408.

# 第 3 章
# 胃十二指肠内镜黏膜切除术
## Gastric and Duodenal Endoscopic Mucosal Resection

Rommel Romano　Pradermchai Kongkam　**著**

秦运升　吕　震　**译**

## 概述

内镜黏膜切除术（EMR）既往被称为黏膜切除术，是目前推荐用于治疗消化道早期恶性病变的一种内镜微创手术[1]。内镜切除肿瘤早在 1973 年就有报道，当时使用电灼术进行息肉切除[2]，而早期胃癌的 EMR 则在 1983 年由日本人开创[3]。自从 Tada 用生理盐水注入黏膜进行剥脱活检，用于 EMR 的技术和设备已经取得了长足的进步[4]，这种方法至今仍在使用。本章将重点介绍胃和十二指肠病变的 EMR。本章将集中于以下方面：①适应证；②内镜技术；③禁忌证；④获益和临床预后；⑤与 EMR 相关的不良事件。

## 一、临床适应证

内镜黏膜切除术是一种让医生非常感兴趣的治疗消化道恶性肿瘤的方法，但在考虑 EMR 之前必须严格选择患者。因为这项技术仅切除黏膜病变，所以这项技术应用局限于黏膜层内的病变（不破坏黏膜肌层）。Soentikno 及其同事在 2003 年发表的一篇综述讲述了评估病变深度的重要性，以及他们当时使用此技术的局限性[5]。目前美国消化内镜学会（ASGE）在技术概要中指出，EMR 是癌前病变和早期（$T_1N_0$）恶性病变

的治疗首选，但不应用于超出黏膜层的病变切除[1]。日本的胃癌治疗指南指出，没有淋巴结或血管侵犯，伴有溃疡并分化良好且≤3cm，或者≥2cm 而不伴溃疡的 T1A 病变适合内镜切除。对于非溃疡性直径＜2cm 的未分化病变仍然可用内镜切除[6]。然而，这些指南建议实施内镜黏膜下剥离术（ESD）而不是 EMR，以避免不完全切除。

抬举征阴性是肿瘤浸润深度的预测指标[7, 8]，在评判病变是否适合 EMR 治疗中具有重要作用。黏膜下注射后无法完全抬举，通常意味着肿瘤已经浸润到黏膜下层或更深层，当然需要排除继发于先前活检所致的纤维化粘连。超声内镜（endoscopic ultrasound, EUS）是目前进行区域分期的最佳诊断工具。虽然一些研究者指出，横断面成像能更好地诊断淋巴结转移。但不可否认的是，EUS 在 T 分期方面更有优势，特别是对于小的胃肿瘤，因为它更关注肿瘤浸润深度而不是大小。当然，最好的诊断方法是综合各种影像学检查结果。

最近，内镜诊断的方法，如高分辨率和黏膜增强内镜技术，越来越多地被用于识别适合 EMR 治疗的病变。这种在切除手术前确定病变侵犯深度的内镜成像技术的临床应用将在其他章节讨论。

## 二、内镜技术

### （一）注射后辅助切除

如前所述，黏膜下注射生理盐水是第一个应用于 EMR 的技术。目前有多种溶液被用作黏膜下注射的抬举介质，但其思路都是一样的，将一根内镜针头通过工作通道在病变区域周围进行多点注射，在黏膜病变和更深的黏膜下层之间进行缓冲，以便更简单安全地进行内镜下切除。如果可能的话，病灶整块切除比分片切除更好。

生理盐水仍然是一种十分常用的抬举液，但是其维持时间较短。其他使用的抬举液有3.75% 氯化钠溶液、20% 葡萄糖溶液、甘油果糖溶液和透明质酸钠[9]。Yamamoto 研究发现0.4% 透明质酸溶液维持时间更久，抬举更明显并减少了注射次数[10]。然而，Ferreira 通过Meta 分析发现透明质酸钠溶液的效果与生理盐水一样，但其成本效益较低[11]。

### （二）装置辅助切除

为了使 EMR 变得更容易，开发了几种辅助装置。这些装置中最常见的是透明帽或透明罩，这是一个安装在内镜顶端的透明塑料件，用来吸引和抬举病变黏膜，以便使用与内镜套扎术相同的切割或结扎工具进行病变切除。透明帽辅助下内镜黏膜切除术（cap-assisted endoscopic mucosal resection, EMRC）或内镜下吸引黏膜切除术（endoscopic aspiration mucosectomy, EAM）首先用电灼设备标记病变的边缘，然后将抬举液注入黏膜下层以抬举病变。将透明帽安装在镜头上，打开圈套器并将其固定在透明帽的凹槽中。接着将透明帽至于隆起的病变上方，通过吸引将病变黏膜吸入透明帽的圈套器中，最后使用电灼剥离黏膜。

套扎辅助内镜黏膜切除术（ligation-assisted endoscopic mucosal resection, EMRL）与 EMRC相似。顾名思义，这种方法类似于静脉曲张内镜套扎术。将透明帽安装在内镜的头端，并置于病变黏膜上方，通过吸引抬举黏膜而无须黏膜下注射。使用圈套器套住病变黏膜产生假蒂息肉，就像标准的环套息肉切除术一样，通过电灼完成黏膜切除。

### （三）水下 EMR

Binmoeller 在 2012 年首次报道了水下内镜黏膜切除术（underwater endoscopic mucosal resection, UEMR)[12]，主要用于内镜下大肠病变切除[13-16]。2014 年有研究者报道了使用 UEMR切除十二指肠大腺瘤[17]。水下 EMR 的基本原理是固有肌层会漂浮到肠腔内，但不会被空气挤压，其状态即使在肠蠕动收缩期间也不受黏膜和黏膜下层变化的影响[16]。这意味着在圈套切除前无须黏膜下注射。因此这项技术通常用于较大的病变以及先前 EMR 未能达到完全切除的病变[1]，通常以分片的方式切除。类似于EMRC，在内镜的头端上同样安装了一个低矮的透明帽，其目的是为了便于显示病变，而不是为"抬举"的黏膜提供空间。

## 三、禁忌证

EMR 的明确临床禁忌证是晚期肿瘤。适用于该治疗的适应证已经在上面讨论过了，因此那些超出适应证的更严重的病变不适合进行EMR。其他内镜手术的禁忌证也适用于 EMR。

## 四、临床预后

在仔细筛选的早期胃癌患者中，长期结果显示，在平均 3.5 个月内接受 1～3 次内镜治疗的患者，97% 实现了完全缓解[18]。一个更早期的研究报道称完全缓解率为 89%,患者需要 1～4次的内镜治疗[19]。虽然有这些很好的数据资料，但事实是即使完整切除，也不能消除异时性病变或同时性病变的可能性，其发生的概率分别为 3.2% 和 35%[20, 21]。此外，有研究报道称内镜治疗后的局部复发率为 4.1%，其中只有 1 名患者需要再次内镜切除[21]。

## 五、不良事件

一般来说，EMR 最常见的并发症是出血，发生率为 10%[1]。出血的风险与切除肿瘤大小呈正相关，从 1cm 病变的 4% 增加到＞3cm 病变的 32%[19]。胃和十二指肠 EMR 出血的风险概率为 0%～16%[1, 22]，迟发性出血的风险为 5%[22]。穿孔是 EMR 最严重的并发症。胃和十二指肠 EMR 的穿孔发生率分别为 1% 和 2%[23, 24]。

## 结论

与任何先进的内镜检查技术一样，不良事件的发生率与内镜检查者的经验呈负相关。因此，建议由内镜专家和同样经验丰富的内镜团队实施这些技术，新手内镜医师需在专家的严密监督下实施这些技术，直到跨过学习曲线。

## 参考文献

［1］ ASGE Technology Committee, Hwang JH, Konda V, et al. Endoscopic mucosal resection. Gastrointest Endosc. 2015;82:215–26.

［2］ Deyhle P, Largiadèr F, Jenny S, et al. A method for endoscopic electroresection of sessile colonic polyps. Endoscopy. 1973;5:38–40.

［3］ Inoue H, Tani M, Nagai K, et al. Treatment of esophageal and gastric tumors. Endoscopy. 1999;31:47–55.

［4］ Tada M, Shimada M, Murakami F, et al. Development of strip-off biopsy. Gastroenterol Endosc. 1984;26: 833–9.

［5］ Soetikno RM, Gotoda T, Nakanishi Y, et al. Endoscopic mucosal resection. Gastrointest Endosc. 2003;57:567–79.

［6］ Japanese Gastric Cancer Association. Japanese gastric cancer treatment guidelines 2014 (ver. 4). Gastric Cancer. 2017;20:1–19.

［7］ Kato H, Haga S, Endo S, et al. Lifting of lesions during endoscopic mucosal resection (EMR) of early colorectal cancer: implications for the assessment of resectability. Endoscopy. 2001;33:568–73.

［8］ Ishiguro A, Uno Y, Ishiguro Y, et al. Correlation of lifting versus non-lifting and microscopic depth of invasion in early colorectal cancer. Gastrointest Endosc. 1999; 50:329–33.

［9］ Fujishiro M, Yahagi N, Kashimura K, et al. Comparison of various submucosal injection solutions for maintaining mucosal elevation during endoscopic mucosal resection. Endoscopy. 2004;36:579–83.

［10］ Yamamoto H, Yahagi N, Oyama T, et al. Usefulness and safety of 0.4% sodium hyaluronate solution as a submucosal fluid "cushion" in endoscopic resection for gastric neoplasms: a prospective multicenter trial. Gastrointest Endosc. 2008;67:830–9.

［11］ Ferreira AO, Moleiro J, Torres J, et al. Solutions for submucosal injection in endoscopic resection: a systematic review and meta-analysis. Endosc Int Open. 2016;4:E1–E16.

［12］ Binmoeller KF, Weilert F, Shah J, et al. "Underwater" EMR without submucosal injection for large sessile colorectal polyps (with video). Gastrointest Endosc. 2012; 75:1086–91.

［13］ Binmoeller KF, Hamerski CM, Shah JN, et al. Attempted underwater en bloc resection for large (2-4 cm) colorectal laterally spreading tumors (with video). Gastrointest Endosc. 2015;81:713–8.

［14］ Uedo N, Nemeth A, Johansson GW, et al. Underwater endoscopic mucosal resection of large colorectal lesions. Endoscopy. 2015;47:172–4.

［15］ Curcio G, Granata A, Ligresti D, et al. Underwater colorectal EMR: remodeling endoscopic mucosal resection. Gastrointest Endosc. 2015;81:1238–42.

［16］ Amato A, Radaelli F, Spinzi G. Underwater endoscopic mucosal resection: the third way for en bloc resection of colonic lesions? United European Gastroenterol J. 2016; 4:595–8.

［17］ Flynn MM, Wang AY. Underwater endoscopic mucosal resection of large duodenal adenomas (video). Video J Encyclopedia GI Endosc. 2014;2:84–6.

［18］ Manner H, Rabenstein T, May A, et al. Long-term results of endoscopic resection in early gastric cancer: the Western experience. Am J Gastroenterol. 2009;104:566–73.

［19］ Ahmad NA, Kochman ML, Long WB, et al. Efficacy, safety, and clinical outcomes of endoscopic mucosal resection: a study of 101 cases. Gastrointest Endosc. 2002; 55:390–6.

［20］ Oka S, Tanaka S, Kaneko I, et al. Advantage of endoscopic submucosal dissection compared with EMR for early gastric cancer. Gastrointest Endosc. 2006;64:877–83.

［21］ Ono H. Endoscopic mucosal resection for treatment of early gastric cancer. Gut. 2001;48:225–9.

［22］ Okano A, Hajiro K, Takakuwa H, et al. Predictors of bleeding after endoscopic mucosal resection of gastric tumors. Gastrointest Endosc. 2003;57:687–90.

［23］ Park Y-M, Cho E, Kang H-Y, et al. The effectiveness and safety of endoscopic submucosal dissection compared with endoscopic mucosal resection for early gastric cancer: a systematic review and metaanalysis. Surg Endosc. 2011;25:2666–77.

［24］ Fanning SB, Bourke MJ, Williams SJ, et al. Giant laterally spreading tumors of the duodenum: endoscopic resection outcomes, limitations, and caveats. Gastrointest Endosc. 2012;75:805–12.

# 第 4 章
# 复杂结肠息肉的实用治疗方法[①]
## A Pragmatic Approach to Complex Colon Polyps

Michael X. Ma  Michael J. Bourke  著

柏 愚 方琦雯 王同昌 杨 帆 宋铱航 译

## 缩略语

| | | |
|---|---|---|
| CAST | cold-forceps avulsion with adjuvant snare tip soft coagulation | 冷钳撕脱术辅助圈套器头端软凝 |
| CSP | cold snare polypectomy | 息肉冷切除术 |
| CSPEB | clinically significant post-endoscopy bleeding | 临床意义上的内镜操作后出血 |
| DMI | deep mural injury | 深层管壁损伤 |
| EMR | endoscopic mucosal resection | 内镜黏膜切除术 |
| ER | endoscopic resection | 内镜切除术 |
| ESD | endoscopic submucosal dissection | 内镜黏膜下剥离术 |
| FICE | flexile spectral imaging colour enhancement | 智能分光比色技术 |
| GIT | gastrointestinal tract | 消化道 |
| ICV | ileocecal valve | 回盲瓣 |
| IPB | intra-procedural bleeding | 术中出血 |
| LSL | laterally spreading lesion | 侧向发育型病变 |
| MP | muscularis propria | 固有肌层 |
| NBI | narrow band imaging | 窄带成像技术 |
| NICE | NBI International Colorectal Endoscopic | NBI 国际结直肠内镜分型 |
| OR | odds ratio | 优势比 |
| SMF | submucosal fibrosis | 黏膜下纤维化 |
| SMI | submucosal invasion | 黏膜下浸润 |
| SSP | sessile serrated polyp | 无蒂锯齿状息肉 |
| STSC | snare tip soft coagulation | 圈套器头端软凝 |
| TS | target sign | 靶环征 |
| TSC | topical submucosal chromoendoscopy | 局部黏膜下色素内镜 |
| TTS | through the scope | 经内镜操作孔 |
| UEMR | underwater endoscopic mucosal resection | 水下内镜黏膜切除术 |
| WLE | white light endoscopy | 白光内镜检查 |

---

① 本章配有视频，请登录网址 https://doi.org/10.1007/978-3-030-21695-5_4 观看。

## 概述

内镜切除术（ER）是治疗大面积侧向发育型病变（LSL）和其他复杂结直肠息肉公认的一线治疗方法，包括常规息肉切除术、内镜黏膜切除术（EMR）和内镜黏膜下剥离术（ESD）。1955 年，黏膜下注射辅助 EMR 首次应用于硬式乙状结肠镜检查，后在 1973 年用于软式结肠镜检查[1, 2]。ESD 的概念最早于 1988 年在日本作为一种治疗早期胃癌的技术被提出[3]，现在该项技术被广泛用于治疗结直肠和食管的早期肿瘤性病变。早期消化道（GIT）肿瘤内镜下切除的疗效确切，与外科手术相比，并发症和花费更低[4, 5]。

EMR 适用于绝大多数结直肠病变，但是对于≥20mm 且怀疑有浅表黏膜下浸润（SMI）的病变，则建议采用 ESD 切除，因为整块切除有助于进行更准确的局部组织学分期，并可能达到根治性切除。然而，与 EMR 相比，ESD 的技术要求更高，手术时间更长，术中发生并发症的风险也更高[6]。因此，对病变采用 EMR 或 ESD 进行治疗的选择，应基于仔细的个体化内镜评估，结合黏膜下浸润风险、内镜医师经验、患者健康状况及基础疾病进行危险分层并综合分析。

## 一、病变评估

在进行内镜切除之前，每个病变都应进行仔细的内镜评估，需要特别关注病变的大小、边界、与周围解剖结构的毗邻关系，以及存在黏膜下浸润的可能性。良好的肠道准备至关重要，应建议患者术前认真完成分次的肠道准备。结肠内的粪便残留不仅会影响病变评估，而且一旦出现手术并发症（如穿孔），感染风险也将增大。

虽然侧向发育型病变越大，其手术操作技术要求也更高，但对内镜专家而言，病变大小对于内镜切除的影响已经越来越小。通过规范、精细的操作，近环周甚至是环周的侧向发育型病变同样可以通过内镜切除[7, 8]。尽管如此，内镜医师在内镜切除术前仍需对每个侧向发育型病变进行准确和充分的评估，以便预估手术的持续时间，提前预判术中可能遇到的困难，并准备好完成操作所需的辅助设备。

使用高分辨率的白光内镜检查（WLE）可以明确大多数侧向发育型病变的范围，其准确测定有助于设计内镜切除方案。在白光内镜观察边界不清时，可选择内镜图像增强技术，如窄带成像技术（NBI, Olympus, Tokyo, Japan）、智能分光比色技术（Fujifilm, Tokyo, Japan）或色素内镜，尤其适用于平坦型侧向发育型病变或较大的无蒂锯齿状息肉（SSP）。在黏膜下注射液中加入亚甲蓝或靛胭脂等染料，也有助于在抬举病灶后区分正常结肠黏膜与腺瘤组织。

## 黏膜下浸润的危险分层

通过评估形态学特征及其表面腺管开口分型，可以准确预测侧向发育型病变发生黏膜下浸润的风险。黏膜下浸润与发生淋巴结转移的风险相关，风险高低与浸润深浅直接相关。例如，对于结肠病变，浸润至黏膜下浅表 1/3 层（SM1）有 3% 的淋巴结转移风险，而浸润至黏膜下最深 1/3 层（SM3）则有 25% 的淋巴结转移风险[9]。基于淋巴结转移的风险，有黏膜下浸润的病变，特别是黏膜下浸润深度已达到 SM2（黏膜下中间 1/3 层）或 SM3 的病变，内镜切除通常无法达到根治目标，建议外科手术切除。然而对于高龄或合并多种疾病的患者应审慎抉择，如果仅发生浅表黏膜下浸润（<1000μm 或 SM1），这类患者进行外科手术的风险可能超过相对较低的淋巴结转移风险。

1. **形态学分类**　较大结肠息肉的形态学分类采用巴黎分型（图 4-1）[10]。大体分类包括无蒂（0-Ⅰs，隆起或息肉样形态）、非息肉型（0-Ⅱa，浅表隆起；0-Ⅱb，完全平坦；0-Ⅱc，浅表凹陷）或凹陷型（0-Ⅲ）。非息肉型、浅表

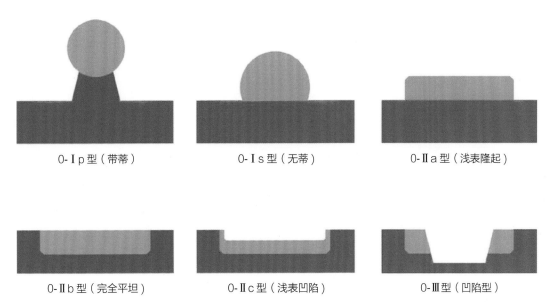

0-Ip 型（带蒂）　　　0-Is 型（无蒂）　　　0-IIa 型（浅表隆起）

0-IIb 型（完全平坦）　　0-IIc 型（浅表凹陷）　　0-III 型（凹陷型）

▲ 图 4-1　浅表肿瘤性结直肠病变的巴黎分型

隆起型病变（0-IIa）和息肉样病变（0-Is）可在形态学上进一步细分为颗粒型（表面轮廓类似于一碗米泡的"气泡状"）或非颗粒型（表面轮廓相对平实光滑和坚硬）。

这种形态学分类不仅有助于对侧向发育型病变进行更标准化的描述，还为预测黏膜下浸润风险提供了重要的信息。例如，一项大型前瞻性多中心队列研究的数据显示，颗粒型 0-IIa 侧向发育型病变发生黏膜下浸润的风险极低（1%），颗粒型 0-IIa+Is 侧向发育型病变发生黏膜下浸润的风险中等（7%），而非颗粒型 0-Is 侧向发育型病变发生黏膜下浸润的风险则较高（15%）[5, 11]。图 4-2 则根据侧向发育型病变在结肠内的形态和位置，对其发生黏膜下浸润的风险进行了总结[11]。

**2. 表面评估**　使用 Kudo 分型标准评估病变的腺管开口形态，可区分肿瘤性息肉和非肿瘤性息肉[12]。这种分类方法最初是在色素内镜和放大结肠镜下进行的，但其原则也可以推广应用于带有放大、NBI、FICE 功能的高分辨率结肠镜。根据这种分类，Kudo I 型为圆形腺管开口；Kudo II 型为星芒状或乳头状腺管开口；Kudo IIIS 型为较小的圆形管状腺管开口（比 I 型小），Kudo IIIL 型为圆形管状腺管开口（比

I 型大）；Kudo IV 型为分枝状或脑回状腺管开口；Kudo Vi 型为不规则腺管开口；Kudo Vn 型为无定型的无结构腺管开口。

I 型或 II 型腺管开口的息肉通常被认为是良性的（如正常黏膜、增生性或炎性），而 III 型息肉通常为管状腺瘤，IV 型通常包含绒毛组织，Vi 型提示浅表黏膜下浸润，Vn 型与深部黏膜下浸润相关。有些侧向发育型病变表面腺管开口形态看似完好，但仍可能存在局灶性黏膜下浸润，进行内镜切除前，首先是要排除任何 V 型腺管开口的病变。评估表面血管形态的其他通过验证的分型标准（Sano 和 NICE）[13, 14] 也可用于评估结直肠息肉的组织学类型。

综上所述，侧向发育型病变发生黏膜下浸润的危险分层最好通过对其表面腺管开口形态和大体形态进行综合评估来确定。最近一项大规模前瞻性多中心研究的结果支持了这一观点，该研究分析了 2277 例≥20mm 的侧向发育型病变，许多特征性表现都提示发生隐匿性黏膜下浸润的风险增加，其中包括位于直乙交界的侧向发育型病变（优势比 1.91）、按巴黎分型标准形态为 0-IIc 和 0-Is 的病变（优势比分别为 1.80 和 2.73）、非颗粒型表面形态（优势比 2.80）、病变大小增加（每增加 10mm，优势比增加 1.12）

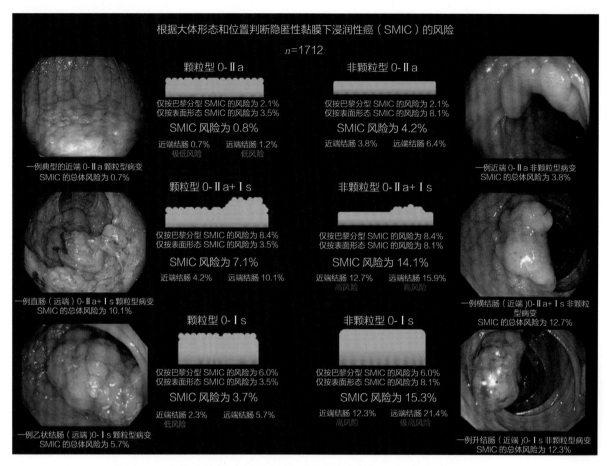

根据大体形态和位置判断隐匿性黏膜下浸润性癌（SMIC）的风险

*n*=1712

颗粒型 0-Ⅱa
仅按巴黎分型 SMIC 的风险为 2.1%
仅按表面形态 SMIC 的风险为 3.5%
SMIC 风险为 0.8%
近端结肠 0.7% 远端结肠 1.2%
极低风险 低风险
一例典型的近端 0-Ⅱa 颗粒型病变
SMIC 的总体风险为 0.7%

非颗粒型 0-Ⅱa
仅按巴黎分型 SMIC 的风险为 2.1%
仅按表面形态 SMIC 的风险为 8.1%
SMIC 风险为 4.2%
近端结肠 3.8% 远端结肠 6.4%
一例近端 0-Ⅱa 非颗粒型病变
SMIC 的总体风险为 3.8%

颗粒型 0-Ⅱa+Ⅰs
仅按巴黎分型 SMIC 的风险为 8.4%
仅按表面形态 SMIC 的风险为 3.5%
SMIC 风险为 7.1%
近端结肠 4.2% 远端结肠 10.1%
一例直肠（远端）0-Ⅱa+Ⅰs 颗粒型病变
SMIC 的总体风险为 10.1%

非颗粒型 0-Ⅱa+Ⅰs
仅按巴黎分型 SMIC 的风险为 8.4%
仅按表面形态 SMIC 的风险为 8.1%
SMIC 风险为 14.1%
近端结肠 12.7% 远端结肠 15.9%
高风险 高风险
一例横结肠（近端）0-Ⅱa+Ⅰs 非颗粒型病变
SMIC 的总体风险为 12.7%

颗粒型 0-Ⅰs
仅按巴黎分型 SMIC 的风险为 6.0%
仅按表面形态 SMIC 的风险为 3.5%
SMIC 风险为 3.7%
近端结肠 2.3% 远端结肠 5.7%
低风险
一例乙状结肠（远端）0-Ⅰs 颗粒型病变
SMIC 的总体风险为 5.7%

非颗粒型 0-Ⅰs
仅按巴黎分型 SMIC 的风险为 6.0%
仅按表面形态 SMIC 的风险为 8.1%
SMIC 风险为 15.3%
近端结肠 12.3% 远端结肠 21.4%
高风险 极高风险
一例升结肠（近端）0-Ⅰs 非颗粒型病变
SMIC 的总体风险为 12.3%

▲ 图 4-2　根据形态学和位置区分侧向发育型病变存在隐匿性黏膜下浸润的风险
经许可转载，引自 Burgess et al. *Gastroenterology* 153(3), 2017; 732-742. e1.

和 Kudo 分型标准腺管开口形态为 V 型的病变（优势比 14.2）[11]。

3.病变活检　通常不建议在内镜切除前以确定其组织学性质和（或）排除黏膜下浸润为目的进行常规病变活检。特别是在平坦的病变部位（0-Ⅱa 或 0-Ⅱb）进行活检，这可能导致显著的黏膜下纤维化（SMF），会阻碍注射后黏膜下层空间的充分扩张，并影响随后的内镜切除。对更可能出现黏膜下浸润的 0-Ⅰs 型结节进行活检则较少引起黏膜下纤维化；但这一点尚未在任何大型研究中得到证实。尽管如此，活检也容易出现取样误差，由于活检组织不能代表整块病变，因此可能低估其组织学分级。鉴于此，对于在仔细的内镜评估后认为无明显黏膜下浸润的病变，最好不进行活检而直接行内镜切除。但如果怀疑有黏膜下浸润，在进一步治疗前可以考虑进行靶向活检，以确认是否存在侵袭性病变。

## 二、内镜黏膜切除术

内镜黏膜切除术（EMR）是 ≥20mm 的结肠侧向发育型病变推荐的一线治疗方法（图 4-2 和图 4-3）。基于一家三级医院数据的意向治疗分析，>95% 的病变可成功完成 EMR 操作，其中 >90% 的患者在长期随访中免于外科手术[5, 15]。EMR 的安全性在许多大型前瞻性研究中已得到证实[5, 16]。经济学模型研究表明，与外科手术相比，EMR 治疗侧向发育型病变更具成本效益，可为每名患者节省 7000～13 000 美元，缩短住院时间 2.8 天[4, 17]。尽管如此，每一个患者都应该根据切除的风险和收益，以及患者的整体健

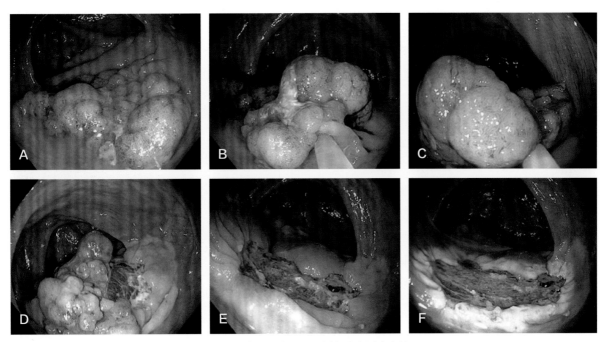

▲ 图 4-3 升结肠近端 40mm 侧向发育型病变的 EMR

A. 升结肠近端 40mm，Kudo Ⅳ型，巴黎分型 0-Ⅱa+Ⅰs LSL 的结节型病变。病变位于非游离侧，重新调整患者体位，更易接近病变并改善操控性。B. 黏膜下注射，在病变下方形成液体垫。C. 圈套切除 0-Ⅰs 部分，便于接近剩余病变。D. 从病变一侧逐渐向对侧进行分片切除。E. EMR 完成后，黏膜下组织呈现蓝染，表明无深部损伤。创面内可见非出血性小动脉，无须预防性治疗。F. 对切缘进行圈套器头端软凝。这已被证明可以减少腺瘤复发

LSL. 侧向发育型病变；EMR. 内镜黏膜切除术

康状况和并发症进行综合评估。以下段落讨论了 EMR 技术，着重强调了已被证实可提高完整切除、减少复发和降低不良事件发生率的几个技术要点。

### （一）患者准备

所有患者都应同意治疗方案，并了解手术风险和替代方案。转诊资料应包括对病变大小、位置和巴黎分型的详细描述，并附上彩色图片。内镜医师应了解患者的完整病史和用药情况，尤其是规律服用的抗血小板药。我们建议停用所有抗血小板药（包括阿司匹林）7 天，以确保进行内镜切除时不会影响血小板功能。同样，抗凝血药也应停用足够长的时间，但停药时间应根据药物种类和患者的肾功能进行调整。如果不确定停药时间，内镜医师应参考已发布的指南或咨询血液病专家[18, 19]。短期停用抗血小板药也可能会显著增加血栓形成的风险，部分患者（如近期置入冠状动脉支架或发生严重的血栓栓塞）最好在停药前与其专科医师进行沟通。

在结肠镜下定位到病变时，应将其置于视野 6 点钟位置，理想情况下应将其置于肠腔的游离侧。正确的摆位很重要，可以避免操作区域被肠腔内容物遮挡，并且优化操控性，最大限度减轻出现穿孔时的肠外感染程度。在所有内镜治疗中，常规使用二氧化碳进行肠道充气，并且二氧化碳已被证实可显著减少 EMR 术后疼痛[20]。最后，对于困难位置的息肉（如回盲瓣、肠腔皱襞或弯曲处），通过反复调整患者体位、使用短的先端帽可能有助于接近病变、调整操作位置和切除病变。尽可能使用成人结肠镜，这或许有助于缩短手术时间。因为成人结肠镜的操作孔道直径（3.7mm）比儿科结肠镜（3.2mm）更大，可以将更多标本直接吸入息肉回收装置，而不需要使用网篮取回。然而，对于难以操控的位置，尤其是需要倒镜观察的位置，使用更灵活的儿科结肠镜可能效果更好。

### （二）黏膜下注射和圈套器

黏膜下注射液包括胶体溶液、稀释至1：100 000的肾上腺素和惰性染料（每500毫升溶液含80mg靛胭脂或20mg亚甲蓝）。液体注入黏膜下层，在黏膜层息肉和固有肌层（MP）之间形成缓冲垫。这降低了圈套器圈除深层组织的风险，从而避免了切除后的深层管壁损伤（DMI）。推荐使用琥珀酰明胶（Gelofusine; Braun, Melsungen, Germany）等胶体溶液，因为与生理盐水相比，它可以减少黏膜下注射和切除的次数，缩短操作时长[21]。稀释后的肾上腺素可减少术中出血（IPB）并延缓黏膜下注射液的扩散，但无法降低临床意义上的内镜操作后出血（CSPEB）的发生率[22]。惰性染料附着于黏膜下结缔组织，有助于区分病变边缘和切除平面。

进行EMR手术通常需要不同尺寸、形状和金属丝类型的圈套器。受病变大小、位置和巴黎分型等因素的影响，不同圈套器适用于不同情况。硬螺旋或编织圈套器（金属丝0.48mm粗，圈套直径分别为15/20/25mm）可以增加组织抓取效能，适用于分片EMR。大多数情况下，直径15mm的圈套器的切除效果和安全性较为平衡，但圈套器的选择通常取决于个人偏好。小而细的圈套器（金属丝0.3mm粗、圈套直径10mm）则可用于少数难以切除的组织（如阑尾周围或发生黏膜下纤维化的组织），以及EMR创面内部和边缘的少量残留组织。

### （三）切除技术

**1. 黏膜下注射** 将注射针针头预充满黏膜下注射液，与病变相切，针尖插入但不穿透黏膜层。让助手在注射的同时将针尖插入黏膜下层。注入正确的平面后息肉会被立即抬举，表明黏膜下层扩张（视频4-1）。最好从侧向发育型病变最难进镜操作的一侧开始进行注射和切除，通常指的是侧向发育型病变位于黏膜皱襞后方或下方的口侧。首先通过抬举这一侧，将病变推向内镜，便于接近病变并切除。有时，倒镜操作可能有助于在难以进镜操作的一侧进行黏膜下注射并抬举病变，尤其是在治疗位于右半结肠的侧向发育型病变时很有效。

黏膜下注射采用动态注射的方法，在少量撤回注射导管的同时旋转结肠镜，将针头缓慢向上偏转的同时，始终保持针头在黏膜下层。这种方法能将注射液更均匀地分布于黏膜下层，同时让内镜医师能通过调整抬举方向，将侧向发育型病变难以接近的部分移动到更便于操作的位置。不过，内镜医师应注意避免过度注射，因为液体垫内的张力过大可能会遮挡手术视野，影响圈套器抓取组织。

病灶抬举不良可由黏膜下纤维化或黏膜下深层浸润导致。既往活检或内镜切除操作、对黏膜下注射标注颗粒的反应或结肠弯曲处较大的无蒂病变（巴黎分型0-Ⅰs型）发生脱垂都可能产生黏膜下纤维化[23]。对存在黏膜下纤维化的病变部位进行注射时，可能出现"喷射现象"，即注射过程中液体因压力过高从病变中喷出；也可出现"峡谷效应"，即病变中心固定在其原始位置，但周边抬高[5, 23]。透壁注射也可导致病灶抬举不良。当怀疑出现这种情况时，可轻轻回撤针头后再继续注射，这有助于定位黏膜下平面。相反，仅对浅表黏膜进行注射会立即形成浅蓝色水疱，且病变不抬举。对于浸润性病变，当存在深部黏膜下浸润，且黏膜下层结构因肿瘤浸润而被破坏时，病灶则完全无法抬举。

**2. 圈套切除术** 恰当的圈套器放置对于确保病变成功切除和手术安全至关重要。如前所述，首先将病变置于内镜视野的6点钟位置。从病变一侧（通常是最难进镜操作的一侧）开始切除，并逐步对病变进行分片切除，尽可能减少分片的块数。在安全的前提下，≤20mm的侧向发育型病变应该尽可能整块切除，因为整块标本与分片切除的标本相比，更利于进行组织学评估，病变复发率更低。

在病变处完全打开圈套，注意将圈套沿组织平面对齐。然后在缓慢吸气的同时，下打"上-

下"角度纽压向液体缓冲垫。吸气可降低肠壁张力，使组织"落入"打开的圈套器中。在病变边缘收紧圈套器时，应将病变边缘外 2～3mm 的正常黏膜包含在内，以确保完全切除病变，避免在切缘周边残留小腺瘤岛（视频 4-1）。在准确定位后将圈套器导管固定在黏膜中，同时逐步收紧圈套器。收紧圈套器可将误入的固有肌层从圈套住的组织中挤出。无须担心组织会被提前切割，因为在不使用电外科切除的情况下，>10mm 的组织很难通过编织或螺旋形圈套器进行切除。

建议由内镜医师来控制圈套器并进行切除，因为直接的感觉反馈可提供切除安全性和有效性的信息。可通过以下 3 种方法确认是否安全地抓取组织。

- 移动度：迅速地来回移动圈套器导管，圈入的组织相对于其下方的结肠壁应可独立且游离地活动。
- 收紧程度：圈套器应完全收紧（拇指和其余手指间距≤1cm）。如果内镜医师不确定（圈入的组织是否正确），可在继续收紧圈套器前，部分松开圈套器并向腔内提起，可使无意中圈入的固有肌层组织脱离。
- 切除速度：应当快速进行切除。当短阵踩下踏板时，圈套器应保持收紧状态。通常通电 1～3 次足以切除息肉组织。切除时间延长则需考虑圈入固有肌层、黏膜下纤维化或黏膜下浸润的可能性。

微处理器控制的电外科切除对于 EMR 的安全顺利完成至关重要。微处理器可以感应组织阻抗并调整功率输出，避免损伤深层组织。推荐使用切割 / 凝固交替切换的混合电流（如 Endo Cut Q 模式，效果 3，切割持续时间 1，切割间隔 6；ERBE, Tübingen, Germany）。将圈套器头端轻轻置于出血点上，可采用低电压凝固模式（软凝模式，效果 4，最大功率 80W；ERBE, Tübingen, Germany）凝固出血血管（STSC，圈套器头端软凝）（视频 4-2）。切除后，充分冲洗黏膜缺损部位，可评估有无残存腺瘤组织，判断有无深层管壁损伤，并有助于识别和控制

术中出血。

根据创面边缘进行后续切除。圈套器内缘应与创面边缘对齐，将圈套器置于腺瘤部位，重复上述步骤圈入组织。将病变边缘作为后续分片切除的起点，便于 EMR 的规范有序进行（视频 4-3）。这种方法还降低了创面中残留腺瘤组织的风险。残留的腺瘤岛一旦形成，则难以完全切除，特别是当它们很小时，更是难以清除。在切除病变后，将圈套器头端轻轻置于 EMR 切缘，进行 STSC，这种方法已被证实可将首次复查肠镜时 EMR 手术瘢痕处的腺瘤复发率从 21% 降至 6%（RR=0.28，$P<0.001$），而不增加术后迟发性出血或穿孔的发生率（视频 4-5）[24]。

最后，含有结节的侧向发育型病变（如巴黎分型 0-Ⅱa+Ⅰs 型病变）最好先切除 0-Ⅱa 部分，然后整块切除 0-Ⅰs 部分。0-Ⅰs 部分应单独送检并行组织学分析，因为这部分组织更可能存在黏膜下浸润。除明确位于盲肠、回盲瓣附近或低位直肠的病变外，其余怀疑存在黏膜下浸润的病变，应在切除部位远端 2～3cm 处的不同部位进行 2～3 处标记[23]。这有助于外科术中定位或在复查肠镜时识别 EMR 术后瘢痕。

### （四）术后处理

进行复杂内镜切除的患者应在术后予以密切观察。建议采用如图 4-4 所示的两段式流程方案。如果患者出现不适和生命体征异常，提示可能存在穿孔或大量出血，需要立即进行临床评估。对于大多数良性原因引起的腹痛，静脉应用对乙酰氨基酚等简单镇痛即可奏效。如果疼痛持续不缓解或伴随腹膜炎的临床表现，应行腹部 CT 检查。

经过一段时间的观察，一般情况良好且生命体征正常的患者可转入第二阶段流程。饮用清水后未见不适的患者可于当日出院回家，建议患者若出现便血、发热或腹痛症状应及时来院就诊。在观察期间出现不适的患者需行进一步检查。图 4-5 展示了复杂结直肠内镜治疗术后患者的诊疗流程。

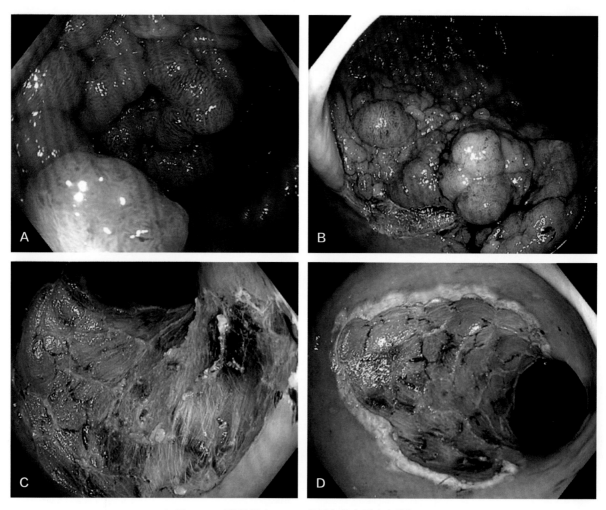

▲ 图 4-4　对降结肠内 60mm 的侧向发育型病变进行 EMR

A. 降结肠内 60mm，巴黎分型 0-Ⅱa 级，Kudo Ⅳ型的侧向发育型病变；B. 从病变的一侧进行注射和切除，逐渐向对侧延伸；C. 完整的内镜黏膜切除术（EMR），黏膜下层染色呈无反光的均匀蓝色，表明没有深层管壁损伤；D. 在切缘使用圈套头端软凝，可以清除潜在残留腺瘤，并降低腺瘤复发风险

按照诊疗流程复查肠镜，评估是否存在残留或腺瘤复发。通常情况下，指南建议在 4～6 个月时复查结肠镜。最新的前瞻性多中心数据表明，对于＜40mm 的无术中出血或高级别异型增生的侧向发育型病变，首次复查肠镜时对残留或复发腺瘤的阴性预测值达 91%[25]。对于满足上述所有条件的病变，首次复查肠镜时间可延迟至 EMR 术后 18 个月；否则仍应按照指南建议，在 EMR 术后 4～6 个月复查肠镜。

（五）其他技术

1. 分片冷圈套息肉切除术　使用电外科切除的主要缺点是存在迟发性出血和穿孔的风险。分片冷圈套息肉切除术（CSP）不存在上述风险，但只能整块切除小息肉（≤10mm）。对于较大的息肉，不论是否进行黏膜下注射，通过分片冷圈套息肉切除术都有可能实现完全切除，同时避免 EMR 术后的诸多不良事件。迄今为止的数据虽然有限，但针对 10～19mm 的无蒂腺瘤性和锯齿状息肉进行分片冷圈套息肉切除术，现有的研究已显示出良好的临床疗效，很少发生严重不良事件，有待进行更大规模的前瞻性和对照性研究验证[26, 27]。

2. 水下内镜黏膜切除术　水下内镜黏膜切除术（UEMR）是在某个结肠肠段抽吸气体并向内注水，以保证视野可见的一种技术。于肠

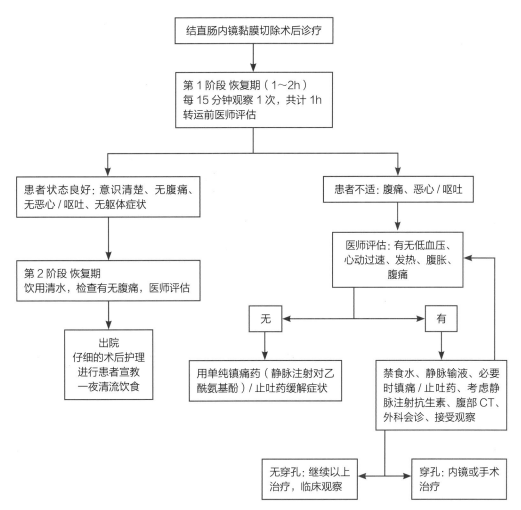

▲ 图 4-5 复杂结直肠侧向发育型病变内镜切除后的推荐诊疗方案

经许可转载，引自 Klein A 和 Bourke MJ *Gastroenterology Clinics of North America* 2015.

腔中注水可使黏膜和黏膜下层"漂浮"在管腔内，远离充盈成环状的固有肌层，所以无须进行黏膜下注射以抬举息肉。因此，该技术可以通过圈套和电外科切除大块异型增生的黏膜组织。自 2012 年首次报道，多项研究报道了该技术的疗效和安全性。最近，一项回顾性对照研究指出，采用 UEMR 具有较高的大体完全切除率，在首次复查肠镜时复发率较低。与传统 EMR 相比，达到治愈性切除所需的操作要求更低 [28]。然而，上述发现尚未在随机对照试验中得到验证，它仍然是传统 EMR 的备选替代技术，因为传统 EMR 的证据基础更为广泛、可靠。

## （六）需要特别注意的息肉

**1. 肛门、直肠处侧向发育型病变** 与结肠的其他部位不同，肛门和距肛缘 5cm 内的直肠远端淋巴管回流直接汇入体循环，不经过在隔离肠源病原体方面发挥主要作用的门静脉网状内皮系统。因此，切除位于肛门直肠处的侧向发育型病变可能引发严重的菌血症，对较大的侧向发育型病变（≥30mm）进行 EMR，建议预防性静脉应用抗生素。此外，齿状线分布有躯体感觉感受器，因此在黏膜下注射液中加入长效局部麻醉药（如 0.5%～0.75% 罗哌卡因），可达到术后有效镇痛目的 [29]。此时需要心电监护。最后，在 EMR 术中通常无额外出血风险。由于直肠的血管壁较厚，只要黏膜下抬举充分，在收紧圈套器时极少出血 [29]。

**2. 阑尾周围和回盲瓣侧向发育型病变** 对位于阑尾口的侧向发育型病变进行 EMR 虽然有

一定难度，但通常可以成功完成，前提是病变累及瓣膜环周<50%，并且阑尾内的近端（深部）边缘得以充分显示。小型（10mm）硬质细钢丝圈套可用于切除阑尾口内的腺瘤组织。在阑尾口周围和内部进行内镜切除可能诱发阑尾炎，建议术中预防性静脉应用对肠道病原体敏感的抗生素，再联合5～7天的短期口服疗程。

对累及回盲瓣的侧向发育型病变进行EMR具有较高的失败风险（优势比3.38，95%CI 1.2～9.52，P=0.021）[5]。在这种情况下，儿科结肠镜凭借较小的倒镜半径更易接近回盲瓣的下唇，并拥有更好的整体操控性，优于成人的标准结肠镜。在儿科结肠镜头端加用透明帽有助于更好地接近病变，便于拨压肠道黏膜皱襞，稳定镜身，改善远端回肠和回盲瓣唇的视野显露。对于近端广泛延伸至狭窄回肠末段的腺瘤组织和同时累及上下瓣膜的侧向发育型病变，想完整进行EMR的难度很大[30]。对累及回盲瓣的侧向发育型病变进行EMR，其技术要求总体与其他结肠部位相似，但需要注意一些特殊技巧。由于操作空间狭小，推荐使用较小的（10mm）硬质细钢丝圈套器处理回肠末端病变。黏膜下注射剂量不宜过多，过量注射可能会影响内镜视野，难以接近病变。应注意观察回盲瓣的前角和后角，此处可能会遗漏残存组织[30]。最后，回盲瓣的黏膜下层中的脂肪组织相对丰富，通常在切开黏膜层后下方时脂肪组织即可显露，但这并不一定提示存在深部损伤（图4-6）。

3. **带蒂大息肉** 带蒂息肉占所有结肠息肉的1/3。许多息肉>10mm，且蒂内通常包含一条滋养血管。带蒂息肉的完全切除需要切断息肉蒂。这能最大限度降低穿孔风险，但也存在滋养血管破裂导致严重出血的风险。息肉蒂直径≥5mm，息肉头端≥20mm，位于右半结肠，以及存在恶变等因素与出血风险增加相关[31]。可以使用止血夹和（或）尼龙圈预防性结扎息肉蒂，或预先注射1∶10 000稀释的肾上腺素，从而

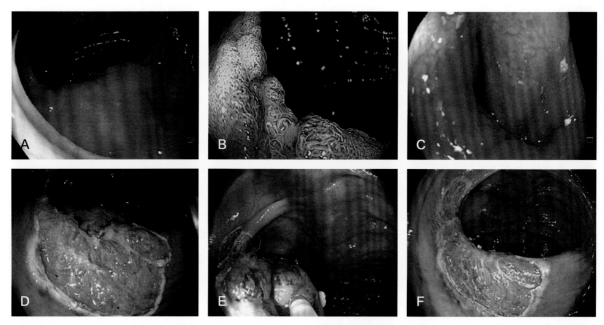

▲ 图4-6 对回盲瓣上方侧向发育型病变进行EMR

A. 回盲瓣上方30mm，巴黎分型0-Ⅱa的侧向发育型病变。在白光内镜检查时难以识别。B. NBI放大下可见明显的Kudo Ⅳ型腺管开口形态。C. 病变未延伸至回肠末端。D. 分片切除后，显露黏膜下层脂肪组织，这是回盲瓣处EMR的特征性表现。使用圈套器难以抓持病变中间部分组织，可能与黏膜下纤维化有关。E. 对该部位进行黏膜下注射并切除。F. 侧向发育型病变最终被完全切除。

EMR. 内镜黏膜切除术；NBI. 窄带成像技术

降低带蒂息肉切除术后出现迟发性出血的风险[32, 33]。在对息肉蒂进行妥当的结扎后，再使用混合或凝固电流在结扎点上方进行圈套切除。应避免使用纯切电流，因为这会增加即刻出血的风险。

**4. 既往尝试切除的病变**　既往尝试切除或过度活检等操作可导致严重的黏膜下纤维化，影响 EMR 的安全有效进行。对于此类病变，应尽量仔细地尝试进行黏膜下抬举，避开发生显著纤维化的部位开始进行注射和切除，这有助于找到正确的黏膜下平面。建议使用硬质的小号细钢丝圈套器。当纤维化导致圈套器无法圈入腺瘤组织时，可使用冷钳撕脱术辅助圈套器头端软凝（CAST）（软凝，效果 4，最大功率 80W; ERBE, Tübingen, Germany）有效去除小块残留病变（视频 4-4）[34]。采用这种方法后，可能会导致病变切除创面内出现 Ⅱ～Ⅴ 级深层管壁损伤（见下文），最好使用经内镜操作孔（TTS）的止血夹夹闭创面预防迟发穿孔。最近一项前瞻性多中心观察性研究也表明，三级医院内镜医师实施的两阶段 EMR 是对单次治疗失败后的一种安全有效的补救治疗，长期随访数据显示，84% 的操作可成功完成，82% 的患者因此免于外科手术[35]。

## （七）不良事件管理

EMR 后最常发生的不良事件是出血和穿孔。其中出血最为常见，可在术中至术后 2 周发生。出血严重程度各异，轻者可仅表现为自限性的渗血，重者可出现动脉性的快速出血，大多数情况下可实现内镜止血。

**1. 术中出血**　术中出血指持续时间 >60s 或需要内镜干预的出血，其发生率高达 11%，与病变大小（优势比 1.24/ 每增加 10mm）、病变形态为巴黎分型 0-Ⅱa+Ⅰs 型（优势比 2.12）、病变组织学表现含管状绒毛或绒毛状成分（优势比 1.84），以及每年开展 <75 例 EMR 的内镜中心（优势比 3.78）相关[22]。尽管大多数术中出血可在内镜下控制，但难以控制的出血

会延长手术时间，并与腺瘤复发率升高有关（优势比 1.68）[22]。

术中出血可通过热凝治疗有效控制，使用限制电压的微处理器控制电流有助于避免深部组织出现热损伤。由小动脉或小静脉损伤引起的术中出血，可以通过圈套器头端软凝技术安全有效地控制。这种方法通过从导管将圈套器头端伸出 2～3mm，轻轻置于出血血管上，然后施加凝固电流（软凝，效果 4，功率 80 W；Tübingen ERBE, Germany）完成止血。使用脚踏泵注水冲洗病变部位可清洁视野并定位出血点，同时也可通过向黏膜下层注入液体而起到填塞效果。在少数使用 STSC 止血效果不佳的情况下，可使用热凝钳（软凝，效果 4，功率 80W; ERBE, Tübingen, Germany）或 TTS 夹对出血血管进行补救止血。注射稀释的肾上腺素可用于初步止血，但应配合热凝或物理止血等其他方式一起使用[23]。

**2. 迟发性出血**　迟发性出血［也称为临床意义上的内镜操作后出血（CSPEB）］是指 EMR 术后 30 天内发生的，需要急诊就诊、住院或再次干预的出血。一项大型多中心研究的数据表明，CSPEB 的发生率为 6.2%，位于近端结肠（优势比 3.72）、使用不受微处理器控制的电凝电流（优势比 2.03）以及术中出血（优势比 2.16）都会导致其发生率升高[22]。仅根据病变大小和患者基础疾病情况不能准确预测 CSPEB[22]。

大多数 CSPEB 无须干预即可自行缓解。若出现每小时 ≥1 次的血便（优势比 36.7），美国麻醉科医师协会分级 ≥2（优势比 20.1），以及需要输血的指征（优势比 18.7）则应该及时干预。这些因素构成了 EMR 术后 CSPEB 诊疗方案的基础（图 4-7）[36]。对未出血的创面血管进行预防性凝固止血并不能显著降低 EMR 术后 CSPEB 的发生率[37]。尤其是对于近端结肠和较大的侧向发育型病变，使用止血夹夹闭创面可有效降低发生 CSPEB 的风险，但支持这一结论的前瞻性随机数据尚不充分[38]。

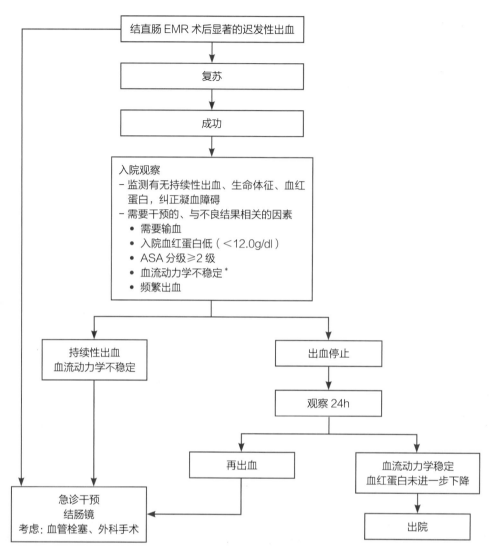

▲ 图 4-7　具有临床意义的 EMR 术后出血的诊疗方案

*. 血流动力学不稳定定义为心率≥100/min，收缩压≤100mmHg 或直立时收缩压下降≥20mmHg

EMR. 内镜黏膜切除术

经许可转载，引自 Burgess NB、Metz AJ、Williams SJ et al. *Clin Gastro Hep* 2014.

3. 穿孔　与结肠侧向发育型病变行 EMR 治疗相关的穿孔发生率为 1%～2%[5]。早期识别和处理 EMR 术后穿孔可降低外科手术需求和死亡率，在内镜下有效闭合的成功率也较高。穿孔是可通过内镜识别的固有肌层损伤的 5 种类型之一，归为深层管壁损伤（DMI）一类（表 4-1）[39]。深层管壁损伤分型标准化地描述了肠壁损伤与预后的关系（图 4-8）。Ⅰ 型深层管壁损伤代表固有肌层纤维裸露但未受损伤，无须处理。在 Ⅱ 型深层管壁损伤中，黏膜下层与固有肌层界限不清，通常由于黏膜下纤

表 4-1　EMR 术后深层管壁损伤悉尼分类

| Ⅰ 型 | 固有肌层可见，但无机械性损伤；可能有轻微的热损伤 |
| --- | --- |
| Ⅱ 型 | 局部或广泛的黏膜下平面缺失提示固有肌层损伤可能，或者表现为固有肌层损伤无法解释的情况 |
| Ⅲ 型 | 固有肌层损伤，在创面或切除标本上观察到靶环征 |
| Ⅳ 型 | 穿孔在白色烧灼环内，未见污染 |
| Ⅴ 型 | 穿孔在白色烧灼环内，可见污染 |

EMR. 内镜黏膜切除术

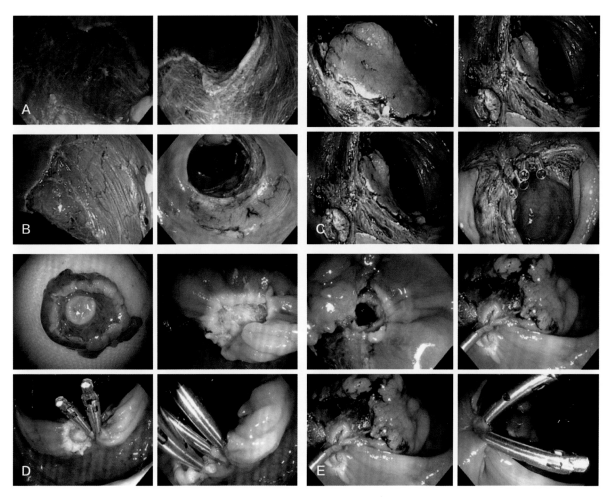

▲ 图 4-8　深层管壁损伤及 EMR 术后处理示例

A. (2 张图, 左上第 1 排) 0 型。未见异常。黏膜下层均匀蓝染, 固有肌层未显露。蓝色黏膜下层内部及上方可见血管。B. (2 张图, 左上第 2 排) I 型。黏膜下层已被深度切除, 显示固有肌层中潜在的平行肌肉条纹。固有肌层通常不易着色, 外观更苍白。无迟发性穿孔的风险。C. (4 张图, 右上) Ⅱ 型。病变中心局部染色不佳。通常由黏膜下纤维化所致。然而, 由于无法充分检查该处有无固有肌层损伤, 建议使用 TTS 来进行预防性闭合。D. (4 张图, 左下) Ⅲ 型。标本 TS (第一张图) 的特征是在标本的横切面上有一固有肌层切除后形成的白圈, 周围是一圈蓝染的黏膜下组织, 最外围包绕的是白色的烧灼后黏膜。这是固有肌层部分或全层损伤的内镜下标志。带有 TS 样病变的患者应立即经内镜置入止血夹, 通常不需要外科手术。E. (4 张图, 右下) Ⅳ 型。出现明显穿孔。可见固有肌层全层切除, 尚无粪便污染。应及时闭合穿孔, 避免腹腔感染

EMR. 内镜黏膜切除术; TS. 靶环征; TTS. 经内镜操作孔

经许可转载, 引自 Ma MX、Bourke MJ. *Best Prac Res Clin Gastroenterol* 2016.

维化导致染色效果不佳。由于不能排除深部损伤, 即使没有明显的创面靶环征 (Ⅲ 型深层管壁损伤, 图 4-9), 也应预防性夹闭创面[40]。在 Ⅲ 型、Ⅳ 型和 Ⅴ 型深层管壁损伤中, 固有肌层内出现白色同心圆环提示固有肌层损伤, 应立即使用内镜夹夹闭, 以避免损伤或感染范围扩大。

少数情况下, 内镜下固有肌层轻微损伤也可能导致迟发性穿孔。在病变切除部位染色效果不佳时, 将针头缩回后, 使用注射导管局部冲洗后重新评估病变部位 (局部黏膜下色素内镜, TSC), 可以区分未损伤的黏膜下层和损伤的固有肌层[41]。黏膜下纤维会迅速吸收染料, 表现为无反光蓝色外观则提示没有发生固有肌层损伤。相反, 任何裸露的固有肌层纤维都不会吸收染料, 局部黏膜下色素内镜出现不着色区域表明存在深部损伤, 应使用 TTS 夹预防性夹闭。

TTS 夹具有与外科缝线相似的抗拉伸强度, 是闭合内镜切除相关穿孔的理想选择 (视频

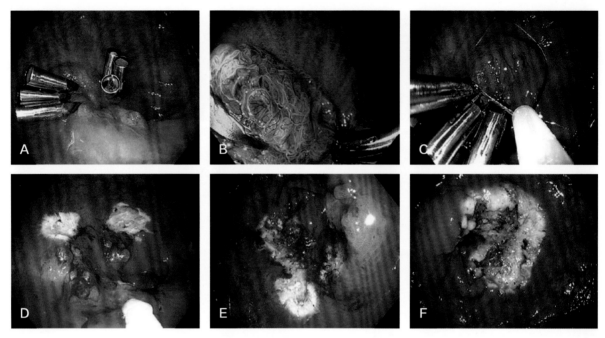

▲ 图 4-9 小腺瘤样复发的内镜治疗

A 和 B. 在白光内镜和窄带成像下观察到，既往内镜黏膜切除术手术部位的小面积复发性腺瘤；C. 使用 10mm 硬质细钢丝圈套器采用强凝模式切除腺瘤样组织；D. 使用圈套器牵引拔除止血夹；E. 无法使用圈套器抓取的可见腺瘤组织的部位，使用冷钳活检钳除，导致一些浅表出血；F. 使用圈套器头端软凝处理冷钳活检部位

4-6）。其闭合穿孔的原理和技术如下。

- 减少肠腔充气，降低创面张力。应用解痉药减少肠道蠕动以减轻手术区域污染。
- 调整患者体位，使病变部位远离积液区，保持手术区域清洁。
- 处理 Ⅱ 型和 Ⅲ 型深层管壁损伤，在放置内镜夹之前，应尽可能切除创面附近的腺瘤组织。处理 Ⅳ 型和 Ⅴ 型深层管壁损伤则应立即夹闭创面，以避免出现大面积穿孔。
- 固有肌层裂口通常垂直于结肠长轴。为了便于操作，最好按从左至右的顺序放置内镜夹。还应考虑重力影响，确保置入部位不会导致内镜夹垂下遮挡术野。
- 第一个内镜夹可以置于创面正上方，起到提拉肠壁的作用，并有助于后续内镜夹置入。首先，将黏膜吸入张开的内镜夹中，确保创面位于夹子的中轴上，随后将夹子轻压在黏膜上。继续吸气，随着管腔的塌陷，逐步闭合内镜夹。在夹闭内镜夹之前，需要重新向肠腔内充气，并确认创面边缘

已完全收入内镜夹内。

- 也可使用内镜缝合装置闭合穿孔，但这种技术需要更换并重新插入内镜，有可能产生肠腔外污染，通常适用于内镜夹难以闭合的大面积穿孔。

Ⅱ～Ⅲ 型深层管壁损伤治疗后临床状态良好且无腹膜炎症状的患者，可在手术当天安全出院。在健康患者的术中无污染穿孔成功闭合后，复查腹部 CT 见腔外气体而无腹腔积液通常提示预后良好。然而，出现肠腔外积液则严重得多，需进行仔细的临床检查和外科会诊。

**4. 息肉切除术后电凝综合征和迟发性穿孔** 息肉切除术后电凝综合征（post-polypectomy electrocoagulation syndrome, PPES）是肠道透壁热损伤的结果，伴有相应部分的浆膜炎和局部腹膜炎。此类患者通常在结肠内镜切除术后数小时至数天出现发热、局部腹膜炎表现、炎症指标升高，而影像学检查未见穿孔。PPES 的发生率为 0.5%，其危险因素包括在右半结肠行内镜切除术、息肉大小≥20mm，高血压及形态学上的

非息肉状病变[31]。通过减少电凝电流向肠壁黏膜下层的传输，可以降低 PPES 的风险，例如，进行充分的黏膜下注射，在电切前向肠腔内提起拟圈除的病变。保守治疗包括静脉输液、抗生素治疗和禁食，必要时行胃肠减压。

幸运的是，迟发性穿孔较为少见，且正如 PPES 一样，可能是由于电凝相关的热损伤或轻微的、不易察觉的固有肌层损伤。大多发生在内镜切除术后 24h 内，但也可延迟至 1 周后才发生。当怀疑发生迟发性穿孔时，需要进行急诊腹部 CT 检查以明确诊断，并评估腹膜炎的范围。迟发性穿孔常与粪便污染的腹膜炎相关，一般需要外科手术处理，如果穿孔处组织外观健康，有可能通过腹腔镜进行一期修复。否则，可能需要进行结肠造口术或回肠造口术分流粪便[31]。

## 三、内镜黏膜下剥离术

ESD 是基于可控内镜电刀，从染色液体垫之上的黏膜下空间剥离侧向发育型病变的一种治疗方法（图 4-10）。评估 ESD 与 EMR 治疗结直肠 LSL 效果的多个大样本研究显示，ESD 的整块切除率更高（84%～95%），局部复发率更低（0%～2%）[42, 43]。然而，ESD 相对于 EMR 的优势是以延长的手术时间（平均加权差 1.76；95%CI 0.60～2.92）和更高的穿孔率（OR= 4.09）[6] 为代价的。

ESD 更适于切除发生浅表黏膜下浸润风险升高的病变，尤其是直径≥20mm 者；然而，此类病变并不常见。一项大型西方多中心前瞻性研究显示，在 2000 例接受 EMR 治疗的侧向发育型病变中，仅有 3.7% 的病变符合上述标准[11]。该研究表明，大多数腺瘤性复发较小且可在内镜下治疗，大部分的 LSL 都能通过 EMR 有效地切除（图 4-9），而 ESD 对于某些严格挑选的病变仍是一种非常有价值的治疗选择。与传统外科手术相比，在浅表侵袭性病变尤其是直肠病变的处理上，ESD 具有在降低并发症发生率

的同时达到治愈效果的潜力。随着 ESD 经验的推广和普及，即使是在基层医院，结直肠 ESD 手术也可带来良好的短期和长期获益[44]。

## （一）切除技术

ESD 有多种内镜电刀可供选择，通常取决于内镜医师的个人喜好。某些电刀在特定情况下可能更有优势，尽管目前少有直接的比较性研究。一些电刀，如海博刀（ERBE, Tübingen, Germany）和 Dual 刀 J（Olympus, Tokyo, Japan），同时具有切割和注射的功能，可最大限度减少更换器械的次数，缩短操作时间。在内镜头端附加透明帽，可辅助进入黏膜下层并改善剥离的可操控性。大多数患者选用结肠镜进行治疗，使用胃镜可能更有利于直肠 ESD 操作，特别是直肠远端病变，胃镜的倒镜角度更大，便于肛缘附近的剥离。

结直肠 LSL 的边界范围在镜下通常容易识别（这一点不同于胃病变或食管病变），所以一般无须行病变周围标记。建议调整患者体位至病变悬空，以便于依靠重力的牵拉作用辅助黏膜下层剥离，在发生出血或穿孔时也可避免术野的污染。ESD 注射液的成分与 EMR 相仿，而 ESD 黏膜下注射液的染料浓度应稀释至 EMR 的 1/4，这可改善黏膜下纤维组织的可视度。

在完成黏膜下注射形成液体垫后，使用 ESD 电刀在黏膜周围做环状切开，切缘保留 3～4mm 的正常黏膜。推荐的电切模式设置为 Endo Cut Q（效果 3，切割持续时间 3，切割间隔 3；ERBE VIO300D, Tübingen, Germany）。应注意肠腔内液体积聚部位与病变的关系。靠近液体积聚区一侧的病变黏膜边缘应首先切开，否则随着剥离的进行，病变由于重力的作用而"翻转"会遮挡该部位的观察和操作。内镜医师在整个操作过程应反复确认剥离平面，尤其要时刻留意固有肌层。正确的定位能确保剥离操作沿着同一个黏膜下平面进行，在保证病变整块切除的同时降低意外的深层管壁损伤的风险。

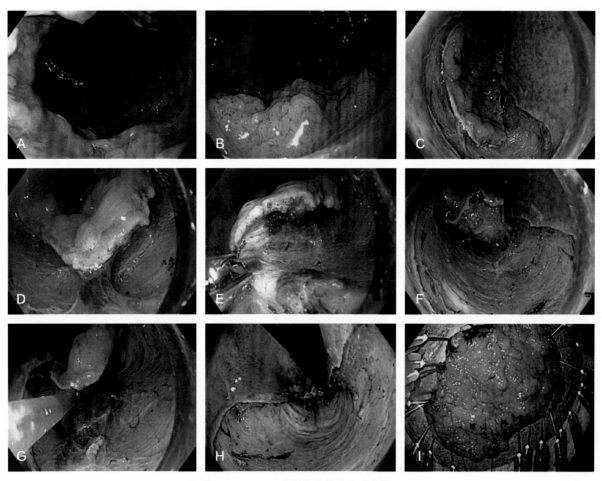

▲ 图 4-10　50mm 直肠传统锯齿状腺瘤的 ESD

A 和 B. 病变的正镜和倒镜观察；C. 病变边缘已切开；D. 剥离过程中遇到一根较大的黏膜下血管；E. 该血管已使用热凝止血钳预防性处理；F 和 G. 继续行黏膜下注射，完成剥离；H 和 I. 切除创面显示可见固有肌层纤维但无损伤，用细针固定标本
ESD. 内镜黏膜下剥离术

随着剥离的进行，避免出血显得相当重要，一旦出血将导致操作视野不佳，不利于随后的注射和黏膜下空间的展开，针对出血的治疗更无疑会延长操作时间。根据黏膜下血管分布设置不同电外科模式可以进一步优化剥离操作。常规的黏膜下剥离设置建议采用 Dry Cut 模式（Effect 2, 50W; Erbe VIO300D, Tübingen, Germany）。对于微小血管丰富的区域，最好采用凝血功能增强的设置，如 SWIFT COAG（Effect 3, 30W; ERBE VIO300D, Tübingen, Germany）。在使用电刀开始剥离之前，应预先处理肉眼可见的血管，一般使用软凝模式（Effect 4, 80W; ERBE VIO300D, Tübingen, Germany），用电刀头端处理小血管，热凝止血钳处理中小动脉血管。对于贯穿黏膜下剥离区域的较大血管，可能需要在血管电凝和剥离前预防性应用止血夹。

一种新近应用的直肠 ESD 创新术式，首先在病变下方沿着从肛侧至口侧的方向建立一个黏膜下隧道，随后切开隧道壁，完全切除病变[45, 46]。这项技术首先应用于大型食管肿瘤性病变的整块切除。与常规 ESD 相比，内镜下隧道剥离术具有许多潜在优势，包括改善黏膜下视野和减缓液体垫的消散，有助于更好地识别固有肌层和黏膜下血管，提高 R0 切除率，降低穿孔和出血等并发症发生率。该项新技术能否成为主流 ESD 操作技术之一，还有待进一步研究，有待开展与传统方法比较的更大规模研究验证。

### （二）不良事件管理

**1. 出血** 结直肠 ESD 后出血的发生率为 0.5%～9.6%，总体风险似比 EMR 要低（OR=0.85，95%CI 0.45～1.60）[47]。剥离过程中的小动脉局部出血可通过缩回鞘管的电刀头端软凝治疗（Effect 4, 80W; ERBE VIO300D, Tübingen, Germany），一般足以达到止血效果。持续性出血可能需要使用热凝止血钳处理，钳夹出血血管后轻轻提起，将其与固有肌层和相邻的黏膜下层分开。机械性夹闭血管有效表现为出血停止，维持钳夹血管的同时脚踏泵注水短暂冲洗出血区域可确认止血效果。随后使用软凝模式（Effect 4, 80W; ERBE VIO300D, Tübingen, Germany）凝除血管。采取上述干预措施仍持续的出血可能需要释放内镜夹进行机械性止血，但这可能会阻碍下一步的黏膜下剥离。

剥离病变后会产生人工溃疡，ESD 术后出血通常发生在溃疡面众多供血动脉中的一支。结直肠 ESD 术后发生迟发出血的危险因素包括病变≥30 mm、病变位于直肠、存在黏膜下纤维化，以及操作例数较少的基层医院[48]。一些专家主张预防性消融 ESD 术后溃疡中的非出血性血管以防止潜在出血的可能，但这一做法尚未得到科学证实。通常常规内镜技术足以处理延迟性出血，为避免对肌层造成进一步的热损伤，优先推荐使用内镜夹。

**2. 穿孔** 传统观点认为，ESD 的穿孔率高于 EMR（分别为 5%～8% 和 1.3%～3.4%），而来自 ESD 专家中心的新近数据报道的 ESD 穿孔率低至 1%～2%[43]。ESD 相关穿孔的危险因素包括病变位于结肠、较大的 LSL、存在黏膜下纤维化，以及内镜医师经验＜50 例[31]。幸运的是，ESD 术后相关并发症很少需要外科手术治疗，在一项纳入近 3000 个病变的系统回顾中，大多数并发症可通过内镜处理，仅有 1% 的病变需转诊外科处置[49]。

ESD 相关固有肌层损伤的预防及其管理遵循与 EMR 相似的原则。剥离前应进行充分的黏膜下注射，选择恰当的电外科设置，以期最大限度地减少跨壁能量传递。切除完成后，应仔细探查是否存在固有肌层纤维显露或受损，在黏膜下层染色不佳的区域追加局部染色。应用内镜夹夹闭可预防性治疗局部色素内镜后未染色的区域，以及发生固有肌层损伤的区域。明显的穿孔应立即闭合，内镜缝合装置也已成功应用于少数 ESD 术后患者。由于腔外粪便污染和相关腹膜炎的缘故，内镜下难以闭合迟发穿孔，通常需要外科手术干预。

**3. 狭窄** 广泛的或环周的侧向发育型病变通常并不常见，通过 EMR 和 ESD 切除已有相关报道[8, 50]。这种内镜切除可引起管腔狭窄，环周受累程度和切除的纵向长度则是发生狭窄的危险因素。这在环周内镜切除的患者中所占比例可达 50%。幸运的是，内镜治疗对这种狭窄有效，而且内镜切除术后可以通过一系列积极预防性扩张疗法来避免狭窄的发生。此外，应用氢化可的松灌肠局部治疗在预防直肠狭窄的发生方面也有一定效果[31]。

### 总结

- 内镜切除复杂性黏膜息肉是安全、有效、经济的，并被视为此类病变的一线治疗方法。
- 治疗这些息肉的内镜切除技术有多种，大致可分为 EMR 或 ESD。
- 必须以患者为中心开展内镜切除，接受 EMR 治疗或 ESD 治疗需要结合患者的基础疾病综合权衡，确保患者有明显受益方可开展。
- 在决定行内镜切除之前，须完成对病变准确、全面的内镜评估，包括该病变的边界范围、解剖关系，以及发生黏膜下浸润的风险。
- EMR 适用于大多数病变，前提是病变没有发生黏膜下浸润。
- 与 EMR 相比，ESD 具有更高的整块切除率，但需要更高的手术技巧、更长的手术时间，而且具有更高的手术风险。

- 怀疑存在浅表黏膜下浸润的病变最好采用 ESD 切除，如此则有助于进行局部组织学分期，并且可能完成治愈性切除。

- 为了实现 EMR 或 ESD 的最佳切除效果，内镜医师应精细操作，力求安全完整切除病变，同时预估所有潜在的并发症并做好适当的处理预案。

## 参考文献

［1］ Rosenberg N. Submucosal saline wheal as safety factor in fulguration or rectal and sigmoidal polypi. AMA Arch Surg. 1955;70(1):120–2.

［2］ Deyhle P, Jenny S, Fumagalli I. Endoskopische Polypektomie im proximalen Kolon. Dtsch Med Wochenschr. 1973;98(05):219–20.

［3］ Hirao M, Masuda K, Asanuma T, Naka H, Noda K, Matsuura K, et al. Endoscopic resection of early gastric cancer and other tumors with local injection of hypertonic saline-epinephrine. Gastrointest Endosc. 1988;34(3):264–9.

［4］ Jayanna M, Burgess NG, Singh R, Hourigan LF, Brown GJ, Zanati SA, et al. Cost analysis of endoscopic mucosal resection vs surgery for large laterally spreading colorectal lesions. Clin Gastroenterol Hepatol. 2016;14(2):271–8.e1–2.

［5］ Moss A, Bourke MJ, Williams SJ, Hourigan LF, Brown G, Tam W, et al. Endoscopic mucosal resection outcomes and prediction of submucosal cancer from advanced colonic mucosal neoplasia. Gastroenterology. 2011;140(7):1909–18.

［6］ Cao Y, Liao C, Tan A, Gao Y, Mo Z, Gao F. Meta-analysis of endoscopic submucosal dissection versus endoscopic mucosal resection for tumors of the gastrointestinal tract. Endoscopy. 2009;41(9): 751–7.

［7］ Tutticci N, Klein A, Sonson R, Bourke MJ. Endoscopic resection of subtotal or completely circumferential laterally spreading colonic adenomas: technique, caveats, and outcomes. Endoscopy. 2016;48(5):465–71.

［8］ Tutticci N, Sonson R, Bourke MJ. Endoscopic resection of subtotal and complete circumferential colonic advanced mucosal neoplasia. Gastrointest Endosc. 2014;80(2):340.

［9］ Nascimbeni R, Burgart LJ, Nivatvongs S, Larson DR. Risk of lymph node metastasis in T1 carcinoma of the colon and rectum. Dis Colon Rectum. 2002;45(2):200–6.

［10］ Participants in the Paris W. The Paris endoscopic classification of superficial neoplastic lesions: esophagus, stomach, and colon. Gastrointest Endosc. 2003;58(6):S3–S43.

［11］ Burgess NG, Hourigan LF, Zanati SA, Brown GJ, Singh R, Williams SJ, et al. Risk stratification for covert invasive cancer among patients referred for colonic endoscopic mucosal resection: a large multicenter cohort. Gastroenterology. 2017;153:732. https://doi.org/10.1053/j.gastro.2017.05.047.

［12］ Kudo S, Rubio CA, Teixeira CR, Kashida H, Kogure E. Pit pattern in colorectal neoplasia: endoscopic magnifying view. Endoscopy. 2001;33(4):367–73.

［13］ Ikematsu H, Matsuda T, Emura F, Saito Y, Uraoka T, Fu KI, et al. Efficacy of capillary pattern type IIIA/IIIB by magnifying narrow band imaging for estimating depth of invasion of early colorectal neoplasms. BMC Gastroenterol. 2010;10:33.

［14］ Hewett DG, Kaltenbach T, Sano Y, Tanaka S, Saunders BP, Ponchon T, et al. Validation of a simple classification system for endoscopic diagnosis of small colorectal polyps using narrow-band imaging. Gastroenterology. 2012;143(3):599–607.e1.

［15］ Pellise M, Burgess NG, Tutticci N, Hourigan LF, Zanati SA, Brown GJ, et al. Endoscopic mucosal resection for large serrated lesions in comparison with adenomas: a prospective multicentre study of 2000 lesions. Gut. 2017;66(4):644–53.

［16］ Conio M, Repici A, Demarquay JF, Blanchi S, Dumas R, Filiberti R. EMR of large sessile colorectal polyps. Gastrointest Endosc. 2004;60(2):234–41.

［17］ Law R, Das A, Gregory D, Komanduri S, Muthusamy R, Rastogi A, et al. Endoscopic resection is cost-effective compared with laparoscopic resection in the management of complex colon polyps: an economic analysis. Gastrointest Endosc. 2016;83(6):1248–57.

［18］ Acosta RD, Abraham NS, Chandrasekhara V, Chathadi KV, Early DS, Eloubeidi MA, et al. The management of antithrombotic agents for patients undergoing GI endoscopy. Gastrointest Endosc. 2016;83(1):3–16.

［19］ Veitch AM, Vanbiervliet G, Gershlick AH, Boustiere C, Baglin TP, Smith LA, et al. Endoscopy in patients on antiplatelet or anticoagulant therapy, including direct oral anticoagulants: British Society of Gastroenterology (BSG) and European Society of Gastrointestinal Endoscopy (ESGE) guidelines. Endoscopy. 2016;48(4):385–402.

［20］ Dellon ES, Hawk JS, Grimm IS, Shaheen NJ. The use of carbon dioxide for insufflation during GI endoscopy: a systematic review. Gastrointest Endosc. 2009;69(4):843–9.

［21］ Moss A, Bourke MJ, Metz AJ. A randomized, double-blind trial of succinylated gelatin submucosal injection for endoscopic resection of large sessile polyps of the colon. Am J Gastroenterol. 2010;105(11):2375–82.

［22］ Burgess NG, Metz AJ, Williams SJ, Singh R, Tam W, Hourigan LF, et al. Risk factors for intraprocedural and clinically significant delayed bleeding after wide-field endoscopic mucosal resection of large colonic lesions. Clin Gastroenterol Hepatol. 2014;12(4): 651–61.e1–3.

［23］ Ferlitsch M, Moss A, Hassan C, Bhandari P, Dumonceau JM, Paspatis G, et al. Colorectal polypectomy and endoscopic mucosal resection (EMR): European Society of Gastrointestinal Endoscopy (ESGE) Clinical Guideline. Endoscopy. 2017;49(3):270–97.

［24］ Klein A, Jayasekeran V, Hourigan LF, Tate DJ, Singh R, Brown GJ, et al. 812b A multi-center randomized control trial of thermalaablation of the margin of the post endoscopic mucosal resection (EMR) mucosal defect in the prevention of adenoma recurrence following EMR: preliminary results from the "SCAR" study. Gastroenterology. 2016;150(4):S1266–S7.

［25］ Tate DJ, Desomer L, Klein A, Brown G, Hourigan LF, Lee EY, et al. Adenoma recurrence after piecemeal colonic EMR is predictable: the Sydney EMR recurrence tool. Gastrointest Endosc. 2017;85(3):647–56. e6.

［26］ Choksi N, Elmunzer BJ, Stidham RW, Shuster D, Piraka C. Cold snare piecemeal resection of colonic and duodenal polyps >/=1 cm. Endosc Int Open. 2015;3 (5):E508–13.

［27］ Piraka C, Saeed A, Waljee AK, Pillai A, Stidham R, Elmunzer BJ. Cold snare polypectomy for non-pedunculated colon polyps greater than 1 cm. Endosc Int Open. 2017;5(3):E184–e9.

［28］ Schenck RJ, Jahann DA, Patrie JT, Stelow EB, Cox DG, Uppal DS, et al. Underwater endoscopic mucosal resection is associated with fewer recurrences and earlier curative resections compared to conventional endoscopic mucosal resection for large colorectal polyps. Surg Endosc. 2017;31:4174.

［29］ Holt BA, Bassan MS, Sexton A, Williams SJ, Bourke MJ. Advanced mucosal neoplasia of the anorectal junction: endoscopic resection technique and outcomes (with videos). Gastrointest Endosc. 2014;79(1):119–26.

［30］ Nanda KS, Tutticci N, Burgess NG, Sonson R, Williams SJ, Bourke MJ. Endoscopic mucosal resection of laterally spreading lesions involving the ileocecal valve: technique, risk factors for failure, and outcomes. Endoscopy. 2015;47(8):710–8.

［31］ Ma MX, Bourke MJ. Complications of endoscopic polypectomy, endoscopic mucosal resection and endoscopic submucosal dissection in the colon. Best Pract Res Clin Gastroenterol. 2016;30(5):749–67.

［32］ Paspatis GA, Paraskeva K, Theodoropoulou A, Mathou N, Vardas E, Oustamanolakis P, et al. A prospective, randomized comparison of adrenaline injection in combination with detachable snare versus adrenaline injection alone in the prevention of postpolypectomy bleeding in large colonic polyps. Am J Gastroenterol. 2006;101(12):2805. quiz 913.

［33］ Kouklakis G, Mpoumponaris A, Gatopoulou A, Efraimidou E, Manolas K, Lirantzopoulos N. Endoscopic resection of large pedunculated colonic polyps and risk of postpolypectomy bleeding with adrenaline injection versus endoloop and hemoclip: a prospective, randomized study. Surg Endosc. 2009;23(12):2732–7.

［34］ Tate DJ, Bahin FF, Desomer L, Sidhu M, Gupta V, Bourke MJ. Cold-forceps avulsion with adjuvant snare-tip soft coagulation (CAST) is an effective and safe strategy for the management of non-lifting large laterally spreading colonic lesions. Endoscopy. 2018;50(1):52–62.

［35］ Tate DJ, Desomer L, Hourigan LF, Moss A, Singh R, Bourke MJ. Two-stage endoscopic mucosal resection is a safe and effective salvage therapy after a failed single-session approach. Endoscopy. 2017;49(9):888–98.

［36］ Burgess NG, Williams SJ, Hourigan LF, Brown GJ, Zanati SA, Singh R, et al. A management algorithm based on delayed bleeding after wide-field endoscopic mucosal resection of large colonic lesions. Clin Gastroenterol Hepatol. 2014;12(9):1525–33.

［37］ Bahin FF, Naidoo M, Williams SJ, Hourigan LF, Ormonde DG, Raftopoulos SC, et al. Prophylactic endoscopic coagulation to prevent bleeding after wide-field endoscopic mucosal resection of large sessile colon polyps. Clin Gastroenterol Hepatol. 2015;13(4):724–30.e1–2.

［38］ Liaquat H, Rohn E, Rex DK. Prophylactic clip closure reduced the risk of delayed postpolypectomy hemorrhage: experience in 277 clipped large sessile or flat colorectal lesions and 247 control lesions. Gastrointest Endosc. 2013;77(3):401–7.

［39］ Burgess NG, Bassan MS, McLeod D, Williams SJ, Byth K, Bourke MJ. Deep mural injury and perforation after colonic endoscopic mucosal resection: a new classification and analysis of risk factors. Gut. 2017;66(10):1779–89.

［40］ Swan MP, Bourke MJ, Moss A, Williams SJ, Hopper A, Metz A. The target sign: an endoscopic marker for the resection of the muscularis propria and potential perforation during colonic endoscopic mucosal resection. Gastrointest Endosc. 2011;73(1):79–85.

［41］ Holt BA, Jayasekeran V, Sonson R, Bourke MJ. Topical submucosal chromoendoscopy defines the level of resection in colonic EMR and may improve procedural safety (with video). Gastrointest Endosc. 2013;77 (6):949–53.

［42］ Saito Y, Fukuzawa M, Matsuda T, Fukunaga S, Sakamoto T, Uraoka T, et al. Clinical outcome of endoscopic submucosal dissection versus endoscopic mucosal resection of large colorectal tumors as determined by curative resection. Surg Endosc. 2010;24(2):343–52.

［43］ Nakajima T, Saito Y, Tanaka S, Iishi H, Kudo SE, Ikematsu H, et al. Current status of endoscopic resection strategy for large, early colorectal neoplasia in Japan. Surg Endosc. 2013;27(9):3262–70.

［44］ Boda K, Oka S, Tanaka S, Nagata S, Kunihiro M, Kuwai

T, et al. Clinical outcomes of endoscopic submucosal dissection for colorectal tumors: a large multicenter retrospective study from the Hiroshima GI Endoscopy Research Group. Gastrointest Endosc. 2018;87(3):714–22.

[45] Yang JL, Gan T, Zhu LL, Wang YP, Yang L, Wu JC. Endoscopic submucosal tunnel dissection: a feasible solution for large superficial rectal neoplastic lesions. Dis Colon Rectum. 2017;60(8):866–71.

[46] Pioche M, Rivory J, Lepilliez V, Saurin JC, Ponchon T, Jacques J. Tunnel-and-bridge strategy for rectal endoscopic submucosal dissection: tips to allow strong countertraction without clip and line. Endoscopy. 2017;49(S 01):E123–e4.

[47] Fujiya M, Tanaka K, Dokoshi T, Tominaga M, Ueno N, Inaba Y, et al. Efficacy and adverse events of EMR and endoscopic submucosal dissection for the treatment of colon neoplasms: a meta-analysis of studies comparing EMR and endoscopic submucosal dissection. Gastrointest Endosc. 2015;81(3):583–95.

[48] Saito Y, Uraoka T, Yamaguchi Y, Hotta K, Sakamoto N, Ikematsu H, et al. A prospective, multicenter study of 1111 colorectal endoscopic submucosal dissections (with video). Gastrointest Endosc. 2010;72(6):1217–25.

[49] Repici A, Hassan C, De Paula Pessoa D, Pagano N, Arezzo A, Zullo A, et al. Efficacy and safety of endoscopic submucosal dissection for colorectal neoplasia: a systematic review. Endoscopy. 2012;44(2):137–50.

[50] Abe S, Sakamoto T, Takamaru H, Yamada M, Nakajima T, Matsuda T, et al. Stenosis rates after endoscopic submucosal dissection of large rectal tumors involving greater than three quarters of the luminal circumference. Surg Endosc. 2016;30:5459.

Calvin Jianyi Koh    Dennis Yang    Peter V. Draganov    **著**
苗 龙 周文策 **译**

## 概述

我们为什么需要专用设备？根据定义，内镜黏膜切除术（EMR）是用圈套器进行的，因此通常将整块切除的病变大小限制在 20mm 以内。较大病变只能分片切除是 EMR 的主要限制因素。相对而言，ESD 允许病变整块切除时可不考虑病变大小，因此在早期消化道肿瘤的治疗中具有极大吸引力。整块切除的潜在优势包括为准确的组织病理学评估提供最佳标本，提供治愈性切除的机会，以及低复发风险。

作为一种与 EMR 明显不同的技术，ESD 多年来已经开发了许多设备，使 ESD 能够安全地进行。电刀在 ESD 的核心工具中起着关键作用，可以作为允许精确切割和剥离黏膜下组织平面的设备。此外，多年来，为了提高手术的有效性、效率和安全性，已经开发出了用于黏膜下层扩张的长效注射溶液和精密的电手术设备。

本章概述了 ESD 行业的一些工具，主要侧重于北美目前的设备[1]。

日本有句谚语说，大师不选毛笔，意思是不管大师的书写工具如何，他都能写出经典作品。同样，虽然 ESD 的设备和附件自 20 年前问世已经取得了长足的进步，但我们一直谨记，仪器设计只为促进有效的解剖。无论多么先进的仪器，都不能取代好的技术和合理原则的应用。

尽管如此，虽然机器人辅助平台有着可观的前景，但目前尚未在内镜领域应用，其未来发展对 ESD 的学习操作可能发生根本的转变。

## 一、黏膜抬举液

为了安全的黏膜切开和黏膜下剥离，必须用合适的溶液充分渗透和扩张黏膜下间隙。ESD 的这一初始步骤具有机械和视觉双重功能，使用该溶液扩大黏膜下间隙提供物理屏障，保护深层免受热损伤，同时允许在 ESD 过程中对黏膜下血管进行安全的解剖、识别和烧灼[2]。理想的溶液应该是惰性的和安全的，对周围组织没有毒性影响，也不会扭曲切除的标本而影响其病理评估。影响选择一种溶液而不是另一种溶液的其他因素包括黏度（黏度与通过针头注射的难度相关）以及抬举的高度，不同的溶液会有所不同。最后，价格和有效性始终是选择解决方案的主要因素。

表 5-1 所述的各种不同特性的溶液可以实现黏膜抬举的启动和维持。值得注意的是，没有确凿的证据支持使用一种注射液优于另一种注射液，部分原因是文献中缺乏正面试验和结果的异质性。目前的 Meta 分析数据[3] 证实，在完全切除率、切除后出血或穿孔发生率方面，

没有哪一种方案优于其他方案[4]。尽管如此，许多中心在行 ESD 时更倾向于使用黏性溶液而不是生理盐水，以潜在地提高黏膜抬举的耐久性。

染色剂通常加到黏膜抬举液中，靛胭脂或亚甲蓝都可以与溶液混合，以获得浅到中等的蓝色，这有助于识别黏膜下间隙。该染料的目的是对黏膜下平面内的结缔组织进行染色，但颜色不能过深，过深的颜色在剥离过程中可能使黏膜下血管的识别变得模糊。

下面讨论并总结了常用的黏膜抬举液的各种特性（表 5-1）。

## （一）盐溶液

生理盐水（0.9% NaCl）是等渗的，大多数 EMR 操作会使用，其主要优势包括常见易得、操作简便、高效和低成本。其对周围组织也是安全的，并使组织学上的标本变形最小。生理盐水的缺点是在最初的黏膜下注射后，它会迅速扩散，因此需要多次重复注射才能维持黏膜抬举高度，这对于像 ESD 这样的长时间操作来说并不理想。

与生理盐水相比，高渗溶液如高渗盐水（3.75% NaCl）和葡萄糖水虽然能使黏膜下液体垫保持更长时间，但是由于高渗透压增加了组织损伤的风险，总体上仍不令人满意。事实上，高浓度的盐水已被证明会引起延迟性黏膜损伤。

## （二）基于糖类的解决方案

羟丙基甲基纤维素（Gonak 2.5%, Akom Inc., Somerset, NJ, USA）是一种由纤维素衍生的水溶性聚合物，这是一种易于获得、成本更低、注射安全的黏性流体。通常将 15ml12.5%85ml 生理盐水稀释，制成 100ml 的注射剂[5]。与生理盐水相比，这种制剂具有更强和更持久的抬举作用[6]，在 Bacani 等的 EMR 回顾性研究中，与生理盐水（2~3min）相比，该制剂的抬举效果更持久（15~20min）[7]。

羟乙基淀粉（6%Voluven, Pfizer, NY, USA; Hetastarch, Hospira, Inc., Lake Forest, IL, USA）最初用作血管内补充的晶体溶液，在动物模型中具有与羟丙基甲基纤维素相似的持久性。在临床应用中，在 Fasoulas 等的一项临床研究中发现，与生理盐水相比，羟乙基淀粉具有更持久的抬举性、更少的溶液量和更快的切除时间。两组患者在安全性或长期疗效方面没有观察到差异[8]。

## （三）透明质酸钠

透明质酸钠（MucoUp, Boston Scientific, Tokyo, Japan）是典型的高黏度溶液，大量数据表明，在日本通常用于 ESD 术中。它不仅被证明是最具有持久性的黏膜抬举溶液之一，而且对猪的研究数据表明，与胶体或盐水相比，它还导致了更陡峭的急剧的黏膜隆起，因为更陡

表 5-1 黏膜下注射用溶液的特性比较

| 溶 液 | 缓冲持续时间[a] | 成 本 | 黏 性 | 注 解 |
|---|---|---|---|---|
| 生理盐水 | + | + | 0.0043 | 性价比高，容易获得，但很快就会消失 |
| 羟丙基甲基纤维素 | +++ | +++ | 0.0022 | 相对便宜，抬举经久耐用 |
| 羟乙基淀粉（Voluven） | +++ | ++ | 0.0026 | 一般可用，比生理盐水有更好的抬举力 |
| 羟乙基淀粉（Hetastarch） | ++ | ++ | 0.0075 | 与 Voluven 相似 |
| 透明质酸钠 | +++++ | +++++ | 0.04 | 一般可用，比生理盐水有更好的抬举力 |
| Eleview | ++++ | ++++ | ＜0.02 | 新产品，专为黏膜下注射而设计，价格昂贵 |

a. 数据表明，尽管生理盐水中的缓冲时间与这里讨论的其他注射用溶液相比有统计学上的不同，但其他注射用溶液（如羟丙基甲基纤维素和透明质酸钠）之间的差异在统计学上并不显著

峭的急剧隆起的边界有利于圈套，所以其在ESD 中很有用。透明质酸钠溶液的缺点是这种制剂的成本很高，是糖类溶液成本的 40 倍，其作为黏膜抬举液的成本通常令人望而却步，在美国有各种替代的黏性剂。

### （四）Eleview

Eleview（Aries PharmPharmticals, San Diego, CA, USA）是一种专为消化道内镜检查中的黏膜下抬举而设计的专利产品（图 5-1），它将中链甘油三酯、泊洛沙姆 188（膨胀剂）、聚氧基 15- 羟基硬脂酸酯（表面活性剂）和亚甲蓝（染料）混合在一起。动物模型显示其黏膜抬举优于生理盐水，这一点得到了临床数据的证实，这些数据表明每个病变所需的体积较小，切除时间总体上更快。作为一种新的专利产品，使用的成本也是相当可观的。

## 二、透明帽 / 远端附件

缺乏三角测量和组织回缩是 ESD 中组织有效解剖的主要缺点。为了便于组织回缩和可见，通常使用透明帽或远端附件。远端附件是一个透明的帽子，固定在内镜的末端，使其能够收回折叠或切除的组织，以便清楚地看到切除范围。它还能提供对靶组织的牢固牵引力，从而实现最佳解剖[2]。

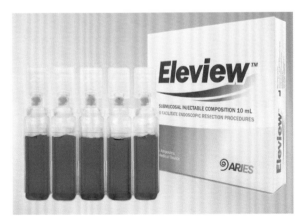

▲ 图 5-1　Eleview
经许可转载，引自 Olympus, Olympus America, Center Valley, PA, USA.

透明帽确实略微减小了周边内镜视野，但考虑到需要缩回和充分显示切除视野，这种取舍是不可避免的。

透明帽是一个简单的塑料管，制造起来并不困难，有多种品牌和设计可供选择，其中最常用和应用最广泛的是直帽。此外，还有边缘呈锥形的短漏斗状透明帽，用于进入较窄空间。还有可以在一个方向上提供更好的组织回缩力的尖端倾斜、边缘呈斜面的透明帽，例如，在经口内镜食管下括约肌切开术（peroral endoscopic myotomy, POEM）过程中，柔软的透明帽（Olympus America, Center Valley, PA, USA; 图 5-2）是较常用的帽子之一，其提供一个排水孔，通常排水孔放置在相对于屏幕的 12点钟位置，这会促使排出通常在位于 7 点钟位置的吸引孔道对面位置多余的液体[5]。

短型（ST）帽（Fujifilm America, V alhara, NY, USA ; 图 5-2）是具有锥形尖端的透明帽，例如，在 POEM 手术或采用隧道技术的切除中，这种帽子有利于进入黏膜下隧道。它还有一个排水设计，允许流体在盖子周围流动，以获得更好的可视性。

## 三、电外科高频电刀工作站和电流

ESD 需要一种现代化的电外科高频电刀工作站来提供调制电流选项，以帮助处理切除的各个阶段。它们产生高频（＞100 000Hz）电流，以避免神经肌肉去极化，从而在不同的能量水平上实现组织效果。

在较低能量水平下缓慢加热组织，组织逐渐加热到 50℃以上并干燥，这种干燥会导致组织收缩，从而产生凝固效应。因为能量传递较低，所以需要直接与之接触。

当组织在高能水平下快速加热时，组织中的水分蒸发形成＞100℃的水蒸气；这种蒸发破坏了细胞结构，导致切割效应。因为能量传递很高，电流从电极向组织发出火花，在离电极很短的距离就能达到这种效果。

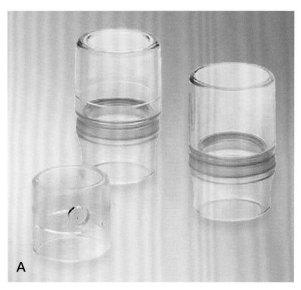
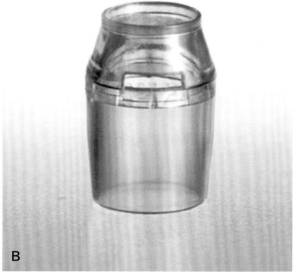

▲ 图 5-2　内镜黏膜下剥离术中使用的远端附件
A. Olympus 远端附件；B. 短型（ST）帽
经许可转载，引自 Fujifilm America, Valhalla, NY, USA.

## （一）高频电刀主机

现代的电外科高频电刀工作站能够在两种模式之间交替，并且可以选择将两种效应结合在一起，这被称之为混合电流。这可以微调手术过程中的电流，并大大提高了解剖的速度和止血效果。美国现有的适用于 ESD 的 ESG 有 ICC 200E、VIO 200S 和 VIO 300D（ERBE USA, Marietta, GA, USA；图 5-3），以及 ESG 100（Olympus America, Center Valley, PA USA）。

## （二）参考模式

各种模式的电外科高频电刀工作站已经在 ASGE 综述中进行了广泛的回顾[9]，表 5-2 概述了 ERBE 的电外科单元，用来讨论 ESD 中的步骤。必须注意的是，由于使用的刀的类型不同，以及一些局部实际操作中的差异（ESD 的类型、使用的黏膜抬举液的类型、遇到的典型纤维化程度等），专家在使用电外科模式方面存在一些差异。

1. 黏膜标记　仔细检查以确定病变的边缘，这是任何切除操作的第一步。边缘也称为边界线，它是病变与周围正常组织之间的交界处。

通常是通过图像增强内镜检查（如窄带成像或蓝激光成像技术）和色素内镜检查术，包括使用亚甲蓝、靛胭脂，或者对食管鳞状细胞癌使用卢高碘，来确定分界线。

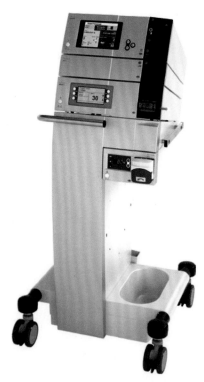

▲ 图 5-3　ERBE VIO 300D 高频电刀主机
经许可转载，引自 ERBE USA, Marietta, GA, USA.

表 5-2　内镜黏膜下剥离术中的电外科高频电刀工作站模式和用途概要

| 模　式 | 特　征 | 在内镜黏膜下剥离术中的某些用途 |
| --- | --- | --- |
| 尾部切割 | 具有交替切割凝血模式的切割模式，通过循环实现切割的同时，达到温和的止血效果 | • 黏膜切开<br>• 切开黏膜下间隙致密纤维组织 |
| 干切割 | 切割方式与尾部切割相似，但具有更强的凝聚作用，因此具有更大的热效应 | • 精确黏膜下剥离<br>• 出血时切开黏膜是个问题 |
| 强制混凝 | 一种高压混凝方式 | • 血管组织中的黏膜下剥离 |
| 软凝聚 | 一种电压相对较低的混凝方式。当组织干燥时，电阻增加，电流下降，从而使组织在较少的炭化和受控的能量应用下脱落 | • 止血钳<br>• 病变标记 |
| 快速凝血 | 具有增强切割性能的凝聚模式。止血效果不如强制混凝，但比干切止血强（切割效果差） | • 针刺法血管止血<br>• 在凝聚过程中产生凹痕 |
| 喷雾混凝 | 一种持续的极高电压的凝固方式，导致对周围组织产生电弧，类似于氩等离子体凝固 | • 非接触式止血<br>• 简化黏膜下隧道穿刺术同时非接触性止血 |

胃和食管 ESD 通常在手术开始时在距分界线 5mm 处进行环周黏膜标记（但是直肠 ESD 并不总是如此），以引导随后的注射和切开。这是确保有足够的横向边缘的关键一步。用 ESD 刀的尖端轻轻触摸组织，使用软凝或内镜切割模式，形成可见的表面烧伤痕迹。氩等离子体凝固也可以被用来标记边缘，但这增加了额外的成本，并且需要更换仪器。应当避免使用强凝电流，因为它会造成广泛的组织损伤，可能会影响侧缘评估，也可能造成黏膜下注射液的溢出。

2. 切开　黏膜切开包括初始切开和环周切开，将病变的侧缘与其余组织分开，并允许进入黏膜下层深处间隙。这可以通过内镜切割模式（ERBE）/脉冲切割模式（Olypus）实现，也可以采用干切或快速凝固模式，具体模式取决于刀及所切割组织类型。

3. 解剖　通常，强力电凝被用来解剖穿过黏膜下层间隙的血管，尤其在有细小新生血管的病变并且需要良好的凝固效果的情况。如果黏膜下层血管较少，也可以采用快速电凝或干切方式，这样可以减少炭化。

纤维化的组织含水量较少，在凝固模式下容易碳化。因为凝固模式下难以获得黏膜下充分抬举，且固有肌上方的误差范围很小，因此，应谨慎应用此切割模式，应使用内镜切割或干切模式。

4. 止血　在止血方面，一分预防胜过十分治疗。预先识别和定位黏膜下间隙中的血管，可保持解剖区域的干净和清晰，并可缩短手术时间。在切开该区域并引起活动性出血之前，应尽一切努力有效地电凝血管。

对于＜1mm 的血管，一般的经验法则是使用相同的电刀并切换到电凝模式（强制电凝、干切或快速电凝）。值得注意的是，提供的总能量是功率和时间的函数，必须在特定位置花费足够的时间才能使电凝模式工作。

对于＞1mm 的血管，通常值得更换止血钳，如电凝钳（Olympus America, Center Valley, PA USA），以便钳住血管，并使用软凝对目标进行受控烧灼。同样的方法通常也适用于出血的血管，钳住出血点，小心地回缩使出血点轻微隆起，并应用软电凝，直到充分止血。重要的是，电凝钳只能使用软凝电流。

同样的原则也适用于切除过程中活动性出血的止血，对于小血管或静脉渗出等少量出血，可以考虑使用相同的 ESD 刀，切换到更具凝固性的电流。对于大出血，通常来自较大的动脉，应该使用凝固钳。随着血液的积聚，使内镜视野变得模糊，因此越早处理越好。如果不能强制冲水冲走血液，宜采取经内镜附送水装置冲水，以辨别出血点，有效止血。

应该强调的是，高频电刀参数设置是安全和有效进行 ESD 的一个非常重要的组成部分，但最终的组织效果是由多种其他因素决定的。其中一些因素与使用的设备有关（ESD 刀电极的材料和厚度），一些因素与内镜技术有关（电极的移动速度、组织与电极之间的接触量、电极施加的压力、发生器保持激活的时间），还有一些因素取决于目标组织本身的类型（含水量和纤维化程度）。因此，通常不需要频繁改变电刀的参数设置，因为内镜医师可以改变上面列出的许多因素。此外，这种复杂的环境突出了这样一个事实，即没有一套"最佳"的高频电刀参数设置。

## （三）ESD 刀

ESD 刀作为 ESD 专业工具的核心，使这一操作成为可能。这些是解剖黏膜下平面所必需的，并且有多种形式（图 5-1）。ESD 刀通常按形状大致分类，我们有尖细的、裸露的金属针刀；具有陶瓷不导电尖端的绝缘尖端刀（insulated-tip, IT），限制了刀尖的电流，并且大体上允许沿轴控制解剖；还有剪刀式刀具，在设计和功能上类似于一对剪刀。这些产品由不同的制造商以各种形式提供，在下文[2]进行了详细阐述，并在表 5-3 中进行了总结。

1. **针型刀种类**  针型刀是一种尖端裸露的金属小刀，有几种变体（图 5-4）。DualKnife 有一个可伸缩的刀尖，可以将切割长度调整到两个位置，即缩回和延伸。这使得刀既可用于标记（尖端缩回），也可用于切割/解剖（尖端延伸）。

另一种专用于纤维化区域的常用刀具是 HookKnife（Olympus America, Center Valley, PA

USA）。它有一个可完全旋转的远端 L 形钩，用于切开和解剖，其优点是能够抓住纤维组织并对其进行牵引，以减少附带烧伤。

2. **具有注射功能的针刀（混合型、平推型、双刀 J 型）**  最近的一项创新是在针刀尖端增加注射功能，使其不仅可以切割和解剖，还能够直接向黏膜下间隙注射液体，这在以前需要将仪器更换为注射针。当刀与注射系统结合时，内镜医师可以通过脚踏板控制注射系统，这大大减少了对助手的依赖，他们不再需要频繁地切换仪器。这在美国也是有利的，因为那里的助手根据他们的资质可能没有资格注射液体。

可供此类使用的刀具有 Hybridge Knife（ERBE USA, Marietta, GA, USA）、FlushKnife（Fujifilm America, Valhalla, NY, USA），以及 DualKnife J 型（Olympus America，Center Valley，PA USA），这是对现有 DualKnife 的改进，增加了喷水功能。这些刀具（图 5-5）提高了手术的速度，但需要更多的资金投入，例如，Hybridge Knife 需要配件 Erbe Jet 才能使用。

3. **尖端绝缘刀**  尖端绝缘刀（IT）在金属针尖有一个不导电的小陶瓷球。由于切割发生在侧面，这使得尖端在理论上不太容易穿孔，但这并非没有可能。这种不同也意味着 IT 刀的操作和使用与针型刀完全不同。当使用针型刀时，通过控制推移来解剖黏膜下平面，而 IT 刀则更多地使用拉力或侧向拖动来实现这种切割效果[5]。

用原来的 IT 刀在某些角度上很难实现切割。因此，ITknife2（IT2）设计在陶瓷尖端的背面增加了一个三角形电极。这个额外的电极极大地方便了黏膜切开和黏膜下剥离。IT2 的使用仅限于胃内，胃内有足够的可操作空间，并且肌层较厚。在食管或结肠中使用它们不是很有帮助，而且有潜在的危险。为了设法解决这一技术难题，具有更小的陶瓷尖端（ITknife2 为 1.7mm, ITknife2 为 2.2mm）和圆盘状电极（IT2 为三角形电极）的 IT Nano 出现了。

值得注意的是，为了使用 IT 刀，需要一个

表 5-3　防静电工具特性

| 种　类 | 刀具名称（型号） | 制造商 | 切开长度（mm） | 工作长度（mm） | 最小流道直径（mm） |
|---|---|---|---|---|---|
| 针型刀 | • DualKnife KD-650L | • Olympus America, Center Valley, PA, USA | 2.0 | 1650 | 2.8 |
| | • DualKnife KD-650U | • Olympus America, Center Valley, PA, USA | 1.5 | 2300 | 2.8 |
| | • HookKnife KD-620LR | • Olympus America, Center Valley, PA, USA | 4.5 | 1650 | 2.8 |
| | • HookKnife KD-620UR | • Olympus America, Center Valley, PA, USA | 4.5 | 2300 | 2.8 |
| 具有注射功能的针刀 | • HybridKnife I type 20,150–261 | • ERBE USA, Marietta, GA, USA | 2.3 | 1900 | 2.8 |
| | • FlushKnife needle type DK2618J | • Fujifilm America, Valhalla, NY , USA | 1.0、1.5、2.0、2.5、3.0 | 1800 | 2.8 |
| | • FlushKnife ball type DK2618J | • Fujifilm America, Valhalla, NY, USA | 1.5、2.0、2.5、3.0 | 1800 | 2.8 |
| | • DualKnife J KD-655L | • Olympus America, Center Valley, PA, USA | 2.0 | 1650 | 2.8 |
| | • DualKnife J KD-655U | • Olympus America, Center Valley, PA, USA | 1.5 | 2300 | 2.8 |
| 尖端绝缘刀 | • ITknife2 KD-611L | • Olympus America, Center Valley, PA, USA | 4.0 | 1650 | 2.8 |
| | • ITknife Nano KD-612U | • Olympus America, Center Valley, PA, USA | 2.8 | 2300 | 2.8 |
| 剪式刀 | • Clutch cutter DP2618DT-35 | • Fujifilm America, Valhalla, NY , USA | 3.5 | 1800 | 2.7 |
| | • Clutch cutter DP2618DT-50 | • Fujifilm America, Valhalla, NY, USA | 5.0 | 1800 | 2.7 |
| | • Stag beetle knife junior MD47703W | • Sumitomo Bakelite, Tokyo, Japan | 3.5 | 1950 | 2.8 |
| | • Stag beetle knife standard MD-47704 | • Sumitomo Bakelite, Tokyo, Japan | 7.0 | 1800 | 2.8 |

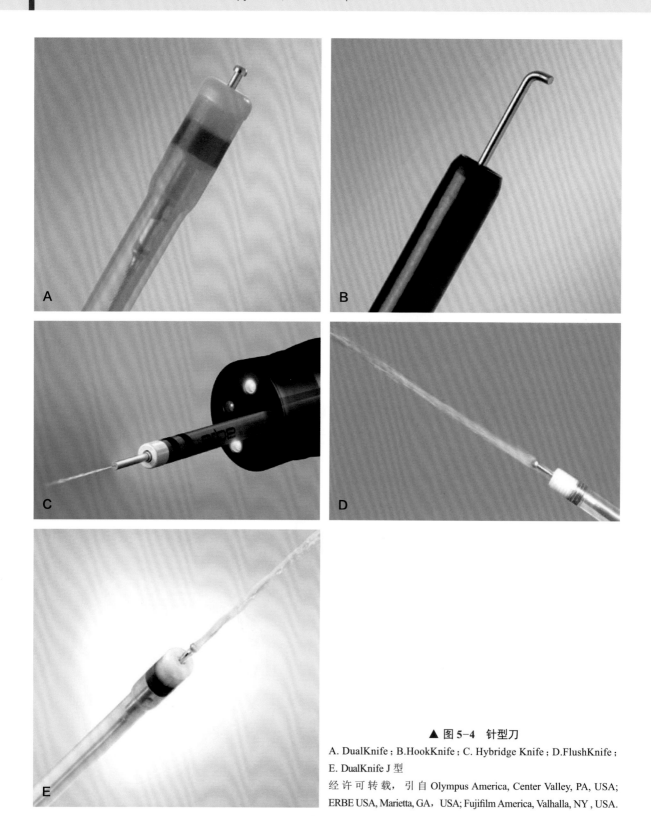

▲ 图 5-4 针型刀
A. DualKnife；B.HookKnife；C. Hybridge Knife；D.FlushKnife；
E. DualKnife J 型
经许可转载，引自 Olympus America, Center Valley, PA, USA;
ERBE USA, Marietta, GA，USA; Fujifilm America, Valhalla, NY , USA.

初始切口进入黏膜下间隙；因此，仍然需要使用针刀。

**4. 剪式刀（离合器切割机、Stag Beetle）** 部分绝缘的剪刀式装置（图 5-6）是一个相对较新的发展[1]。其中包括离合器切割机（Fujifilm America, Valhalla, NY, USA）和 Stag Beetle（SB）刀（Sumitomo Bakelite, Tokyo, Japan）。这些装置在形状和动作上都类似于带有钝刃的微型剪

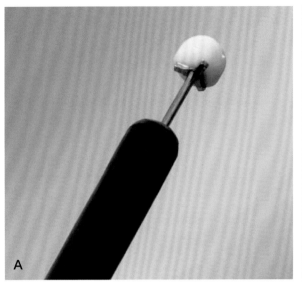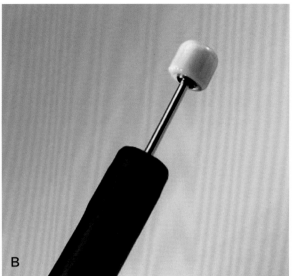

▲ 图 5-5 绝缘尖端

A. ITknife2；B.ITknife Nano

经许可转载，引自 Olympus America, Center Valley, PA, USA.

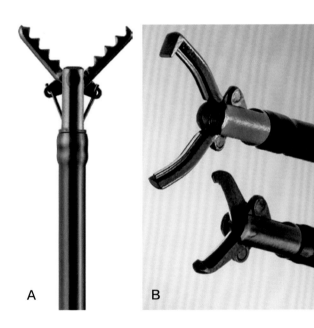

◀ 图 5-6 剪式刀

A. 离合器切割机；B. 鹿甲刀

经许可转载，引自 Fujifilm America, Valhalla, NY, USA; Olympus America, Center ValleyPA, USA.

刀，在抬起和施加电流之前抓住被切除的组织，具有限制周围组织损伤的优点 [10]。这些设备部分绝缘，以将切割能量集中在剪刀刀刃上。这可以产生恰到好处地控制和精确切割，并且当有相当大的偶然运动时，如呼吸运动或移动，可能很有用。

剪式刀的另一个用途是食管憩室切除术（如 Zenker 憩室或 Killian-Jamieson 憩室）。剪式刀能够抓取并直接切割憩室壁、黏膜、黏膜下层和肌层，用很少的切割就可完成手术，使手术在技术上简单易行，并且大大缩短了手术时间 [11]。

## （四）止血

黏膜下剥离会有意或无意地遇到血管，控制止血对于确保切除范围的可见性，以及减少术后出血至关重要。

1. ESD 刀 轻微出血和预防性烧灼小血管，一般首选的是 ESD 刀。通过选择合适的电流模式，ESD 刀可以有效地用于止血。DualKnife（Olympus America, Center Valley, PA, USA）的"双重"功能依赖于这样一个事实，即当它被完全收回时，剩下的刀尖可以用作止血的靶向工具，同时通过最小限度地减少显露的刀刃，将周围烧伤降至最低。

2. **止血钳** 如上所述，手术过程中的轻微出血或＜1mm 的微小血管一般可以用现有的电外科设备进行治疗，切换到凝固模式即可。然而较大的血管或剧烈（包括动脉）出血需要使用止血钳。使用的技术是通过水流清除残余血液来识别出血点，使用止血钳抓住血管及其周围组织，使血管远离深层组织，并施加适当的凝固电流，如软凝模式。电凝钳（Olympus America, Center Valley, PA, USA；图 5-7）是一种可旋转的设备，具有有效的组织抓取功能，通常在此环境中使用。其他选择包括热活组织检查钳（Boston Scientific, Marlborough, USA），尽管不是其最初的预定用途。止血钳已经非常成功，它们也越来越多地被用于非 ESD 出血的情况，如凝固胃溃疡上可见的血管。

3. **止血夹子** 在手术过程中夹住止血夹通

常是困难的，因为它干扰了进一步的解剖，但止血夹在两种情况下都有作用，即大血管止血和黏膜缺损 / 隧道的关闭。虽然大血管通常用止血钳处理，但在止血钳不成功的情况下，或者在手术结束时，如果切除完成，希望避免对切除基底部造成额外的热损伤，止血夹也是一种止血的选择。

如果在解剖过程中放置了止血夹，则应使用占用范围较小的止血夹，如 Olympus EZ 止血夹（Olympus America, Center Valley, PA USA），这种止血夹不太可能干扰后续的解剖。

止血夹可能的其他作用是作为牵引装置或穿孔管理的辅助工具，这将在下面讨论。

## 四、新动向

### （一）牵引装置（钛夹 - 牙线技术、Lumendi、LumenR）

由于 ESD 设备与内镜处于同一轴线，牵引以获得更好的黏膜下间隙显露通常是困难的。克服这一问题的一种方法是使用重力来辅助切除，定位病灶并切割，这样随着剥离的继续，皮瓣就会从下面的组织上垂下来，但考虑到这种方式在许多情况下是不可行的，人们对更好显露的牵引装置感兴趣，这将导致更安全、更快的解剖。

一种简单易行的方法是将一根长绳（通常是牙线）系在钛夹的臂上，将钛夹放置在部分切除的病灶边缘，然后通过绳子轻轻牵引病灶。Suzuki 等的研究表明，与标准技术相比，胃 ESD 的操作时间显著缩短（平均 82.2 min vs. 118.2 min）[12]。虽然该技术很容易展开，但仍有局限性，主要的局限性是牵引线与内镜的共线性与范围，这通常意味着尽管从重力方面有所改善，但牵引角度远不理想，

Lumendi（DiLumen, Westport, CT, USA）是一种带有锚定气球的套管，位于镜尖的近端和远端，通过压平折叠和伸直弯曲来稳定结肠黏膜并增强可视性。

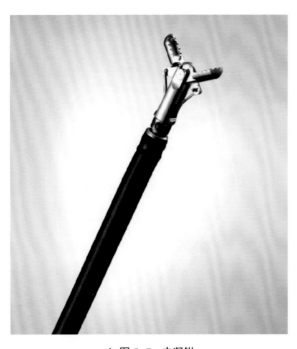

▲ 图 5-7 电凝钳

经许可转载，引自 Olympus America, Center Valley, PA, USA.

Orise 组织取出器系统（Boston Scientific, Marlborough, MA, USA）是一个便于结肠 ESD 的平台，它结合了内镜溢流管和闭塞装置，以稳定镜前的切除野，并具有独立的仪器通道，允许使用抓取钳牵引病变。器械通道显露的角度更垂直于解剖平面，这使得它在提供适当的牵引力时更有用。

## （二）机器人 - 增强外科系统

ESD 的主要技术限制之一是设备的运动主要依赖内镜的运动。这导致该技术需要高强度的内镜训练来发展所需的技能集，并限制其普适性。这是机器人增强平台希望克服的挑战。在视野末端有两个或多个铰接式机械手可使镜轴保持稳定，作为一个稳定的平台，铰接式手臂可以在此平台上进行三角测量，以完成解剖和切割工作。因为病变部位的限制，这一技术发展使得 ESD 可以在对专家来说也具有挑战性的位置进行，如贲门或幽门区。人们希望这将缩短学习曲线，并通过降低采用门槛使之成为一项更广泛的技术。

许多平台都在开发过程中[13]，但进行人体研究的很少，其中之一是主从式经腔内镜机器人（master and slave transluminal endoscopic robot, MASTER）（Endomaster, Singapore）（图 5–8），它在一个小病例系列中显示了用于切除早期胃肿瘤的平均黏膜下剥离时间为 18.6min[14]。该平台利用柔性内镜上的机械臂，由一名坐在一个单独的控制台上的操作员单独控制手臂，执行器将控制传输到机械臂。

## （三）ESD 创面的封闭或覆盖

ESD 期间的小穿孔通常是用夹子在内镜处理的，有针对性地应用标准的夹子能够穿过缺损并实现良好的闭合。如果固有肌缺损的宽度大于标准夹子的宽度，则可以考虑使用 Ovesco 夹子（Ovesco Endowscope USA Inc., Cary, NC, USA），该夹子是直径较大的超范围夹子，同时使用附件 Twin Grasper 抓住缺损的任一侧并将其闭合。

对于超出夹子可及范围的穿孔，可以考虑使用几种技术：OverStitch 内镜缝合装置（Apollo Endosurgery Inc., Austin, TX, USA）可以用来闭合大的缺损，前提是有足够的内镜空间来操纵该装置的笨重的头部；其次还有夹子和内环方法，其中使用双通道治疗范围来展开一系列夹子以将内环锚定在缺陷的边缘周围，然后将其像荷包线一样闭合[15]。

虽然大多数 ESD 黏膜缺损没有闭合，但有时可能会实现黏膜对位，例如在 PEOPE 手术的

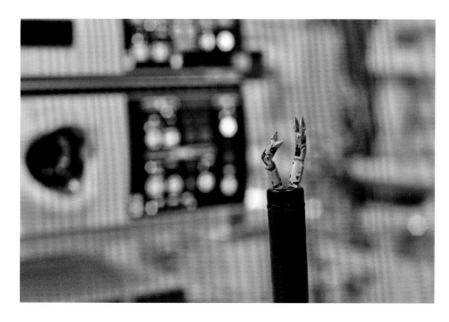

◀ 图 5–8　主从式经腔内镜机器人（MASTER）
经许可转载，引自 Endomaster, Singapore.

黏膜下隧道的情况下，或者有时在穿孔或内镜全层切除的情况下[16]。关闭结肠黏膜ESD缺损被证明能加速伤口愈合[16]，尽管临床结果没有改变。

由于受ESD影响的病变的性质，其长度可能＞100mm，黏膜缺损的闭合对于传统的内镜设备来说可能是一个挑战。已经尝试了对现有内镜设备的各种改造，例如"环夹"[17]，它是一根环状尼龙绳，系在夹子的一个臂上，允许从先前部署的环夹中连续抓取组织。还有其他技术，如双层夹闭合[18]，其中放置在中线的初始夹排有助于部分减小缺损宽度，第二系列夹与第一系列夹交替放置，完全与两侧黏膜边缘相对。

目前已经探索了ESD创面的覆盖，特别是在＞2/3的管腔被切除的食管ESD领域，因为这种操作后的瘢痕和术后狭窄是存在问题的。一些仍在研究中的技术[19]包括使用一层材料覆盖缺损，以及使用一种生物相容性支架来帮助

表皮再生，也可以是患者自身细胞的自体移植，如口腔黏膜上皮细胞片移植[19]。

其他有关ESD创面覆盖的报道包括使用聚羟基乙酸片剂和纤维蛋白胶[20]，其中胃和十二指肠术后穿孔已有描述。作为一种覆盖缺损并通过帮助关闭缺损的生物可吸收支架，这种技术在未来的大穿孔的内镜治疗中很有希望。

## 结论

在过去几年中，可用于支持ESD的工具和附件迅速发展为相当重要的医疗设备；就新操作平台而言，未来很有希望，这些平台可以提高安全性和速度，并推进可切除的界限。

然而，对于大多数内镜医师来说，充分了解现有设备的功能和局限性是手术成功及高效的关键。技术和设备可能会改变，但无论使用何种设备，解剖的原则和明智且慎重处理黏膜下间隙血管是不变的。

## 参考文献

［1］ Hironori Y. Endoscopic submucosal dissection—current success and future directions. Nat Rev Gastroenterol Hepatol. 2012;9(9):519–29.

［2］ Fukami N. Endoscopic submucosal dissection: principles and practice. New York: Springer; 2015.

［3］ Zhang Yu H, Wei Feng X, Luo Chang J, Wang Xi C. Submucosal injection solution for endoscopic resection in gastrointestinal tract: a traditional and network meta-analysis. Gastroenterol Res Pract. 2015;2015:1–10.

［4］ Alexandre Oliveira F, Joana M, Joana T, Mario D-R. Solutions for submucosal injection in endoscopic resection: a systematic review and meta-analysis. Endosc Int Open. 2016;4(1):E1–E16.

［5］ Peter VD, Takuji G, Disaya C, Michael BW. Techniques of endoscopic submucosal dissection: application for the Western endoscopist? Gastrointest Endosc. 2013; 78(5):677–88.

［6］ Dimitrios P, George K, Konstantinos T, George K, John GP, Spiros DL. Comparative performance of novel solutions for submucosal injection in porcine stomachs: an ex vivo study. Dig Liver Dis. 2010;42(3):226–9.

［7］ Christopher JB, Timothy AW, Massimo R, Mohammad AA-H, Kyung WN, Surakit P, et al. The safety and efficacy in humans of endoscopic mucosal resection with hydroxypropyl methylcellulose as compared with normal saline. Surg Endosc. 2008;22(11):2401–6.

［8］ Fasoulas K, Lazaraki G, Chatzimavroudis G, Paroutoglou G, Katsinelos T, Dimou E, et al. Endoscopic mucosal resection of giant laterally spreading tumors with submucosal injection of hydroxyethyl starch: comparative study with normal saline solution. Surg Laparosc Endosc Percutan Tech. 2012;22(3):272–8.

［9］ Committee AT, Jeffrey LT, Bradley AB, Subhas B, Shailendra SC, Klaus TG, et al. Electrosurgical generators. Gastrointest Endosc. 2013;78(2):197–208.

［10］ Akahoshi K, Akahane H, Motomura Y, Kubokawa M, Itaba S, Komori K, et al. A new approach: endoscopic submucosal dissection using the clutch cutter® for early stage digestive tract tumors. Digestion. 2012;85(2):80–4.

［11］ Goelder SK, Brueckner J, Messmann H. Endoscopic treatment of Zenker's diverticulum with the stag beetle knife (sb knife) - feasibility and follow-up. Scand J Gastroenterol. 2016;51(10):1155–8.

［12］ Kroh M, Reavis KM, SpringerLink (Online service).

The SAGES manual operating through the endoscope. Springer Nature Switzerland AG.

［13］ Sho S, Takuji G, Yoshiyuki K, Shin K, Kunio I, Naoko Y-K, et al. Usefulness of a traction method using dental floss and a hemoclip for gastric endoscopic submucosal dissection: a propensity score matching analysis (with videos). Gastrointest Endosc. 2016;83(2):337–46.

［14］ Baldwin Po Man Y, Terence G. A technical review of flexible endoscopic multitasking platforms. Int J Surg. 2012;10(7):345–54.

［15］ Soo Jay P, Nageshwar R, Philip WYC, Pradeep R, Guduru VR, Zheng W, et al. Robot-assisted endoscopic submucosal dissection is effective in treating patients with early-stage gastric neoplasia. Clin Gastroenterol Hepatol. 2012;10(10):1117–21.

［16］ Kazuhiro Y, Seigo K, Keiichi I, Kazuki S, Hisao T. Assessment of a manipulator device for NOTES with basic surgical skill tests: a bench study. Surg Laparosc Endosc Percutan Tech. 2014; 24(5):e191–5.

［17］ Shintaro F, Hirohito M, Hideki K, Noriko N, Tae M, Maki A, et al. Management of a large mucosal defect after duodenal endoscopic resection. World J Gastroenterol. 2016;22(29):6595.

［18］ Yin Z, Xiang W, Guanying X, Yun Q, Honggang W, Li L, et al. Complete defect closure of gastric submucosal tumors with purse-string sutures. Surg Endosc. 2014;28 (6):1844–51.

［19］ Taro O, Naoto S, Hideaki R, Takashi M, Hiroya U, Kenshi M, et al. Closure with clips to accelerate healing of mucosal defects caused by colorectal endoscopic submucosal dissection. Surg Endosc. 2016;30(10):4438–44.

［20］ Tanaka S, Toyonaga T, Obata D, Ishida T, Morita Y, Azuma T. Endoscopic double-layered suturing: a novel technique for closure of large mucosal defects after endoscopic mucosal resection (EMR) or endoscopic submucosal dissection (ESD). Endoscopy. 2012;44(Suppl 2):E153–4.

# 第6章
## 食管内镜黏膜下剥离术
### Esophageal ESD

Lady Katherine Mejía Pérez  Seiichiro Abe  Raja Siva  John Vargo  Amit Bhatt  著

丁方回  李 汛  译

## 概述

食管癌是全球第八大最常见的恶性肿瘤，也是癌症相关死亡的第六大最常见原因[1]。食管癌5年生存率为15%~20%[2, 3]，如果不及早发现，其预后很差。鳞状细胞癌（squamous cell carci-noma, SCC）和食管腺癌（EAC）是食管癌两种主要的组织学亚型。在世界范围内，80%~90%的患者以鳞状细胞癌的形式发生[4]。然而，在北美和欧洲的一些地区，食管腺癌的发病率显著升高，超过了鳞状细胞癌的发病率[5]。这一趋势与胃食管反流和肥胖患病率的上升相一致[6-9]。

从历史上看，根治性食管切除术是食管癌治疗的标准方法，包括早期食管癌和伴有高级别异型增生的Barrett食管（Barrett esophagus with high-grade dysplasia, BE-HGD）。虽然过去围术期死亡率很高，但外科技术和术后护理的进步已将患者的死亡率显著降低到胸外科学会数据库的3.4%，在选定的高容量中心死亡率<1%[10]。尽管如此，发病率仍然>33%，这导致了对低有创性、保留器官的治疗方式的探索[11-14]。内镜切除术即内镜黏膜切除术（EMR）和内镜黏膜下剥离术（ESD），作为浅表性食管癌的一种器官保留的治疗替代方案出现，具有相似的无癌生存率和显著低于外科手术的发病率[15-17]。

ESD最早起源于日本，用于切除早期胃癌。ESD允许对病变进行整块切除，而不考虑其大小、位置和纤维化[18, 19]。它是一种提高完全切除率，从而降低局部复发率的技术。它还为准确分期提供了最可靠的组织病理学评估。在食管癌中，黏膜下淋巴管的高密度导致淋巴结受累率较高，即使是表面癌，如$T_{1b}$黏膜下肿瘤。ESD也适用于低风险（0.6%）$T_{1a}$黏膜癌的治疗[20, 21]。

浅表性食管癌的大部分数据来自亚洲和欧洲，其中鳞状细胞癌更为常见。此外，ESD是目前治疗浅表食管鳞状细胞癌的标准方法，因为与手术相比，经ESD治疗的早期浅表性食管癌具有最好的组织学结果及预后。

对于与Barrett食管相关的高级别异型增生（HGD）和EAC，食管EMR仍然是首选的治疗方法。它被认为是安全有效的，也是研究最广泛的技术[15-17]。然而，EMR只能实现小于15mm或小于20mm的病变的整块切除[22, 23]。众所周知，分片切除是食管腺癌复发的风险因素[24]。按照这些思路，美国消化内镜学会（ASGE）推荐ESD用于切除>20mm的病变（如果有专业知识），而欧洲胃肠内镜学会（ESGE）推荐ESD用于切除>15mm的病变，或用于因纤维化而形成瘢痕的病变；如果怀疑浅表黏膜下浸润，则仅作为分期手术[25, 26]。

## 一、适应证

ESD 适用于切除淋巴结转移风险可忽略的肿瘤。ESD 的公认适应证与转移率、根据地理分布的可用经验以及手术的感知风险一致。

## 二、鳞状细胞癌

关于该亚型的大多数数据来自亚洲，该地区的 ESD 经验更丰富。根据日本食管协会食管癌治疗指南，内镜切除术绝对适用于局限于黏膜的病变（$T_{1a}$, m1/m2）。此外，黏膜下层浅表浸润的病变（$T_{1b}$/sm1, m3/sm1）是 ESD 的相对适应证（表 6-1）[27]。欧洲胃肠内镜学会（ESGE）推荐 ESD 作为浅表性食管鳞状细胞癌（m1 或 m2）切除术的首选方案。ESGE 建议 ESD 优于 EMR，因为它能够提供整块切除[25]。

表 6-1　适合内镜切除（EMR/ESD）的鳞状细胞癌*

| | 绝对适应证 | 相对适应证 |
| --- | --- | --- |
| 浸润深度 | m1、m2 | m3、sm1（≤200μm） |

*. 有日本食管癌协会提出

EMR. 内镜黏膜切除术；ESD. 内镜黏膜下剥离术

## 三、Barrett 食管和食管腺癌

内镜切除术适用于治疗与 Barrett 食管相关的高级别异型增生（HGD）和食管腺癌（EAC）[25]。EMR 首选于可实现整块切除的小病灶[28–32]。ESD 推荐用于选定的患者，如 >15mm 的病变、肿瘤分化较差和有黏膜下浸润风险的病变（表 6-2）[25]。无论采用何种内镜切除技术，治疗通常辅以内镜消融技术，如射频消融术，以降低剩余 Barrett 上皮发生异时性病变的风险[24]。

## 四、流程

食管 ESD 是一项技术上具有挑战性的手术，因为狭窄的食管腔限制了内镜操作。此外，食管壁比胃壁薄，增加了穿孔和纵隔炎的风险[33]。

表 6-2　根据欧洲胃肠内镜学会的标准，ESD 治疗高级别异型增生和 Barrett 食管相关食管腺癌的适应证

| | 指　示 |
| --- | --- |
| 浸润深度 | sm1（≤500μm） |
| 大小 | >15mm |
| 分化程度 | 差 |

ESD. 内镜黏膜下剥离术

因此，为了提高成功率，ESD 应该在诊治量大、多学科中心进行[34]。在食管中执行该程序之前，建议在较容易的位置（远端胃、直肠）执行 ≥20～40 个程序[35, 36]。

## 五、设备

ESD 是以逐步的方式进行的，并且专门设计了不同的设备来促进每一步的执行[37]。ESD 的一些设备，如内镜、凝血装置和高频发电机，与标准内镜中使用的设备类似。电刀是 ESD 独有的。由于程序的复杂性，需要特别注意设备类型的选择[37]。ESD 的内镜工具和附件在本书其他地方讨论，本章不包括在内。

对于食管 ESD，首选直的软性远端附着体。对于用于标记、环切和黏膜下剥离的刀，钩形刀（Olympus KD 620LR/KD 620UR, Tokyo, Japan）、双刀（Olympus KD 650L/KD 650U, Tokyo, Japan）和 Flush- Knife（Fujinon Optical Co., Tokyo, Japan）是唯一推荐用于食管 ESD 的未覆盖装置[38]。ITknife Nano（Olympus KD 612L/U, Tokyo, Japan） 和 Mucosectom2（HOYA Pentax, Tokyo, Japan）是用于食管 ESD 的绝缘刀[39, 40]。此外，Akahoshi 等最近描述了使用离合器切割器（Fujifilm, Tokyo, Japan）切除鳞状细胞癌[41–44]。

## 六、术前评估

精确的患者选择和病变的术前内镜评估对于评估肿瘤侵袭的范围和深度，以及识别肿瘤边缘至关重要[25, 38]。这将决定病变是否适合 ESD。

建议使用巴黎分型标准描述结节性病变，并建议使用所有可见 Barrett 黏膜的布拉格标准[25]。建议使用高分辨率内镜检测肿瘤和局部分期[25]。

复方碘溶液色素内镜是目前评价食管鳞状细胞癌的金标准技术。然而，复方碘溶液染色有时会导致手术后患者不适[45]。因此，最近发展了虚拟色素内镜成像技术，如窄带成像技术（NBI）。与色素内镜相比，NBI 在预测 Barrett 相关瘤变和鳞状细胞癌的浸润深度方面具有相似的敏感性和更高的特异性，缺点是观察者之间存在中度一致性[46-49]。如果怀疑有恶性肿瘤，应获取可见病变的活检样本[25]。

高频探头超声内镜（EUS）检测早期食管癌黏膜下浸润的准确性有限[50, 51]。然而，在评估淋巴结分期方面，它比计算机体层成像（computed tomography, CT）更优越[52, 53]。因此，EUS 可用于食管癌高风险病变的局部区域分期[46, 48]。

一般情况下，食管 ESD 需要进行监测麻醉护理和镇静。如果可用，气管插管全身麻醉有利于降低吸入分泌物或血液的风险[54]。

## 七、技术

### （一）标记

在开始手术之前，必须对病变进行适当的识别、定位和划分[54, 55]。应仔细进行环周标记，以

避免食管薄壁穿孔。烧灼、氩等离子体凝固或针刀尖可用于标记距病变边缘 3～5mm 处（图 6-1）。

### （二）部分环切

在食管 ESD 中，我们倾向于部分环形切口，以防止液体从黏膜下层逸出（图 6-2 和图 6-3）[42]。先做口腔和肛门切口。然后使用冲洗刀或双刀沿左侧黏膜病变边缘进行黏膜切开，使病变从重力依赖侧的水池中缩回。当 3/4 的病变被切除后，右外侧壁的环形切口就完成了。

### （三）黏膜下剥离

显露黏膜下层后，通过注射提升液提升病变。通过钩住和切割黏膜下层，或者通过接触双刀（KD 650L/KD 650U, Olympus）尖端，可使用 ITknife Nano（KD 612L/U, Olympus）或钩形刀（KD 620LR/KD 620UR, Olympus）解剖黏膜下层（图 6-3 和图 6-4）。鹿甲虫刀（MD-47707; Sumitomo Bakelite Co., Ltd.）和 Mucosectom2（HOY A Pentax）也被用于解剖。

最近，夹线牵引法已普遍用于食管 ESD 的黏膜下剥离[56]（图 6-5 和图 6-6）。它允许改善黏膜下层的显露，从而更容易识别显露黏膜下层的边缘，以便直接解剖。一项前瞻性研究表明，夹线牵引有助于显著缩短手术时间[57]。此外，提出黏膜下隧道法以保持黏膜下层和黏

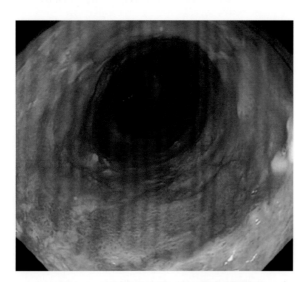

▲ 图 6-1 可疑扁平病变，累及整个食管周长

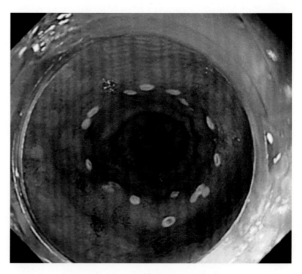

▲ 图 6-2 病变周围的环周标记

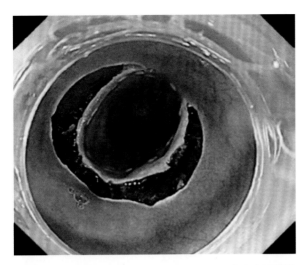

▲ 图 6-3　使用 **DualKnife** 和 **ITknife Nano** 在病变近端进行部分环形黏膜切口

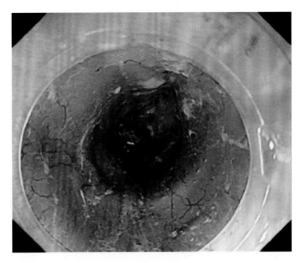

▲ 图 6-5　使用内镜远端帽和 **ITknife Nano** 从近侧开始创建黏膜下隧道

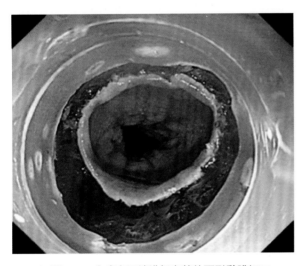

▲ 图 6-4　在病变远端进行完整的环形黏膜切口

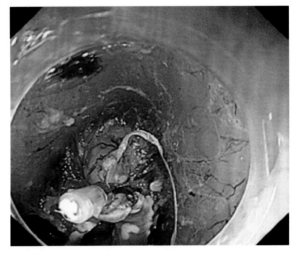

▲ 图 6-6　一种附着在牙线上的内镜夹置于标本的黏膜侧，牵拉牙线以提供牵引力。然后用 **ITknife Nano** 解剖隧道外侧的黏膜下层

膜下液垫的良好可视化。该技术允许安全 ESD，缩短程序时间[58]。这项技术可以通过使用 IT 刀纳米装置来实现，即使对于涉及完整管腔周长的大型食管癌也是如此（图 6-7 和图 6-8）[59]

## 八、组织学结果

### （一）浅表鳞状细胞癌

鳞状细胞癌 ESD 研究显示整块切除率为 99%（83%~100%），完全切除率为 82.8%（78%~100%），治愈性切除率为 75.6%（69%~100%），

局部复发率为 0.3%（0%~2.6%）[18, 19, 33, 42, 43, 60-64]。此外，一项比较 ESD 和 EMR 切除早期鳞状细胞癌的 Meta 分析显示，无论病变大小，ESD 组整块切除率明显高于 EMR 组（97.1% vs. 49.3%），以及更高的治愈切除率（92.3% vs. 52.7%）和更低的复发率（0.3% vs. 11.5%）（表 6-3）[65]。

### （二）Barrett 食管相关的高级异型增生或早期腺癌

最近的一项 Meta 分析评估了 ESD 治疗早期 BE 肿瘤的安全性和有效性[66]。它包括 11 项

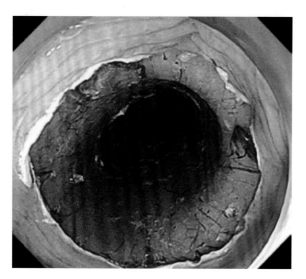

▲ 图 6-7 内镜黏膜下剥离术溃疡缺陷

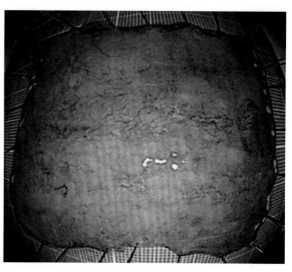

▲ 图 6-8 打开并固定切除标本，尺寸为 **69mm×57mm**。组织病理学显示，鳞状细胞癌最深侵犯黏膜肌层，无淋巴血管受累，边缘呈阴性。这是一种治疗性内镜切除术

表 6-3 ESD 治疗早期食管肿瘤的组织学结果

| 组织学亚型 | N | 手术时间范围（min） | 切除率，%（95%CI） | R0 切除率，%（95%CI） | 治愈切除率，%（95%CI） | 局部复发率，%（95%CI） | 参考文献 |
|---|---|---|---|---|---|---|---|
| SCC | 970 | 24～160 | 99（83.3～100） | 82.8（78～100） | 75.6（69～100） | 0.3（0～2.6） | [18, 19, 33, 42,43, 61-64, 85, 88] |
| BE-HGD/EAC | 524 | 86.4～128.5 | 92.9（90.3～95.2） | 74.5（66.3～81.9） | 64.9（55.7～73.6） | 0.17（0～0.3） | [28-30, 44,68, 84, 96] |

ESD. 内镜黏膜下剥离术；SCC. 鳞状细胞癌；BE. Barrett 食管；HGD. 高级别异常增生；EAC. 食管腺癌；CI. 置信区间

研究，其中 10 项是队列研究，1 项是随机对照试验。7 项研究来自欧洲，3 项来自亚洲，1 项来自美国。平均病变大小为 27mm（20.9～33.1mm），平均手术时间为 107.5min（86.4～128.5min）。合并整块切除率为 92.9%（95%CI 90.3%～95.2%），而 R0 和治愈性切除率分别为 74.5%（95%CI 66.3%～81.9%）和 64.9%（95%CI 55.7%～73.6%）（表 6-2）。有趣的是，作者发现 R0 和治愈性切除率存在显著的异质性[66]。变异归因于内镜切除术前不明显的侧缘浸润，突出了详细术前评估的重要性。与亚洲和欧洲的胃和结肠 ESD 相比，这项 Meta 分析报道了非常有利的结果和安全性[66]。

最近的两项多中心分析证明了 ESD 在西方切除 BE-HGD 和 EAC 的有效性和安全性。来自美国 5 个学术三级转诊中心的多中心回顾性分析报道整块切除率和治愈性切除率分别为 96% 和 70%。6% 的患者出现早期出血，2.1% 的患者出现穿孔，15% 的患者出现狭窄[67]。来自 3 个中心的欧洲分析，其中包括大型（≥2cm），结节性或纤维化病变，显示类似的结果。整块切除率为 90.8%，根治性切除率为 65.8%。描述整块切除术的学习曲线显示，30 次手术后，整块切除术趋于平稳，这为经验提供了更好结果的证据。出血率为 1.4%，穿孔率为 0%，狭窄率为 2.1%[68]。这些发现强调了 ESD 在评估

和管理 BE 相关肿瘤病变方面的潜在作用，并为专家在诊治量大的中心进行该技术的安全性提供了保证。

## 九、ESD 后的建议

### （一）鳞状细胞癌

局限于固有层的鳞状细胞癌病变的淋巴结转移风险几乎为 0，而侵入黏膜肌层的转移风险为 8%～15%，侵入黏膜下层至 200μm 或以下的转移风险为 11%～53%[69-72]。基于淋巴结转移的风险，ESGE 根据 ESD 后的组织学结果提出以下治疗后建议。

1. 如果整块切除 R0，深度<m2，且无淋巴血管侵犯，则认为手术是治愈的。

2. 如果整块切除分化良好的 m3/sm1 病变（≤200μm）且无淋巴血管侵犯，建议多学科讨论[69-71]。

3. 如果肿瘤分化较差，伴淋巴血管浸润，垂直边缘阳性或深度>sm2（>200μm），建议采用手术或放射治疗、化学治疗的方式进一步治疗[25, 73]。

4. 如果水平边缘阳性是唯一的高危标准，内镜监测和再治疗是合理的选择[33, 42, 43, 55, 74]。

### （二）高级别异型增生和食管腺癌与 Barrett 食管相关

最近日本一项多中心回顾性研究发现，淋巴管受累、低分化类型和大小>30 mm 的病变与食管腺癌转移的检测独立相关。如果黏膜和黏膜下肿瘤（1～500μm）中不存在这些物质，则转移的风险非常低[75]。因此，在对切除的 ESD 样本进行详细的组织病理学检查后，ESGE 建议如下。

1. 如果对黏膜病变进行 R0 整块切除，则认为切除是治愈的[29, 76]。

2. 对于不侵犯淋巴血管的分化良好的 sm1 肿瘤（≤500μm），建议进行多学科讨论[77]。

3. 如果发现淋巴血管浸润，组织学分化差，深度>500μm，或者垂直边缘阳性，建议手术[25, 29, 76]。

4. 如果水平边缘呈阳性且无其他高危标准，建议内镜监测或再治疗[25, 28, 29, 76]。

### （三）ESD 治疗后的监测

食管 ESD 最有效的随访间隔时间缺乏证据。然而，基于内镜切除后 Barrett 相关瘤变的复发率在 11%～30% 的风险，建议在切除后进行密切的内镜随访和消融技术[78, 79]。根据专家的实践，建议每 3 个月随访 1 次，为期 1 年；之后每年 1 次[80]。对于浅表鳞状细胞癌，高分辨率内镜检查和可疑区域活检在 3 个月和 6 个月，以及之后推荐每年 1 次[25]。

## 十、不良事件

处理与 ESD 相关的潜在并发症是成功实施手术的关键。与 EMR 相比，ESD 的不良事件感知率更高，因为其操作时间更长，且具有技术挑战性。然而，只有食管狭窄的并发症发生率有显著差异[28, 64, 74, 81]。食管 ESD 手术后没有观察到死亡率。

### （一）出血

出血的定义为血红蛋白下降≥2g/dl，在食管 ESD 患者系列中出现过 0%～22.8%，平均为 2.5%[19, 28, 29, 32, 33, 42, 55, 60, 61, 63, 67, 82-86]。通常在手术过程中或前 24h 内出现。根据最近的一项系统综述，95% 的出血得到了保守控制，需要干预的患者<10%[81]。食管 ESD 后迟发性出血是罕见的，在 0%～5.2% 的患者中报道。

### （二）穿孔

在切除鳞状细胞癌、HGD 和 EAC 合并 BE 的 ESD 手术中，0%～4% 的患者出现穿孔[19, 28, 29, 32, 33, 42, 43, 55, 60, 61, 63, 67, 82-86]。小穿孔可以通过放置内镜夹成功治疗，而大穿孔可能需要紧急手术干预[25, 64]。考虑到 ESD 中黏膜下层（强度层）的切除和食管中浆膜的缺乏，内镜下抢救和较大缺损的初级外科修复具有挑战性。对于那些没有可识别穿孔的纵隔肺气肿患者，提供保守治疗可能是有益的[63]。

## （三）狭窄

食管静电放电后的食管狭窄被定义为限制胃镜通过的狭窄。在12%～17%的患者中发生[87, 88]。这种并发症给需要辅助治疗（如放射治疗）的患者带来了额外的挑战，而狭窄的发展可能是相对禁忌的。管腔周向范围≥75%和浸润深度（>$T_1$m2）与狭窄[18]有关。鉴于其高患病率，人们提出了几种干预措施来预防这一并发症[89]。目前，一线选择是口服或局部注射类固醇[89-94]。目前正在进行一项随机对照试验，严格评估两种方法预防狭窄的效果[95]。替代方法包括预防性内镜球囊扩张、自膨胀式支架、局部注射肉毒杆菌毒素和口服曲尼司特[90, 96, 97]。此外，目前正在研究有前景的方法，包括羧甲基纤维素组织屏蔽切除部位、聚乙醇酸片后纤维蛋白胶、自体细胞片移植等[98-103]。

## 十一、未来

需要对Barrett的HGD和EAC进行ESD有效性和安全性的随机对照试验，特别是西方内镜医师的试验。需要进一步研究辅助黏膜下剥离术的体液垫，以降低ESD的技术难度，促进其普及。通过组织屏蔽技术和内镜缝合预防不良事件是一个有前景的研究领域。

## 结论

ESD是一种成熟的治疗早期食管鳞状细胞癌的技术。与EMR相比，ESD具有更高的整块、治愈和R0切除率，导致局部复发率较低。采用ESD去除与Barrett食管相关的HGD和EAC，由于其技术复杂性、培训机会有限、不良事件风险高、操作时间长、报销不理想等原因而受到限制。然而，有希望的领域包括发展防止不良事件和降低ESD技术难度的技术。

## 参考文献

[1] Ferlay J, Soerjomataram I, Dikshit R, Eser S, Mathers C, Rebelo M, et al. Cancer incidence and mortality worldwide: sources, methods and major patterns in GLOBOCAN 2012. Int J Cancer. 2015;136(5):E359–86.

[2] DeSantis CE, Lin CC, Mariotto AB, Siegel RL, Stein KD, Kramer JL, et al. Cancer treatment and survivorship statistics, 2014. CA Cancer J Clin. 2014;64(4):252–71.

[3] Rustgi AK, El-Serag HB. Esophageal carcinoma. N Engl J Med. 2014;371(26):2499–509.

[4] Arnold M, Soerjomataram I, Ferlay J, Forman D. Global incidence of oesophageal cancer by histological subtype in 2012. Gut. 2015;64(3):381–7.

[5] Pohl H, Sirovich B, Welch HG. Esophageal adenocarcinoma incidence: are we reaching the peak? Cancer Epidemiol Biomark Prev. 2010;19(6):1468–70.

[6] Devesa SS, Blot WJ, Fraumeni JF Jr. Changing patterns in the incidence of esophageal and gastric carcinoma in the United States. Cancer. 1998;83(10):2049–53.

[7] Kubo A, Corley DA. Marked multi-ethnic variation of esophageal and gastric cardia carcinomas within the United States. Am J Gastroenterol. 2004;99(4):582–8.

[8] Simard EP, Ward EM, Siegel R, Jemal A. Cancers with increasing incidence trends in the United States: 1999 through 2008. CA Cancer J Clin. 2012;62(2):118–28.

[9] Dubecz A, Solymosi N, Stadlhuber RJ, Schweigert M, Stein HJ, Peters JH. Does the incidence of adenocarcinoma of the esophagus and gastric cardia continue to rise in the twenty-first century?-a SEER database analysis. J Gastrointest Surg 2014;18(1):124–129.

[10] Raymond DP, Seder CW, Wright CD, Magee MJ, Kosinski AS, Cassivi SD, et al. Predictors of major morbidity or mortality after resection for esophageal cancer: a Society of Thoracic Surgeons General Thoracic Surgery Database Risk Adjustment Model. Ann Thorac Surg. 2016;102(1):207–14.

[11] Birkmeyer JD, Stukel TA, Siewers AE, Goodney PP, Wennberg DE, Lucas FL. Surgeon volume and operative mortality in the United States. N Engl J Med. 2003; 349(22):2117–27.

[12] Luketich JD, Pennathur A, Awais O, Levy RM, Keeley

S, Shende M, et al. Outcomes after minimally invasive esophagectomy: review of over 1000 patients. Ann Surg. 2012;256(1):95–103.

［13］ Orringer MB, Marshall B, Chang AC, Lee J, Pickens A, Lau CL. Two thousand transhiatal esophagectomies: changing trends, lessons learned. Ann Surg. 2007; 246(3):363–72; discussion 372–4.

［14］ Weksler B, Sullivan JL. Survival after esophagectomy: a propensity-matched study of different surgical approaches. Ann Thorac Surg. 2017;104(4):1138–46.

［15］ Ngamruengphong S, Wolfsen HC, Wallace MB. Survival of patients with superficial esophageal adenocarcinoma after endoscopic treatment vs surgery. Clin Gastroenterol Hepatol. 2013;11(11):1424–9. e2; quiz e81.

［16］ McCulloch P, Ward J, Tekkis PP, ASCOT group of surgeons, British Oesophago-Gastric Cancer Group. Mortality and morbidity in gastro-oesophageal cancer surgery: initial results of ASCOT multicentre prospective cohort study. BMJ. 2003;327(7425):1192–7.

［17］ Suzuki H, Oda I, Abe S, Sekiguchi M, Mori G, Nonaka S, et al. High rate of 5-year survival among patients with early gastric cancer undergoing curative endoscopic submucosal dissection. Gastric Cancer. 2016;19(1):198–205.

［18］ Ono S, Fujishiro M, Niimi K, Goto O, Kodashima S, Yamamichi N, et al. Long-term outcomes of endoscopic submucosal dissection for superficial esophageal squamous cell neoplasms. Gastrointest Endosc. 2009; 70(5):860–6.

［19］ Oyama T, Tomori A, Hotta K, Morita S, Kominato K, Tanaka M, et al. Endoscopic submucosal dissection of early esophageal cancer. Clin Gastroenterol Hepatol. 2005;3(7. Suppl 1):S67–70.

［20］ Li Z, Rice TW, Liu X, Goldblum JR, Williams SJ, Rybicki LA, et al. Intramucosal esophageal adenocarcinoma: Primum non nocere. J Thorac Cardiovasc Surg. 2013;145(6):1519–1524.e3.

［21］ Raja S, Rice TW, Goldblum JR, Rybicki LA, Murthy SC, Mason DP, et al. Esophageal submucosa: the watershed for esophageal cancer. J Thorac Cardiovasc Surg. 2011; 142(6):1403–11.e1.

［22］ Tanabe S, Koizumi W, Higuchi K, Sasaki T, Nakatani K, Hanaoka N, et al. Clinical outcomes of endoscopic oblique aspiration mucosectomy for superficial esophageal cancer. Gastrointest Endosc. 2008;67(6):814–20.

［23］ Katada C, Muto M, Manabe T, Ohtsu A, Yoshida S. Local recurrence of squamous-cell carcinoma of the esophagus after EMR. Gastrointest Endosc. 2005;61 (2):219–25.

［24］ Pech O, May A, Manner H, Behrens A, Pohl J, Weferling M, et al. Long-term efficacy and safety of endoscopic resection for patients with mucosal adenocarcinoma of the esophagus. Gastroenterology. 2014; 146 (3):652–660.e1.

［25］ Pimentel-Nunes P, Dinis-Ribeiro M, Ponchon T, Repici A, Vieth M, De Ceglie A, et al. Endoscopic submucosal dissection: European Society of Gastrointestinal Endos-

copy (ESGE) guideline. Endoscopy. 2015;47(9):829–54.

［26］ ASGE Standards of Practice Committee, Evans JA, Early DS, Chandraskhara V, Chathadi KV, Fanelli RD, et al. The role of endoscopy in the assessment and treatment of esophageal cancer. Gastrointest Endosc. 2013; 77(3):328–34.

［27］ Kuwano H, Nishimura Y, Oyama T, Kato H, Kitagawa Y, Kusano M, et al. Guidelines for diagnosis and treatment of carcinoma of the esophagus April 2012 edited by the Japan Esophageal Society. Esophagus. 2015;12:1–30.

［28］ Chevaux JB, Piessevaux H, Jouret-Mourin A, Yeung R, Danse E, Deprez PH. Clinical outcome in patients treated with endoscopic submucosal dissection for superficial Barrett's neoplasia. Endoscopy. 2015;47(2):103–12.

［29］ Neuhaus H, Terheggen G, Rutz EM, Vieth M, Schumacher B. Endoscopic submucosal dissection plus radiofrequency ablation of neoplastic Barrett's esophagus. Endoscopy. 2012;44(12):1105–13.

［30］ Kagemoto K, Oka S, Tanaka S, Miwata T, Urabe Y, Sanomura Y, et al. Clinical outcomes of endoscopic submucosal dissection for superficial Barrett's adenocarcinoma. Gastrointest Endosc. 2014;80(2):239–45.

［31］ Peters FP, Brakenhoff KP, Curvers WL, Rosmolen WD, ten Kate FJ, Krishnadath KK, et al. Endoscopic cap resection for treatment of early Barrett's neoplasia is safe: a prospective analysis of acute and early complications in 216 procedures. Dis Esophagus. 2007;20(6):510–5.

［32］ Terheggen G, Horn EM, Vieth M, Gabbert H, Enderle M, Neugebauer A, et al. A randomised trial of endoscopic submucosal dissection versus endoscopic mucosal resection for early Barrett's neoplasia. Gut. 2017;66(5):783–93.

［33］ Fujinami H, Hosokawa A, Ogawa K, Nishikawa J, Kajiura S, Ando T, et al. Endoscopic submucosal dissection for superficial esophageal neoplasms using the stag beetle knife. Dis Esophagus. 2014;27(1):50–4.

［34］ Cameron GR, Jayasekera CS, Williams R, Macrae FA, Desmond PV, Taylor AC. Detection and staging of esophageal cancers within Barrett's esophagus is improved by assessment in specialized Barrett's units. Gastrointest Endosc. 2014;80(6):971–83.e1.

［35］ Deprez PH, Bergman JJ, Meisner S, Ponchon T, Repici A, Dinis-Ribeiro M, et al. Current practice with endoscopic submucosal dissection in Europe: position statement from a panel of experts. Endoscopy. 2010;42(10):853–8.

［36］ Yamamoto S, Uedo N, Ishihara R, Kajimoto N, Ogiyama H, Fukushima Y, et al. Endoscopic submucosal dissection for early gastric cancer performed by supervised residents: assessment of feasibility and learning curve. Endoscopy. 2009;41(11): 923–8.

［37］ ASGE Technology Committee, Maple JT, Abu Dayyeh BK, Chauhan SS, Hwang JH, Komanduri S, et al. Endoscopic submucosal dissection. Gastrointest Endosc. 2015;81(6):1311–25.

［38］ Bhatt A, Abe S, Kumaravel A, Vargo J, Saito Y. Indications and techniques for endoscopic submucosal dissection. Am J Gastroenterol. 2015;110(6):784–91.

［39］Gotoda T, Kondo H, Ono H, Saito Y, Yamaguchi H, Saito D, et al. A new endoscopic mucosal resection procedure using an insulation-tipped electrosurgical knife for rectal flat lesions: report of two cases. Gastrointest Endosc. 1999;50(4):560–3.

［40］Matsui N, Akahoshi K, Nakamura K, Ihara E, Kita H. Endoscopic submucosal dissection for removal of superficial gastrointestinal neoplasms: a technical review. World J Gastrointest Endosc. 2012;4(4):123–36.

［41］Akahoshi K, Kubokawa M, Gibo J, Osada S, Tokumaru K, Shiratsuchi Y, et al. Endoscopic resection using the Clutch Cutter and a detachable snare for large pedunculated colonic polyps. Endoscopy. 2017;49(1):54–8.

［42］Kawahara Y, Hori K, Takenaka R, Nasu J, Kawano S, Kita M, et al. Endoscopic submucosal dissection of esophageal cancer using the Mucosectom2 device: a feasibility study. Endoscopy. 2013;45(11): 869–75.

［43］Repici A, Hassan C, Carlino A, Pagano N, Zullo A, Rando G, et al. Endoscopic submucosal dissection in patients with early esophageal squamous cell carcinoma: results from a prospective Western series. Gastrointest Endosc. 2010;71(4):715–21.

［44］Hobel S, Dautel P, Baumbach R, Oldhafer KJ, Stang A, Feyerabend B, et al. Single center experience of endoscopic submucosal dissection (ESD) in early Barrett's adenocarcinoma. Surg Endosc. 2015;29(6):1591–7.

［45］Inoue H, Rey JF, Lightdale C. Lugol chromoendoscopy for esophageal squamous cell cancer. Endoscopy. 2001; 33(1):75–9.

［46］Lee CT, Chang CY, Lee YC, Tai CM, Wang WL, Tseng PH, et al. Narrow-band imaging with magnifying endoscopy for the screening of esophageal cancer in patients with primary head and neck cancers. Endoscopy. 2010; 42(8):613–9.

［47］Mannath J, Subramanian V, Hawkey CJ, Ragunath K. Narrow band imaging for characterization of high grade dysplasia and specialized intestinal metaplasia in Barrett's esophagus: a meta-analysis. Endoscopy. 2010; 42(5):351–9.

［48］Takenaka R, Kawahara Y, Okada H, Hori K, Inoue M, Kawano S, et al. Narrow-band imaging provides reliable screening for esophageal malignancy in patients with head and neck cancers. Am J Gastroenterol. 2009;104 (12):2942–8.

［49］Curvers WL, Bohmer CJ, Mallant-Hent RC, Naber AH, Ponsioen CI, Ragunath K, et al. Mucosal morphology in Barrett's esophagus: interobserver agreement and role of narrow band imaging. Endoscopy. 2008;40(10):799–805.

［50］May A, Gunter E, Roth F, Gossner L, Stolte M, Vieth M, et al. Accuracy of staging in early oesophageal cancer using high resolution endoscopy and high resolution endosonography: a comparative, prospective, and blinded trial. Gut. 2004;53(5):634–40.

［51］Larghi A, Lightdale CJ, Memeo L, Bhagat G, Okpara

N, Rotterdam H. EUS followed by EMR for staging of high-grade dysplasia and early cancer in Barrett's esophagus. Gastrointest Endosc. 2005;62(1):16–23.

［52］Pech O, May A, Gunter E, Gossner L, Ell C. The impact of endoscopic ultrasound and computed tomography on the TNM staging of early cancer in Barrett's esophagus. Am J Gastroenterol. 2006;101(10):2223–9.

［53］Pech O, Gunter E, Dusemund F, Ell C. Value of high-frequency miniprobes and conventional radial endoscopic ultrasound in the staging of early Barrett's carcinoma. Endoscopy. 2010;42(2):98–103.

［54］Kothari S, Kaul V. Endoscopic mucosal resection and endoscopic submucosal dissection for endoscopic therapy of Barrett's esophagus-related neoplasia. Gastroenterol Clin N Am. 2015;44(2):317–35.

［55］Higuchi K, Tanabe S, Azuma M, Katada C, Sasaki T, Ishido K, et al. A phase II study of endoscopic submucosal dissection for superficial esophageal neoplasms (KDOG 0901). Gastrointest Endosc. 2013;78(5):704–10.

［56］Oyama T. Counter traction makes endoscopic submucosal dissection easier. Clin Endosc. 2012;45(4):375–8.

［57］Koike Y, Hirasawa D, Fujita N, Maeda Y, Ohira T, Harada Y, et al. Usefulness of the thread-traction method in esophageal endoscopic submucosal dissection: randomized controlled trial. Dig Endosc. 2015;27(3):303–9.

［58］Huang R, Cai H, Zhao X, Lu X, Liu M, Lv W, et al. Efficacy and safety of endoscopic submucosal tunnel dissection for superficial esophageal squamous cell carcinoma: a propensity score matching analysis. Gastrointest Endosc. 2017;86:831. Available online 9 March 2017.

［59］Abe S, Oda I, Suzuki H, Yoshinaga S, Saito Y. Insulated tip knife tunneling technique with clip line traction for safe endoscopic submucosal dissection of large circumferential esophageal cancer. VideoGIE. 2017. Available online 30 September 2017.

［60］Kanzaki H, Ishihara R, Ohta T, Nagai K, Matsui F, Yamashina T, et al. Randomized study of two endo-knives for endoscopic submucosal dissection of esophageal cancer. Am J Gastroenterol. 2013;108(8):1293–8.

［61］Toyonaga T, Man-i M, East JE, Nishino E, Ono W, Hirooka T, et al. 1,635 Endoscopic submucosal dissection cases in the esophagus, stomach, and colorectum: complication rates and long-term outcomes. Surg Endosc. 2013;27(3):1000–8.

［62］Yamashina T, Ishihara R, Uedo N, Nagai K, Matsui F, Kawada N, et al. Safety and curative ability of endoscopic submucosal dissection for superficial esophageal cancers at least 50 mm in diameter. Dig Endosc. 2012; 24(4):220–5.

［63］63. Takahashi H, Arimura Y, Masao H, Okahara S, Tanuma T, Kodaira J, et al. Endoscopic submucosal dissection is superior to conventional endoscopic resection as a curative treatment for early squamous cell carcinoma of the esophagus (with video). Gastrointest Endosc. 2010;72 (2):255–64, 264.e1–2.

［64］Fujishiro M, Yahagi N, Kakushima N, Kodashima S, Muraki Y, Ono S, et al. Endoscopic submucosal dissection of esophageal squamous cell neoplasms. Clin Gastroenterol Hepatol. 2006;4(6):688–94.

［65］Guo HM, Zhang XQ, Chen M, Huang SL, Zou XP. Endoscopic submucosal dissection vs endoscopic mucosal resection for superficial esophageal cancer. World J Gastroenterol. 2014;20(18):5540–7.

［66］Yang D, Zou F, Xiong S, Forde JJ, Wang Y, Draganov PV. Endoscopic submucosal dissection for early Barrett's neoplasia: a meta-analysis. Gastrointest Endosc. 2017;86:600.

［67］Yang D, Coman RM, Kahaleh M, Waxman I, Wang AY, Sethi A, et al. Endoscopic submucosal dissection for Barrett's early neoplasia: a multicenter study in the United States. Gastrointest Endosc. 2017;86(4):600–7.

［68］Subramaniam S, Chedgy F, Longcroft-Wheaton G, Kandiah K, Maselli R, Seewald S, et al. Complex early Barrett's neoplasia at 3 Western centers: European Barrett's Endoscopic Submucosal Dissection Trial (E-BEST). Gastrointest Endosc. 2017;86(4):608–18.

［69］Natsugoe S, Baba M, Yoshinaka H, Kijima F, Shimada M, Shirao K, et al. Mucosal squamous cell carcinoma of the esophagus: a clinicopathologic study of 30 cases. Oncology. 1998;55(3):235–41.

［70］Tajima Y, Nakanishi Y, Tachimori Y, Kato H, Watanabe H, Yamaguchi H, et al. Significance of involvement by squamous cell carcinoma of the ducts of esophageal submucosal glands. Analysis of 201 surgically resected superficial squamous cell carcinomas. Cancer. 2000; 89(2):248–54.

［71］Bollschweiler E, Baldus SE, Schroder W, Prenzel K, Gutschow C, Schneider PM, et al. High rate of lymph-node metastasis in submucosal esophageal squamous-cell carcinomas and adenocarcinomas. Endoscopy. 2006;38(2):149–56.

［72］Higuchi K, Koizumi W, Tanabe S, Sasaki T, Katada C, Azuma M, et al. Current management of esophageal squamous-cell carcinoma in Japan and other countries. Gastrointest Cancer Res. 2009;3(4):153–61.

［73］Japan Esophageal Society. Japanese classification of esophageal cancer, 11th edition: part I. Esophagus. 2017; 14(1):1–36.

［74］Ishihara R, Iishi H, Takeuchi Y, Kato M, Yamamoto S, Yamamoto S, et al. Local recurrence of large squamous-cell carcinoma of the esophagus after endoscopic resection. Gastrointest Endosc. 2008;67(6):799–804.

［75］Ishihara R, Oyama T, Abe S, Takahashi H, Ono H, Fujisaki J, et al. Risk of metastasis in adenocarcinoma of the esophagus: a multicenter retrospective study in a Japanese population. J Gastroenterol. 2017;52(7):800–8.

［76］Yoshinaga S, Gotoda T, Kusano C, Oda I, Nakamura K, Takayanagi R. Clinical impact of endoscopic submucosal dissection for superficial adenocarcinoma located at the esophagogastric junction. Gastrointest Endosc. 2008; 67(2):202–9.

［77］Manner H, May A, Pech O, Gossner L, Rabenstein T, Gunter E, et al. Early Barrett's carcinoma with "low-risk" submucosal invasion: long-term results of endoscopic resection with a curative intent. Am J Gastroenterol. 2008;103(10):2589–97.

［78］Larghi A, Lightdale CJ, Ross AS, Fedi P, Hart J, Rotterdam H, et al. Long-term follow-up of complete Barrett's eradication endoscopic mucosal resection (CBE-EMR) for the treatment of high grade dysplasia and intramucosal carcinoma. Endoscopy. 2007;39(12):1086–91.

［79］Fleischer DE, Overholt BF, Sharma VK, Reymunde A, Kimmey MB, Chuttani R, et al. Endoscopic radiofrequency ablation for Barrett's esophagus: 5-year outcomes from a prospective multicenter trial. Endoscopy. 2010;42(10):781–9.

［80］Bedi AO, Kwon RS, Rubenstein JH, Piraka CR, Elta GH, Scheiman JM, et al. A survey of expert follow-up practices after successful endoscopic eradication therapy for Barrett's esophagus with high-grade dysplasia and intramucosal adenocarcinoma. Gastrointest Endosc. 2013;78(5):696–701.

［81］Sgourakis G, Gockel I, Lang H. Endoscopic and surgical resection of T1a/T1b esophageal neoplasms: a systematic review. World J Gastroenterol. 2013;19(9):1424–37.

［82］Hirasawa K, Kokawa A, Oka H, Yahara S, Sasaki T, Nozawa A, et al. Superficial adenocarcinoma of the esophagogastric junction: long-term results of endoscopic submucosal dissection. Gastrointest Endosc. 2010; 72(5):960–6.

［83］Ishihara R, Iishi H, Uedo N, Takeuchi Y, Yamamoto S, Yamada T, et al. Comparison of EMR and endoscopic submucosal dissection for en bloc resection of early esophageal cancers in Japan. Gastrointest Endosc. 2008; 68(6):1066–72.

［84］Probst A, Aust D, Markl B, Anthuber M, Messmann H. Early esophageal cancer in Europe: endoscopic treatment by endoscopic submucosal dissection. Endoscopy. 2015; 47(2):113–21.

［85］Yamashita T, Zeniya A, Ishii H, Tsuji T, Tsuda S, Nakane K, et al. Endoscopic mucosal resection using a cap-fitted panendoscope and endoscopic submucosal dissection as optimal endoscopic procedures for superficial esophageal carcinoma. Surg Endosc. 2011;25(8):2541–6.

［86］Mochizuki Y, Saito Y, Tsujikawa T, Fujiyama Y, Andoh A. Combination of endoscopic submucosal dissection and chemoradiation therapy for superficial esophageal squamous cell carcinoma with submucosal invasion. Exp Ther Med. 2011;2(6): 1065–8.

［87］Kim JS, Kim BW, Shin IS. Efficacy and safety of endoscopic submucosal dissection for superficial squamous esophageal neoplasia: a meta-analysis. Dig Dis Sci. 2014;59(8):1862–9.

［88］Ono S, Fujishiro M, Niimi K, Goto O, Kodashima S, Yamamichi N, et al. Predictors of postoperative stricture after esophageal endoscopic submucosal dissection for superficial squamous cell neoplasms. Endoscopy. 2009; 41(8):661–5.

[89] Abe S, Iyer PG, Oda I, Kanai N, Saito Y. Approaches for stricture prevention after esophageal endoscopic resection. Gastrointest Endosc. 2017;86:779.

[90] Yamaguchi N, Isomoto H, Nakayama T, Hayashi T, Nishiyama H, Ohnita K, et al. Usefulness of oral prednisolone in the treatment of esophageal stricture after endoscopic submucosal dissection for superficial esophageal squamous cell carcinoma. Gastrointest Endosc. 2011;73(6):1115–21.

[91] Hashimoto S, Kobayashi M, Takeuchi M, Sato Y, Narisawa R, Aoyagi Y. The efficacy of endoscopic triamcinolone injection for the prevention of esophageal stricture after endoscopic submucosal dissection. Gastrointest Endosc. 2011;74(6):1389–93.

[92] Deprez PH. Esophageal strictures after extensive endoscopic resection: hope for a better outcome? Gastrointest Endosc. 2013;78(2):258–9.

[93] Bahin FF, Jayanna M, Williams SJ, Lee EY, Bourke MJ. Efficacy of viscous budesonide slurry for prevention of esophageal stricture formation after complete endoscopic mucosal resection of short-segment Barrett's neoplasia. Endoscopy. 2016;48(1):71–4.

[94] Mori H, Rafiq K, Kobara H, Fujihara S, Nishiyama N, Oryuu M, et al. Steroid permeation into the artificial ulcer by combined steroid gel application and balloon dilatation: prevention of esophageal stricture. J Gastroenterol Hepatol. 2013;28(6):999–1003.

[95] Mizutani T, Tanaka M, Eba J, Mizusawa J, Fukuda H, Hanaoka N, et al. A phase III study of oral steroid administration versus local steroid injection therapy for the prevention of esophageal stricture after endoscopic submucosal dissection (JCOG1217, steroid EESD P3). Jpn J Clin Oncol. 2015;45(11):1087–90.

[96] Wen J, Lu Z, Linghu E, Yang Y, Yang J, Wang S, et al. Prevention of esophageal strictures after endoscopic submucosal dissection with the injection of botulinum toxin type A. Gastrointest Endosc. 2016;84(4):606–13.

[97] Ezoe Y, Muto M, Horimatsu T, Morita S, Miyamoto S, Mochizuki S, et al. Efficacy of preventive endoscopic balloon dilation for esophageal stricture after endoscopic resection. J Clin Gastroenterol. 2011;45(3):222–7.

[98] Iizuka T, Kikuchi D, Yamada A, Hoteya S, Kajiyama Y, Kaise M. Polyglycolic acid sheet application to prevent esophageal stricture after endoscopic submucosal dissection for esophageal squamous cell carcinoma. Endoscopy. 2015;47(4):341–4.

[99] Kim YJ, Park JC, Chung H, Shin SK, Lee SK, Lee YC. Polyglycolic acid sheet application to prevent esophageal stricture after endoscopic submucosal dissection for recurrent esophageal cancer. Endoscopy. 2016 0;48(S 01):E319–20.

[100] Sakaguchi Y, Tsuji Y, Ono S, Saito I, Kataoka Y, Takahashi Y, et al. Polyglycolic acid sheets with fibrin glue can prevent esophageal stricture after endoscopic submucosal dissection. Endoscopy. 2015;47(4):336–40.

[101] Lua GW, Tang J, Liu F, Li ZS. Prevention of esophageal strictures after endoscopic submucosal dissection: a promising therapy using carboxymethyl cellulose sheets. Dig Dis Sci. 2016;61(6):1763–9.

[102] Takagi R, Murakami D, Kondo M, Ohki T, Sasaki R, Mizutani M, et al. Fabrication of human oral mucosal epithelial cell sheets for treatment of esophageal ulceration by endoscopic submucosal dissection. Gastrointest Endosc. 2010;72(6): 1253–9.

[103] Ohki T, Yamato M, Ota M, Takagi R, Kondo M, Kanai N, et al. Application of regenerative medical technology using tissue-engineered cell sheets for endoscopic submucosal dissection of esophageal neoplasms. Dig Endosc. 2015;27(2):182–8.

# 第7章
# 胃内镜黏膜下剥离术
## Gastric ESD

Takuji Gotoda **著**

朱晓亮 李 汛 **译**

## 概述

在胃癌治疗史中，20世纪70年代发现的许多胃癌患者均处于晚期。以 Appleby 手术为代表，伴随淋巴结清扫的扩大根治性手术被全球公认为胃癌治疗的主要方法，即使是早期胃癌（EGC）。随着20世纪80年代内镜技术的进步和在日本[1]全国范围内的广泛应用，被诊断为早期胃癌的患者数量有所增加。

内镜切除的主要优点是能够提供准确的病理分期，而不排除可能的手术治疗[2, 3]。内镜切除后，病理评估肿瘤浸润深度、肿瘤分化程度、淋巴管或血管受累程度，可以预测淋巴结转移（LNM）[4]的风险。然后将 LNM 或远处转移的风险与手术后[5]的风险进行权衡。尽管，内镜切除是局部治疗重要的治疗方式之一，如发病率较低，但也有较高的异时性复发风险[6]。患者的喜好，尤其是对复发的恐惧，是选择最佳治疗方法的一个重要因素。

## 一、对于 ESD

第一次内镜切除报告是在外科病房使用高频电切除结直肠息肉[7]。事实上，在1974年，日本首次使用内镜息肉切除术治疗有蒂或亚蒂的早期胃癌[8]。

"剥脱活检"技术是内镜黏膜切除术（EMR）的早期方法，设计于1984年，作为内镜圈套息肉切除术的应用[9]。为了获得组织损伤较小的切除材料，并进行充分的病理分期，1988 年研发了一种称为局部注射高渗性肾上腺素生理盐水的内镜切除（endoscopic resection with local injection of hypertonic saline-epinephrine solution, ERHSE）的技术[10]。

透明帽辅助下内镜黏膜切除术（EMRC）早于 1992 年开发，用于早期食管癌的切除，也逐渐用于早期胃癌的切除[11, 12]。使用结扎的 EMR 技术，随后扩展到使用套扎辅助内镜黏膜切除术（EMRL），利用圈套器将病变吸入透明帽内，然后将橡胶圈套扎在根部形成"假息肉"[13, 14]。虽然 EMR 技术具有相对简单的优点，但它不能用于整块切除＞2cm 的病变[15, 16]。对＞2cm 的病变进行分片切除会导致局部肿瘤复发和病理分期不足的高风险[17, 18]。

绝缘头电切刀（IT 刀）是在 20 世纪 90 年代中期在日本国家癌症中心医院设计的，目的是整块切除早期胃癌，避免局部复发。IT 刀有个陶瓷球尖，防止在烧灼过程中刺穿胃壁，造成穿孔。该刀也可用于剥离黏膜下层，从而命名该技术为内镜黏膜下剥离术（ESD）[19-21]。

无论肿瘤的大小、位置和（或）黏膜下纤维化，整块切除现在已成为可能[22]。

## 二、胃 ESD 治疗流程

ESD 有更高的并发症风险，如严重出血或穿孔，仍然需要较高的内镜技能。为了在全球范围内规范 ESD 程序，还需要进行更多的创新和修改。使用牙线和止血夹（DFC，任何可用的止血夹）治疗胃 ESD 的牵引方法可以使黏膜下层剥离更容易和更安全，因为无论何时我们通过任何 ESD 装置剥离黏膜下层，都具有良好的视野和张力（图 7-1 和图 7-2）[23, 24]。

在日本[25]，使用 IT 刀和针式设备进行 ESD 标记、注射液体、环周黏膜切割和黏膜下剥离。然而，运用传统设备的 ESD 存在其技术困难，需要专家的强化培训。由于这些刀缺乏抓住目标组织的能力，在不稳定的情况下（如单手手术）往往很难进行操作。标准的胃 ESD 与针式 ESD 刀是类似于在本书中其他地方描述的 ESD 技术。相比较这些设备，一次性使用剪刀钳在技术上执行更容易和更简单（图 7-3）。

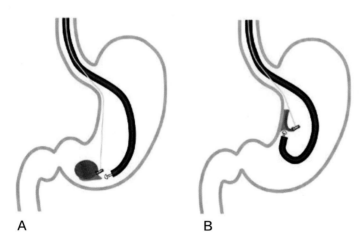

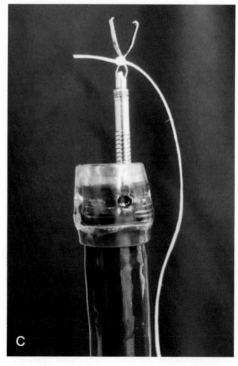

▲ 图 7-1  **A.** ESD 和 DFC 的示意图和内镜视图，包括直内镜位置入路。在位于胃窦前壁的病变中，通过从口腔牵引出牙线，切除的口侧黏膜被抬高。**B.** ESD 的示意图和内镜视图，包括后弯位内镜位置入路。在位于胃体小弯侧的病变中，通过从口腔牵引出牙线，切除的肛侧黏膜被抬高。**C.** DFC 的准备工作。将一根长长的牙线绑在止血夹的手臂上，然后将用牙线绑住的止血夹收回到内镜的透明帽和附属通道中，使内镜能够顺利插入
ESD. 内镜黏膜下剥离术；DFC. 牙线和止血夹

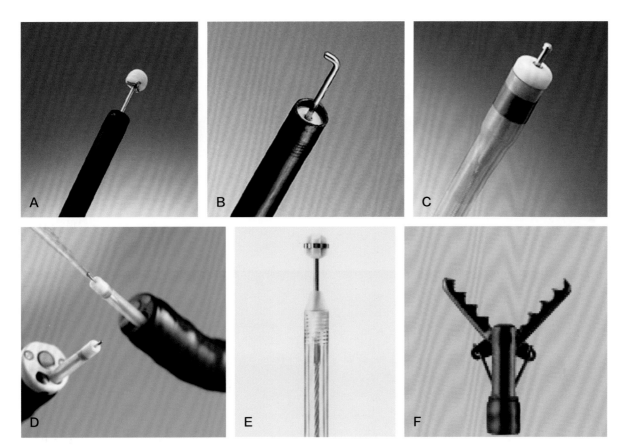

▲ 图 7-2　A. IT Knife2（KD-611L）；B.Hook Knife（KD-620LR）；C. Dual Knife（KD-650L）；D. Flash Knife BT；E. 安全刀（DK2518DV1）；F. 离合器切割刀（DP2618DT-50-）
经许可转载，A 至 C 引自 Olympus Medical Systems；D 至 F 引自 Fujifilm Medical Co., Ltd.

因此，在 EGC 发病率较低的国家，使用切割钳（DP2618DT-50-, Fujifilm Medical Co., Ltd.）的胃 ESD 可能是可以接受的。因此，为了规范胃 ESD 手术，本章演示了 DFC 牵引法下的一次性使用剪刀钳的简易 ESD[26, 27]。

## （一）设备设置

用于胃 ESD 的一次性使用剪刀钳具有 0.4mm 宽和 5mm 长的锯齿状切割刃，非常适合于抓取功能。钳子的外侧是绝缘的，因此手术电流能量集中在刀片的内闭合边缘。强凝模式（VIO300D, Erbe, Tübingen, Germany; 30W, effect 3, 效果 3）进行标记，使用 ENDO 切割 Q 模式（效果 1，持续时间 3，间隔 1）进行黏膜切开和黏膜下剥离，推荐软凝模式（100W，效果 5）进行止血治疗。

软透明帽（JMDN38819001, Top Corp., Tokyo, Japan）或小口径尖端透明帽（ST hood, Fujifilm Medical Co., Ltd.）有时有助于稳定操作区域和为剥离黏膜下组织产生反牵引力[28]。

## （二）黏膜切割

图 7-4 显示了胃体上部后壁上 2cm 的 EGC，黏膜下注射含靛胭脂的生理盐水后，在标记点的外周侧顺利进行黏膜切开。一次性使用剪刀钳可旋转到所需的方向（图 7-4）。靛胭脂被添加到黏膜下注射液中，以便更好地识别蓝色的黏膜下层（使用任何可用的注射针）。透明质酸钠（mucoup, Boston Scientific, Tokyo, Japan）也经常被使用，因为在黏膜下层形成的水垫持续时间较长，可避免穿孔[29]。

## （三）黏膜下剥离

当环周切开后，直接剥离病变下方的黏膜

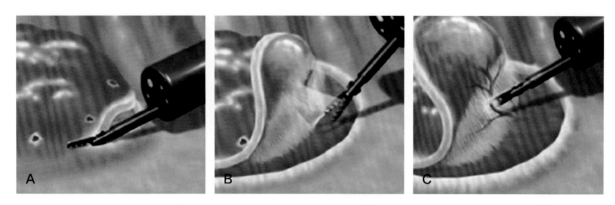

▲ 图 7-3　**A.** 黏膜下注射后，进行黏膜切割；**B.** 用一次性使用剪刀钳进行黏膜下剥离；**C.** 用一次性使用剪刀钳对小血管进行内镜止血

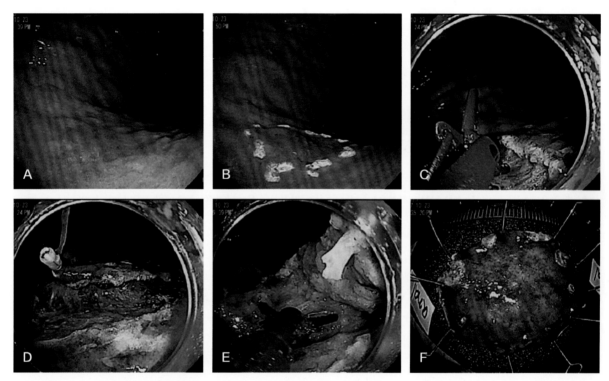

▲ 图 7-4　**A.** 胃体后壁浅层凹陷性病变；**B.** 用一次性使用剪刀钳在病变外 5mm 处强凝（50W）标记；**C.** 黏膜切口用可旋转的、具足够抓力的一次性使用剪刀钳；**D.** 止血钳用牙线捆绑，作为牵引的锚；**E.** 黏膜下层在良好的视野和张力条件下，用一次性使用剪刀钳 **ENDO** 切割 **Q** 模式对其进行黏膜下层安全剥离；**F.** 钉在基板上的切除组织

下层。在这一步中，牵引方法非常有用，由于视野良好，使剥离更加容易、安全、快速。用牙线固定的止血夹固定在病变的合适部位进行口腔牵引。夹子根据病变的位置而不同，对于从倒镜位置接近的病变，止血夹固定在切除黏膜的肛侧边缘，在从直视内镜位置接近的病变中，止血夹固定在切除黏膜的口侧边缘。在黏膜下剥离过程中，由操作员或助手轻轻地手动牵引，将固定组织的牵引线拉到口腔侧。通过翻转切除的黏膜，可获得良好的黏膜下层视野和张力（图 7-4）。

当黏膜下层遇到小动脉和（或）静脉时，一次性使用剪刀钳首先用软凝模式控制血管，然后用 ENDO 切割 Q 模式切割。但是，不要犹豫将剪刀钳改为 G 模式（Olympus Medical Systems），它能更有效地抓住和控制出血血管。

### （四）病理分期准备

内镜切除后精确的病理分期至关重要。只有在标本经内镜医师或其助手正确定位后，才能达到准确的分期。

标本的定位最好是用细针插入橡胶或木材板（图 7-4）。标本的黏膜下侧与固定板接触。固定后，标本以 2mm 间隔连续切片，平行于包括标本最近切除边缘的线，以便评估外侧和垂直边缘。然后评估肿瘤浸润深度（T），以及分化程度和淋巴血管浸润程度。该报告必须包括组织学类型、肿瘤深度、大小、位置和宏观外观。溃疡、淋巴和（或）静脉侵犯，以及切除边缘的状态应详细报告，以确定其可治愈性。

### 三、胃 ESD 术后监测

根据日本指南，EGC 在 ESD/EMR 后的治愈性分为 3 组，治愈性切除、扩大指征性治愈性切除和非治愈性切除（图 7-5）[30-34]。根治性切除和扩大指征切除需要整块切除，且无淋巴血管侵犯、切缘阴性。对于根治性切除术的患者，不需要额外的治疗。

根据 ESGE[35]，在根治性切除后也不需要额外的治疗，这与日本指南相同。NCCN 认为 EMR 或 ESD 具有治疗性的潜力，是 Tis 或 $T_{1a} \leq 2cm$ 癌症的治疗选择之一[36]。

胃 ESD 术后，应注意异时性胃癌的发生。5 年和 10 年累计发病率分别为 9.5% 和 22.7%[37]。所有的继发性胃癌（6～12 个月）均可以在内镜进行 ESD 治疗[38]。日本指南还建议每隔 6～12 个月进行 1 次内镜检查，而 ESGE 和 NCCN 则建议在 ESD/EMR 后 1 年进行内镜检查。因此，当初始 EGC 可以完全切除时，建议在 ESD/EMR 后进行以下内镜监测（图 7-6）。

当组织病理学检查结果符合扩大的标准时，在日本的指南中不需要额外的治疗（图 7-5）。最近，日本的一项多中心回顾性分析表明，在 ESD 后 56 个月的中位随访期，有 0.14%（6/4202）的患者出现转移性复发[39]。建议对转移性复发和异时性胃癌进行监测，尽管前者的风险非常小。除了第 1 年每 6 个月进行 1 次内镜检查，ESD/EMR 后每 6～12 个月进行 1 次内镜随访外，还需要每 6～12 个月进行 1 次 CT（或超声）随访。因此，应该向患者解释，胃 ESD/ESD 后转

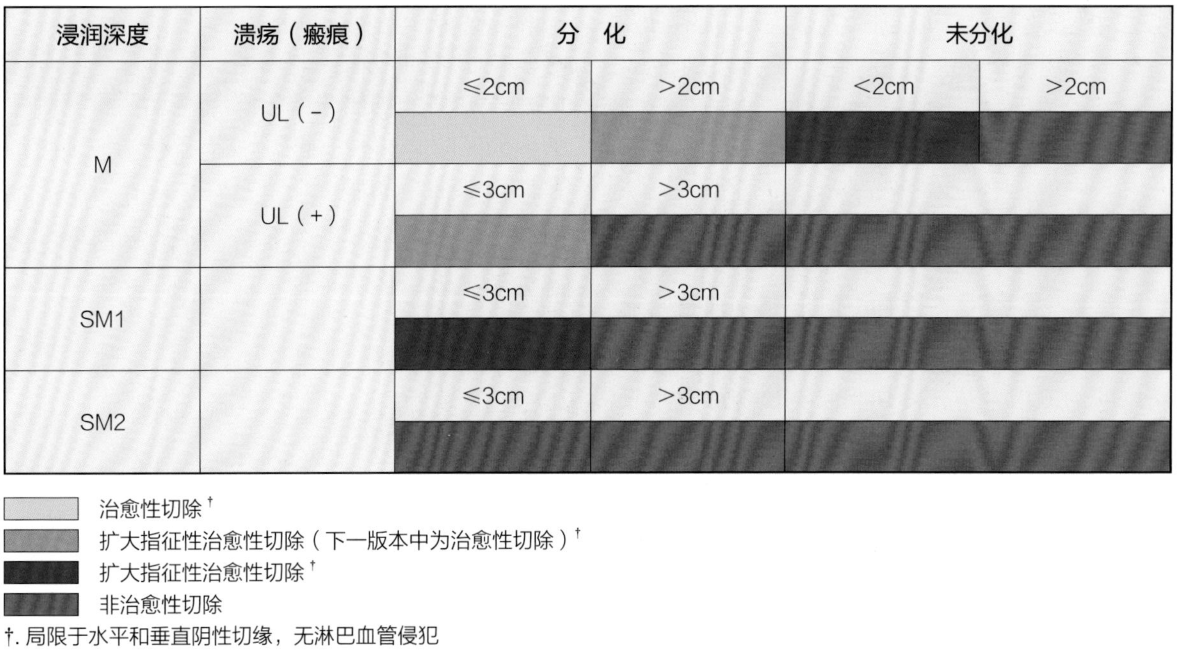

| 浸润深度 | 溃疡（瘢痕） | 分 化 | | 未分化 | |
|---|---|---|---|---|---|
| M | UL（-） | ≤2cm | >2cm | <2cm | >2cm |
| | | | | | |
| | UL（+） | ≤3cm | >3cm | | |
| | | | | | |
| SM1 | | ≤3cm | >3cm | | |
| | | | | | |
| SM2 | | ≤3cm | >3cm | | |
| | | | | | |

治愈性切除 †
扩大指征性治愈性切除（下一版本中为治愈性切除）†
扩大指征性治愈性切除 †
非治愈性切除
†. 局限于水平和垂直阴性切缘，无淋巴血管侵犯

▲ 图 7-5　日本指南中胃内镜黏膜下剥离术 / 内镜黏膜切除术治疗流程图

| | | ESD/EMR 术后 1 年 | ESD/EMR 术后 2～5 年 | ESD/EMR 术后 6～10 年 |
|---|---|---|---|---|
| 治愈性切除 | | 每 6 个月行内镜检查 | （6～）12 个月时行内镜检查 | （6～）12 个月时行内镜检查 |
| 扩大指征性治愈性切除 | | 每 6 个月行内镜检查 每 6～12 个月行 CT 检查 | （6～）12 个月时行内镜检查 每 6～12 个月行 CT 检查 | （6～）12 个月时行内镜检查 |
| 非治愈性切除 | 只有阳性切缘或者分片切除† | 3～6 个月和 9～12 个月时进行内镜检查（带活检） | 每 6 个月进行 1 次内镜检查（带活检） | 无标准化方法（6～12 个月时行内镜检查） |
| | 其他¶ | 无标准化方法（每 6 个月进行≥1 次 CT） | 无标准化方法（6～12 个月时行内镜检查，每 6 个月进行≥1 次 CT 检查） | 无标准化方法 |

▲ 图 7-6　胃 ESD/EMR 术后随访流程图

†. 还有其他的治疗方案，如根治性手术、重复 ESD 和内镜凝固；¶. 标准的方法是附加的胃切除术和淋巴结清扫；ESD. 内镜黏膜下剥离术；EMR. 内镜黏膜切除术

移复发的风险可以忽略不计，但不是 0。

扩大后的标准是否适用于欧洲患者仍存在争议。对于分化型 EGC，ESGE 建议对符合扩大标准的 EGC 进行 ESD，而 ESMO 和德国胃肠病学学会给出了限制性的建议 [40, 41]，建议对符合扩大标准的患者进行胃切除术。对于未分化型 EGC，ESGE 指南将 ESD 作为扩展标准的一种选择。对于这类患者，ESGE 指南建议，在做出决定时，应根据个人情况考虑胃切除术。在美国还没有关于胃 ESD/EMR 扩大标准的报道。如前所述，NCCN 将 EMR 或 ESD 仅作为≤2cm 的 Tis 或 $T_{1a}$ 肿瘤的治疗选择之一。然而，一份基于美国监测、流行病学和最终结果（SEER）数据库的报道表明，$T_{1a}$ 胃癌在种族／民族群体中存在不同的生物侵袭性 [42]。

当病变不符合治疗标准时，ESD 被视为非治愈性切除。在分化型 EGC 的患者中，唯一不满意的治愈因素是分片切除或整块切除但水平切缘阳性，手术切除不是唯一的选择，因为此类患者发生 LNM 的风险非常低。这种情况下，在征得患者知情同意的情况下，可以提出重复 ESD、使用激光或氩等离子体凝固进行内镜凝固，或者密切观察首次内镜切除的效果，都可以作为一种替代方案。

在另一种类型的非治愈性切除中，ESGE 和日本指南推荐额外的胃切除术和淋巴结清扫，因为这种病变有可能发生 LNM。当进行胃 ESD/EMR 时，17%～29% 的患者不符合治疗标准。然而，LNM 仅在 5%～10% 的病变患者中被发现 [43]。在临床环境中，由于年龄、基础疾病和患者的偏好，在日本，有近一半的患者在 ESD 后未接受额外治疗。此外，在德国，69%（27/39）的此类患者在 EGC 非治愈性切除后未接受额外治疗 [44]。

一项随机对照试验表明，早期胃癌患者在 ESD/EMR 后预防性根除幽门螺杆菌可将异时性胃癌的风险降低到 1/3[45]。然而，包括一项随机对照试验的一些研究结果显示了相互矛盾的结果 [46]。虽然根除治疗被推荐用于对幽门螺杆菌感染的患者，但关于这一问题还需要进一步的研究。

## 四、未来前景

分层为无 LNM 风险或 LNM 风险低于手术死亡风险的患者是内镜切除的理想候选人 [47, 48]。内镜切除允许对肿瘤进行完整的病理分期，这对于确定转移的可能性至关重要 [49]。EGC 的最佳分期方法是评估整块切除组织的病理学 [50, 51]。

在癌症治疗中，完全治愈疾病是极其重要的。然而，如果生活质量（QOL）因仅限于降低边际风险的手术而下降，那么患者在治疗后的日常生活和社会康复方面可能存在困难[52, 53]。胃不仅是一个储藏室，而且还起着消化吸收和内分泌的作用。因此，如果不同治疗方法之间的可治愈性没有差异，则在选择治疗方法时应认真考虑长期生活质量，尤其是老年患者[48]。

最近建立了一个名为 eCura 系统的简单风险评分系统，用来对此类患者的 LNM 风险进行分层（图 7-7）[54]。这是一个基于 5 个临床病理学因素的具有 3 个风险类别的 7 分评分系统，以预测 LNM。在该系统中，淋巴浸润阳性为 3 分，肿瘤大小 >30mm、SM2 浸润、静脉浸润阳性、垂直切缘阳性为 1 分。低风险（0～1 分）、中风险（2～4 分）和高风险（5～7 分）类别的

LNM 发生率分别为 2.5%、6.7% 和 22.7%。此外，当 EGC 患者在非治愈性切除后未接受额外治疗时，各风险类别的 5 年癌症特异性生存率（CSS）分别为 99.6%、96.1% 和 90.1%。日本一项针对 EGC 的腹腔镜胃切除术（主要是远端胃切除术）的多中心评估报道显示，$T_{1a}$ 期疾病的 5 年 CSS 率为 99.8%，$T_{1b}$ 期疾病[55]为 98.7%。因此，尽管根治性手术是 EGC 非根治性切除患者的标准治疗方法，但 eCura 系统为决定 EGC 非根治性切除后的治疗策略提供了有用的信息，尤其是在老年患者和（或）有严重并发症的患者中。

在提供医疗服务时，始终要考虑 ESD 是否真的具有微创性；医生尝试的"完整"治疗，如胃切除术，是否对患者有益；这种治疗不是最好的，但对患者来说是更易接受，这是否是一种选择[6]。

| 风险类别 | 总　分 | LNM[†] 风险 | 无额外治疗的 5 年 CSS（%）[†] |
| --- | --- | --- | --- |
| 低分险 | 0～1 | 2.5 | 99.6 |
| 中风险 | 2～4 | 6.7 | 96.1 |
| 高风险 | 5～7 | 22.7 | 90.1 |

3 分：淋巴浸润
1 分：肿瘤 >30mm，垂直切缘阳性，SM2，静脉浸润

▲ 图 7-7　eCura 系统

"eCura 系统"是用于预测早期胃癌非治愈性切除后淋巴结转移的。这是一个基于 5 个临床病理因素 3 大风险类别的 7 分评分系统；CSS. 癌特异性生存率；SM2. 黏膜侵犯深度 ≥500μm；LMN. 淋巴结转移；†. 在早期胃癌的非治愈性切除患者中

## 参考文献

［1］ Gotoda T, Ishikawa H, Ohnishi H, et al. Randomized controlled trial comparing gastric cancer screening by gastrointestinal X-ray with serology for Helicobacter pylori and pepsinogens followed by gastrointestinal endoscopy. Gastric Cancer. 2015;18(3):605–11.

［2］ Yanai H, Matsubara Y, Okamoto T, et al. Clinical impact of strip biopsy for early gastric cancer. Gastrointest Endosc. 2004;60:771–7.

［3］ Farrell JJ, Lauwers GY, Brugge WR. Endoscopic mucosal resection using a cap-fitted endoscope improves tissue resection and pathology interpretation: an animal

study. Gastric Cancer. 2006;9: 3–8.

［4］ Gotoda T, Sasako M, Shimoda T, et al. An evaluation of the necessity of gastrectomy with lymph node dissection for patients with submucosal Invasive gastric cancer. Br J Surg. 2001;88:444–9.

［5］ Etoh T, Katai H, Fukagawa T, et al. Treatment of early gastric cancer in the elderly patient: results of EMR and gastrectomy at a national referral center in Japan. Gastrointest Endosc. 2005;62:868–71.

［6］ Gotoda T, Yang HK. The desired balance between treatment and curability in treatment planning for early gastric cancer. Gastrointest Endosc. 2015;82(2):308–10.

［7］ Deyhle P, Largiader F, Jenny P. A method for endoscopic electroresection of sessile colonic polyps. Endoscopy. 1973;5:38–40.

［8］ Oguro Y. Endoscopic gastric polypectomy with high frequency currents. Stomach Intest (in English abstract). 1974;9:309–16.

［9］ Tada M, Shimada M, Murakami F, et al. Development of strip-off biopsy. Gastroenterol Endosc (in English abstract). 1984;26:833–9.

［10］ Hirao M, Masuda K, Asanuma T, et al. Endoscopic resection of early gastric cancer and other tumors with local injection of hypertonic saline-epinephrine. Gastrointest Endosc. 1988;34:264–9.

［11］ Inoue H, Endo M, Takeshita K, et al. A new simplified technique of endoscopic esophageal mucosal resection using a cap-fitted panendoscope (EMRC). Surg Endosc. 1992; 6:264–5.

［12］ Inoue H, Takeshita K, Hori H, et al. Endoscopic mucosal resection with a cap-fitted panendoscope for esophagus, stomach, and colon mucosal lesions. Gastrointest Endosc. 1993;39:58–62.

［13］ Akiyama M, Ota M, Nakajima H, et al. Endoscopic mucosal resection of gastric neoplasms using a ligating device. Gastrointest Endosc. 1997;45:182–6.

［14］ Soehendra N, Seewald S, Groth S, et al. Use of modified multiband ligator facilitates circumferential EMR in Barrett's esophagus (with video). Gastrointest Endosc. 2006;63:847–52.

［15］ Korenaga D, Haraguchi M, Tsujitani S, et al. Clinicopathological features of mucosal carcinoma of the stomach with lymph node metastasis in eleven patients. Br J Surg. 1986;73:431–3.

［16］ Ell C, May A, Gossner L, et al. Endoscopic mucosectomy of early cancer and high-grade dysplasia in Barrett's esophagus. Gastroenterology. 2000;118:670–7.

［17］ Tanabe S, Koizumi W, Mitomi H, et al. Clinical outcome of endoscopic aspiration mucosectomy for early stage gastric cancer. Gastrointest Endosc. 2002;56:708–13.

［18］ Kim JJ, Lee JH, Jung HY, et al. EMR for early gastric cancer in Korea: a multicenter retrospective study. Gastrointest Endosc. 2007;66:693–700.

［19］ Ono H, Kondo H, Gotoda T, et al. Endoscopic mucosal resection for treatment of early gastric cancer. Gut. 2001; 48:225–9.

［20］ Hosokawa K, Yoshida S. Recent advances in endoscopic mucosal resection for early gastric cancer. Jpn J Cancer Chemother (in English abstract). 1998;25:483.

［21］ Gotoda T, Kondo H, Ono H, et al. A new endoscopic mucosal resection (EMR) procedure using an insulation-tipped diathermic (IT) knife for rectal flat lesions. Gastrointest Endosc. 1999;50:560–3.

［22］ Yokoi C, Gotoda T, Oda I, et al. Endoscopic submucosal dissection (ESD) allows curative resection of local recurrent early gastric cancer after prior endoscopic mucosal

resection. Gastrointest Endosc. 2006;64:212–8.

［23］ Suzuki S, Gotoda T, Kobayashi Y, et al. Usefulness of a traction method using dental floss and a hemoclip for gastric endoscopic submucosal dissection: a propensity score matching analysis (with videos). Gastrointest Endosc. 2016;83:337–46.

［24］ Yoshida M, Takizawa K, Ono H, et al. Efficacy of endoscopic submucosal dissection with dental floss clip traction for gastric epithelial neoplasia: a pilot study (with video). Surg Endosc. 2016;30(7):3100–6.

［25］ Gotoda T. A large endoscopic resection by endoscopic submucosal dissection (ESD) procedure. Clin Gastroenterol Hepatol. 2005;3:S71–3.

［26］ Akahoshi K, Motomura Y, Kubokawa M, et al. Endoscopic Submucosal Dissection for Early Gastric Cancer using the Clutch Cutter: a large single-center experience. Endosc Int Open. 2015;3(5):E432–8.

［27］ Han S, Hsu A, Wassef WY. An update in the endoscopic management of gastric cancer. Curr Opin Gastroenterol. 2016;32(6):492–500.

［28］ Yamamoto H, Kawata H, Sunada K, et al. Successful en bloc resection of large superficial tumors in the stomach and colon using sodium hyaluronate and small-caliber-tip transparent hood. Endoscopy. 2003;35:690–4.

［29］ Yamamoto H, Yahagi N, Oyama T, et al. Usefulness and safety of 0.4% sodium hyaluronate solution as a submucosal fluid "cushion" in endoscopic resection for gastric neoplasms: a prospective multicenter trial. Gastrointest Endosc. 2007;67:830–9.

［30］ Gotoda T, Yanagisawa A, Sasako M, et al. Incidence of lymph node metastasis from early gastric cancer: estimation with a large number of cases at two large centers. Gastric Cancer. 2000;3:219–25.

［31］ Gotoda T, Iwasaki M, Kusano C, et al. Endoscopic resection of early gastric cancer treated by guideline and expanded National Cancer Centre criteria. Br J Surg. 2010;97:868–71.

［32］ Hirasawa T, Gotoda T, Miyata S, et al. Incidence of lymph node metastasis and the feasibility of endoscopic resection for undifferentiated-type early gastric cancer. Gastric Cancer. 2009;12:148–52.

［33］ Japanese Gastric Cancer A. Japanese gastric cancer treatment guidelines 2014 (ver. 4). Gastric Cancer. 2017; 20:1–19.

［34］ Hasuike N, Ono H, Boku N, et al. A non-randomized confirmatory trial of an expanded indication for endoscopic submucosal dissection for intestinaltype gastric cancer (cT1a): the Japan Clinical Oncology Group study (JCOG0607). Gastric Cancer. 2018;21(1):114–23.

［35］ Pimentel-Nunes P, Dinis-Ribeiro M, Ponchon T, et al. Endoscopic submucosal dissection: European Society of Gastrointestinal Endoscopy (ESGE) Guideline. Endoscopy. 2015;47:829–54.

［36］ NCCN Clinical Practice Guidelines in Oncology (NCCN Guidelines) Gastric Cancer. Version 3. 2017. https://

www.nccn.org/professionals/physician_gls/pdf/gastric.pdf. Accessed 17 Sep 2017.

[37] Abe S, Oda I, Suzuki H, et al. Long-term surveillance and treatment outcomes of metachronous gastric cancer occurring after curative endoscopic submucosal dissection. Endoscopy. 2015;47:1113–8.

[38] Kato M, Nishida T, Yamamoto K, et al. Scheduled endoscopic surveillance controls secondary cancer after curative endoscopic resection for early gastric cancer: a multicentre retrospective cohort study by Osaka University ESD study group. Gut. 2013;62:1425–32.

[39] Tanabe S, Ishido K, Matsumoto T, et al. Long-term outcomes of endoscopic submucosal dissection for early gastric cancer: a multicenter collaborative study. Gastric Cancer. 2017;20:45–52.

[40] Smyth EC, Verheij M, Allum W, et al. Gastric cancer: ESMO Clinical Practice Guidelines for diagnosis, treatment and follow-up. Ann Oncol. 2016;27:v38–49.

[41] Moehler M, Al-Batran SE, Andus T, et al. German S3-guideline "Diagnosis and treatment of esophagogastric cancer". Z Gastroenterol. 2011;49: 461–531.

[42] Choi AH, Nelson RA, Merchant SJ, et al. Rates of lymph node metastasis and survival in T1a gastric adenocarcinoma in Western populations. Gastrointest Endosc. 2016;83:1184–92.e1.

[43] Hatta W, Gotoda T, Oyama T, et al. Is radical surgery necessary in all patients who do not meet the curative criteria for endoscopic submucosal dissection in early gastric cancer? A multi-center retrospective study in Japan. J Gastroenterol. 2017;52:175–84.

[44] Probst A, Schneider A, Schaller T, Anthuber M, Ebigbo A, Messmann H. Endoscopic submucosal dissection for early gastric cancer: are expanded resection criteria safe for Western patients? Endoscopy. 2017;49:855–65.

[45] Fukase K, Kato M, Kikuchi S, et al. Effect of eradication of Helicobacter pylori on incidence of metachronous gastric carcinoma after endoscopic resection of early gastric cancer: an open-label, randomised controlled trial. Lancet. 2008;372:392–7.

[46] Choi J, Kim SG, Yoon H, et al. Eradication of Helicobacter pylori after endoscopic resection of gastric tumors does not reduce incidence of metachronous gastric carcinoma. Clin Gastroenterol Hepatol. 2014;12:793–800.e1.

[47] Ludwig K, Klautke G, Bernhard J, et al. Minimally invasive and local treatment for mucosal early gastric cancer. Surg Endosc. 2005;19:1362–6.

[48] Kusano C, Iwasaki M, Kaltenbach T, et al. Should elderly patients undergo additional surgery after non-curative endoscopic resection for early gastric cancer? long-term comparative outcomes. Am J Gastroenterol. 2011;106:1064–9.

[49] Hull MJ, Mino-Kenudson M, Nishioka NS, et al. Endoscopic mucosal resection: an improved diagnostic procedure for early gastroesophageal epithelial neoplasms. Am J Surge Pathol. 2006;30:114–8.

[50] Ahmad NA, Kochman ML, Long WB, et al. Efficacy, safety, and clinical outcomes of endoscopic mucosal resection: a study of 101 cases. Gastrointest Endosc. 2002; 55:390–6.

[51] Katsube T, Konno S, Hamaguchi K, et al. The efficacy of endoscopic mucosal resection in the diagnosis and treatment of group III gastric lesions. Anticancer Res. 2005; 25:3513–6.

[52] Fukunaga S, Nagami Y, Shiba M, et al. Long-term prognosis of expanded-indication differentiated-type early gastric cancer treated with endoscopic submucosal dissection or surgery using propensity score analysis. Gastrointest Endosc. 2017;85:143–52.

[53] Choi JH, Kim ES, Lee YJ, et al. Comparison of quality of life and worry of cancer recurrence between endoscopic and surgical treatment for early gastric cancer. Gastrointest Endosc. 2015;82:299–307.

[54] Hatta W, Gotoda T, Oyama T, et al. A scoring system to stratify curability after endoscopic submucosal dissection for early gastric cancer: "eCura system". Am J Gastroenterol. 2017;112(6):874–81.

[55] Kitano S, Shiraishi N, Uyama I, et al. A multicenter study on oncologic outcome of laparoscopic gastrectomy for early cancer in Japan. Ann Surg. 2007;245:68–72.

# 第 8 章
# 结直肠内镜黏膜下剥离术
## Colonic ESD

Vikneswaran Namasivayam　Yutaka Saito　著

朱克祥　译

## 概述

内镜黏膜下剥离术（endoscopic submusosal dissection, ESD）是一种特殊的内镜切除技术，通过电外科刀剥离黏膜下层来切除浅表性消化道肿瘤病变。这一概念在 20 年前首次被提出。结直肠 ESD 是一种安全有效的主流治疗方式，在世界范围内广泛接受 [1]。与内镜黏膜切除术（endoscopic mucosal resection, EMR）相比，ESD 的主要优点，是无论病变大小如何，它都能整块完整切除病变。对表面浸润性癌，ESD 在确定组织学诊断和分期方面明显优于 EMR 和常规活检，同时也为无淋巴转移的早期癌症提供了一种替代外科手术的治疗方法。

虽然消化道内 ESD 的基本原理都类似，但结肠 ESD 还需要考虑结肠特有的几个关键因素，即相对薄的结肠壁、结肠腔内有限的操作空间、结肠的半月形折叠褶皱，以及蠕动和呼吸运动的存在，这些因素增加了结肠 ESD 的技术难度、相应的操作时间和穿孔的风险。本章将进一步讨论内镜技术和帮助结肠 ESD 辅助配件的发展。

## 一、ESD 的适应证

内镜切除适用于与无淋巴结转移风险的浅表性结直肠肿瘤性病变。组织学上非低分化腺癌或黏液腺癌、肿瘤出芽 I 级、黏膜下浸润达 1mm 且无淋巴血管浸润，或者淋巴结转移风险非常低的病变，可通过内镜切除治愈 [2, 3]。虽然绝大多数结直肠病变可以通过 EMR 切除，但当肿瘤的恶性可能性较高时，应考虑 ESD[4]。因为 ESD 整块切除率更高，能实现准确的组织学分期和高治愈率切除。相比之下，当 EMR 非整块切术时，尤其是在横向和纵向切缘方面，会降低组织病理学评估的质量和可靠性，并且存在较高的局部复发率 [5]。此外，EMR 在伴有潜在纤维化的非隆起性病变情况下，病变切除的可行性较低。因此，当恶性肿瘤恶性的可能性很高时，应考虑 ESD；并且对于病变直径＞20mm 和非隆起性病变，EMR 整块切除不可行。

## 二、结直肠癌合并深部黏膜下浸润的内镜诊断

虽然内镜切除术为浅表浸润性癌变提供了明确的组织学评估和充分的治疗，但是对伴有明显淋巴结转移风险的深部黏膜下浸润的癌，应避免 ESD。病变浸润较深的患者应选择外科手术治疗。因此，在治疗前需要评估肿瘤 T 分期，这关系后续治疗策略的选择，即进行 ESD 治疗还是怀疑存在深度黏膜下浸润时外科手术治疗。尽管 T 分期是基于对切除标本的组织学评估，但在高质量的内镜检查中，也可以根据病变的形态

学特征来估计肿瘤浸润的深度。虽然目前内镜成像技术尚不完善，但黏膜下浸润的深度在很大程度上可以根据内镜下的凹陷形态学进行预测，如

Kudo Ⅴ型凹坑模型或浸润模型（图 8-1）和窄带成像上的 3 型模型（JNET 分型）[6, 7]（图 8-2）。

此外，以下形态特征可提示存在深层黏膜

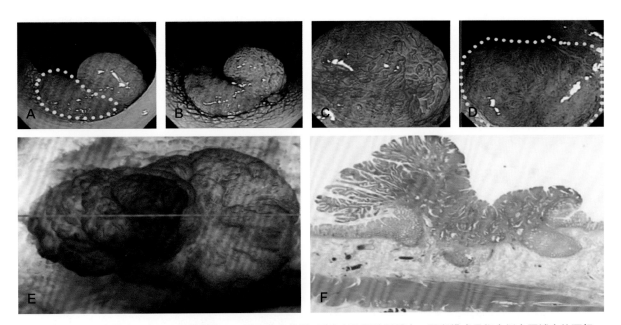

▲ 图 8-1　浸润模式。在 Kudo 模型的 ⅤN 型和选定的 Ⅵ型患者的划分区域中，浸润模式是指在划定区域内的不规则和扭曲的隐窝（如黏膜深度侵袭性癌症），对于这些病变手术切除是合适的治疗方法
A. 左侧的这种肿瘤是用黄点勾勒出来的扁平凹陷形态；B. 靛胭脂染料喷雾清晰地显示了肿瘤边缘和表面结构；C. 右侧突出物的结晶紫染色显示规则的 Ⅳ 型凹坑图案，提示该突出物中存在黏膜内瘤变；D. 该肿瘤左侧的结晶紫染色显示出与黄点区域相对应的不规则扭曲凹坑图案，诊断为黏膜下深部浸润；E. 外科标本的立体显微镜图像，突出区域位于左侧，由黄点标记排列的平坦 / 凹陷区域位于右侧；F. 病理组织学证实浸润模式为黏膜下深部浸润和凹坑区 4 型黏膜内瘤变

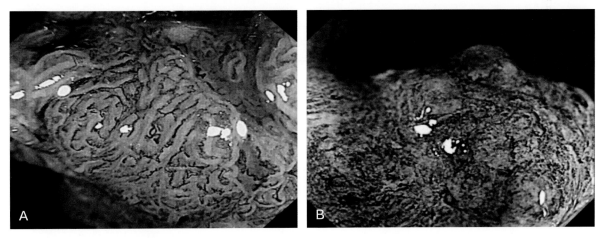

▲ 图 8-2　JNET 分型的 2B 型和 3 型。日本窄带成像技术专家组（JNET）的分型包括 4 种脉管和表面模型，即 1 型、2A 型、2B 型和 3 型。1 型、2A 型、2B 型和 3 型分别对应增生性息肉 / 无柄锯齿状息肉（SSA/P）、低级别黏膜内瘤变、高级别黏膜内瘤变 / 浅表黏膜下浸润癌和黏膜下深度浸润癌的组织病理学表现
A. 轻度凹陷区域显示不规则血管模型（口径不一和分布不规则）和表面不规则模型，诊断为 JNET 2B 型，提示高级别黏膜内瘤变或浅表黏膜下浸润癌。B. 不规则结节区域显示的疏松血管形态、厚血管的中断和表面无定形区域的模型，诊断为 JNET 3 型，提示黏膜下深部浸润癌。重要的是要记住，JNET 2B 型病变对应高级别异型增生 / 浅表癌，这意味着存在黏膜下层（SM）侵袭的风险。区分 SM1 和 SM2 的金标准是结晶紫染色。因此，对 JNET 2B 型病变，凹坑诊断模型对于选择合适的治疗策略是必不可少的

下层浸润，如深度凹陷、皱襞集中、凹面底部不规则、鸡皮样外观、发红、膨胀外观、坚硬、表面不规则、分叶状缺失和粗茎（图 8-3）。

在进行 ESD 之前应避免组织活检，因为活检标本往往对肿瘤的恶性潜能评估不足，而活检诱导的病变内纤维化可能会导致黏膜下病变的抬举，从而使 ESD 更加困难，尤其是扁平肿瘤。

## 三、ESD 的准备和创建

### （一）镇静及肠道准备

ESD 是一种具有技术性挑战的手术，与

EMR 相比，它的手术时间要长得多，这会影响患者的术前准备工作。结直肠 ESD 需要在清醒镇静下进行，因为它需要患者在操作过程中调整姿势，以借助重力实现病灶的反牵引。建立气腹首选二氧化碳注气[8]，因为它可以最大限度地减少患者因长期注气而产生的不适，并降低发生严重并发症的风险，如气胸或气腹，即使有发生穿孔发生，充分的肠道准备可以改善病变部位的视野显露，以及减少肠穿孔时腹腔污染的风险。

### （二）设备和辅助设备配件

为了应对手术和切除病变部位所带来的挑

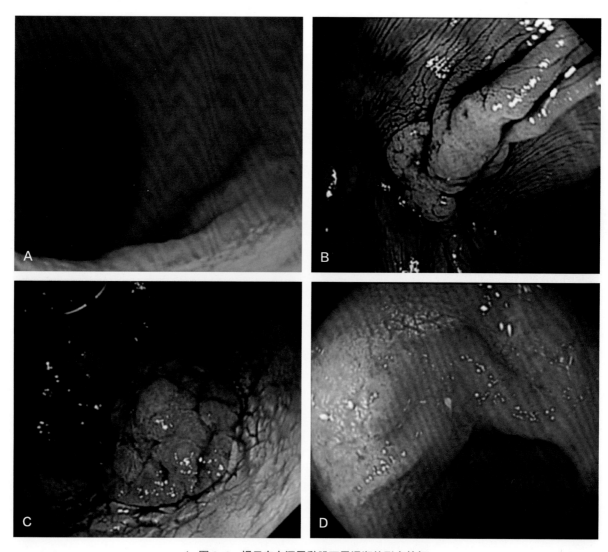

▲ 图 8-3 提示存在深层黏膜下层浸润的形态特征
A. 深度凹陷；B. 皱襞集中；C. 凹面底部不规则；D. 鸡皮样外观

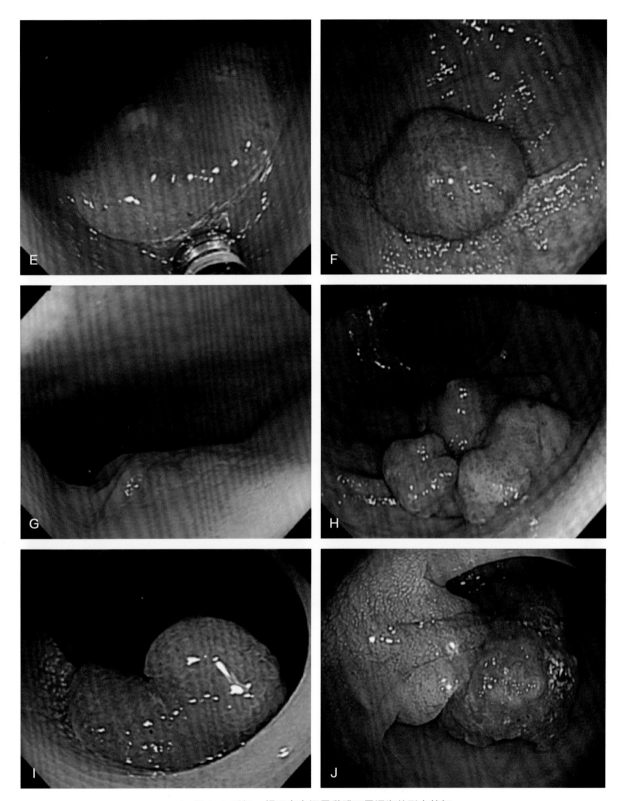

▲ 图 8–3（续）　提示存在深层黏膜下层浸润的形态特征
E. 发红；F. 膨胀外观；G. 坚硬；H. 表面不规则；I. 分叶状缺失；J. 粗茎

战，ESD 中使用的器械已经发生了巨大变化。因此，熟悉设备对于进行 ESD 也是至关重要的。

1. 内镜  发生出血时，最好使用带有辅助注水通道的内镜，通过注水冲洗来保持可视视野。如果条件允许，使用带有 3.2mm 钳道内镜会更好，以便与 ESD 配件相匹配。

2. 二氧化碳调节器  在 ESD 术中，首选二氧化碳充气。作为室内空气的重要成分，二氧化碳的吸收速度比氮和氧更快。因此，二氧化碳会减少持续的腔内注气，减少患者不适感、减少气体存留时间，并且使深度麻醉更安全[8-12]。也有人认为，在二氧化碳充气的情况下，二氧化碳的快速再吸收可以降低穿孔后张力性气腹的可能性。对于肺功能不全的患者，二氧化碳充气通常是安全的。但在患有严重阻塞性肺病的患者中，较长时间的操作会导致二氧化碳潴留的发生。因此，操作过程中应注意 $CO_2$ 监测[13]。

3. 电外科发生器  具有简单切割和凝固模式的电外科发生器（electrosurgical generators, ESU）已被适用于不同病变特征，具有多种工作模式的新型电外科发生器所取代。这些不同的电外科发生器由不同制造商制造。由于增加出血和延迟穿孔的风险，纯切割和纯凝模式在 ESU 中应避免使用[14]。新型的 ESU 能够提供用于 ESD 过程中不同操作步骤，针对不同组织效应的多种电外科波形。ESU 还包含微处理器，可根据组织阻抗调整功率，以避免深层组织损伤[15]。

4. ESD 刀  黏膜下剥离是将 ESD 与其他类型的内镜切除区分开来的主要依据，因此电刀是 ESD 必不可少的工具。ESD 刀分为两大类，针状刀和剪状刀。前者又分为钝头刀和尖头刀[16]。不同刀的适应证和使用方法各不相同。手术医师应熟悉特定手术刀的使用。这些配件和其他 ESD 工具在本书的另一章节中有详细描述。

5. 远端辅助设备和其他反牵引方法  在 ESD 中，内镜先端安装的一次性透明帽是一个必不可少的工具。在黏膜下剥离过程中，它可以对抗牵引使切除的黏膜瓣远离内镜以保持术野清晰化。先端装有透明帽后侧孔有助于引流出液体和血液。人们还设计了很多种其他工具和方法来提供反牵引，但都没有得到广泛使用。利用牙线设计的夹线牵引法主要适用于直肠和远端结肠，但对近端结肠效果不佳[17, 18]。其他方法包括夹下锤牵引法、夹外牵引法和内牵引法、双通道内镜法和双内镜法[19]。"SO"夹牵引法在日本市场上有售，它适用于任何位置且无须反复重新进镜。

缺乏真正有效的牵引方法显示了柔性内镜的固有局限，用于复杂介入治疗的辅助设备要通过辅助通道输送，该通道也需要间断性充气、抽吸和注水。具有独立配件通道的新三角平台正在开发中，该平台能够让内镜切除与腹腔镜外科手术具有可比性[20, 21]。

## 四、ESD 的技术层面

ESD 的基本步骤是向黏膜下层注入液体以抬高肿瘤，切开肿瘤周围黏膜以进入黏膜下层，并解剖肿瘤下方的黏膜下层完成肿瘤切除。

### （一）常规 ESD 方法

常规的 ESD 方法包括以下步骤（图 8-4）。

1. 在病变及周围正常部位黏膜下注入液体。

2. 初始部分黏膜切口（即周长的 1/4）。

3. 切口下方的黏膜下层剥离。

4. 以分片方式重复部分黏膜下的切开和剥离。

5. 完成整块切除。

与胃 ESD 不同，结直肠病变的边界在 ESD 前无须通过烧灼来标记，因为结直肠病变的边界更清晰且易于识别。通过在黏膜下注射液体形成黏膜下垫层来抬高病变部位。病变部位抬高不理想表明可能深部黏膜下存在肿瘤浸润或纤维化，情况严重时应暂停进一步的 ESD。有些专家主张应避免在注射剂中添加染料，以便在解剖过程中更好地显示黏膜下血管，但是将染料（如靛胭脂）添加到注射剂中可以更清晰地显示黏膜下的解剖平面。

病变部位抬高后，在病变周围做部分黏膜切开，以接近黏膜下层，促进黏膜下层剥离。在开始黏膜下剥离之前，黏膜下垫稳定存在，这样才不会出现液体的分散。许多专家都主张只有最初在黏膜下方，才能完成黏膜下剥离，以防止穿孔。只要黏膜下得到充分显露，就可以充分显露出切割的区域，剥离就可以延伸至黏膜下的下 1/3。通过反复注射使黏膜下液垫稳定存在，可以将穿孔风险降至最低。

当以节段性方式剥离病变部位时，可以通过定期改变患者的体位从而利用重力的作用，实现对病变部位的牵引或反牵引。通过旋转患者，利用重力作用保持视野中没有血液和其他液体，反复确定病变部位。这使内镜检查有一个清晰的视野并实现病变部位的牵引。在这种情况下，使用清醒镇静有助于改变患者的体位。

切除病变部位后，应检查切除后的基底部是否有出血和穿孔。与胃 ESD 不同，结直肠 ESD 后应尽量减少可见血管用常规方法电凝止血，以防止热损伤。

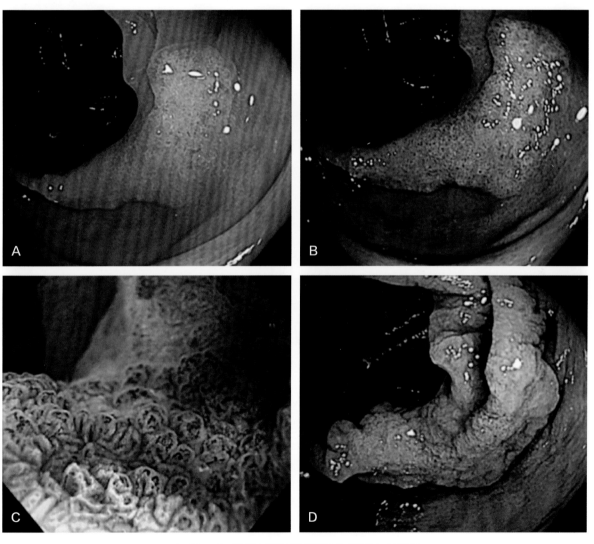

▲ 图 8-4　常规内镜黏膜下剥离术（ESD）示意图

A 至 H. 在进行 ESD 之前，使用色素内镜和放大窄带成像技术（NBI）联合靛胭脂和结晶紫染色技术对肿瘤浸润深度进行估计，用于凹坑诊断模型。A. 横结肠中的 0-Ⅱa+Ⅱc（非颗粒型侧向发育型病变，LSL-NG）病变，肿瘤直径估计值为 25mm。通过常规的内镜检查，发现了皱褶融合，并怀疑存在黏膜下侵犯。B. NBI 图像清晰地显示出肿瘤边界，NICE 可能为 2 型，提示黏膜内瘤变。C. 放大 NBI 图像表现出口径不一和分布不规则的血管图形 / 表面不规则或模糊图形，因此，诊断为 JNET 2B 型，提示高级别黏膜内瘤变或浅表黏膜下浸润癌。D. 靛胭脂染料喷雾染色清晰地显示出肿瘤边界和表面结构

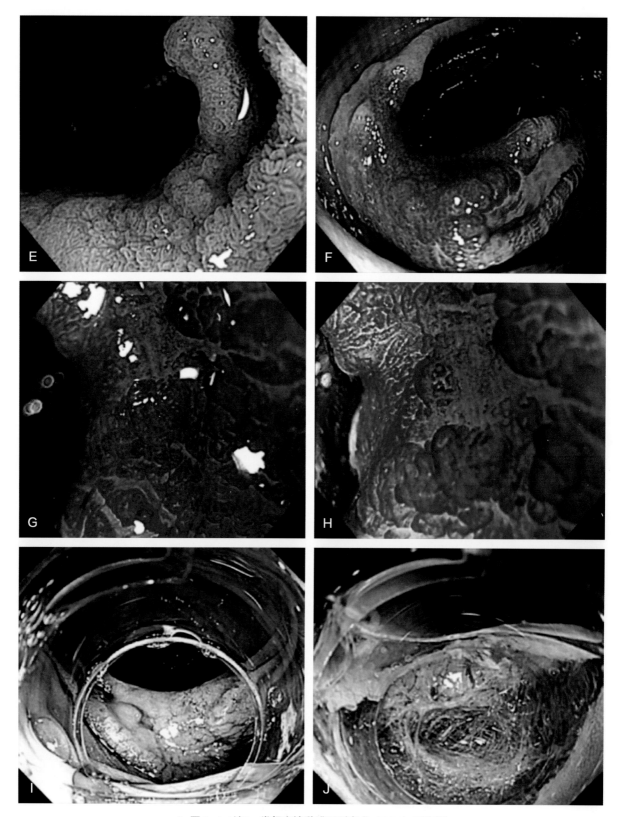

▲ 图 8-4（续） 常规内镜黏膜下剥离术（ESD）示意图

E. 靛胭脂喷雾染色后的放大图像显示出相对凹陷区域的ⅢS 型和ⅢL 型凹坑图案。F 至 H. 结晶紫染色后（F）、ⅢS 型凹坑（G）、Vi 型轻微不规则凹坑（H）位于视野中央，但 Vi 型面积相对较小；因此，Vi 型（非浸润模型）提示黏膜内或浅表黏膜下浸润。I. 靛胭脂喷雾染色后的 LSL-NG 反转图像。一个短型 ST 罩（Fujifilm Medical Co.）固定在 PCF260J 上（Olympus Medical Co.）。J. 在病变和周围正常黏膜下方黏膜下注射后，先进行黏膜部分切开（即 1/4 周长），并在切口下方进行黏膜下剥离

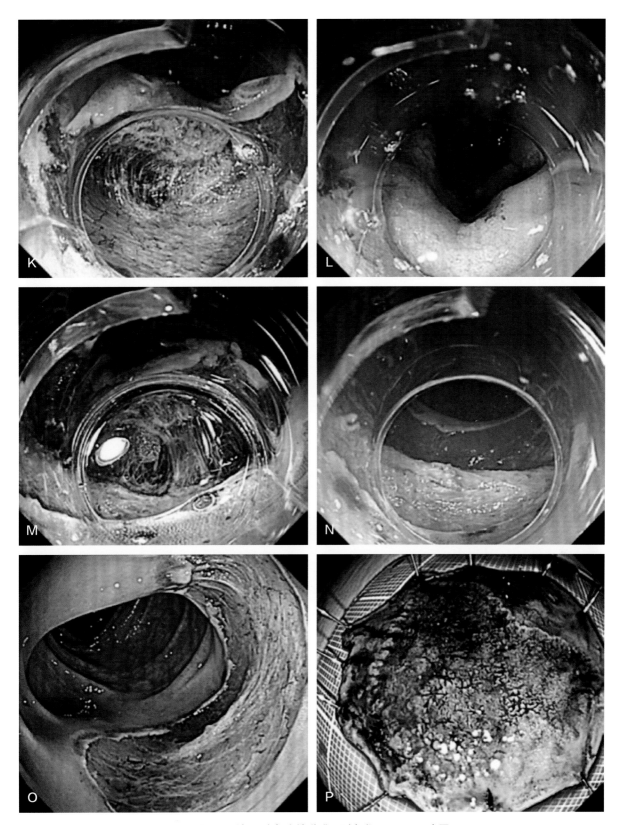

▲ 图 8-4（续）　常规内镜黏膜下剥离术（ESD）示意图

K. 以类似于口袋法的分片方式重复局部黏膜的切开和剥离。L. 在完成 50% 的剥离后，使用直视视野有计划地从肛门侧部分边缘进行切除。M. 重复黏膜下的剥离。N 和 O. 完成整块切除。P. 使用细针将切除的标本拉伸开，以进行详细的组织病理学分析

### （二）口袋法

口袋法（pocket-creation method, PCM）是一种新型 ESD 技术（图 8-5），基本原理是用针型电刀在病变下方形成一个黏膜下口袋[22, 23]。它包括以下几个基本步骤。

1. 黏膜下注射。

2. 在病变肛门侧 20mm 黏膜切口处创建一个的隧道入口。

3. 通过在病变下剥离形成黏膜下囊袋。

4. 依赖侧的侧剥离（即更接近重力侧）。

5. 反重力侧（即远离重力侧）的侧向剥离。

6. 完成整块切除。

口袋法具有以下潜在优势，由于只做了一个将刀插入囊中进行后续剥离的小切口，因此在 ESD 期间，黏膜下液垫可以稳定存在，注射剂的分散很微弱。内镜尖端的位置稳定在囊内，组织易于回缩，形成与肌肉层切线以利于剥离。这可能有助于在黏膜层角形改变，半月形折叠交汇区域的导航切除，这些区域容易造成整块切除失败和穿孔[24]。新的数据表明，与传统方法相比，PCM 可能有更高的整块切除率和更短的操作时间，但仍需要前瞻性试验的证实[25]。

### （三）混合 ESD 技术

鉴于实施结直肠 ESD 在技术上有难度，目前提出了一种混合 EMR-ESD 技术，其特点是先做一个环形黏膜切口，再套扎切除病变[26, 27]。然而，与传统技术相比，混合技术的 R0 和整块切除率较低，但是两者的并发症发生率相近[28, 29]。

## 五、并发症的处理

虽然 ESD 的并发症发生率比 EMR 高，但大多数 ESD 并发症可以在内镜下处理，只有极少部分患者的并发症需要通过外科手术处理，其发生率很低（<1%）。此外，对于直径 >20mm 的肿瘤，ESD 和 EMR 发生并发症的风险相当。但是，西方国家的并发症发生率高于亚洲国家（3.1% vs. 0.8%）[29, 30]。

### （一）术中出血

ESD 期间容易出现术中出血。因此，对术中出血的预防和管理是成功实施结直肠 ESD 的一个很重要的方面。出血常发生在黏膜切开和黏膜下剥离时，因此，在预切开和剥离阶段进行适当的电外科处理，或者对显露的血管进行凝固，可以在很大程度上避免出血。在术中出血时可使用 ESD 刀进行软凝固止血，如果不成功，也可以使用止血钳止血。剥离血管周围的结缔组织以分离出血管，然后用 ESD 刀钩住血

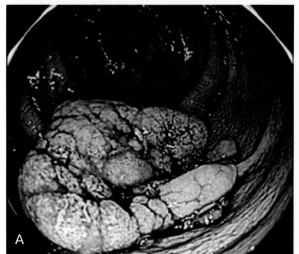
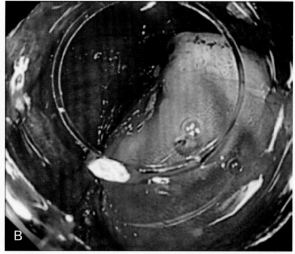

▲ 图 8-5 口袋法
A. 横结肠中的侧向发育型病变颗粒（结节混合型）；B. 在肿瘤的肛门侧进行黏膜下注射

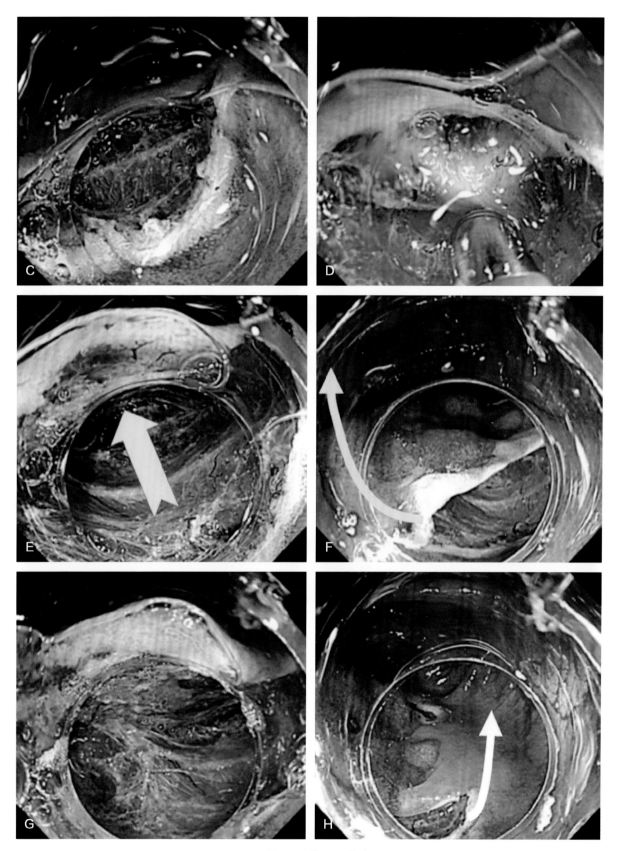

▲ 图 8-5（续） 口袋法

C. 在病变肛门侧 20mm 黏膜切口处创建一个隧道入口；D 和 E. 通过在病变下剥离形成黏膜下囊袋；F. 依赖侧的侧剥离（即更接近重力侧）；G. 使用短型 ST 罩牵引进行补充黏膜下剥离；H. 反重力侧（即远离重力侧）的侧向剥离

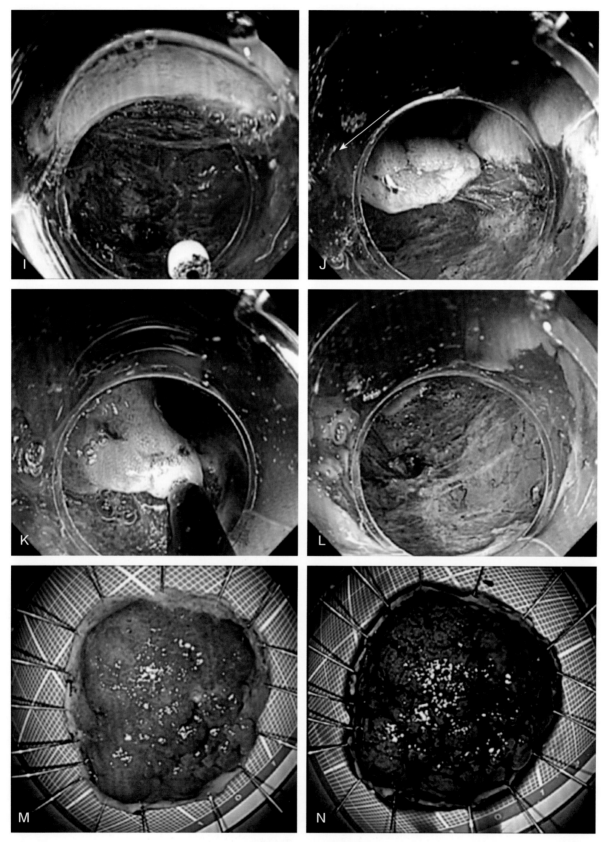

▲ 图 8-5（续） 口袋法

I. 通过在病变下方使用 IT 纳米刀进行剥离，创建一个黏膜下囊袋；J 和 K. 在远离重力侧用 IT 纳米刀进行侧向剥离；L 至 N. 完成整块切除

管，或用止血钳夹住血管，并施加电凝。剥离过程中应避免使用夹子，因为它可能会影响肿瘤的进一步剥离。此外，在剥离过程中要识别较大的非出血性黏膜下血管并进行预防性凝固，可避免术中出血。术中出血很少需要手术止血。

### （二）迟发性出血

据报道，有 2.7%～13.9% 的患者会出现迟发性出血[29, 31]。迟发性出血的危险因素包括病变大小、直肠位置、黏膜下纤维化和低血容量[31, 32]。混合 ESD 技术和传统 ESD 技术的出血率相近[29]。迟发性出血可在内镜下用血管夹进行治疗。为避免对肌肉层造成进一步的热损伤，不推荐使用电凝止血。

### （三）穿孔

患者多而并发症比较少的内镜中心，穿孔发生率为 4%～10%[33-36]。但最新的数据显示结直肠 ESD 穿孔率仅为 1%～2%。穿孔的危险因素包括肿瘤大小、病变部位、黏膜下纤维化和内镜医师的经验缺乏（＜50 例）[34, 37-40]。虽然 ESD 穿孔的发生率高于 EMR，但需要外科手术处理的 ESD 相关并发症的发生率＜1%，大多数并发症能够通过内镜治疗[30]。现在已经开发出用来分层分析穿孔风险的预测模型，这将在临床决策中发挥重要作用[40, 41]。

在剥离过程中可以通过反复注射来维持稳定的黏膜下液垫，将穿孔的风险降至最低。在注射液中掺入染色剂（如靛胭脂），将黏膜染色，而固有肌层不会被染色，从而引导剥离操作，并且可以在剥离过程中显露肌肉。避免使用纯切割或凝血电流，以减少出血和延迟穿孔的风险[14]。另外，还应避免在 ESD 前对病变进行活检，因为由此导致的组织纤维化可能会在 ESD 期间诱发穿孔。

提高 ESD 期间穿孔的识别率，以得到及时的内镜治疗，降低穿孔的死亡率和手术需求[42]。一旦发现穿孔，要立即检查患者的血流动力学状态，以确定是否形成了张力性气腹。张力性

气腹是一种以低血压和腹部腹胀为特征的急症，可立即进行针头减压治疗。

夹子释放前，再向肠腔充气以确定距离损伤边缘的合适位置。除了关闭 ESD 操作期间发现的穿孔，也可在内镜下进行初步的钳夹闭合。前文已经描述了一系列可以在内镜下识别的固有肌层损伤，包括穿孔[43]。只要肠壁发现洞口，无论是标本切除还是内镜本身造成的，是否有无腹腔感染，应立即夹闭穿孔，以避免腹膜污染[44]。

成功的内镜钳夹闭合可以按照以下方法原理实现。在夹子闭合之前，减少管腔内气体注入，以减少穿孔部位的张力，并通过抽吸积液和重新调整患者体位来保持视野清晰。有可能需要继续剥离缺损处的邻近组织，以确保在不影响后续剥离的情况下释放夹子。在夹子闭合前，伴随进一步的抽吸肠腔减压和夹子轻微压力，将肠黏膜被吸入到张开的夹子内而闭合[45]。

此外，也可以用其他器械将穿孔闭合，如内镜吻合夹（over the scope clip, OTSC）和缝合等[46, 47]。但内镜的退出和重新插入也会影响治疗效果。

### （四）迟发性穿孔

迟发性穿孔的发生率为 0.1%～0.4%，并且主要由热损伤引起[32, 34]。患者可能在 ESD 后的 1～2 天以上才出现迟发性穿孔。CT 检查用于确诊和评估腹膜污染程度。当存在肠内容物外溢，腹膜污染的迟发性穿孔而不能用内镜闭合，通常需要外科手术。

### （五）电凝综合征

电凝综合征是结肠透壁热损伤导致的局限性腹膜炎。它的临床特征是炎症（如发热、炎症标志物升高）和没有穿孔影像学证据的情况下出现的腹膜炎症状[48, 49]。电凝综合征通常发生在 ESD 后数小时至数天。ESD 后电凝综合征的发生率为 8.6%～9.5%[50, 51]。与 EMR 相比，ESD 后更容易出现电凝综合征。病变的大小（＞30mm）和位置增加发生电凝综合征的风险[52]。

绝大多数患者可以通过禁食、静脉输液和抗生素进行保守治疗。大多数患者会在24h内好转，没有任何后遗症，如果发生任何恶化都应立即重新评估。

### （六）狭窄

ESD术后的狭窄很少，仅在近环周结直肠病变ESD后的患者中报道。在需要75%环周结直肠病变ESD患者中，仅有3.8%～19.7%的患者出现了肠腔狭窄[53, 54]。这些狭窄可以通过1～2次的内镜扩张治愈。

## 六、ESD标本的组织学评估

切除的标本要小心地取回和处理，以防组织破碎。如果切除的标本较大，可以使用直肠外套管取出样本，而不会形成破碎[55]。一旦标本被取出，要立即铺开并固定在标本板上。确定切除标本的空间方向和切割方向非常有用。

垂直和水平边缘清晰、肿瘤发芽Ⅰ级、黏膜下浸润达1mm、无淋巴血管浸润、非低分化或黏液成分的切除被认为是有效的治疗。垂直边缘阳性意味着深度浸润，是手术适应证。

## 七、ESD结局

最近的Meta分析，合并的R0切除率为92.9%，整块切除率为91%。然而，不同的研究报道差异很大，与亚洲国家相比，非亚洲国家的切除率明显较低。与常规方法相比，混合切除技术R0切除率和整块切除率明显较低[29]。ESD后复发的风险很低，但西方国家的复发率高于亚洲国家（5.2% vs. 1.1%）[29]。分片切除、边缘组织学阳性的不完全切除和非治愈性切除更容易复发[56]。与EMR相比，ESD有更高的整块切除率和治愈性切除率，但会以较高的穿孔率为代价[34]。

## 结论

ESD已成为浅表性结直肠肿瘤的有效治疗方法，但临床结果的巨大差异表明，ESD仍然是一种具有挑战性的治疗方法。虽然ESD可以让浅表浸润性肿瘤患者免除手术，但对于形态学证据表明存在深度黏膜卜浸润的患者仍应该手术治疗。通过严格的患者适应证筛选、合适内镜仪器的使用、内镜医师的技术培训和并发症的管理，才可获得最佳的ESD治疗结果。

## 参考文献

[1] Gotoda T, Kondo H, Ono H, Saito Y, Yamaguchi H, Saito D, et al. A new endoscopic mucosal resection procedure using an insulation-tipped electrosurgical knife for rectal flat lesions: report of two cases. Gastrointest Endosc. 1999;50(4):560–3. PubMed PMID: 10502182.

[2] Beaton C, Twine CP, Williams GL, Radcliffe AG. Systematic review and meta-analysis of histopathological factors influencing the risk of lymph node metastasis in early colorectal cancer. Colorectal Dis. 2013;15(7):788–97. PubMed PMID: 23331927.

[3] Kitajima K, Fujimori T, Fujii S, Takeda J, Ohkura Y, Kawamata H, et al. Correlations between lymph node metastasis and depth of submucosal invasion in submucosal invasive colorectal carcinoma: a Japanese collaborative study. J Gastroenterol. 2004;39(6):534–43. PubMed PMID: 15235870.

[4] Repici A, Pellicano R, Strangio G, Danese S, Fagoonee S, Malesci A. Endoscopic mucosal resection for early colorectal neoplasia: pathologic basis, procedures, and outcomes. Dis Colon Rectum. 2009;52(8):1502–15. PubMed PMID: 19617768.

[5] Cao Y, Liao C, Tan A, Gao Y, Mo Z, Gao F. Meta-analysis of endoscopic submucosal dissection versus endoscopic mucosal resection for tumors of the gastrointestinal tract. Endoscopy. 2009;41(9):751–7. PubMed PMID: 19693750.

[6] Moss A, Bourke MJ, Williams SJ, Hourigan LF, Brown G, Tam W, et al. Endoscopic mucosal resection outcomes and prediction of submucosal cancer from advanced colonic mucosal neoplasia. Gastroenterology. 2011;140(7):1909–18. PubMed PMID: 21392504.

[7] Sano Y, Tanaka S, Kudo SE, Saito S, Matsuda T, Wada Y,

et al. Narrow-band imaging (NBI) magnifying endoscopic classification of colorectal tumors proposed by the Japan NBI Expert Team. Dig Endosc. 2016;28(5):526–33. PubMed PMID: 26927367.

［8］ Kikuchi T, Fu KI, Saito Y, Uraoka T, Fukuzawa M, Fukunaga S, et al. Transcutaneous monitoring of partial pressure of carbon dioxide during endoscopic submucosal dissection of early colorectal neoplasia with carbon dioxide insufflation: a prospective study. Surg Endosc. 2010;24(9):2231–5. PubMed PMID: 20177925.

［9］ Wu J, Hu B. The role of carbon dioxide insufflation in colonoscopy: a systematic review and meta-analysis. Endoscopy. 2012;44(2):128–36. PubMed PMID: 22271023.

［10］ Li X, Dong H, Zhang Y, Zhang G. CO2 insufflation versus air insufflation for endoscopic submucosal dissection: A meta-analysis of randomized controlled trials. PLoS One. 2017;12(5):e0177909. PubMed PMID: 28542645. Pubmed Central PMCID: 5443502.

［11］ Takano A, Kobayashi M, Takeuchi M, Hashimoto S, Mizuno K, Narisawa R, et al. Capnographic monitoring during endoscopic submucosal dissection with patients under deep sedation: a prospective, crossover trial of air and carbon dioxide insufflations. Digestion. 2011;84(3):193–8. PubMed PMID: 21757910.

［12］ Saito Y, Uraoka T, Matsuda T, Emura F, Ikehara H, Mashimo Y, et al. A pilot study to assess the safety and efficacy of carbon dioxide insufflation during colorectal endoscopic submucosal dissection with the patient under conscious sedation. Gastrointest Endosc. 2007; 65 (3):537–42. PubMed PMID: 17321264.

［13］ Takada J, Araki H, Onogi F, Nakanishi T, Kubota M, Ibuka T, et al. Safety of carbon dioxide insufflation during gastric endoscopic submucosal dissection in patients with pulmonary dysfunction under conscious sedation. Surg Endosc. 2015;29(7):1963–9. PubMed PMID: 25318364.

［14］ Chino A, Karasawa T, Uragami N, Endo Y, Takahashi H, Fujita R. A comparison of depth of tissue injury caused by different modes of electrosurgical current in a pig colon model. Gastrointest Endosc. 2004;59(3):374–9. PubMed PMID: 14997134.

［15］ Committee AT, Tokar JL, Barth BA, Banerjee S, Chauhan SS, Gottlieb KT, et al. Electrosurgical generators. Gastrointest Endosc. 2013;78(2):197–208. PubMed PMID: 23867369.

［16］ Gotoda T, Ho KY, Soetikno R, Kaltenbach T, Draganov P. Gastric ESD: current status and future directions of devices and training. Gastrointest Endosc Clin N Am. 2014;24(2):213–33. PubMed PMID: 24679233.

［17］ Suzuki S, Gotoda T, Kobayashi Y, Kono S, Iwatsuka K, Yagi-Kuwata N, et al. Usefulness of a traction method using dental floss and a hemoclip for gastric endoscopic submucosal dissection: a propensity score matching analysis (with videos). Gastrointest Endosc. 2016; 83 (2):337–46. PubMed PMID: 26320698.

［18］ Yamasaki Y, Takeuchi Y, Uedo N, Kato M, Hamada K, Aoi K, et al. Traction-assisted colonic endoscopic submucosal dissection using clip and line: a feasibility study. Endosc Int Open. 2016;4(1):E51–5. PubMed PMID: 26793785. Pubmed Central PMCID: 4713171.

［19］ Oyama T. Counter traction makes endoscopic submucosal dissection easier. Clin Endosc. 2012;45(4):375–8. PubMed PMID: 23251884. Pubmed Central PMCID: 3521938.

［20］ Thompson CC, Ryou M, Soper NJ, Hungess ES, Rothstein RI, Swanstrom LL. Evaluation of a manually driven, multitasking platform for complex endoluminal and natural orifice transluminal endoscopic surgery applications (with video). Gastrointest Endosc. 2009;70(1):121–5. PubMed PMID: 19394008.

［21］ ASGE, SAGES. ASGE/SAGES Working Group on Natural Orifice Translumenal Endoscopic Surgery White Paper October 2005. Gastrointest Endosc. 2006;63(2):199–203. PubMed PMID: 16427920.

［22］ Hayashi Y, Sunada K, Takahashi H, Shinhata H, Lefor AT, Tanaka A, et al. Pocket-creation method of endoscopic submucosal dissection to achieve en bloc resection of giant colorectal subpedunculated neoplastic lesions. Endoscopy. 2014;46(Suppl 1 UCTN):E421–2. PubMed PMID: 25314173.

［23］ Hayashi Y, Miura Y, Yamamoto H. Pocket-creation method for the safe, reliable, and efficient endoscopic submucosal dissection of colorectal lateral spreading tumors. Dig Endosc. 2015;27(4):534–5. PubMed PMID: 25708068.

［24］ Imai K, Hotta K, Yamaguchi Y, Kakushima N, Tanaka M, Takizawa K, et al. Preoperative indicators of failure of en bloc resection or perforation in colorectal endoscopic submucosal dissection: implications for lesion stratification by technical difficulties during stepwise training. Gastrointest Endosc. 2016;83(5):954–62. PubMed PMID: 26297870.

［25］ Sakamoto H, Hayashi Y, Miura Y, Shinozaki S, Takahashi H, Fukuda H, et al. Pocket-creation method facilitates endoscopic submucosal dissection of colorectal laterally spreading tumors, non-granular type. Endosc Int Open. 2017;5(2):E123–E9. PubMed PMID: 28337483. Pubmed Central PMCID: 5361878.

［26］ Toyonaga T, Man IM, Morita Y, Azuma T. Endoscopic submucosal dissection (ESD) versus simplified/hybrid ESD. Gastrointest Endosc Clin N Am. 2014;24(2):191–9. PubMed PMID: 24679231.

［27］ Tanaka S, Kashida H, Saito Y, Yahagi N, Yamano H, Saito S, et al. JGES guidelines for colorectal endoscopic submucosal dissection/endoscopic mucosal resection. Dig Endosc. 2015;27(4):417–34. PubMed PMID: 25652022.

［28］ Okamoto K, Muguruma N, Kagemoto K, Mitsui Y, Fujimoto D, Kitamura S, et al. Efficacy of hybrid endoscopic submucosal dissection (ESD) as a rescue treatment in difficult colorectal ESD cases. Dig Endosc. 2017;29(Suppl 2):45–52. PubMed PMID: 28425649.

［29］Fuccio L, Hassan C, Ponchon T, Mandolesi D, Farioli A, Cucchetti A, et al. Clinical outcomes after endoscopic submucosal dissection for colorectal neoplasia: a systematic review and meta-analysis. Gastrointest Endosc. 2017;86(1):74–86 e17. PubMed PMID: 28254526.

［30］Repici A, Hassan C, De Paula Pessoa D, Pagano N, Arezzo A, Zullo A, et al. Efficacy and safety of endoscopic submucosal dissection for colorectal neoplasia: a systematic review. Endoscopy. 2012;44(2):137–50. PubMed PMID: 22271024.

［31］Terasaki M, Tanaka S, Shigita K, Asayama N, Nishiyama S, Hayashi N, et al. Risk factors for delayed bleeding after endoscopic submucosal dissection for colorectal neoplasms. Int J Colorectal Dis. 2014;29(7):877–82. PubMed PMID: 24825723.

［32］Saito Y, Uraoka T, Yamaguchi Y, Hotta K, Sakamoto N, Ikematsu H, et al. A prospective, multicenter study of 1111 colorectal endoscopic submucosal dissections (with video). Gastrointest Endosc. 2010;72(6):1217–25. PubMed PMID: 21030017.

［33］Oka S, Tanaka S, Kanao H, Ishikawa H, Watanabe T, Igarashi M, et al. Current status in the occurrence of postoperative bleeding, perforation and residual/local recurrence during colonoscopic treatment in Japan. Dig Endosc. 2010;22(4):376–80. PubMed PMID: 21175503.

［34］Fujiya M, Tanaka K, Dokoshi T, Tominaga M, Ueno N, Inaba Y, et al. Efficacy and adverse events of EMR and endoscopic submucosal dissection for the treatment of colon neoplasms: a meta-analysis of studies comparing EMR and endoscopic submucosal dissection. Gastrointest Endosc. 2015;81(3):583–95. PubMed PMID: 25592748.

［35］Saito Y, Yamada M, So E, Abe S, Sakamoto T, Nakajima T, et al. Colorectal endoscopic submucosal dissection: Technical advantages compared to endoscopic mucosal resection and minimally invasive surgery. Dig Endosc. 2014;26(Suppl 1):52–61. PubMed PMID: 24191896.

［36］Pimentel-Nunes P, Dinis-Ribeiro M, Ponchon T, Repici A, Vieth M, De Ceglie A, et al. Endoscopic submucosal dissection: European Society of Gastrointestinal Endoscopy (ESGE) Guideline. Endoscopy. 2015;47(9):829–4. PubMed PMID: 26317585.

［37］Kim ES, Cho KB, Park KS, Lee KI, Jang BK, Chung WJ, et al. Factors predictive of perforation during endoscopic submucosal dissection for the treatment of colorectal tumors. Endoscopy. 2011;43(7):573–8. PubMed PMID: 21448852.

［38］Mizushima T, Kato M, Iwanaga I, Sato F, Kubo K, Ehira N, et al. Technical difficulty according to location, and risk factors for perforation, in endoscopic submucosal dissection of colorectal tumors. Surg Endosc. 2015;29(1):133–9. PubMed PMID: 24993172.

［39］Yoshida N, Wakabayashi N, Kanemasa K, Sumida Y,

Hasegawa D, Inoue K, et al. Endoscopic submucosal dissection for colorectal tumors: technical difficulties and rate of perforation. Endoscopy. 2009;41(9):758–61. PubMed PMID: 19746316.

［40］Hong SN, Byeon JS, Lee BI, Yang DH, Kim J, Cho KB, et al. Prediction model and risk score for perforation in patients undergoing colorectal endoscopic submucosal dissection. Gastrointest Endosc. 2016;84(1):98–108. PubMed PMID: 26708921.

［41］Kantsevoy SV. A new tool to estimate the risk of perforations during colorectal endoscopic submucosal dissection. Gastrointest Endosc. 2016;84(1):109–14. PubMed PMID: 27315737.

［42］Iqbal CW, Cullinane DC, Schiller HJ, Sawyer MD, Zietlow SP, Farley DR. Surgical management and outcomes of 165 colonoscopic perforations from a single institution. Arch Surg. 2008;143(7):701–6; discussion 6–7. PubMed PMID: 18645114.

［43］Burgess NG, Bassan MS, McLeod D, Williams SJ, Byth K, Bourke MJ. Deep mural injury and perforation after colonic endoscopic mucosal resection: a new classification and analysis of risk factors. Gut. 2017;66(10):1779–89. PubMed PMID: 27464708.

［44］Swan MP, Bourke MJ, Moss A, Williams SJ, Hopper A, Metz A. The target sign: an endoscopic marker for the resection of the muscularis propria and potential perforation during colonic endoscopic mucosal resection. Gastrointest Endosc. 2011;73(1):79–85. PubMed PMID: 21184872.

［45］Ma MX, Bourke MJ. Complications of endoscopic polypectomy, endoscopic mucosal resection and endoscopic submucosal dissection in the colon. Best Pract Res Clin Gastroenterol. 2016;30(5):749–67. PubMed PMID: 27931634.

［46］Kantsevoy SV, Bitner M, Hajiyeva G, Mirovski PM, Cox ME, Swope T, et al. Endoscopic management of colonic perforations: clips versus suturing closure (with videos). Gastrointest Endosc. 2016;84(3):487–93. PubMed PMID: 26364965.

［47］Raithel M, Albrecht H, Scheppach W, Farnbacher M, Haupt W, Hagel AF, et al. Outcome, comorbidity, hospitalization and 30-day mortality after closure of acute perforations and postoperative anastomotic leaks by the over-the-scope clip (OTSC) in an unselected cohort of patients. Surg Endosc. 2017;31(6):2411–25. PubMed PMID: 27633439.

［48］Cha JM, Lim KS, Lee SH, Joo YE, Hong SP, Kim TI, et al. Clinical outcomes and risk factors of post-polypectomy coagulation syndrome: a multicenter, retrospective, case-control study. Endoscopy. 2013;45(3):202–7. PubMed PMID: 23381948.

［49］Hirasawa K, Sato C, Makazu M, Kaneko H, Kobayashi R, Kokawa A, et al. Coagulation syndrome: delayed perforation after colorectal endoscopic treatments. World J Gastrointest Endosc. 2015;7(12):1055–61. PubMed

PMID: 26380051. Pubmed Central PMCID: 4564832.

［50］ Hong MJ, Kim JH, Lee SY, Sung IK, Park HS, Shim CS. Prevalence and clinical features of coagulation syndrome after endoscopic submucosal dissection for colorectal neoplasms. Dig Dis Sci. 2015;60(1):211–6. PubMed PMID: 25502119.

［51］ Yamashina T, Takeuchi Y, Uedo N, Hamada K, Aoi K, Yamasaki Y, et al. Features of electrocoagulation syndrome after endoscopic submucosal dissection for colorectal neoplasm. J Gastroenterol Hepatol. 2016;31(3):615–20. PubMed PMID: 26202127.

［52］ Jung D, Youn YH, Jahng J, Kim JH, Park H. Risk of electrocoagulation syndrome after endoscopic submucosal dissection in the colon and rectum. Endoscopy. 2013;45(9):714–7. PubMed PMID: 23990482.

［53］ Abe S, Sakamoto T, Takamaru H, Yamada M, Nakajima T, Matsuda T, et al. Stenosis rates after endoscopic submucosal dissection of large rectal tumors involving greater than three quarters of the luminal circumference. Surg Endosc. 2016;30(12):5459–64. PubMed PMID: 27126623.

［54］ Ohara Y, Toyonaga T, Tanaka S, Ishida T, Hoshi N, Yoshizaki T, et al. Risk of stricture after endoscopic submucosal dissection for large rectal neoplasms. Endoscopy. 2016;48(1):62–70. PubMed PMID: 26220284.

［55］ Ikehara H, Saito Y, Uraoka T, Matsuda T, Miwa H. Specimen retrieval method using a sliding overtube for large colorectal neoplasm following endoscopic submucosal dissection. Endoscopy. 2015;47(Suppl 1 UCTN): E168–9. PubMed PMID: 25926185.

［56］ Watanabe T, Itabashi M, Shimada Y, Tanaka S, Ito Y, Ajioka Y, et al. Japanese Society for Cancer of the Colon and Rectum (JSCCR) Guidelines 2014 for treatment of colorectal cancer. Int J Clin Oncol. 2015;20(2):207–39. PubMed PMID: 25782566. Pubmed Central PMCID: 4653248.

# 第 9 章
# 内镜全层切除术和隧道法内镜黏膜下肿物切除术①

## Endoscopic Full-Thickness Resection (EFR) and Submucosal Tunneling Endoscopic Resection (STER)

Mingyan Cai　Marie Ooi　Pinghong Zhou　**著**

陈巍峰　周平红　**译**

## 概述

消化道黏膜上皮下肿物（gastrointestinal subepithelial tumor, SET）较少见，且大多数患者无症状[1]。由于 CT 和内镜在临床上的广泛使用，SET 的发病率有上升趋势，更多的 SET 在两种筛查手段的应用下被偶然发现[1]。但是，有些患者可能出现症状，如非特异性腹痛，显著的消化道出血或隐血阳性，十二指肠梗阻和肠套叠[2-4]等。伴中央溃疡的 SET 更容易出现因肿瘤破裂导致的显著的消化道出血[3, 4]。侵犯十二指肠大乳头的肿瘤则更容易导致胆管或胰管梗阻，从而分别引发黄疸或胰腺炎[2]。

利用软性内镜通过自然腔道对 SET 进行微创的、无体表切口的切除一直具有广泛前景。随着传统经自然腔道内镜手术（natural orifice transluminal endoscopic surgery, NOTES）技术的消亡，"新 NOTES"技术的应用开始进入指数式增长阶段，涌现了大量的内镜新技术和新设备。新 NOTES 的进化促进了内镜新技术的

发展，黏膜下肿瘤的内镜治愈性切除的手术例数在一些中心也逐步增多。内镜黏膜下剥离术（ESD）主要用于切除来源于黏膜层和黏膜下层的浅表病变[5 15]。但一些特定的 SET 如胃肠道间质瘤（gastrointestinal stromal tumor, GIST）可能来源于固有肌层，且有腔外或浆膜层的侵犯。因此，ESD 无法完整切除肿瘤。另一些新技术的出现如内镜黏膜下（肿物）挖除术（endoscopic submucosal excavation, ESE）或内镜肌层切除术（endoscopic muscularis dissection, EMD）可克服 ESD 的限制，用于切除固有肌层（MP）来源的黏膜下肿瘤[16-22]。但是，ESE 和 EMD 的主要缺陷与 ESD 类似，它们都无法保证固有肌层的完整切除。这将导致肿瘤的不完整切除和阳性切缘，尤其在有腔外生长倾向的肿瘤或与浆膜层关系密切的肿瘤中更易发生。另外，操作相关的并发症如消化道穿孔、出血和感染也是该类技术的主要缺点[19]。隧道法内镜黏膜下肿物切除术（submucosal tunnel endoscopic resection, STER）和内镜全层切除术（endoscopic full

---

① 本章配有视频，请登陆网址 https://doi.org/10.1007/978-3-030-21695-5_9 观看。

thickness resection, EFR）则可能克服上述技术的缺陷，为 SET 的切除提供新的解决方案。

## 一、内镜全层切除术

内镜全层切除术（EFR）在 1998 年被 Suzuki 等首次提出[23]。之后，EFR 在世界范围内受到了更多的支持，是亚洲国家对于胃和结肠黏膜下肿瘤的治疗目前广泛使用的内镜治疗技术之一[24-30]。相对于其他在浅表黏膜和黏膜下病变的整块切除中广泛使用的技术，如内镜肌层切除术（EMD）和内镜黏膜下剥离术（ESD），EFR 的主要优势在于它能实现对来源于固有肌层的肿瘤的整块切除和 R0 切除，无论肿瘤是否有腔外生长[24]。因此，SET 行 EFR 可降低肿瘤残留的风险，预防肿瘤复发，并提高组织学诊断和肿瘤分期的准确度[24]。

EFR 相对于手术切除也有若干优势。EFR 可通过自然腔道进入腹腔，无须皮肤切口[24]。既往研究表明，内镜切除 SET 的术后疼痛、术后并发症、术后住院时间和花费均低于腹腔镜切除 SET[28]。另外，一些肿瘤的解剖位置对于腹腔镜是不可及的，尤其是位于腹膜后间隙的肿瘤[31]。但是，EFR 的一个重要问题是如何完全闭合该操作造成的消化道穿孔，这同时也是其在临床应用的主要限制因素[29]。

### （一）EFR 技术

EFR 可独立进行或在腹腔镜辅助下进行[23, 24, 30-33]。曾有文献报道腹腔镜辅助的 EFR 切除小的 SET[23]，先经内镜切除 SET，后经腹腔镜缝合切口。无腹腔镜辅助的 EFR 也称为"单纯解放双手的 EFR"，在 2011 年首次报道[24]。单纯解放双手的 EFR 无须腹腔镜关闭消化道管壁的切口，从而简化了操作过程。随着内镜技术的进步和内镜下缝合或闭合装置的出现，SET 的治愈性整块切除成为可能。目前已有装置辅助的 EFR 切除 SET 的相关报道[34, 35]。装置辅助的 EFR 如内镜吻合夹（over-the-scope-

clip，OTSC），又称全层切除装置（full-thickness resection device, FTRD, Ovesco Endoscopy, Tubingen, Germany），可一步进行夹闭和圈套，从而在肿瘤切除前完成预关闭[29, 36, 38]。

全层切除装置（FTRD）包含了一个改良的 14mm OTSC 系统，可装载至直径 11.5～13.2mm 的传统内镜上。改良的部分主要是一个 23mm 的透明帽，相对于传统的 6mm 透明帽更长，从而可以锚定更多的组织，并抓取长达 30mm 的病变。此外，FTRD 的夹子侧面含有额外的齿，可保证切除前对缺损的安全闭合。在透明帽前端预置了一个 13mm 的单纤维高频息肉切除圈套器，而圈套器的柄则由塑料鞘管包裹，安装在镜头的外表面，不从钳道通过。抓钳可从钳道进入，并将病变拉入透明帽中[38]。

*FTRD 的操作步骤*

- 步骤 1：先不安装 FTRD，插入内镜仔细观察病变，用 APC 标记病变的边缘后，退出内镜。
- 步骤 2：安装 FTRD，再次插入内镜。从钳道送入抓钳，抓持病变的边缘进入透明帽直至看到标记。
- 步骤 3：启用预置的夹子，随即用圈套器切除病变。
- 步骤 4：退出内镜，此时病变已在透明帽中。然后再次插入内镜，观察病变是否已经完整切除[36]。

Schmidt 等[38]首次将 FTRD 用于人体，并发表了第一篇 3 个非抬起性腺瘤患者的病例系列。在后续一些回顾性研究中，尽管患者数最多仅 33 例，操作成功率为 93%～100%。R0 切除率为 75%～100%（表 9-1）。这些研究中，切除的适应证为经历单次或多次不完整切除的非抬起性腺瘤，较难切除的腺瘤位置如憩室或阑尾，黏膜下肿瘤如 GIST 或 NET，以及早癌[37-42]。主要的不良事件包括：浆膜刺激所致的息肉切除后综合征，表现为发热、白细胞增高，腹痛等；肠镜无法通过狭窄段导致的 FTRD 操作失败；穿孔；出血等[37, 39-42]。

FTRD 经欧洲统一（CE）认证后自 2015 年 9 月开始可在欧洲使用。美国的 FDA 近期也批准了 FTRD 在临床中的使用。与最初的 FTRD 相比，目前的装置更为小巧，更容易在整个结肠中使用。近期 Schmidt 团队发表了他们前瞻性多中心研究"WALLRESECT"的中期结果，包含了德国的 9 个中心[43]。研究的目的是评估 FTRD 系统在非抬起性结直肠腺瘤中使用的安全性和有效性。该中期结果显示，在纳入的 106 例有结直肠内镜全层切除指征的患者中，94 例患者（88.7%）实现了技术成功（肉眼下完整和整块切除）。R0 切除率为 79.6%。超过 70% 的 FTRD 夹可在全层切除后 3 个月内从肠壁上自发脱落。并发症发生率为 4.7%（少量出血 2 例，穿孔 3 例）[43]。

处理 FTRD 相关的并发症可能需要移除 OTSC。一项试验性研究和小规模病例系列报道了一种双极直流（direct current, DC）抓取装置（remove system, Ovesco, Tubingen, Germany）[44-46]。短阵直流脉冲可传导至 OTSC 相对的两头，使其断裂并从组织上脱落。

FTRD 的主要缺点包括：①可切除肿瘤的大小受限；②由于消化道壁的活动性，无法确保阴性切缘；③装置外径达 21mm，可阻碍其通过环咽肌，因此仅能用于结直肠病变[47]。

表 9-1 总结了目前关于 FTRD 临床使用相关研究报道。

**（二）EFR 的适应证和禁忌证**

目前，许多重要的临床指南推荐≥2cm 的

表 9-1 FTRD 的临床结局

| 研　究 | 患者数 | 部位 | 平均长径 | 适应证 | 成功率 | R0 率 | 不良事件 | 随访期 | 复　发 |
|---|---|---|---|---|---|---|---|---|---|
| Schmidt 等[36]（2014） | 3 | 结肠 | 22mm | • 复发的非抬起性腺瘤 | 100% | 100% | 无 | 3~6个月 | 无 |
| Schmidt 等[38]（2015） | 25 | 结肠 | 24mm | • 非抬起性腺瘤<br>• SET<br>• 阑尾或憩室腺瘤<br>• 凝血功能障碍<br>• 先天性巨结肠 | 96% | 75% | 2 例息肉切除后综合征（8%）1 例因狭窄失败（4%） |  | 无 |
| Schmidt 等[35]（2015） | 4 | 十二指肠 | 28.3mm | • 非抬起性腺瘤 | 100% | 75% | 2 例少量出血（50%） | 2 个月 | 无 |
| Richter-Schrag 等[39]（2016） | 20 | 结肠 | 50mm | • 非抬起性腺瘤<br>• 早癌 | 80% | 80% | 4 例失败（20%）1 例穿孔（5%） | 2 个月 | 2 例（10%） |
| Andrisani 等[40]（2017） | 20 | 结肠 | 26mm | • 非抬起性腺瘤<br>• 早癌 | 100% | 100% | 1 例息肉切除后综合征（5%） | 3 个月 | 无 |
| Vitali 等[44]（2018） | 13 | 结肠 | 17mm | • 非抬起性腺瘤<br>• 早癌<br>• NET | 100% | 83.3% | 2 例息肉切除后综合征（15%） | 12 个月 | 3 例（23%） |
| Apeli 等[47]（2018） | 33 | 结肠 | 27mm | • 非抬起性腺瘤<br>• NET<br>• 阑尾或憩室腺瘤<br>• 早癌 | 93.9% | 87.9% | 3 例出血（9%）1 例迟发性穿孔（3%）2 例失败（6%） | 3 个月 | 2 例需手术（6%） |

FTRD. 全层切除装置；SET. 消化道黏膜上皮下肿物；NET. 神经内分泌肿瘤

黏膜下肿瘤，尤其是 GIST，或者有症状的肿瘤需行切除[48-50]。但可行 EFR 的病变最大径尚无定论。Sumiyama 提出，EFR 可用于切除大的黏膜下肿瘤和黏膜下或固有肌层浸润的侧向发育型病变[8]。

不足 2cm 的肿瘤治疗存在较大争议。大多数指南推荐定期行内镜监测[48-50]。但是，内镜监测的缺点包括延误恶性病变的诊断、增加患者焦虑、患者失访等，因此从长远看性价比并不高。目前关于肿瘤大小和淋巴结转移风险的关系并无定论[50]。不少文章报道了不足 2cm 的黏膜下肿瘤发生早期淋巴结转移的病例，提示这些肿瘤存在恶变潜能[51-53]。

我们认为 EFR 的适应证应如下（表 9-2），仅推荐熟练掌握 ESD，ESE 和穿孔处理的内镜医师行 EFR 手术。

### （三）术前评估

术前评估是 EFR 术前的重要环节。与其他内镜下治疗类似，需要进行知情同意。应充分告知患者术中和术后可能出现的风险，包括因重大并发症导致急诊手术的可能，如内镜下无法处理的大量出血或穿孔。需要详细采集病史，确保没有前面强调的 EFR 禁忌证。对于使用抗凝血药或抗血小板药的患者，如果没有暂时停药的禁忌证且与相关医生讨论后，推荐在 EFR 前停用≥1 周。

肿瘤特征、大小、位置且有无远处转移也是术前需要了解的重要信息，可行电子计算机体层成像（CT）和超声内镜（EUS）以确认。

### （四）EFR 操作过程

EFR 是一项复杂的手术操作，需要各科室的合作和支持，包括麻醉科、重症监护病房、外科和病理科等。EFR 的成功不仅依靠内镜医师的手术技术，也需要经验丰富的内镜护士的配合。内镜医师和护士都需要熟悉各个内镜设备和缝合操作，以应对操作相关并发症的发生。所有操作均在气管插管全身麻醉下进行。推荐在术前至少半小时静脉应用一剂预防性抗生素。针对消化道推荐使用二代或三代头孢类抗生素，因为其对多种革兰阳性和阴性菌具有广谱的抗感染作用。整个操作过程中使用二氧化碳充气具有重要作用。

1. 设备　EFR 所使用的设备与 ESD 类似，包括一个标准的单孔前视胃镜（180H Olympus Optical Co., Ltd., Japan）并在前端安装透明帽（D-201-11804, Olympus, Tokyo, Japan）以改善内镜视野，辅助牵拉组织，并在出血时促进止血。双钳道内镜（GIF-2T240, Olympus Corporation, Tokyo, Japan）偶尔可用于荷包法关闭医源性消化道穿孔。可使用抓钳（FG-8U-1, Olympus）以预防切除的肿瘤不慎落入腹腔。

EFR 可使用多种不同的电刀。本中心常

表 9-2　内镜全层切除术的适应证和禁忌证

| 适应证 | • 消化道黏膜上皮下肿物，经 EUS 和 CT 证实来源于固有肌层，直径≤5cm，尤其是位于经腹腔镜难及的解剖部位如食管胃结合部的 SET<br>• 在 EMR/ESD 瘢痕处或手术切除部位复发的黏膜层肿瘤 |
| --- | --- |
| 禁忌证 | • 合并严重疾病，手术风险较高，如严重的心肺疾病、血液系统疾病、凝血功能障碍、无法中断或停止的抗凝 / 抗血小板治疗等<br>• 麻醉相关的禁忌证（如麻醉药过敏、妊娠等）<br>• 淋巴结转移或操作前后腹腔内播散风险较高的黏膜肿瘤<br>• 术前影像学或组织学提示恶性程度较高的 SET |

EUS. 超声内镜；CT. 计算机体层成像；EMR. 内镜黏膜切除术；ESD. 内镜黏膜下剥离术；SET. 消化道黏膜上皮下肿物

用于切除肿瘤周围消化道管壁的电刀，包括绝缘头（IT）电刀（KD-611L, Olympus），钩刀（KD-620LR, Olympus），针刀（KD-10Q-1, Olympus）等。其他重要设备，包括注射针（NM- 4L-1, Olympus），圈套器（SD-230U-20, Olympus），网篮（MWB-2×4, Cook），热活检钳（FD-410LR, Olympus），止血夹（HX- 610-90, HX-600-135, Olympus），endoloop（MAJ-339, Olympus），OTSC（或称作 Ovesco 装置（GmbH, Tubingen, Germany），氩等离子体凝固（Argon plasma coagulation unit，APC300, ERBE），以及高频电刀（VIO200, ERBE）等。

**2. EFR 步骤** EFR 步骤如下（视频 9-1 和图 9-1）。

- 步骤 1：对于较深病变或较小病变（<10mm），可在 SET 周围用电刀或氩等离子体凝固进行点状标记，因为肿瘤的位置可能在黏膜下注射后变得模糊。除此之外可以不标记。

- 步骤 2：黏膜下注射 100ml 生理盐水和 1ml 靛胭脂，形成一个保护性的黏膜下水垫以预防肿瘤切除时造成的深层热损伤。

- 步骤 3：在 SET 边缘或标记点外 1～2mm 环形切开黏膜。另一方法是切除黏膜，以

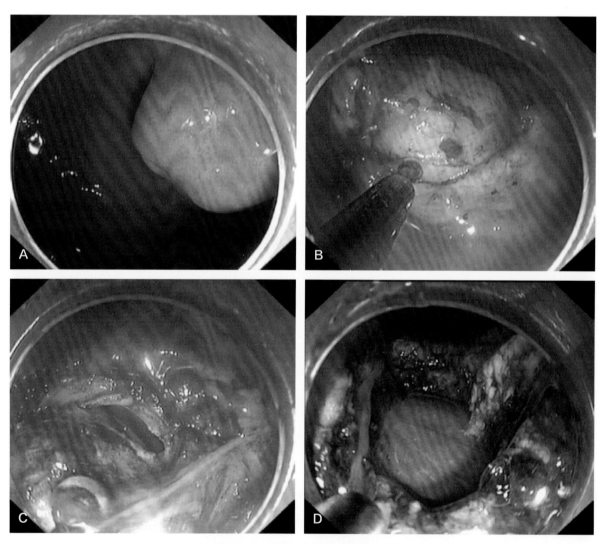

▲ 图 9-1 胃固有肌层的消化道黏膜上皮下肿物行内镜全层切除术的步骤

A. 胃固有肌层的消化道黏膜上皮下肿物的内镜图像；B. 用 IT 刀围绕肿瘤环形切开，深度达固有肌层；C. 用 IT 刀围绕肿瘤切至浆膜层，人为形成穿孔；D. 肿瘤切除后的胃壁全层穿孔，可见肝脏

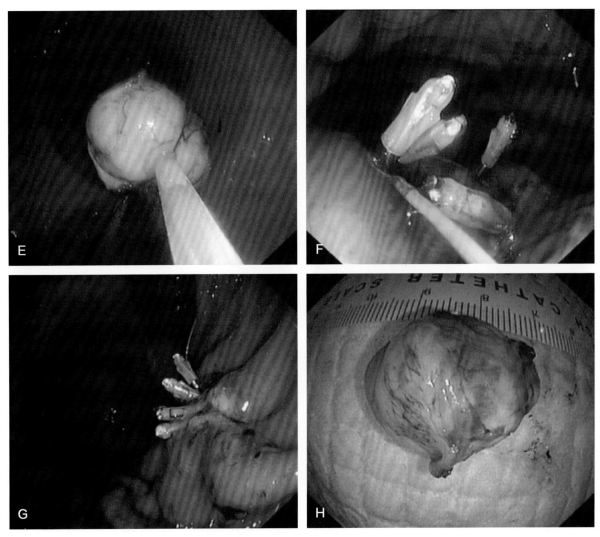

▲ 图 9-1（续）　胃固有肌层的消化道黏膜上皮下肿物行内镜全层切除术的步骤
E. 用圈套器移除肿瘤；F 和 G. 用多个金属夹和圈套器以荷包法（双钳道内镜）关闭穿孔；H. 切除的标本

去除 SET 的顶端。

- 步骤 4：在肿瘤包膜周围进行黏膜下或肿瘤下切除，以保证整块切除。需要格外注意避免损伤肿瘤的包膜。所有可见的血管都需行电凝，并及时进行止血，避免消化道腔内积血。为避免标本不慎落入腹腔，可在切除的最后使用圈套器，并立刻回收标本。另一方法是使用双钳道内镜，一个钳道置入抓钳以牵拉病变，另一钳道置入电刀进行切除。

- 步骤 5：肿瘤切除后，可用根据消化道壁缺损的程度使用如下所述的不同方法进行关闭。可通过吸气缩小缺损的直径，有助于

缺损的闭合。

在出现医源性消化道壁穿孔时，需避免持续性充入二氧化碳以避免气腹的形成，此外应规律地吸引消化道内容物，避免消化液和血液进入腹腔。在整个操作过程中，应持续监测患者的呼气末正压通气（positive end expiratory pressure, PEEP）和提示腹压增高的临床表现。必要时可在无菌条件下使用 20G 的穿刺针进行腹腔穿刺以解除气腹。术后应禁食水并采取半卧位。常规置入鼻胃管以降低胃腔内压力，且有利于发现术后早期的出血。

3. 医源性消化道穿孔的闭合　EFR 造成的医源性消化道穿孔可用多种内镜技术进行闭合。

穿孔的大小和位置可决定该操作的难度。充分且可靠的闭合穿孔是决定 EFR 是否成功的最重要因素。我们主要关注以下几种关闭技术，包括传统的金属夹闭合、荷包法和其他新的闭合装置。

(1) 金属夹闭合（图 9-2）：可用于关闭消化道缺损的金属夹有很多种。腔内金属夹在临床中具有广泛的应用，可用于闭合消化道壁缺损、吻合口漏、内镜下切除形成的小穿孔，且有止血的作用。1993 年 Binmoellerd 等 [54] 首次报道了内镜金属夹在胃穿孔中的成功应用。Minami 等 [55] 发表了一项 121 名患者的研究，其中 117 例成功地利用金属夹关闭了 ESD 穿孔，成功率为 98.3%。在本中心，金属夹通常用于关闭纵行且横径＜2cm 的消化道管壁缺损。

(2) 荷包闭合法（金属夹结合 endoloop）：Matsuda 首次报道了用金属夹结合 endoloop 圈套器成功闭合 EMR 缺损的病例 [56]。这项技术可分为如下 2 种。

① 纵行闭合：可用于较小的缺损，使用单个 endoloop，两个金属夹分别置于缺损的近端和远端。

② 荷包闭合：可用于较大的缺损，使用单个 endoloop，5～6 个金属夹将缺损周围的黏膜聚集到中心并进行闭合 [57]（视频 9-1）。该技术

有多种操作方法；最常用的方法是使用双钳道胃镜，一个钳道置入 endoloop，另一钳道置入金属夹。没有双钳道胃镜的中心可使用一种可用于单钳道胃镜的特殊设计的圈套器（LeClampTM, LEOMED, Changzhou, China）（图 9-3）。

(3) 网膜补片法：由于多种闭合装置的出现，许多缺损可经内镜成功关闭，因此网膜补片法目前应用较少。Hashiba 等曾报道利用网膜补片成功进行内镜下胃穿孔修补的病例 [58]。Dray 等报道了在动物模型中使用网膜成型术关闭胃造瘘的技术可行性 [59]。这项技术主要用于无法用荷包法关闭的大型缺损（＞3cm）。它利用大网膜或小网膜作为补片，从穿孔处将其吸入胃肠腔内以闭合缺损，然后用多个金属夹将网膜固定在缺损边缘。

(4) 内镜缝合器：是内镜切除技术不可或缺的一环。最近涌现了多种可用于临床的内镜缝合器，使得全层切除的缺损关闭成为可能。但是这种内镜闭合技术应用范围有限，费用昂贵，且仅处于发展早期。此外，目前关于其安全性和有效性的初期临床试验数据较有限。因此我们主要关注目前可应用于临床的几种内镜闭合装置。

① OTSC：在目前的各种闭合装置中，OTSC 在闭合各种管壁缺损和出血性溃疡中的应用逐

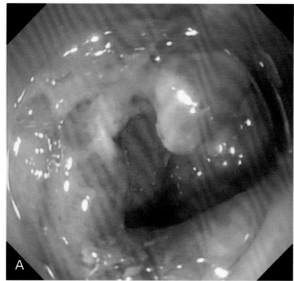
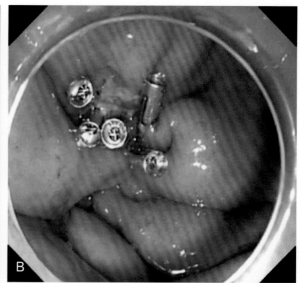

▲ 图 9-2　金属夹闭合穿孔

A. 肿瘤切除后的胃壁全层穿孔；B. 成功地用多个金属夹闭合穿孔

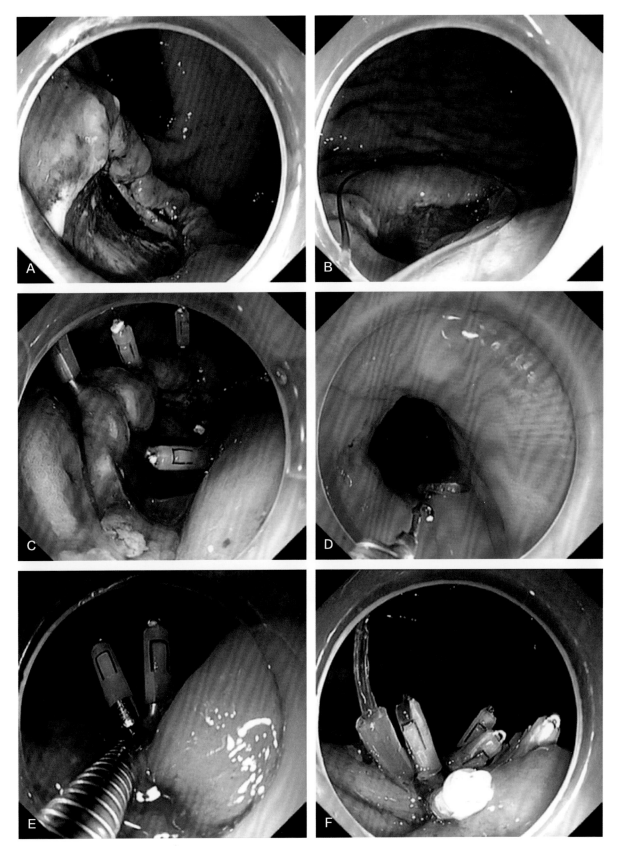

▲ 图 9-3 荷包缝合技术（单孔法）

A. 内镜全层切除术后胃壁缺损的内镜图像；B. 将圈套器置于缺损上方，并从钩子上释放；C. 在缺损边缘放置数个金属夹；D 至 F. 用钩子收紧圈套从而实现全层缺损的完全闭合

步增加。OTSC 是将镍钛合金夹的充填器安装在胃镜头端，通过牵拉穿过内镜钳道的导丝释放金属夹（与常规的内镜下套扎系统类似）[60-62]。

与其他机械性闭合装置不同，新的 OTSC 夹可抓取更多的组织，通过单步操作对缺损形成稳定和持久的闭合。这项新的 OTSC 系统最初被用于出血性溃疡的止血和医源性消化道穿孔的闭合[63, 64]。但术区装置残留可能成为一个重大的问题（图 9-4）。

② OverStitch™ 缝合系统：Apollo OverStitch 缝合器由 Eagle Claw 装置改良而来。该装置在 2011 年被美国食品药品管理局批准上市，可用于瘘管和穿孔的闭合，溃疡的缝合和肥胖症的内镜治疗[59]。但在亚洲，OverStitch 还未获批使用，许多内镜医师则使用 endoloop 和金属夹来闭合 EFR 穿孔[65, 66]。该装置是一种装载于双钳道胃镜的一次性装置，可用于间断和连续缝合，从而可在消化道中进行全层缝合、组织闭合或折叠（图 9-5）。动物模型实验证实该装置可持久闭合 18～50mm 的胃壁缺损[66]。

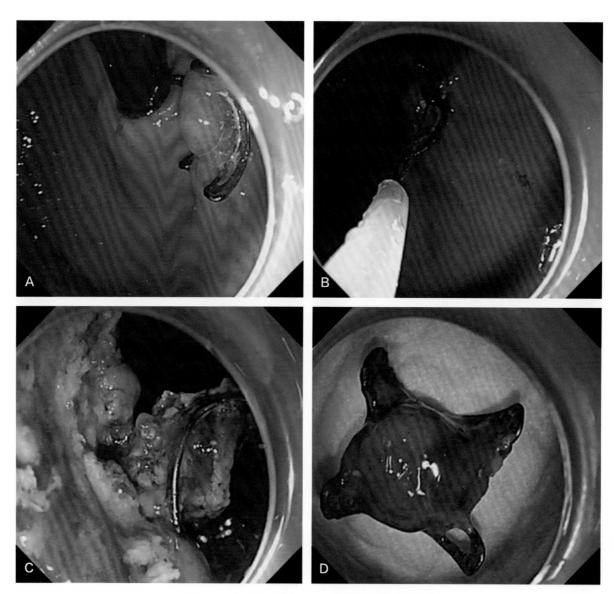

▲ 图 9-4　1 例内镜全层切除术 5 年后 OTSC 残留的患者

A. 内镜全层切除术 5 年后随访内镜发现了残留的内镜吻合夹（OTSC）；B 和 C. 用圈套器切除下方组织从而将残留的 OTSC 移除；D. 移除的 OTSC 及其抓取的组织

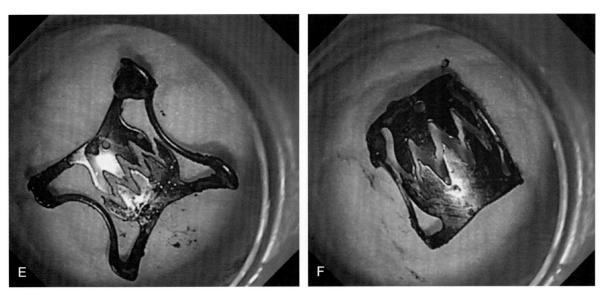

▲ 图 9-4（续） 1 例内镜全层切除术 5 年后 OTSC 残留的患者

E 和 F. OTSC

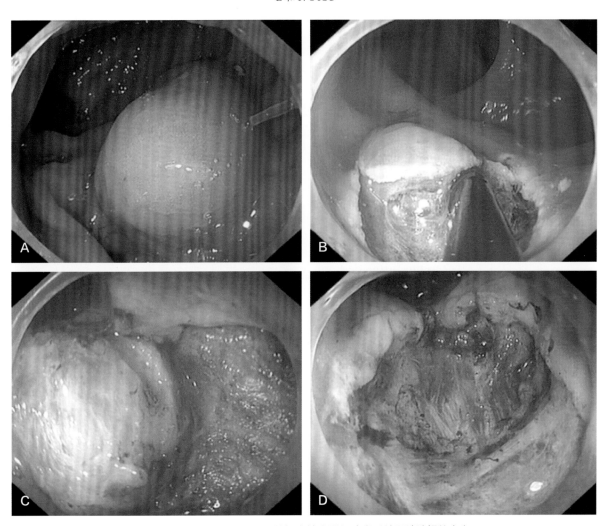

▲ 图 9-5 1 例 OverStitch 关闭内镜全层切除术后结肠壁缺损的患者

A. 结肠消化道黏膜上皮下肿物（SET）的内镜图像；B. 黏膜下注射后切开黏膜层；C. SET 来源于固有肌层；D. 内镜全层切除术后的创面

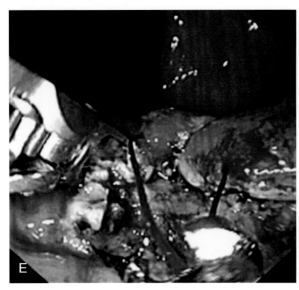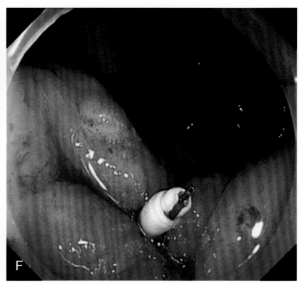

▲ 图 9-5（续） 1 例 OverStitch 关闭内镜全层切除术后结肠壁缺损的患者
E 和 F. 利用 OverStitch 缝合器成功实现创面的连续缝合

Kantsevoy 等在其研究中显示，12 例因消化道病变行 ESD 的患者均用 OverStitch 装置实现了缺损的闭合，且均在手术当日出院[67]。

Rajan 等在猪的研究中显示该缝合技术可用于关闭平均直径 11mm 的无局部溃疡的全层胃壁缺损[63]。

之后出现了更多研究证实了 OverStitch 在关闭消化道管壁缺损中的作用[68, 69]。

4. 病理诊断 切除标本进行固定、石蜡包埋并切片，进行苏木素和伊红染色及免疫组织化学染色（CD34, CD117, actin, S-100, desmin, vimentin, Ki-67 等）。完整切除定义为整块切除，肿瘤包膜完整，基底和侧切缘无肿瘤细胞浸润。

5. 术后管理 术后管理十分重要。所有患者术后均应禁食水并采取半卧位。推荐置入鼻胃管降低胃部压力并发现术后早期的出血，同时密切监测生命体征和腹部体征。在本中心，术后头 3 天使用一种三代头孢类抗生素。胃手术的患者术后 2 个月口服质子泵抑制药保护胃黏膜。

如果没有出血的表现或腹痛加重，我们通常在术后 48h 拔除鼻胃管。患者先开始流质饮食，逐步转为软食，并在出院前恢复正常饮食。

6. EFR 的临床结局 EFR 并闭合缺损具有良好的临床结局（表 9-3），技术成功率接近 100%，所有研究都实现了整块切除。各研究的主要适应证均为 SET。这可能是由于 SET 常来源于固有肌层，因此需要全层切除。不良事件主要与医源性穿孔相关，可导致腹痛、腹胀、发热、局限性腹膜炎，但在各研究中均可被成功治疗。对比该技术和 FTRD，表 9-1 显示 FTRD 的结果较差，可能是由于装置较大，阻碍了其在各类型患者中的成功应用。由于结肠管腔较大，FTRD 只被批准用于结肠病变中，因此大多数研究仅纳入了结肠病变。而 EFR 在胃和结肠中的应用均有研究报道。此外，FTRD 是一种预设的单步切除装置，限制了其在不同位置，如胃或较大病变（>3cm）中的应用。另外，EFR 是一种解放双手的技术，使得内镜医师能完整地观察到精确的全层切除和多种方法关闭缺损的过程。一些闭合装置例如缝合器十分昂贵，因此应用较为有限，使用 endoloop 和金属夹的荷包技术则是一种很便捷的替代方案。同时，EFR 相关的研究较少，且主要为回顾性研究。因此未来需要大规模的前瞻性随机对照临床试验来对比不同的闭合技术并对比 FTRD 和 EFR 的临床结局。

7. 术后并发症

(1) 出血：EFR 术中和术后均可发生出血，且其严重程度可有较大差异，从轻微出血到大

表 9-3　EFR 的临床结局

| 研 究 | 患者数 | 部位 | 平均长径 | 病理诊断 | 闭合方式 | 成功率 | R0 率 | 不良事件 | 随访时间 |
|---|---|---|---|---|---|---|---|---|---|
| Zhou 等[24] (2011) | 26 | 胃 | 28mm | GIST (16) 平滑肌瘤 (6) 血管球瘤 (1) 施万细胞瘤 (1) | 金属夹 | 100% | 100% | 无 | 8 个月 |
| Shi 等[57] (2013) | 20 | 胃 | 14.7mm | GIST (12) 平滑肌瘤 (4) 施万细胞瘤 (2) 颗粒细胞瘤 (1) 异位胰腺 (1) | 荷包法 | 100% | 100% | 腹痛和发热 (5) | 3 个月 |
| Feng 等[27] (2014) | 48 | 胃 | 15.9mm | GIST (43) 平滑肌瘤 (4) 施万细胞瘤 (1) | 金属夹 | 100% | 100% | 无 | 2 个月、6 个月、12 个月和 24 个月 |
| Ye 等[63] (2014) | 51 | 胃 | 24mm | GIST (30) 平滑肌瘤 (21) | 荷包法 | 98% | 98% | 无 | 22.4 个月 |
| Huang 等[26] (2014) | 35 | 胃 | 28mm | GIST (25) 平滑肌瘤 (7) 自主神经肿瘤 (2) | 金属夹 ± 网膜补片 | 100% | 100% | 无 | 6 个月 |
| Kantsevoy 等[67] (2014) | 12 | 胃 结肠 | 42.6mm | 胃脂肪瘤 (2) 异位胰腺 (1) 肠上皮化生 (1) 结肠腺瘤 (6) 黏膜内直肠癌 (2) | 缝合器 | 100% | 100% | 无 | 3 个月 |
| Yang 等[28] (2015) | 41 | 胃 | 16.3mm | GIST (33) 平滑肌瘤 (4) NET (1) 异位胰腺 (1) 施万细胞瘤 (1) 玻璃样变 (1) | OTSC 或金属夹 | 100% | 100% | 腹痛、发热、尿痛、呕吐 (9) | — |
| Guo 等[29] (2015) | 23 | 胃 | 12.1mm | GIST (19) 平滑肌瘤 (4) | OTSC | 100% | 100% | 局限性腹膜炎 (2) 发热 (4) | 3 个月 |
| Kantsevoy 等[67] (2016) | 16 | 结肠 | 5.6mm | 腺瘤 | 缝合器 | 100% | 100% | 无 | 3 个月 |

EFR. 内镜全层切除术；GIST. 胃肠道间质瘤；NET. 神经内分泌肿瘤；OTSC. 内镜吻合夹

量出血均可发生。术后出血通常在术后 24h 发生。在 EFR 过程中，推荐对所有可见的血管进行预防性止血以避免出血的发生。在出血时，应对出血部位进行冲洗从而识别出血点并进行及时的止血，这对保持良好的内镜视野是十分重要的。可以用电刀或止血钳进行止血。金属止血夹亦可用于止血。如果出现了难以控制的大量出血，应请外科医生急会诊，准备进行补救的腹腔镜或手术治疗（图 9-6）。

(2) 气腹：由于医源性穿孔是整块切除的必要条件，EFR 术中的气腹是难以避免的。在形成穿孔的过程中，需要注意控制二氧化碳的充气量，并规律进行吸引，避免腔内的消化液和血进入腹腔。腹腔内的气体积聚可使胃壁向内塌陷，影响内镜视野，在这种情况下关闭胃壁缺损是十分困难的。可使用 20G 穿刺针在 EFR 术中排出腹腔内气体，该操作通常是安全的。

(3) 腹膜炎和腹腔内感染：如上所述，应注意避免消化液和血进入腹腔，从而降低术后腹腔感染的风险，从而避免一系列相关并发症（如腹膜粘连和腹腔脓肿）的发生。有时还需要改变体位使液体和血液远离术区。

穿孔以后应避免大量冲洗，从而防止这些液体进入腹腔。

(4) 周围脏器损伤：在动物实验中报道的周围脏器损伤发生率高达 21.4%[70, 71]，但在临床实践中，周围脏器损伤的风险极低 [72]。

## 二、隧道法内镜黏膜下肿物切除术

本团队在 2012 年首次介绍了 STER 技术，之后在世界范围内该技术的使用经验逐步增加[73]。这项新技术受经口内镜食管下括约肌切开术（POEM）的启发，并且是经自然腔道内镜手术（NOTES）的一种。STER 是一种切除食管或贲门 SET 的微创手术技术。与传统的内镜操作不同，该技术利用黏膜和黏膜下层之间的间隙作为内镜的操作隧道，从而切除肿瘤 [74, 75]。

与内镜黏膜下剥离术（ESD）相比，STER 的关键优势在于能够保持黏膜完整性，促进伤口快速愈合，并降低术后胃液漏出和局部感染的风险。STER 在肿瘤的近端和远离肿瘤的位置进行黏膜切开。在黏膜切口处和肿瘤之间建立黏膜下隧道，从而避免了术后胃液漏出和继发感染的风险。因此，完整的黏膜瓣可作为保护屏障，发挥重要的作用。标准 ESD 技术难免发生穿孔，使得管腔与纵隔相通，因此大大增加了胃液漏出和局部感染的风险 [76]。即使对于浸润超过固有肌层达到腔外的病变，使用 STER 则可以实现该类病变的整块切除，而无须进行传统的腹腔镜手术 [77]。

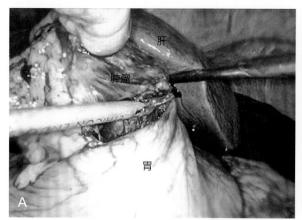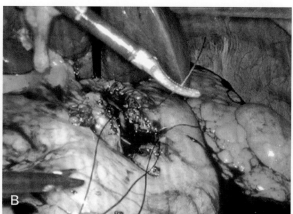

▲ 图 9-6 1 例难以控制的出血进行补救手术

A. 内镜全层切除术切除胃 GIST 造成难以控制的出血的腹腔镜图像。腹腔镜抓钳抬起肿瘤，显示了胃壁的全层缺损。B. 腹腔镜行补救手术，切除胃 GIST 并缝合全层缺损
GIST. 胃肠道间质瘤

**（一）STER 的适应证和禁忌证**

目前对 STER 的准确适应证没有明确的共识，然而，迄今为止的研究表明，STER 适用于来源于固有肌层的黏膜下病变（subepithelial lesions, SEL）。食管的病变需经 EUS 或 CT 确认肿瘤长径在 3.5～5.5cm。对于胃的病变，大多数研究纳入 <3cm 且无高危 EUS 特征的病变[78-83]。

切除的肿瘤大多数是平滑肌瘤或胃肠道间质瘤（GIST），少数为钙化的纤维瘤、施万细胞瘤、神经鞘瘤、血管球瘤、肌脂肪瘤、异位胰腺或颗粒细胞瘤[84-89]。

STER 通常需要在肿瘤近端至肿瘤处做一个 5cm 的隧道[73]。因此，位于近端（上段）食管的病变实施 STER 可能具有一定挑战性。对于胃部病变，胃底和胃小弯的肿瘤也在既往研究中被排除[73]。

我们提出下列 STER 的适应证（表 9-4）。

表 9-4　隧道法内镜黏膜下肿物切除术适应证

- **绝对适应证**
  - 超声内镜或 CT 证实肿瘤来源于固有肌层或有腔外浸润
  - 直径 ≤5cm（限制肿瘤直径的原因是黏膜下隧道的操作空间有限）
  - 肿瘤位于食管中、下段或食管胃结合部

- **相对适应证**
  - 严重的心肺疾病（ASA≥3）
  - 凝血功能障碍，血小板减少症，或者正在使用抗凝／抗血小板治疗
  - 妊娠
  - 有远处转移的证据

仅推荐熟练掌握 ESD、ESE 和穿孔处理的内镜医师行 STER 手术。

**（二）术前评估**

与 EFR 类似，术前评估对于评估肿瘤特点、大小和位置至关重要。需常规进行 EUS 检查（高频微型探头，UM-2R, 12 MHz, UM-3R, 20 MHz;

Olympus Optical Co., Ltd., Tokyo, Japan），目的是：①确认肿瘤来源于固有肌层（图 9-7）；②测量肿瘤长径；③观察肿瘤的浸润方式（主要为腔内或腔外生长）；④初步鉴别良恶性。

有时可利用 EUS 引导下的 FNA 来获得病理诊断。然而，通过穿刺活检诊断 SET 最有可能因为采样误差影响诊断正确性，因为只能取到恶变组织的局部[85]。CT 和（或）MRI 不仅可以评估肿瘤的来源、大小和生长方式，还可以评估局部浸润和远处转移。

**（三）STER 操作过程（视频 9-2、图 9-8 和图 9-9）**

STER 的大多数设备与 POEM 或前述 EFR 的设备类似。手术过程中使用标准的单钳道胃镜。内镜前部装有一个透明帽。患者左侧卧位，

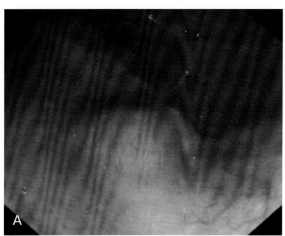

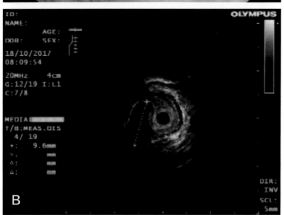

▲ 图 9-7　食管 SET 的 EUS 检查
A. 食管下段可见一食管 SET；B. EUS 显示该病变来源于固有肌层
SET. 消化道黏膜上皮下肿物；EVS. 超声内镜

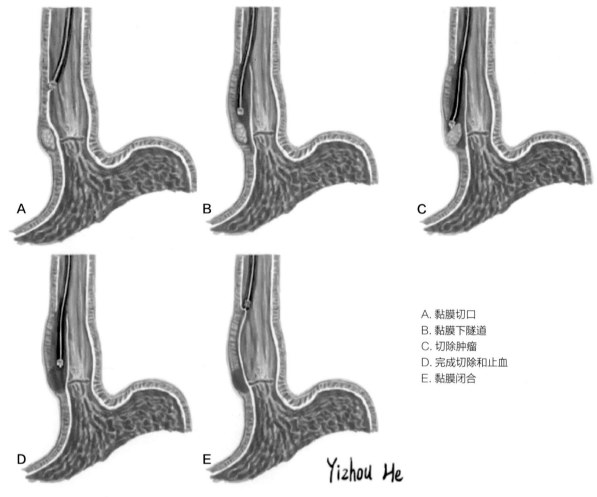

A. 黏膜切口
B. 黏膜下隧道
C. 切除肿瘤
D. 完成切除和止血
E. 黏膜闭合

▲ 图 9-8　内镜黏膜下肿物切除术技术

A. 黏膜切开：在肿瘤近端 5cm 做一个 2cm 的纵向黏膜切口；B. 黏膜下隧道：在肿瘤近端 5cm 和远端 1～2cm 做一个黏膜下隧道；C. 切除肿瘤：在内镜直视下切除消化道黏膜上皮下肿物；D. 完成切除和止血：切除完成后，在固有肌层的缺损处和隧道内小心进行止血；E. 黏膜闭合：用 4～6 个止血夹闭合黏膜切口

经 Elsevier 许可转载，引自 Xu et al [73]. 2012.

在气管插管全身麻醉下进行手术。术前 30min 予静脉应用预防性抗生素（第三代头孢菌素）。图 9-9 描述了 STER 技术的 5 个主要步骤 [73]。

**（四）STER 技术的主要步骤（视频 9-2，图 9-9）**

- 步骤 1：肿瘤定位。

识别肿瘤位置可能是一个难点，尤其是当肿瘤不凸出于腔内且位于深层时。可用活检钳的尖端戳动黏膜以识别黏膜下肿瘤的位置。

- 步骤 2：形成黏膜下隧道，显露肿瘤。

一旦确定了黏膜下肿瘤的位置，使用盐水、靛胭脂和肾上腺素的混合物进行黏膜下注射以形成黏膜下水垫，并在 SET 近端 5cm 处拓展黏膜下间隙。使用钩刀或混合刀做一个 22cm 的纵行黏膜切口，进入第三间隙（黏膜下间隙）。

以黏膜下间隙为操作区域，在黏膜层和肌层之间形成黏膜下的纵行隧道，直至识别出黏膜下肿瘤。

在建立黏膜下隧道时，需要非常小心地将黏膜下层和固有肌层分开，避免损伤被覆的黏膜。此外，还需要电凝所有可见的血管以避免黏膜下隧道内的出血。

- 步骤 3：在内镜直视下切除 SET。

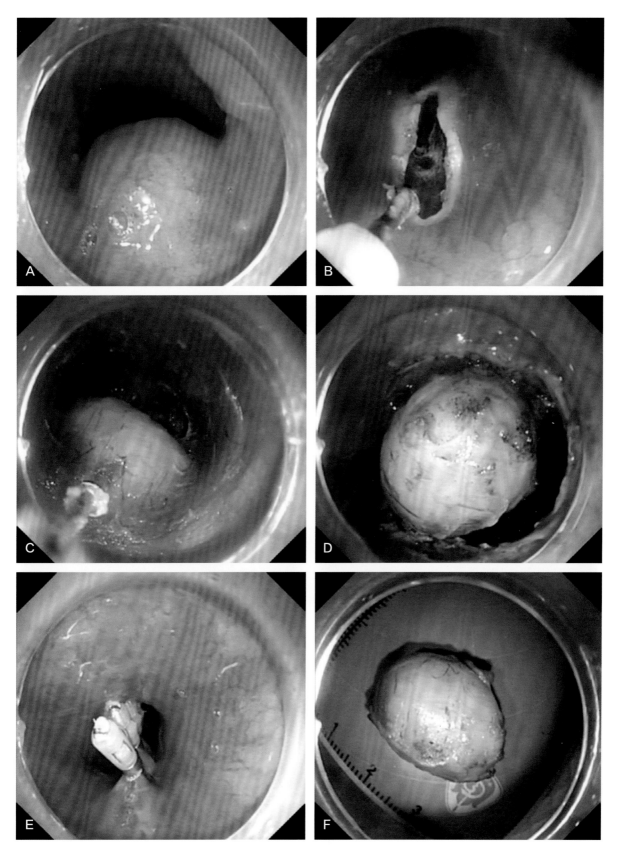

▲ 图 9-9　内镜黏膜下肿物切除术的关键步骤

A. 在隧道中可见一个消化道黏膜上皮下肿物；B 和 C. 在肿瘤上方 5cm 做一个黏膜下隧道；D. 在隧道内切除肿瘤；E. 使用数个夹子关闭黏膜切口；F. 切除的标本

明确肿瘤位置后，使用 IT 刀、钩刀或混合刀对 SET 进行内镜下切除。在肿瘤包膜周围分离黏膜下组织。黏膜下隧道的终点应距离肿瘤远端至少 1～2cm，以确保有足够的工作空间进行肿瘤切除。需要特别注意避免破坏肿瘤包膜、食管外膜或胃浆膜。对于消化道外、位于深部固有肌层或邻近浆膜的肿瘤，需要进行全层胃肠壁切开，以确保肿瘤的整块切除。有时需要使用双钳道胃镜，使用抓钳将肿瘤牵拉至黏膜下隧道中，防止肿瘤落入腹腔。也可用圈套器将肿瘤从黏膜下隧道中取出。应注意在肿瘤取出过程中不要无意识地切开肿瘤。

- 步骤 4：关闭黏膜切口。

在关闭黏膜切口之前，需仔细检查黏膜下隧道并在切除部位周围进行充分止血，以确保不会出现腹腔出血。然后将胃镜从黏膜下隧道中退出，并使用几个金属夹闭合黏膜切口。

### （五）术后管理

术后管理与 EFR 类似。所有患者均应禁食≥24h，并静脉应用质子泵抑制药和预防性抗生素。影像学检查如胸部 X 线和 CT 常规用于评估 STER 术后气胸和胸腔积液的发生。监测各个术后症状，如胸痛、呼吸困难、腹痛和腹胀，对于并发症的及时处理具有重要意义。

如果患者在术后第二天仍无症状，可以开始进食流质并逐步过渡为正常饮食。

### （六）随访

在 STER 术后第 1、2、4、6、12 个月和每年进行内镜和（或）超声内镜的随访，评估是否存在肿瘤残留或复发。对于具有恶变潜能的肿瘤，应每年进行增强 CT 以排除远处转移。

### （七）STER 的临床结局

STER 正成为一种便捷的消化道 SET 的治疗方式，近年来中获得了很多关注。在过去 6 年中涌现了许多研究，我们在表 9-5 中总结了其中最重要的 10 项。在几乎所有研究中，

STER 的操作成功率高达 100%，整块切除率为 90%。手术平均时间为 1h，同时，纳入病变的平均长径＜3cm[80]。STER 术后并发症主要与肿瘤切除时气体漏出相关，如气腹、纵隔气肿、气胸等，极少数情况下可出现食管胸膜瘘[83, 84]。报道远期结果的临床试验较少，规模最大的一项是 Chen 等报道的，纳入了 290 名患者，其中 1 名需要额外手术，2 名失访，178 名在 36 个月的平均随访时间内未出现复发[86]。

STER 的使用最近已扩展到了腔外病变的切除。Cai 等最近报道了 8 例使用 STER 切除腔外病变的研究，包含了起源于管壁或仅仅是邻近管壁的病变[90]。该研究显示，所有患者均完整切除，7 例（87.5%）患者整块取出。并发症包括气腹，这是在手术过程中可预见的，并用减压针进行处理，以及 1 例可以经内镜下处理的黏膜损伤，其余患者无显著并发症[90]。

### （八）并发症

至今发表的研究中，并发症的报道有显著的异质性。并发症发生率从 0%～42.9%[74, 75, 79-84, 86]。最常见的并发症包括皮下气肿、气胸、纵隔气肿、气腹和胸腔积液。罕见并发症，如黏膜隧道穿孔、食管瘘和憩室也有报道。大多数不良事件可以行保守治疗并取得良好的结果。Chen 及其团队的研究表明，不良事件发生率为 23.4% 且仅一半的患者（10%）需要干预[72]。而 Wang 及其团队则报道了更低的并发症发生率（8.8%），且无须干预[84]。

## 总结

近年来，越来越多的患者在本中心接受 STER 和 EFR 手术。对于内镜专家，STER 和 EFR 具有较好的应用前景和安全性，与手术相关的并发症较少。这两种技术都可用于来源于消化道固有肌层的 SET 在微创下进行整块切除。未来，随着更多经验的累积，我们将获取更多的数据来明确这些技术的远期临床结局。

表9-5 STER的临床结局

| 研究 | 患者数 | 平均长径（mm） | 部位 | 病理诊断 | 成功率（%） | 整块切除率（%） | 并发症 | 手术时间（min） | 随访时间（个月） |
|---|---|---|---|---|---|---|---|---|---|
| Xu 等[73]（2012） | 15 | 19（13～30） | 食管（9）<br>贲门（3）<br>胃体（2）<br>胃窦（1） | 平滑肌瘤（9）<br>GIST（4）<br>血管球瘤（1） | 100 | 100 | 气腹（1）<br>气胸（1） | 78.7 | 6 |
| Inoue 等[87]（2012） | 7 | 18.6 | 食管（3）<br>贲门（4） | 平滑肌瘤（5）<br>GIST（1）<br>异位胰腺（1） | 100 | 100 | 无 | 152.4 | 5.5 |
| Ye 等[85]（2014） | 85 | 19.2 | 食管（60）<br>贲门（16）<br>胃体（9） | 平滑肌瘤（65）<br>GIST（19）<br>钙化纤维瘤（1） | 100 | 100 | 气腹（4）<br>气胸（6） | 57.2 | 8 |
| Zhang 等[74]（2014） | 23 | 15 | 食管（21）<br>贲门（2） | 平滑肌瘤 | 100 | 100 | 纵隔气肿（3）<br>气胸（2）<br>胸腔积液（1） | 40 | 18 |
| Lu 等[75]（2014） | 18 | 20.1 | 胃底（18） | GIST（13）<br>平滑肌瘤（6） | 100 | 100 | 气腹（2） | 75.1 | 5 |
| Wang 等[81]（2015） | 80 | 23.2 | 食管（67）<br>贲门（16） | 平滑肌瘤（68）<br>GIST（15） | 100 | 97.6 | 气胸（1）<br>胸痛（3） | 61.2 | 10.2 |
| Zhou 等[80]（2015） | 21 | 23 | 贲门（21） | 平滑肌瘤（15）<br>GIST（6） | 100 | 100 | 纵隔气肿（9） | 62.9 | 12 |
| Li 等[79]（2015） | 32 | 23 | 胃体（18）<br>胃底（3）<br>胃窦（11） | 平滑肌瘤（18）<br>GIST（11）<br>钙化纤维瘤（1）<br>血管球瘤（1）<br>施万细胞瘤（1） | 100 | 100 | 气腹（6）<br>气胸（3）<br>出血（1） | 51.8 | 28 |
| Chen 等[86]（2016） | 290 | 21 | 食管（199）<br>贲门（68）<br>胃（23） | 平滑肌瘤（226）<br>GIST（53）<br>钙化纤维瘤（23）<br>血管球瘤（3）<br>施万细胞瘤（3） | 100 | 89.3 | 气胸（22）<br>大量出血（5）<br>黏膜损伤（3）<br>食管胸膜漏（1） | 43 | 36 |
| Cai 等[90]（2018） | 8 | 28 | 腔外（8） | GIST（6）<br>施万细胞瘤（1）<br>前肠囊肿（1） | 100 | 87.5 | 气腹（5）<br>黏膜损伤（1） | 67 | 10 |

STER. 内镜黏膜下肿物切除术；GIST. 胃肠道间质瘤

## 参考文献

[1] Sakamoto H, Kitano M, Kudo M. Diagnosis of subepithelial tumors in the upper gastrointestinal tract by endoscopic ultrasonography. World J Radiol. 2010;2:289–97.

[2] North JH, Pack MS. Malignant tumors of the small intestine: a review of 144 cases. Am Surg. 2000;66:46–51.

[3] Seno K, Itoh M, Endoh K, et al. Schwannoma of the duodenum causing melena. Intern Med. 1994;33:621–3.

[4] Cesaretti M, Sulpice L, Farges O. Gastrointestinal bleeding from a submucosal duodenal tumor. Surgery. 2016;159:670–1.

[5] Rosch T, Sarbia M, Schumacher B, et al. Attempted endoscopic en bloc resection of mucosal and submucosal tumors using insulated-tip knives: a pilot series. Endoscopy. 2004;36:788–801.

[6] Shi Q, Zhong YS, Yao LQ, et al. Endoscopic submucosal dissection for treatment of esophageal submucosal tumors originating from the muscularis propria layer. Gastrointest Endosc. 2011;74:1194–200.

[7] Li QL, Yao LQ, Zhou PH, et al. Submucosal tumors of the esophagogastric junction originating from the muscularis propria layer: a large study of endoscopic submucosal dissection (with video). Gastrointest Endosc. 2012; 75:1153–8.

[8] Sumiyama K, Gostout CJ. Novel techniques and instrumentation for EMR, ESD, and full-thickness endoscopic luminal resection. Gastrointest Endosc Clin N Am. 2007; 17:471–85.

[9] Bialek A, Wiechowska-Kozlowska A, Huk J. Endoscopic submucosal dissection of large gastric stromal tumor arising from muscularis propria. Clin Gastroenterol Hepatol. 2010;8:119–20.

[10] Chun SY, Kim KO, Park DS, et al. Endoscopic submucosal dissection as a treatment for gastric subepithelial tumors that originate from the muscularis propria layer: a preliminary analysis of appropriate indications. Surg Endosc. 2013;27:3271–9.

[11] He Z, Sun C, Wang J, et al. Efficacy and safety of endoscopic submucosal dissection in treating gastric subepithelial tumors originating in the muscularis propria layer: a single-center study of 144 cases. Scand J Gastroenterol. 2013;48:1466–73.

[12] Lee IL, Lin PY, Tung SY, et al. Endoscopic submucosal dissection for the treatment of intraluminal gastric subepithelial tumors originating from the muscularis propria layer. Endoscopy. 2006;38:1024–8.

[13] Li L, Wang F, Wu B, et al. Endoscopic submucosal dissection of gastric fundus subepithelial tumors originating from the muscularis propria. Exp Ther Med. 2013;6: 391–5.

[14] Meng FS, Zhang ZH, Shan GD, et al. Endoscopic submucosal dissection for the treatment of large gastric submucosal tumors originating from the muscularis propria layer: a single center study. Z Gastroenterol. 2015;53: 655–9.

[15] Zhang S, Chao GQ, Li M, et al. Endoscopic submucosal dissection for treatment of gastric submucosal tumors originating from the muscularis propria layer. Dig Dis Sci. 2013;58:1710–6.

[16] Liu BR, Song JT, Qu B, et al. Endoscopic muscularis dissection for upper gastrointestinal subepithelial tumors originating from the muscularis propria. Surg Endosc. 2012;26:3141–8.

[17] Chu YY, Lien JM, Tsai MH, et al. Modified endoscopic submucosal dissection with enucleation for treatment of gastric subepithelial tumors originating from the muscularis propria layer. BMC Gastroenterol. 2012;12:124.

[18] Reinehr R. Endoscopic submucosal excavation (ESE) is a safe and useful technique for endoscopic removal of submucosal tumors of the stomach and the esophagus in selected cases. Z Gastroenterol. 2015;53:573–8.

[19] Ye LP, Zhu LH, Zhou XB, et al. Endoscopic excavation for the treatment of small esophageal subepithelial tumors originating from the muscularis propria. Hepato-Gastroenterology. 2015;62:65–8.

[20] Huang Q, Zhu LH, et al. Endoscopic excavation for gastric heterotopic pancreas: an analysis of 42 cases from a tertiary center. Wien Klin Wochenschr. 2014;126:509–14.

[21] Zhang Y, Ye LP, Zhou XB, et al. Safety and efficacy of endoscopic excavation for gastric subepithelial tumors originating from the muscularis propria layer: results from a large study in China. J Clin Gastroenterol. 2013; 47:689–94.

[22] Zhang Y, Ye LP, Zhu LH, et al. Endoscopic muscularis excavation for subepithelial tumors of the esophago-gastric junction originating from the muscularis propria layer. Dig Dis Sci. 2013;58:1335–40.

[23] Suzuki H, Okuwaki S, Ikeda K, et al. Endoscopic full-thickness resection (EFTR) and waterproof defect closure (ENDC) for improvement of curability and safety in endoscopic treatment of early gastrointestinal malignancies. Prog Dig Endosc. 1998;52:49–53.

[24] Zhou PH, Yao LQ, Qin XY, et al. Endoscopic full-thickness resection without laparoscopic assistance for gastric submucosal tumors originated from the muscularis propria. Surg Endosc. 2011;25: 2926–31.

[25] Xu M, Wang XY, Zhou PH, et al. Endoscopic full-thickness resection of colonic submucosal tumors originating from the muscularis propria: an evolving therapeutic strategy. Endoscopy. 2013;45:770–3.

[26] Huang LY, Cui J, Lin SJ, et al. Endoscopic full-thickness resection for gastric submucosal tumors arising from the muscularis propria layer. World J Gastroenterol. 2014;20:13981–6.

[27] Feng Y, Yu L, Yang S, et al. Endolumenal endoscopic

full-thickness resection of muscularis propria-originating gastric submucosal tumors. J Laparoendosc Adv Surg Tech A. 2014;24(3):171–6.

[28] Yang F, Wang S, Sun S, et al. Factors associated with endoscopic full-thickness resection of gastric submucosal tumors. Surg Endosc. 2015;29:3588–93.

[29] Guo J, Liu Z, Sun S, et al. Endoscopic full-thickness resection with defect closure using an over-the-scope clip for gastric subepithelial tumors originating from the muscularis propria. Surg Endosc. 2015;29:3356.

[30] Wang L, Ren W, Fan CQ, et al. Full-thickness endoscopic resection of nonintracavitary gastric stromal tumors: a novel approach. Surg Endosc. 2011;25:641–7.

[31] Walz MK, Alesina PF, Wenger FA, et al. Laparoscopic and retroperitoneoscopic treatment of pheochromocytomas and retroperitoneal paragangliomas: results of 161 tumors in 126 patients. World J Surg. 2006;30:899–908.

[32] Schmidt A, Meier B, Caca K. Endoscopic full-thickness resection: current status. World J Gastroenterol. 2015;21: 9273–85.

[33] Zhou PH, Yao LQ, Qin XYE. Endoscopic full-thickness resection (EFTR). In: Atlas of digestive endoscopic resection. Netherlands: Springer; 2014. p. 218–39.

[34] Abe N, Takeuchi H, Shibuya M, et al. Successful treatment of duodenal carcinoid tumor by laparoscopy-assisted endoscopic full-thickness resection with lymphadenectomy. Asian J Endosc Surg. 2012;5:81–5.

[35] Schmidt A, Meier B, Cahyadi O, et al. Duodenal endoscopic full- thickness resection (with video). Gastrointest Endosc. 2015;82:728–33.

[36] Schmidt A, Damm M, Caca K. Endoscopic full-thickness resection using a novel over-the-scope device. Gastroenterology. 2014;147:740–2.

[37] Fahndrich M, Sandmann M. Endoscopic full-thickness resection for gastrointestinal lesions using the over-the-scope clip system: a case series. Endoscopy. 2015;47:76–9.

[38] Schmidt A, Bauerfeind P, Gubler C, et al. Endoscopic full-thickness resection in the colorectum with a novel over-the-scope device: first experience. Endoscopy. 2015;47:719–25.

[39] Richter-Schrag HJ, Walker C, Thimme R, et al. Full thickness resection device (FTRD). Experience and outcome for benign neoplasms of the rectum and colon. Chirurg. 2016;87:316–25.

[40] Andrisani G, Pizzicannella M, Martino M, et al. Endoscopic full-thickness resection of superficial colorectal neoplasms using a new over the- scope clip system: a single-centre study. Dig Liver Dis. 2017;49:1009–13.

[41] Al-Bawardy B, Rajan E, Wong Kee Song LM. Over-the-scope clip-assisted endoscopic full-thickness resection of epithelial and subepithelial GI lesions. Gastrointest Endosc. 2017;85:1087–92.

[42] Dinelli M, Omazzi B, Andreozzi P, et al. First clinical experiences with a novel endoscopic over-the-scope clip system. Endosc Int Open. 2017;5:151–6.

[43] Schmidt AR, Meining A, Birk M, et al. Abstract no. 54: endoscopic full-thickness resection in the colorectum using an over-the-scope device－interim results of a prospective multicenter study. Gastrointest Endosc. 2016;83.(Suppl:AB119.

[44] Vitali F, Naegel A, Siebler J, Neurath MF, Rath T. Endoscopic full-thickness resection with an over-the-scope clip device (FTRD) in the colorectum: results from a university tertiary referral center. Endosc Int Open. 2018;6(1):98–103.

[45] Schostek S, Ho CN, Melbert M, et al. DC current pulses for OTSC clip fragmentation: technology and experimental study. Surg Endosc. 2015;29:2418–22.

[46] Schmidt A, Riecken B, Damm M, et al. Endoscopic removal of over-the-scope clips using a novel cutting device: a retrospective case series. Endoscopy. 2014;46: 762–6.

[47] Aepli P, Criblez D, Baumeler S, et al. Endoscopic full thickness resection (EFTR) of colorectal neoplasms with the full thickness resection device (FTRD): clinical experience from two tertiary referral centers in Switzerland. United Euro Gastro J. 2018;6(3): 463–70.

[48] Joensuu H. Risk stratification of patients diagnosed with gastrointestinal stromal tumor. Hum Pathol. 2008;39: 1411–9.

[49] Casali PG, Jost L, Reichardt P, et al. Gastrointestinal stromal tumours: ESMO clinical recommendations for diagnosis, treatment and follow-up. Ann Oncol. 2009;20: 64–7.

[50] Blackstein ME, Blay JY, Corless C, et al. Gastrointestinal stromal tumours: consensus statement on diagnosis and treatment. Can J Gastroenterol. 2006;20:157–63.

[51] Fukami Y, Kurumiya Y, Mizuno K, et al. A 12-mm carcinoid tumor of the minor duodenal papilla with lymph node metastases. Jpn J Clin Oncol. 2013;43:74–7.

[52] Demetri GD, Benjamin RS, Blanke CD, et al. NCCN task force report: optimal management of patients with gastrointestinal stromal tumor (GIST)－update of NCCN clinical practice guidelines. J Natl Compr Cancer Netw. 2007:1–26.

[53] Soga J. Endocrinocarcinomas (carcinoids and their variants) of the duodenum. An evaluation of 927 cases. J Exp Clin Cancer Res. 2003;22:349–63.

[54] Binmoeller KF, Grimm H, Soehendra N. Endoscopic closure of a perforation using metallic clips after snare excision of a gastric leiomyoma. Gastrointest Endosc. 1993;39(2):172–4.

[55] Minami S, Gotoda T, Ono H, Oda I, Hamanaka H. Complete endoscopic closure of gastric perforation induced by endoscopic resection of early gastric cancer using endoclips can prevent surgery (with video). Gastrointest Endosc. 2006;63(4):596–601.

[56] Matsuda T, Fujii T, Emura F, Kozu T, Saito Y, Ikematsu H, et al. Complete closure of a large defect after EMR of a lateral spreading colorectal tumor when using a

two-channel colonoscope. Gastrointest Endosc. 2004;60 (5):836–8.

[57] Shi Q, Chen T, Zhong YS, Zhou PH, Ren Z, Xu MD, et al. Complete closure of large gastric defects after endoscopic full-thickness resection, using endoloop and metallic clip interrupted suture. Endoscopy. 2013;45(5): 329–34.

[58] Hashiba K, Carvalho AM, Diniz G Jr, Barbosa de Aridrade N, Guedes CA, Siqueira Filho L, et al. Experimental endoscopic repair of gastric perforations with an omental patch and clips. Gastrointest Endosc. 2001;54 (4):500–4.

[59] Dray X, Giday SA, Buscaglia JM, Gabrielson KL, Kantsevoy SV, Magno P, et al. Omentoplasty for gastrotomy closure after natural orifice transluminal endoscopic surgery procedures (with video). Gastrointest Endosc. 2009; 70(1):131–40.

[60] Kratt T, Kuper M, Traub F, Ho CN, Schurr MO, Konigsrainer A, et al. Feasibility study for secure closure of natural orifice transluminal endoscopic surgery gastrotomies by using over-the-scope clips. Gastrointest Endosc. 2008;68(5):993–6.

[61] Kirschniak A, Kratt T, Stuker D, Braun A, Schurr MO, Konigsrainer A. A new endoscopic over-the-scope clip system for treatment of lesions and bleeding in the GI tract: first clinical experiences. Gastrointest Endosc. 2007;66(1):162–7.

[62] Ozawa S, Yoshida M, Kumai K, Kitajima M. New endoscopic treatments for gastroesophageal reflux disease. Ann Thorac Cardiovasc Surg. 2005;11:146–53.

[63] Ye LP, Yu Z, Mao XL, Zhu LH, Zhou XB. Endoscopic full-thickness resection with defect closure using clips and an endoloop for gastric subepithelial tumors arising from the muscularis propria. Surg Endosc. 2014;28: 1978–83.

[64] Zhang Y, Wang X, Xiong G, Qian Y, Wang H, Liu L, Miao L, Fan Z. Complete defect closure of gastric submucosal tumors with purse-string sutures. Surg Endosc. 2014;28:1844–51.

[65] Moran EA, Gostout CJ, Bingener J. Preliminary performance of a flexible cap and catheter-based endoscopic suturing system. Gastrointest Endosc. 2009;69:1375–83.

[66] Chiu PW, Phee SJ, Wang Z, Sun Z, Poon CC, Yamamoto T, Penny I, Wong JY, Lau JY, Ho KY. Feasibility of full-thickness gastric resection using master and slave transluminal endoscopic robot and closure by Overstitch: a preclinical study. Surg Endosc. 2014;28:319–24.

[67] Kantsevoy SV, Bitner M, Mitrakov AA, Thuluvath PJ. Endoscopic suturing closure of large mucosal defects after endoscopic submucosal dissection is technically feasible, fast, and eliminates the need for hospitalization (with videos). Gastrointest Endosc. 2014;79:503–7.

[68] Rajan E, Gostout CJ, Bonin EA, Moran EA, Locke RG, Szarka LA, Talley NJ, Deters JL, Miller CA, Knipschield MA, Lurken MS, Stotz GJ, Bernard CE, Grover

M, Farrugia G. Endoscopic full-thickness biopsy of the gastric wall with defect closure by using an endoscopic suturing device: survival porcine study. Gastrointest Endosc. 2012;76:1014–9.

[69] Schmidt A, Bauder M, Riecken B, Caca K. Endoscopic resection of subepithelial tumors. World J Gastrointest Endosc. 2014;6:592–9.

[70] Mahmood Z, Ang YS. EndoCinch treatment for gastro-oesophageal reflux disease. Digestion. 2007;76:241–7.

[71] Mori H, Kobara H, Fujihara S, Nishiyama N, Rafiq K, Oryu M, Fujiwara M, Suzuki Y, Masaki T. Feasibility of pure EFTR using an innovative new endoscopic suturing device: the double-arm-bar suturing system (with video). Surg Endosc. 2014;28:683–90.

[72] Sumiyama K, Gostout CJ, Rajan E, Bakken TA, Deters JL, Knipschield MA. Endoscopic full-thickness closure of large gastric perforations by use of tissue anchors. Gastrointest Endosc. 2007;65(1):134–9.

[73] Xu MD, Cai MY, Zhou PH, et al. Submucosal tunneling endoscopic resection: a new technique for treating upper GI submucosal tumors originating from the muscularis propria layer (with videos). Gastrointest Endosc. 2012; 75:195–9.

[74] Zhang C, Hu JW, Chen T, et al. Submucosal tunnelling endoscopic resection for upper gastrointestinal multiple submucosal tumors originating from the muscular propria layer. A feasibility study. Indian J Cancer. 2014; 51:52–5.

[75] Lu J, Jiao T, Zheng M, et al. Endoscopic resection of submucosal tumors in muscularis propria: the choice between direct excavation and tunneling resection. Surg Endosc. 2014;28:3401–7.

[76] Tao C, Zhou PH, Chu Y, et al. Long-term outcomes of submucosal tunneling endoscopic resection for upper gastrointestinal submucosal tumors. Ann Surg. 2017;265: 363–9.

[77] Jeong ES, Hong SJ, Han JP, Kwak JJ. Submucosal tunneling endoscopic resection of a leiomyoma originating from the muscularis propria of the gastric car-dia (with video). Korean J Gastroenterol. 2015;66: 340–4.

[78] Lu J, Zheng M, Jiao T, Wang Y, Lu X. Transcardiac tunneling technique for endoscopic submucosal dissection of gastric fundus tumors arising from the muscularis propria. Endoscopy. 2014;46:888–92.

[79] Li QL, Chen WF, Zhang C, et al. Clinical impact of submucosal tunneling endoscopic resection for the treatment of gastric submucosal tumors originating from the muscularis propria layer (with video). Surg Endosc. 2015;29: 3640–6.

[80] Zhou DJ, Dai ZB, Wells MM, Yu DL, Zhang J, Zhang L. Submucosal tunneling and endoscopic resection of submucosal tumors at the esophagogastric junction. World J Gastroenterol. 2015;21:578–83.

[81] Wang XY, Xu MD, Yao LQ, et al. Submucosal tunneling endoscopic resection for submucosal tumors of the

esophagogastric junction originating from the muscularis propria layer: a feasibility study (with videos). Surg Endosc. 2014;28:1971–7.

［82］ Tan Y, Lv L, Duan T, et al. Comparison between submucosal tunneling endoscopic resection and video-assisted thoracoscopic surgery for large esophageal leiomyoma originating from the muscularis propria layer. Surg Endosc. 2016;30:3121–7.

［83］ Liu H, Wei LL, Zhang YZ, et al. Submucosal tunnelling endoscopic resection (STER) for the treatment of a case of huge esophageal tumor arising in the muscularis propria: a case report and review of literature. Int J Clin Exp Med. 2015;8:15846–51.

［84］ Wang H, Tan Y, Zhou Y, et al. Submucosal tunneling endoscopic resection for upper gastrointestinal submucosal tumors originating from the muscularis propria layer. Eur J Gastroenterol Hepatol. 2015;27:776–80.

［85］ Ye LP, Zhang Y, Mao XL, Zhu LH, Zhou X, Chen JY. Submucosal tunneling endoscopic resection for small upper gastrointestinal subepithelial tumors originating from the muscularis propria layer. Surg Endosc. 2014;28:524–30.

［86］ Chen T, Zhang C, Yao LQ, et al. Management of the complications of submucosal tunneling endoscopic resection for upper gastrointestinal submucosal tumors. Endoscopy. 2016;48:149–55.

［87］ Inoue H, Ikeda H, Hosoya T, et al. Submucosal endoscopic tumor resection for subepithelial tumors in the esophagus and cardia. Endoscopy. 2012;44:225–30.

［88］ Costache M-I, Iordache S, Karstensen JG, Săftoiu A, Vilmann P. Endoscopic ultrasound-guided fine needle aspiration: from the past to the future. Endosc Ultrasound. 2013;2(2):77–85.

［89］ Chen H, Xu Z, Huo J, Liu D. Submucosal tunneling endoscopic resection for simultaneous esophageal and cardia submucosal tumors originating from the muscularis propria layer (with video). Dig Endosc. 2015;27:155–8.

［90］ Cai MY, Zhu BQ, Qin WZ, et al. Submucosal tunnel endoscopic resection for extraluminal tumors: a novel endoscopic method for en bloc resection of predominant extraluminal growing subepithelial tumors or extra-gastrointestinal tumors (with videos). Gastrointest Endosc. 2018;2:160. https://doi. org/10.1016/j.gie.2018.02.032.

# 第 10 章
# 内镜黏膜切除术与内镜黏膜下剥离术对比：优点和缺点
## EMR Versus ESD: Pros and Cons

Fayez Sarkis　Vijay Kanakadandi　Mojtaba S. Olyaee　Amit Rastogi　**著**
朱晓亮　李 汛　**译**

## 一、结肠息肉

大的结肠腺瘤，通常定义为直径≥20mm，与进展为浸润性癌的高风险相关[1]。这些病变在文献中通常被称为侧向发育型病变（LSL）。在过去的几十年里，随着内镜设备的快速发展和内镜切除技术的改进，LSL 的管理发生了转变。内镜下切除这些病变现在被认为是标准的做法，而不是外科手术。与手术切除相比，它与较低的成本、发病率和住院时间有关[2]。此外，使用有效评分，预测手术切除大息肉的死亡率为 3%，而内镜切除无死亡率[3]。此外，在一项基于人群使用 SEER 数据库的研究中，内镜治疗和手术在无侵袭性癌的恶性结直肠息肉患者中有着相似的中长期无瘤生存率[4]。

内镜黏膜切除术（EMR）和内镜黏膜下剥离术（ESD）是两种去除 LSL 的技术。EMR 被定义为一种内镜技术，用于切除局限于消化道浅层的无蒂和扁平肿瘤。EMR 使用圈套器以整块或分片的方式切除 LSL。它可能包括黏膜下注射液体样生理盐水，以分离黏膜病变与固有肌层。此外，ESD 涉及病灶的整块切除，在黏膜下注射液体后，用各种不同的刀在黏膜下深层进行细致的剥离。这种整块和潜在的 R0 切除（显微镜下切缘阴性）确保了较低的随访残

留 / 复发率，并有助于对组织病理学标本进行更可靠和准确的评估，特别是当有浸润性癌症时。因此，ESD 可能为早期浸润性肿瘤 LSL 提供潜在的治疗方法，这些都是 ESD 支持者提出的主要论点。与 EMR 相比，当存在肿瘤浸润时，包括浸润深度，以及侧切缘和垂直切缘是否清晰，病灶碎片化可能导致组织学评估欠佳[5]。

尽管如此，ESD 似乎是消除 LSL 的首选策略，但还有其他几个方面值得讨论。在此，我们回顾了这两种方法切除 LSL 的优缺点，包括不同的因素，如切除率、复发率、不良事件、成本和手术复杂性。

### （一）切除率和复发率

一项比较 ESD 和 EMR 的 Meta 分析研究表明，ESD 组的无蒂或扁平结直肠病变的整块切除率为 90%，EMR 组为 35%[ 相对风险（RR）=1.93；$P < 0.001$][6]。同一研究报道，ESD 组 R0 切除或根治性切除的比例为 79.6%，EMR 组为 36.2%（RR=2.01；$P<0.001$）。ESD 后的复发率（0.7%）显著低于 EMR 后的复发率（12.7%），总体 RR 为 0.06（95%CI 0.03～0.11，$P<0.001$）[6]。另一项 Meta 分析[7] 也报道了类似的结果。ESD 的整块切除率为 91.7%，而 EMR 为 46.7%，（OR=6.84，95%CI 3.3～14.18）。ESD 组根治性切除

率为 80.3%，EMR 组根治性切除率为 42.3%（OR=4.26，95%CI 3.77～6.57）。ESD 的复发率为 0.9%，EMR 的复发率为 12.2%（OR=0.08，95%CI 0.04～0.17）。这些数据将支持对这些病变使用 ESD。然而，接受内镜切除的患者通常在 3～6 个月后进行 1 次结肠镜检查，12 个月后再行 1 次。EMR 后残留的 / 复发的腺瘤通常很小，大多数患者在后续结肠镜检查中很容易切除，这在一项评估 EMR 后腺瘤长期复发的大型前瞻性研究中得到了证实。在病灶直径≥ 20mm、成功行 EMR 的 1000 例患者中，799 例在 4 个月时进行了结肠镜随访监测。发生残留及复发的占 16%（128 例），其中 72% 的病灶都很小。另外，在 4 个月时检查正常的 670 名患者中，有 426 名患者在 16 个月时进行了第二次结肠镜检查[8]。17 例（4%）患者出现腺瘤晚期复发。在随访的 145 例（128 + 17）残留 / 腺瘤复发患者中，135 例（93.1%）成功进行了内镜治疗。因此，在首次成功 EMR 后，98.1% 的患者没有出现腺瘤，在 16 个月时避免了手术。值得注意的是，没有一个复发者患有肿瘤，因此，尽管 EMR 最初可能有较高的残留 / 腺瘤复发率，但通过后续结肠镜检查，可以达到与 ESD 相当高的完全切除率。也有人认为，ESD 具有较低的残留 / 复发率，在 EMR 后不会或可能不会行后续结肠镜检查的患者，可能一开始就从 ESD 中获益。

### （二）LSL 和黏膜下浸润癌

另一个支持使用 ESD 而不是 EMR 的中心论点是，对于局限于黏膜下层（$T_1$ 疾病）的浸润性癌的腺瘤，有可能实现根治性或 R0 切除。这主要是因为当病灶被切除并呈多个无定向的碎片时，病理学家无法精确的确认侧切缘和垂直切缘是否切除充分，就像分片式 EMR 的情况一样。因此，通过 ESD 进行完整的切除为切除的充分性，以及肿瘤浸润的精确深度提供了更好的组织学评估。然而，即使是浸润黏膜下层的 LSL，ESD 也只能被认为是对一部分有治疗

作用。在一项对诊断为 $T_1$ 腺癌的患者的 Meta 分析中，淋巴结转移的发生率被确定为 11.4%，在淋巴血管侵犯、肿瘤出芽和黏膜下浸润＞ 1000μm 的患者中风险更高[9]。由于这些预后不佳的病变具有显著的淋巴结转移风险，因此即使病变本身通过 ESD 成功切除，也需要手术切除局部淋巴结。因此，ESD 基本上被认为可以治愈仅限于黏膜下层且没有任何上述高风险特征的癌症病变[10]。

为了对 EMR、ESD 或手术进行适当的病灶分类，内镜医师必须评估是否存在明显或隐蔽的黏膜下浸润性癌。一项前瞻性、单中心、队列研究确定了与 LSL 中存在黏膜下浸润性癌相关的内镜特征[11]。这些包括 Kudo 分型 V 的存在，凹陷成分（巴黎分型 0-Ⅱc），直肠乙状结肠位置，巴黎分型 0-Ⅰs 或 0-Ⅱa+Ⅰs，非颗粒表面形态和增大的尺寸。其中，Kudo 分型 V 和凹陷性病变（巴黎分型 0-Ⅱc）是黏膜下浸润性癌的两个最强预测因子。在内镜评估中排除明显的黏膜下浸润癌病变，即 Kudo 分型 V 和凹陷成分的病变后，发现与隐匿性黏膜下浸润癌相关的因素有直肠乙状结肠位置、0-Ⅰs 或联合巴黎分型、非颗粒状表面形态、并增加尺寸（＞5cm）。正是这些选择性病变增加了隐匿性恶性肿瘤的风险，其中 ESD 整块切除可能比 EMR 具有诊断和治疗优势。此外，目前尚不清楚是否有任何强有力的预测因素来区分浅表和深部浸润性黏膜下癌病变。因此，如果这些病灶经 ESD 切除后，在组织病理学上发现有深部浸润性癌，则仍需手术切除局部区域淋巴结，以降低转移扩散的风险。基于这些特征的病变风险分层并不完善，但为最佳治疗策略的决策提供了实际指导。对于具有明显浸润性癌特征的病灶应转至手术切除，而对于没有明显或隐匿性浸润性癌的内镜特征的 LSL，可以通过分片 EMR 有效地切除，因为在无癌的情况下，病理学家不受碎片障碍影响。

话虽如此，随之而来的关键问题是，这些没有不良预后特征的病变在早期黏膜下癌中有

多常见？在一项研究中，病变≥20mm 的患病率为 3%[12]。最近的一项 Meta 分析汇编了所有结直肠 ESD 系列报道解剖病变的组织学[13]。纳入了 51 项研究的 1260 个结直肠病变的数据，15.7% 的病变可见黏膜下癌，但只有 8% 的病灶浸润深度≤1000μm。因此，通过 ESD 治疗（NNT）以避免一次手术的人数将是 12.5。此外，作者估计，如果恶性病变的肿瘤治愈率为 75%，则根治性切除率降低到 6%，而 NNT 上升到 16.7。这些数据强调，只有选定的一组病灶从 ESD 切除中受益，即那些患有浸润性癌而没有不良预后特征的病灶。这仍然是 EMR 支持者的主要反对论点，质疑在所有大结肠 LSL 中不加选择地使用 ESD，选择性的 ESD 方法似乎更合理。

### （三）不良事件

ESD 患者发生穿孔的总体风险明显增加，估计 4.9%～5.7%，EMR 患者为 0.9%～1.4%[6,7]。整体出血率无显著差异，ESD 为 1.9%～2%，EMR 为 2.9%～3.5%[6,7]。据报道，与接受 EMR 的患者相比，ESD 组因穿孔等手术并发症而导致的手术风险显著增加（3% vs. 0.4%，$P < 0.001$）[6]。

### （四）花费

在每台手术中，ESD 比 EMR 更昂贵。这与内镜检查时间、设备和麻醉资源的更多使用有关，通常需要住院。成本 - 效果分析考虑了个人手术费用、后续内镜检查的需要，以及因腺瘤复发或手术并发症引起的手术相关费用[12]。假设 ESD 进行 100% R0 切除，据估计，每 1000 个病灶，ESD 的成本为 690 万美元，而 EMR 为 430 万美元。最具成本效益的策略是对高危病变选择性地使用 ESD，对其他病变采用 EMR。这项战略估计花费 420 万美元。进行敏感性分析，以评估各种方案对成本的影响。即使假设 EMR 后复发率较高，成本也仅上升至 470 万美元。纳入非医疗成本后，每 1000 例手术的 EMR 和 ESD 费用分别增加到 5.3 万美元和 830 万美元。值得注意的是，在所有方案中，选择性地利用

ESD 仍然是最具成本效益的战略。随着当前医疗成本的上升和医疗资源的消耗，内镜医师必须注意提供最具成本效益的医疗服务。有了这个目标，ESD 仅在少数结直肠 LSL 中是合理的，而在大多数情况下是多余的。

### （五）在西方采用 ESD 的手术复杂性和其他挑战

ESD 起源于日本，是一种复杂且耗时的手术，在其他亚洲国家的上、下消化道中均有常规应用[14]。与 EMR 相比，它在技术上更具有挑战性，也更繁琐，这反映在这些手术的持续时间上。一项 Meta 分析明确 EMR 的平均手术时间为 29～30min，而 ESD 的平均手术时间为 66～108min[7]。在消化道的所有区域中，胃可能是学习 ESD 最安全的区域。由于早期胃癌在日本更为常见，这为日本内镜医师提供了学习和掌握 ESD 技术方面的机会，然后可以扩展到结肠其他区域，在专家导师指导下达到熟练程度。另外，早期病变在西方国家发现率较低，因此西方国家的内镜医师学习 ESD 和练习技能的机会有限，他们也因缺乏 ESD 方面的专家而使发展受到阻碍。那些希望学习 ESD 的人必须从动物模型的基础知识开始，参加研讨会或前往亚洲的专家中心。考虑到 ESD 的陡峭学习曲线，这些问题对西方的内镜医师来说仍然是一个挑战，与亚洲同行相比，他们的整块（81.2% vs. 93%）和 R0（71.3% vs. 85.6%）切除率明显较低[13]。研究表明，在 R0 切除率、并发症和手术时间达到可接受的水平之前，与此 ESD 相关的学习曲线较为显著[15,16]。虽然达到熟练水平所需的手术数量因内镜医师而异，但来自日本的数据表明，胃 ESD 需要≥40 台手术，结肠 ESD 至少需要 80 台手术[17]。建议先在动物模型上进行训练，然后再将其应用于黏膜层较厚的病变[10,18]。

此外，EMR 在西方更为常规化，需要的额外训练更少，学习曲线更平缓。与通常建议住院的 ESD 相比，这是一种不需要住院的门诊手

术。使这些问题更加复杂的是，ESD 的不良事件发生率比 EMR 更高。考虑到美国的医学法律氛围，这一点很重要。此外，在美国没有专门针对 ESD 的特定 CPT（通用手术术语）代码，否认对内镜医师的任何经济激励。在美国，与 ESD 手术相关的风险和技术复杂性更高、经济收益更低和费用较高，因此，即使是内镜专家也很难接受 ESD 手术。EMR 将继续成为绝大多数 LSL 的首选，包括以 ESD 方法围绕病灶进行环周切开然后整体 EMR 的混合技术，然后整块 EMR，其他缩短 ESD 学习曲线的方法，以及使 ESD 更快更容易的工具，可能激励更多的西方内镜医师在未来采用这种手术 [19]。

### （六）总结

总之，EMR 和 ESD 都是内镜下切除结肠 LSL 并避免手术的有效方法。与 ESD 相比，EMR 在技术上更容易、更快，并发症风险更低，成本更低。虽然 ESD 是一个更复杂的手术，需要更广泛的培训，但它与 EMR 相比，主要优势在于，对于局限于黏膜下层 <1000μm 的浸润性癌且无淋巴血管侵犯或肿瘤出芽的结肠直肠病变。对于这部分病灶，由于淋巴结转移风险低，采用 ESD 进行整块切除可能被认为是治愈性的。尽管这些病变分片 EMR 需要追加手术，但鉴于分片 EMR 标本的碎片化和定向不良，病理学家无法可靠地评价黏膜下浸润的深度或切除的完整性。由于这些病变仅占大 LSL 的一小部分，因此绝大多数可以通过 EMR 有效地处理。ESD 的另一个优点是更高的整块切除率和更低的随访残留 / 复发风险。与分片式 EMR 相比，这种优于分片 EMR 的优势被在后续结肠镜检查中残留 / 复发病灶轻松去除所否定。考虑到较高的医疗法律责任和对更耗时、复杂和昂贵的手术缺乏经济激励，ESD 不太可能成为美国内镜下切除大型结直肠病变的标准治疗方法。然而，随着工具和技术的改进，ESD 可以更快、更容易地进行，我们可能会看到它被更多的纳入美国的临床实践，在三级转诊中心，为

可能从中受益而的病变组量身定制，与此同时，EMR 将继续成为大肠息肉内镜下切除更常用的方法。

## 二、食管癌

食管癌是全球第八大常见癌症，也是癌症相关死亡的第六大原因。鳞状细胞癌和腺癌是两种组织学亚型。前者为亚洲主要类型，后者在欧洲和美国更常见 [20]。

内镜检查是诊断癌前病变和早期食管癌的金标准。食管黏膜的细微变化在标准白光下无法检测到，因此，色素内镜和放大内镜，如 NBI，目前正在被提倡并用于提高早期发育异常病变的检测 [21]。为了发现早期食管肿瘤病变，内镜医师应该熟悉相关的细微黏膜改变。Scholvinck 等的一项研究表明，在社区医院报道的随机 BE 活检和"无内镜检查异常"者中，76% 的 HGD 或癌症患者在三级中心的专家内镜检查时，存在可见的内镜病变 [22]。过去食管切除术是治疗重度不典型增生和早期食管癌的常规方法。由于食管切除术后显著的相关发病率、死亡率和较差的生活质量，内镜切除现在已成为公认的治疗标准（表 10-1）。

### （一）早期食管腺癌或 Barrett 相关肿瘤

Barrett 食管是早期食管腺癌（EAC）唯一可识别的癌前病变。BE 的特点是食管远端复层鳞状上皮被化生肠柱状上皮取代。估计每年 BE 进展为腺癌的风险为 0.1%～0.5%，如果存在 HGD，则每年增加 5%～10%。BE 向 EAC 的进展被认为是由肠上皮化生到轻度不典型增生、高度不典型增生、黏膜内癌，最后是侵袭性 EAC [23-25]。

内镜下可见病变通常采用巴黎分型（隆起、平坦和凹陷）。Pech 等的一项前瞻性研究表明，病变的肉眼观与黏膜 / 黏膜下浸润的级别和程度相关。完全平坦型（巴黎分型 0-Ⅱb 型）无黏膜下受累风险。相反，轻度升高的病变（巴

表 10-1　EESC 和 EEAC 的组织学差异及首选内镜切除技术

| | 早期食管鳞状细胞癌（EESC） | 早期食管腺癌（EEAC） |
|---|---|---|
| 内镜切除的绝对适应证 | $T_1m1\sim m2$ | $T_1m1\sim m3$ |
| $T_1sm1$ 浸润的内镜切除 | 深度至黏膜下层 200μm | 深度至黏膜下层 500μm |
| 内镜切除的相对适应证 | $T_1m3\sim sm1$ 无组织学危险因素（分化良好至中度，无淋巴结侵犯，且根治性垂直边缘） | $T_1sm1$ 无组织学危险因素（分化良好至中度，无淋巴结侵犯，无肿瘤出芽，且根治性切除） |
| 首选内镜切除技术 | ESD | EMR |

ESD. 内镜黏膜下剥离术；EMR. 内镜黏膜切除术

黎分型 0-Ⅱa）有 9% 的风险，突出的病变（巴黎分型 Ⅰs 和 0-Ⅰp）有 25%～26% 的风险，黏膜下浸润[26]。虽然高度不典型增生没有淋巴结受累的风险，但在黏膜内癌中也很低，据报道发生率为 0%～2%。这使得内镜切除术成为这些早期病变的首选治疗方法。虽有争议，但浅表黏膜下癌（SM1，浸润深度≤500μm）具有低风险特征（缺乏淋巴血管浸润、肿瘤出芽或分化差），也可能适合内镜下切除[27, 28]。

### （二）食管鳞状细胞癌

ESCC 是中东、非洲和亚洲的主要亚型，酗酒和吸烟是最常见的危险因素[20, 29]。与 Barrett 相关的肿瘤不同，早期 ESCC 即使局限于黏膜层也具有较高的淋巴结转移率。据报道，$T_1$ m3～$T_1$sm1 病灶浸润 LN 的风险高达 15%，因此，只要这些病灶分化良好或中度分化，且无淋巴血管浸润，均被认为是内镜切除的相对适应证。此外，sm1 病变的浸润深度界限值为 200μm。此外，在 ESCC 中，黏膜下腺体可能存在从管腔上皮层延伸出来的上皮鳞状瘤，因此强烈建议对早期 ESCC 进行整块切除[30, 31]。

### （三）内镜切除

这可以通过 EMR 或 ESD 来完成。

**1. 内镜黏膜切除术**　对于直径＜20mm 的病灶，通常可以通过 EMR 整块切除。对于较大的病变，通常需要分片切除技术。用于切除食管病变的两种 EMR 切除术是透明帽技术和多环黏膜切除术（ligate and cut）技术。在这两种技术中，理想情况下，在切除前，病灶边缘应烧灼标记。

透明帽技术需要使用透明帽（直帽或斜帽）连接到内镜的头端。首先，在黏膜下注射生理盐水将病变抬起，然后吸进帽子，形成假息肉。然后由沿帽的边缘预先设置的圈套器捕获，并用电灼法切除。对于需要分片切除的较大病变，可以按顺序重复这些步骤。

另外，多环黏膜切除术不需要使黏膜下层抬起，此装置使用了一种类似用于静脉曲张套扎的改良套扎装置，将识别出的病变吸进帽内，释放橡皮筋形成假息肉，随后使用六边形圈套和电灼术将其切除。可以重复套扎和切除，以分片的方式切除较大的病变，注意不要在切除区域之间留下肿瘤组织的桥或岛。透明帽技术和多环黏膜切除术在有效分片切除和完全根治性切除肿瘤方面具有可比性，但前者更耗时且需要的技能水平更高[32, 33]。

**2. 内镜黏膜下剥离**　由于 ESD 在评估浸润深度和侧切缘方面的优势，早期食管癌的整块切除相对于分片切除更具有优势。ESD 可以对＞20mm 的病灶进行整块切除。在用烧灼法标记病变边缘后，进行黏膜下生理盐水注射以提起病变。然后用电刀进行环周切口，然后在内镜下直接观察剥离黏膜下层，直到整个病变被完整地切除。和结肠一样，与食管 EMR 相比，ESD 在技术上更具挑战性，并发症的发生率也更高[34]。

## （四）EMR 与 ESD 在早期食管癌中的比较

使用 ESD 切除早期食管癌的目的是为了确保整块切除，是组织病理学评估的最佳选择，目的是达到根治性切除。在两种早期食管癌亚型中，与 EMR 相比，ESD 确实具有更高的 R0 切除率 [31, 35]。然而，在一项研究中，BE 相关肿瘤完全缓解在 3 个月时没有显著差异。在德国 Terheggan 等进行的一项随机对照试验中，在 BE 中比较 EMR 与 ESD，ESD 组 R0 切除率更高（58.8%），而 EMR 组为 11.7%。然而，在 3 个月时或研究随访期间 [（23.1±6.4）个月]，肿瘤完全缓解没有差异。ESD 的并发症发生较高率，但没有统计学意义。因此，ESD 的优势似乎不会最终导致临床上有影响的差异，因为 EMR 后的任何残留 BE 和相关肿瘤都可以通过射频消融术等辅助方式进行治疗。在选择性情况下，ESD 可能比 EMR 更具优势，如黏膜下浸润可能性更高的大型病变，以及难以在环或透明帽中捕捉到大体积病变 [36]。

另外，在早期食管鳞状细胞癌中，ESD 是首选，因为它提供了更高的整块根治性 R0 切除率和更低的局部复发率。一项来自日本的回顾性队列研究对 300 例早期 ESCC 患者进行了 ESD 与 EMR 的比较，发现 ESD 组的整块切除率为 100%，而 EMR 组为 53.3%。结果 ESD 组局部复发率低于 EMR 组，分别为 0.9% 和 9.8% [31]。

与 EMR 相比，ESD 在食管中的穿孔率更高。一项比较 ESD 和 EMR 切除浅表食管癌的 Meta 分析显示，ESD 的穿孔率为 4%，而 EMR 为 1.3%。许多穿孔通常可以通过内镜处理，不需要手术干预。纵隔气肿是 ESD 的另一并发症，这种情况并不少见，发生率高达 30%。这通常在 24h 内解决，因为是二氧化碳用于充气 [37]。

此外，EMR 发生食管狭窄的风险更高，高达 26%。治疗段越长，切除的环周面积越大，狭窄的风险越高 [38, 39]。

如前所述，在结肠部分，ESD 仍然比 EMR 更昂贵，需要更多的时间和昂贵的设备，而且在技术上也更具挑战性。此外，由于内镜下工作空间有限，黏膜下层纤维化，食管远端成角，呼吸、运动和心搏 [36] 引起的运动，ESD 的复杂性在食管尤其 BE 相关的肿瘤中可能更加明显 [36]。

## （五）早期胃癌

胃癌是世界上第四大常见癌症，也是癌症相关死亡的主要原因。与欧洲和北美相比，胃癌在东亚、东欧和南美国家更为普遍 [40]。由于胃癌在这些国家（尤其是日本）更为普遍，因此已经制定了用于早期检测的国家筛查计划，并且早期胃癌的内镜切除技术已经变得非常精细和复杂。与早期胃癌手术相比，内镜切除提供了一种创伤较小且成本较低的替代方法。

日本胃癌协会（Japanese Gastric Cancer Association，JGCA）推荐了内镜下切除 EGC 的标准，基于这些标准，为了便于内镜切除，肿瘤必须是分化型腺癌，无溃疡表现，以黏膜为基础（即侵犯固有层或黏膜肌层），直径≤2cm。随着 20 世纪 90 年代末日本 ESD 的发展，允许对较大病变进行整块切除，JGCA 更新了指南，引入了内镜下切除 EGC 的"扩大适应证" [41]（表 10-2）。

表 10-2　JGCA 内镜下 EGC[41] 切除绝对及相对适应证

| 绝对适应证 | 分化型腺癌，无溃疡，临床诊断浸润深度为 $T_{1a}$（浸润固有层或黏膜肌层），病灶最大直径≤2cm |
|---|---|
| 扩大适应证（应采用 ESD，而非 EMR） | 临床诊断为 $T_{1a}$（侵犯固有层或黏膜肌层），包括<br>• 分化型，无溃疡，直径>2cm<br>• 分化型，有溃疡，直径≤3cm<br>• 未分化型，无溃疡，直径≤2cm |

EGC. 早期胃癌；ESD. 内镜黏膜下剥离术；EMR. 内镜黏膜切除术

**1. 切除率和复发率**　内镜治疗早期胃癌应以整块切除为目标，这确保了完整的病理评估，包括垂直和水平切缘，以及淋巴、血管侵犯，并且 R0 切除和治愈的机会更高。胃有较厚的黏膜和肌肉层，可以使用更有侵入性的内镜技术，如 ESD，更安全，并发症风险相对较低。此外，黏膜下注射后较厚的胃黏膜很难抬起，这使得 EMR 在技术上更具挑战性，因为进入更深的组织的机会很少，可能会引起垂直切缘阳性的风险。因此，与肠道其他部位（食管和结肠）相比，ESD 已成为内镜下 EGC 切除术的首选技术，因为其治愈性切除率高，并发症风险相对较低。

对 10 项回顾性病例对照研究和 4328 个病灶（8 项日本、1 项韩国和 1 项意大利研究）的 Meta 分析显示，与 EMR 组相比，ESD 组的整块切除率和 R0 切除率显著高于 EMR 组，分别为 9.7% 和 5.7%。ESD 组的复发率明显较低，OR 为 0.09[42]。

此外，在扩大适应证中，JGCA 表明，这类病变应采用 ESD 切除，而不是 EMR。这主要与 EMR 在 EGC 较大时的局限性有关，因为病变较大时的整块切除率更低。特别是在西方国家，对扩大适应证的仍可非常谨慎，但来自亚洲的研究显示了与绝对适应证的比较结果[43, 44]。一项来自韩国的针对 1105 名患者的回顾性多中心研究根据 EGC 病变特点，比较了绝对适应证和扩展适应证下 ESD 的结果，研究显示，两组的整块率和根治性切除率相似。绝对适应证组和扩大适应证组的 1 年和 3 年无病生存率也相似，分别为 99.3% 和 99.6%，以及 98.1%

和 97.1%[45]。

2. **不良事件** 如前所述，胃的黏膜层和肌肉层较厚，比消化道其他部位较薄的黏膜和肌肉层更安全，因为它与手术并发症有关，尤其是穿孔。这使得胃成为初学者学习 ESD 的首选器官。实际上，日本建议内镜医师在转移到其他器官之前，应在胃窦进行 50～100 次内镜下 ESD，以确保充分的培训和足够的能力[46, 47]。然而，与 EMR 相比，ESD 在 EGC 切除术中仍有较高的穿孔风险，尽管其低于食管和结肠。先前的 Meta 分析报道，与 EMR 相比，ESD 的穿孔率更高，分别为 4.3% 和 0.86%。两组出血率比较，差异无统计学意义[42]。在最近来自意大利的一项病例对照研究中，36 例大（>20mm）EGC 的 ESD 患者与 40 例 EMR 患者进行了匹配和比较。ESD 组有 2 例发生穿孔，其中 1 例因延迟穿孔需要急诊手术，而 EMR 组无穿孔，尽管这一差异无统计学意义[48]。

采用 ESD 的 EGC 切除手术时间较长。Gambitta 等的患者对照研究中，ESD 组平均手术时间明显高于 EMR 组，分别为 96.7±51.3 和 24.6±14.6[48]。

综上所述，ESD 是早期胃癌内镜下切除的首选方式，应被视为一线治疗。如上所述，与 EMR 相比，ESD 具有更高的整块切除率和内镜下治愈性切除率，以及更低的复发风险[42, 45]。与消化道其他区域不同，内镜下切除 EGC 的并发症发生率在 ESD 和 EMR 之间没有显著差异[48]。

## 参考文献

[1] Stryker SJ, et al. Natural history of untreated colonic polyps. Gastroenterology. 1987;93(5):1009–13.

[2] Jayanna M, et al. Cost analysis of endoscopic mucosal resection vs surgery for large laterally spreading colorectal lesions. Clin Gastroenterol Hepatol. 2016;14(2):271–8 e1-2.

[3] Ahlenstiel G, et al. Actual endoscopic versus predicted surgical mortality for treatment of advanced mucosal neoplasia of the colon. Gastrointest Endosc. 2014;80 (4):668–76.

[4] Mounzer R, et al. Endoscopic and surgical treatment of malignant colorectal polyps: a population-based comparative study. Gastrointest Endosc. 2015;81(3):733–740 e2.

[5] Hermanek P, Gall FP. Early (microinvasive) colorectal carcinoma. Pathology, diagnosis, surgical treatment. Int J Color Dis. 1986;1(2):79–84.

[6] Arezzo A, et al. Systematic review and meta-analysis of endoscopic submucosal dissection vs endoscopic mucosal resection for colorectal lesions. United European Gastroenterol J. 2016;4(1):18–29.

［7］ Fujiya M, et al. Efficacy and adverse events of EMR and endoscopic submucosal dissection for the treatment of colon neoplasms: a meta-analysis of studies comparing EMR and endoscopic submucosal dissection. Gastrointest Endosc. 2015;81(3):583–95.

［8］ Moss A, et al. Long-term adenoma recurrence following wide-field endoscopic mucosal resection (WF-EMR) for advanced colonic mucosal neoplasia is infrequent: results and risk factors in 1000 cases from the Australian Colonic EMR (ACE) study. Gut. 2015;64(1):57–65.

［9］ Bosch SL, et al. Predicting lymph node metastasis in pT1 colorectal cancer: a systematic review of risk factors providing rationale for therapy decisions. Endoscopy. 2013;45(10):827–34.

［10］ Pimentel-Nunes P, et al. Endoscopic submucosal dissection: European Society of Gastrointestinal Endoscopy (ESGE) guideline. Endoscopy. 2015;47(9):829–54.

［11］ Burgess NG, et al. Risk stratification for covert invasive cancer among patients referred for colonic endoscopic mucosal resection: a large multicenter cohort. Gastroenterology. 2017;153(3):732–742 e1.

［12］ Bahin FF, et al. Wide-field endoscopic mucosal resection versus endoscopic submucosal dissection for laterally spreading colorectal lesions: a cost-effectiveness analysis. Gut. 2018;67(11):1965–73.

［13］ Fuccio L, et al. Clinical outcomes after endoscopic submucosal dissection for colorectal neoplasia: a systematic review and meta-analysis. Gastrointest Endosc. 2017; 86(1):74–86 e17.

［14］ Chung IK, et al. Therapeutic outcomes in 1000 cases of endoscopic submucosal dissection for early gastric neoplasms: Korean ESD Study Group multicenter study. Gastrointest Endosc. 2009;69(7):1228–35.

［15］ Iacopini F, et al. Stepwise training in rectal and colonic endoscopic submucosal dissection with differentiated learning curves. Gastrointest Endosc. 2012;76(6):1188–96.

［16］ Probst A, et al. Endoscopic submucosal dissection in large sessile lesions of the rectosigmoid: learning curve in a European center. Endoscopy. 2012;44(7):660–7.

［17］ Hotta K, et al. A comparison of outcomes of endoscopic submucosal dissection (ESD) for early gastric neoplasms between high-volume and low-volume centers: multi-center retrospective questionnaire study conducted by the Nagano ESD Study Group. Intern Med. 2010; 49(4):253–9.

［18］ Heitman SJ, Bourke MJ. Endoscopic submucosal dissection and EMR for large colorectal polyps: "the perfect is the enemy of good". Gastrointest Endosc. 2017;86 (1):87–9.

［19］ Rex DK, Hassan C, Dewitt JM. Colorectal endoscopic submucosal dissection in the United States: why do we hear so much about it and do so little of it? Gastrointest Endosc. 2017;85(3):554–8.

［20］ Pennathur A, et al. Oesophageal carcinoma. Lancet. 2013;381(9864):400–12.

［21］ Lao-Sirieix P, Fitzgerald RC. Screening for oesophageal cancer. Nat Rev Clin Oncol. 2012;9(5):278–87.

［22］ Scholvinck DW, et al. Detection of lesions in dysplastic Barrett's esophagus by community and expert endoscopists. Endoscopy. 2017;49(2):113–20.

［23］ Buttar NS, et al. Extent of high-grade dysplasia in Barrett's esophagus correlates with risk of adenocarcinoma. Gastroenterology. 2001;120(7):1630–9.

［24］ Sharma P. Clinical practice. Barrett's esophagus. N Engl J Med. 2009;361(26):2548–56.

［25］ Weston AP, et al. Long-term follow-up of Barrett's high-grade dysplasia. Am J Gastroenterol. 2000;95(8):1888–93.

［26］ Pech O, et al. Prospective evaluation of the macroscopic types and location of early Barrett's neoplasia in 380 lesions. Endoscopy. 2007;39(7):588–93.

［27］ Alvarez Herrero L, et al. Risk of lymph node metastasis associated with deeper invasion by early adenocarcinoma of the esophagus and cardia: study based on endoscopic resection specimens. Endoscopy. 2010;42(12):1030–6.

［28］ Manner H, et al. Early Barrett's carcinoma with "low-risk" submucosal invasion: long-term results of endoscopic resection with a curative intent. Am J Gastroenterol. 2008;103(10):2589–97.

［29］ Wheeler JB, Reed CE. Epidemiology of esophageal cancer. Surg Clin North Am. 2012;92(5):1077–87.

［30］ Ishihara R, et al. Local recurrence of large squamous-cell carcinoma of the esophagus after endoscopic resection. Gastrointest Endosc. 2008;67(6):799–804.

［31］ Takahashi H, et al. Endoscopic submucosal dissection is superior to conventional endoscopic resection as a curative treatment for early squamous cell carcinoma of the esophagus (with video). Gastrointest Endosc. 2010;72 (2):255–64, 264 e1-2.

［32］ Alvarez Herrero L, et al. Safety and efficacy of multiband mucosectomy in 1060 resections in Barrett's esophagus. Endoscopy. 2011;43(3):177–83.

［33］ Pouw RE, et al. Randomized trial on endoscopic resection-cap versus multiband mucosectomy for piecemeal endoscopic resection of early Barrett's neoplasia. Gastrointest Endosc. 2011;74(1):35–43.

［34］ Guo HM, et al. Endoscopic submucosal dissection vs endoscopic mucosal resection for superficial esophageal cancer. World J Gastroenterol. 2014;20(18):5540–7.

［35］ Terheggen G, et al. A randomised trial of endoscopic submucosal dissection versus endoscopic mucosal resection for early Barrett's neoplasia. Gut. 2017;66(5):783–93.

［36］ Bourke MJ, Neuhaus H, Bergman JJ. Endoscopic submucosal dissection: indications and application in Western endoscopy practice. Gastroenterology. 2018;154 (7):1887–900.. e5

［37］ Tamiya Y, et al. Pneumomediastinum is a frequent but minor complication during esophageal endoscopic submucosal dissection. Endoscopy. 2010;42(1):8–14.

［38］ Peters FP, et al. Stepwise radical endoscopic resection is effective for complete removal of Barrett's esophagus with early neoplasia: a prospective study. Am J Gastro-enterol. 2006;101(7):1449–57.

[39] Seewald S, et al. Circumferential EMR and complete removal of Barrett's epithelium: a new approach to man-agement of Barrett's esophagus containing high-grade intraepithelial neoplasia and intramucosal carcinoma. Gastrointest Endosc. 2003;57(7):854–9.

[40] Ferlay J, et al. Estimates of worldwide burden of cancer in 2008: GLOBOCAN 2008. Int J Cancer. 2010;127 (12):2893–917.

[41] Japanese Gastric Cancer Association. Japanese gastric cancer treatment guidelines 2014 (ver. 4). Gastric Can-cer. 2017;20(1):1–19.

[42] Facciorusso A, et al. Endoscopic submucosal dissection vs endoscopic mucosal resection for early gastric cancer: a meta-analysis. World J Gastrointest Endosc. 2014;6 (11):555–63.

[43] Isomoto H, et al. Endoscopic submucosal dissection for early gastric cancer: a large-scale feasibility study. Gut. 2009;58(3):331–6.

[44] Tanabe S, et al. Gastric cancer treated by endoscopic sub-mucosal dissection or endoscopic mucosal resection in Japan from 2004 through 2006: JGCA nationwide registry conducted in 2013. Gastric Cancer. 2017;20(5): 834–42.

[45] Shin KY, et al. Clinical outcomes of the endoscopic submucosal dissection of early gastric cancer are compa-rable between absolute and new expanded criteria. Gut Liver. 2015;9(2):181–7.

[46] Yamamoto Y, et al. Current status of training for endo-scopic submucosal dissection for gastric epithelial neo-plasm at Cancer Institute Hospital, Japanese Foundation for Cancer Research, a famous Japanese hospital. Dig Endosc. 2012;24(Suppl 1):148–53.

[47] Coman RM, Gotoda T, Draganov PV. Training in en-doscopic submucosal dissection. World J Gastrointest Endosc. 2013;5(8):369–78.

[48] Gambitta P, et al. Endoscopic submucosal dissection versus endoscopic mucosal resection for type 0-II super-ficial gastric lesions larger than 20 mm. Ann Gastroen-terol. 2018;31(3):338–43.

# 第 11 章
# 内镜切除术的培训和资质获取
## Training and Competency in Endoscopic Resection

Daniel S. Strand Andrew Y. Wang **著**

王 兵 **译**

## 缩略语

| | | |
|---|---|---|
| ACG | American College of Gastroenterology | 美国胃肠病学院 |
| AET | advanced（therapeutic）endoscopy training | 高级（治疗性）内镜培训 |
| ASGE | American Society for Gastrointestinal Endoscopy | 美国消化内镜学会 |
| CBE | competency-based education | 能力本位教育 |
| CRC | colorectal cancer | 结直肠癌 |
| DOPyS | direct observation of polypectomy skill | 息肉切除术技巧的直接观察 |
| EMR | endoscopic mucosal resection | 内镜黏膜切除术 |
| ESD | endoscopic submucosal dissection | 内镜黏膜下剥离术 |
| GI | gastrointestinal | 消化道 |
| NBI | narrow-band imaging | 窄带成像技术 |
| SEER | Surveillance, Epidemiology, and End Results Program | 监测、流行病学和最终结果计划 |
| SMI | submucosal invasion | 黏膜下浸润 |
| SSAT | Society for Surgery of the Alimentary Tract | 消化道外科协会 |
| STAR | Skills, Training, Assessment, and Reinforcement | 技能、培训、评估和强化 |
| USA | United States | 美国 |

## 概述

准确识别和序贯性的内镜切除消化道腔内上皮内瘤变是现代内镜医师的重要职责。根据美国国家癌症研究所监测、流行病学和最终结果计划（SEER）数据库[1]，单独统计时结直肠癌（CRC）是第四大常见肿瘤，也是美国癌症相关死亡的第三大原因[1]。可预见大多数大肠癌由腺瘤或锯齿状癌前病变发展而来，这为现代基于内镜的筛查指南提供了概念基础[2]，并能提供采用此类筛查后大肠癌发病率和死亡率下降的一致性证据[3-5]。筛查本身并不能预防或治愈癌症。但是，结肠镜检查预防结直肠癌的关键是通过内镜有效而彻底地切除癌前病变[6,7]。尽管此类疾病在西方人群中发病率较低，如果为患者提供个体化的高质量护理，成功的内镜治疗食管[8]、胃[9]和小肠[10,11]中的浅表肿瘤性病变具有同等预防癌变的价值。

大体上讲，内镜切除技术可以细分为传统的息肉切除术、内镜黏膜切除术（EMR）和内镜黏膜下剥离术（ESD）。无论内镜医师选择哪种技术，彻底地切除肿瘤或癌前病变组织对于获得理想的结果至关重要。如果不能实现完整的息肉切除或根治性切除，可能会产生可怕的后果，如在观察间隔期间癌症的发展[12-14]。

尽管有这些风险，胃肠病专家们一直使用内镜技术[15]，但息肉切除术的效果在操作者中往往有很大的质量差异。波尔等[12]在达特茅斯学院和附近的退伍军人管理医院进行了一项里程碑式的研究，显示在息肉切除术中，尽管肉眼看起来是"完全"切除，但边缘残留的肿瘤组织通常会被遗漏（10.1%）。然而，更重要的是对于这一结果，在不同的操作完成者中观察到了令人难以置信的差异性。在这项非盲法研究中，不完全切除率为6.5%～23%，仅取决于执行息肉切除术的内镜医师。

结肠镜检查质量的这种惊人的可变性水平不仅限于息肉切除术，还包括内镜检查人员表现的其他指标[7]。在一个成功切除浅表黏膜肿瘤越来越多的时代，相对于外科医师，内镜医师确保提供始终如一的、高质量的黏膜切除对社会来说是最重要的。在这个时代，成功切除浅表黏膜肿瘤的责任越来越多地落在内镜医师身上，而不是外科医师。这些复杂的手术需要大量的培训、宝贵的经验，以及在临床实践中对细节的细致关注。在这一章中，我们将回顾黏膜切除术机构培训的范例，与衡量内镜能力相关的问题，以及反馈和讨论培训"非传统"内镜学生所固有的一些因素的重要性。

## 一、内镜切除术的经验性学习

内镜切除术培训的目标，无论是息肉切除术、EMR还是ESD，都是学习者获得的一项新技能，能随着随后的改进达到持续证明的资质水平。通过体验式学习获得技能的过程已经被广泛地描述和模式化，并观察到发生在定义阶段[16-19]。Noel Burch在20世纪70年代提出的能力模型[18]将学习者分为4阶段，包括无意识不胜任、有意识不胜任、有意识可胜任和无意识可胜任。在其最纯粹的形式中，这个模型意味着所有学习者都是第一阶段中的新手，然后以线性方式按顺序进入第四阶段。在无意识的不胜任阶段，学习者既不知道如何执行给定的任务，也没有意识到他或她有技能缺陷。有了经验和指导，学习者首先认识到技能的不足（有意识的不胜任），然后才能努力和专注地完成任务（有意识的可胜任）。最后，随着依赖于任务难度的能力练习，学习者对技能进行提炼和自动化，这样它就不再需要有意识的认知来参与执行（无意识的可胜任）。

这种循序渐进的学习模式可以应用于无数的活动，包括内镜检查的实践。但这个模型有几个局限性，学习者可能不会普遍达到第一阶段，并不是所有的受试者都会在4个阶段中的每一个阶段都取得进步，而且没有保持练习技能倒退是完全可能的[20]。例如，仅仅通过观察和坚持不懈的重复来获得技术技能是可能的，而不是让受试者有意识地理解实现成功所需的精确动作。

此外，内镜切除资质的获得通常包括确保在许多相关领域取得成绩，这些领域包括实际执行任务所需的精神运动技能。互补的非技术领域既包括认知技能，也包括无形的综合技能[21]。在黏膜切除方面，认知技能包括彻底了解EMR或ESD中涉及的步骤、每个过程的适应证、禁忌证、设备选择，以及识别成功和不良事件的能力。综合技能较广泛，在认知技能、身体技能和沟通的综合上占主导地位。这种能力通常需要领导力、团队互动、判断力、适应性和下意识。可以这么认为，这些非技术技能的重要性是非常高的，因为如果不能将它们与精神运动能力一起发展，不考虑技术专长时就会导致严重的不良事件[22]。

### （一）学徒模式

历史上，西方国家的EMR培训遵循的是

传统的导师 - 学徒模式，这在外科和内镜教学中都很常见。受训者第一次接受黏膜切除术的阶段通常是不固定的，可能发生在结构化的 3 年期胃肠病研究计划的过程中，也可能发生在附加的、专门的高级（治疗性）内镜培训（AET）的一个组成部分[23]。纳入不同教育水平的学习者是通常由培训中心拥有黏膜切除术专业知识的当地教师决定。通常，这一决定可能是长期、自上而下的课程设计的结果，而不是个别学习者的需求或兴趣。此外，受训人员接触适当患者和总量可能是不可预测的，通常反映了临床任务和特定日期安排患者的细节[24]。

传统的学徒制模式下的培训通常将学习者纳入到逐步负责的过程中，从观摩专家导师进行的内镜切除开始。在名为招生期的培训过程中，学习者应在督查人员的直接监督下逐步提高到独立实操的水平。简而言之，大多数 EMR 培训项目的模式是"看一个，做一个，教一个"，这里的"一"可由导师决定的整数来代替。重要的是，在这种模式下，资质的获得通常是以模糊的方式定义的：讲师特定的格式或完成基于时间的课程。目前很少（如果有的话）使用经过验证的目标、观察工具或其他可重复的结果在受训学员中测试 EMR 的完成效果[21]。

在大多数内镜检查过程中，为了获得专业认证而使用的最常见的客观标准通常是患者量。在传统模型下，这可以被定义为"临界质量"或过程量的最小阈值，超过这个阈值就可以授予资质。这样的阈值经常是可变的，因此即使对于常规的结肠镜检查这样的基本手术，也可能是变化的。例如，美国外科委员会建议学员在外科住院医师计划期间总共进行 50 次结肠镜检查，以获得基本技能[25]。英国联合咨询小组建议学习者至少练习 200 个病例[26]。这些数字大相径庭，而且，如果两个标准都可以接受认证，那么不同的认证标准将引发一个问题，即把任意最低门槛作为资质认定唯一标准[26]。即便如此，在传统的教学方法下也没有完美的患者数，甚至没有一个公认的最小患者数量来确认 EMR

的能力[27]。

在传统模式下，西方的 ESD 培训甚至比 EMR 更有问题。在日本，ESD 的实践已经很成熟，大多数培训项目都属于传统的师徒制。这些培训项目实际由拥有明确的黏膜下剥离教学史的机构举办[28]。在欧洲和美国，没有这样成熟的规划经验及基础设施，具有足够的 ESD 经验的内镜医师相对较少，不能够进行任何形式的广泛培训[23]。通常是在拥有丰富的治疗内镜医师经验之后，专家们经常通过明显非传统的方式完成指导。这种模式不同于其他形式的西方内镜检查培训，后者通常作为研究生医学教育的一部分或结构化 AET 的一部分[29]。进一步加剧困难的是，西方人群中胃不典型增生和浅表性癌的数量明显减少，这一直被日本专家认为是开始 ESD 培训的首选目标[30]。导师和疾病状态的双重匮乏，极大地抑制了训练模式的开展，从而使体验式学习变得极其困难。

### （二）能力本位教育

在过去的 20 年里，整个医学研究生教育的范式发生了转变，从传统的结构化或时间驱动型课程转向能力本位教育（CBE）。与传统方法不同，CBE 有几个特点：①注重结果；②强调能力；③减少对基于时间的学习的重视；④促进以学习为中心[31]。这一模式促进了预先确定能力的纳入和可定义结果的衡量，而不是依赖培训时间的学习。确定的能力应该有针对性地反映利益相关者的需求（在内镜切除的情况下，患者的结果，如残留肿瘤将是合乎逻辑的），学习期间的反馈是通过正式方式提供的。这种反馈采取评估和按能力衡量的形式，以突出不足并提高学习者的表现[31]。如果设计得当，CBE 课程支持学习的发展，针对个别受训者的优势和劣势，并提供可实现和适用的目标。这种设计可以为包括黏膜切除术在内的许多操作技能提供比传统训练方法更显著的优势。

尽管 CBE 模式基于健全的教育原则，但在 EMR 和 ESD 培训方面，采用这种模式仍有许多障碍。首先也是最重要的是，必须有明确定义和有效的标准来确定学习者的能力（"结果"）。目前，还没有建立衡量黏膜切除培训能力的标准。尽管明显缺乏具体的以过程为基础的学习目标，但美国消化内镜学会（ASGE）等专业协会确实为基于能力的黏膜切除培训计划的发展提供了建议 [27]。

ASGE 培训委员会于 2012 年出版的"EMR 和消融技术核心课程" [27] 概述了 EMR 培训的潜在目标，并为一个有远见的项目设定了基本设施和师资要求。ASGE 还规定了新学员的预期先决条件（即完成 2～3 年的 GI 奖学金计划，具备上下消化道诊断性内镜检查、黏膜下注射和并发症管理方面的基本能力），并描述培训过程。他们还提出了评估的总体战略，因为 ASGE 采用了研究生医学教育鉴定委员会（Accreditation Council on Graduate Medical Education, ACGME）一般采用的研究生医学教育的核心能力模型。ASGE 建议项目在已建立的 GME 能力范围内评估学习者，这些能力包括患者护理、医疗知识、人际关系和沟通技能、专业性、以实践为基础的学习和以系统为基础的实践 [32]。对于每种能力，ASGE 提出了对学员的期望和目标，这些期望和目标基本上集中在成功执行 EMR 所需的重要认知和综合费用上。

尽管计划的核心课程很有用，但明显缺乏学习和执行 EMR 技术的直接可观察的标准。没有正式的标准被提出或讨论，以描述受训者成功完成黏膜切除的关键步骤。相反，我们建议教师"确定（所需步骤数量），基于受训者的个人表现"预估其能力，并且"应该制订和满足能力的客观标准 [27]"。在这种情况下，ASGE 核心课程没有完全脱离传统的学徒模式，但确实提供了一条通向 CBE 课程后续目标的道路。

## 二、可直接观察的技能作为衡量黏膜切除术能力的潜在指标

美国胃镜学会将内镜检查的能力定义为"通过培训和经历获得的安全、熟练地执行任务或过程所需的最低水平的技能和（或）专业知识" [32]。黏膜切除术被认为是一种先进的技术 [23]，正如前面所讨论的，衡量这一专门技能的标准充其量是不清楚的。尽管过去曾使用过原始过程编号，但对此指标的依赖可能会受到不一致的影响。其他评估结果的指标还包括肿瘤整块切除率、肿瘤残留率或复发率、手术总时间和不良事件。不幸的是，这些指标都没有作为 EMR 中能力的衡量标准进行独立验证 [33]。此外，这些潜在的能力衡量标准中的每一个都有细微的差别。例如，EMR 的整块切除率通常只适用于不需要分片切除的较小病变。残留肿瘤是重要的 EMR 结果，可以根据病变特征预测，这些特征与内镜医师进行手术的能力不同 [34]。在接下来的部分中，我们将讨论黏膜切除术中涉及的几个步骤，并回顾在哪里，以及如何将直接观察性评估纳入到黏膜切除术培训学习过程中。

### （一）病变识别和特征化

无论采用何种技术，高质量的上皮内肿瘤切除首先要对要切除的病变进行全面和准确的评估。对于病变的形态及血管形态，各种检查和分类模式都有广泛的描述。也许描述病变形态学最直接和被广泛采用的方法是"巴黎浅表性肿瘤性病变分类" [35]。原则上，第一阶段准确的形态学诊断可以帮助学习者确定哪些病变最适合传统息肉切除术，哪些需要 EMR 或 ESD，哪些应该转诊到腹腔镜手术。例如，巴黎分型 0-Ⅰp 分类的病变是带蒂的，可以在没有进一步或高级干预的情况下切除。巴黎分型 0-Ⅱa+Ⅱc 病变表面上既隆起又凹陷（图 11-1）。这些病变可能需要更复杂的干预，并增加与黏膜下浸润（SMI）相关的肿瘤风险。尽管被广泛使用，但目前还没有报道简明扼要地定义巴黎病变形态学分类的学习曲线、评价者间或评价者内的可靠性，特别是在受训者中。如果有这样的数据，并且就可接受的熟练程度达成共识，病变的形态学特征将代表一种有用的、

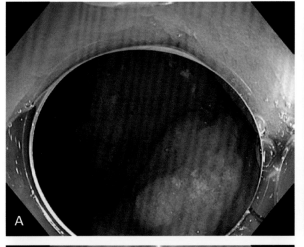
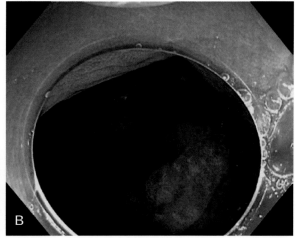
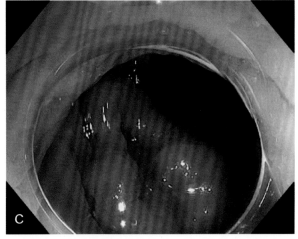

▲ 图 11-1　在同一个人身上发现 2 个较大的结肠巴黎分型 0-Ⅱa+Ⅱc 病变。盲肠病变的高清白光（A）和窄带成像（B）图像。在升结肠中发现的第 2 个大息肉（C）的白光图像，在冲洗后仍有黏液覆盖。这两个息肉都是通过水下内镜黏膜切除术切除的，发现是无异常增生的锯齿状无蒂息肉

直接可见的技能，可以包括在 EMR 的 CBE 中。

损伤评估中其他技能的获得已进行评估，尽管这些技能往往更为复杂。Togashi 等[36] 描述了使用 Kudo pit 模式对肿瘤性和非肿瘤性息肉进行光学诊断的学习曲线和准确性[37]。在这项研究中，在变色和放大内镜下对病变的连续观察显示，在经过至少 200 次连续评估后，正确识别肿瘤性病变的敏感度提高到 90% 以上。虽然这确实表明了合格的门槛，如假设 90% 的基准是合适的，但在日本以外的地方实施可能是困难的。许多在西方常规可用的内镜平台并不提供真正的光学放大能力。色素内镜利用高清内镜对黏膜凹陷模式进行光学诊断时，如缺乏光学放大的高清内镜，可能会带来图像分辨率精细的问题，因此可能不足以始终如一地执行这项任务[38]。

更适用于西方培训项目的是，使用窄带成像技术（NBI）和网状毛细血管模式[38, 39] 评估病变的学习曲线[40]（图 11-2）。在这项研究[40]中，4 名没有 NBI 经验的有经验内镜医师接受了 4h 的 NBI 原理和毛细血管模式分类系统的培训课程。在短短 30 例之后，受试者能够区分适合内镜下切除的病变（腺瘤和浅表性肿瘤）和那些只需要活检的病变（增生性病变和明显的深部癌）。受试者具有高度的区分性，诊断准确率＞95%。当结合学习曲线短、确诊的极佳阈值（＞95%）和可广泛使用的 NBI 设备的优点时，毛细血管评估模式是一种可直接观察的技能和潜在标准，纳入黏膜切除术培训计划较为理想。

### （二）黏膜切除技术

在识别病变和确定特征之后，内镜医师准备处理切除浅表肿瘤性病变的基本流程。随着

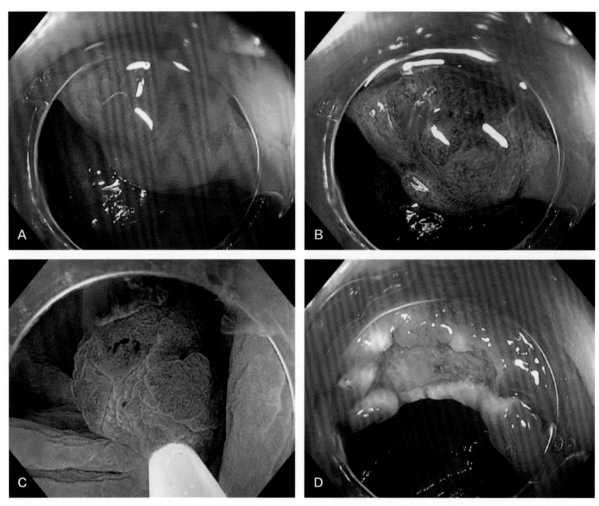

▲ 图 11-2　在脾曲处发现 1.5cm 长的无蒂息肉（巴黎分型 0- I s）

A. 高清白光图像不能很好地显示表面模式。B. 窄带成像更好地显示了网状毛细血管模式，在这种情况下显示了无序的血管和某些区域的无血管。虽可能担心早期浸润性癌（Sano ⅢB 型），但其体积相对较小，且缺乏其他可能提示更深浸润的表面特征（隆起、桥接褶皱等）。C 和 D. 进行了整块水下内镜黏膜切除术完全切除，无出血或穿孔。病理显示为高分化腺癌，浸润至浅表黏膜下层，但边缘阴性（边缘深度>1mm 阴性）。在这种情况下，淋巴结转移的风险可能在 5%，建议患者与结直肠外科医师讨论进一步腹腔镜手术切除的风险和好处，另一种选择是严格的内镜和 CT 检查

黏膜切除术实操的成熟，对 EMR 和 ESD 技术方面的理解也日益深入[41, 42]。对于每一种可以采用的技术，都有与最佳切除的性能相关的基本步骤。根据病变位置、特征、技术或所用设备的不同，这些可能会有所不同。关于如何完成这些手术的广泛讨论超出了本章的范围，在教科书的其他地方也有讨论。

在传统的黏膜切除术中，仅仅是创建抓取黏膜的过程就有许多技术上的考虑：选择合适的黏膜下注射溶液，注射适当的溶液于病变部位，在不影响视野的前提下评估抓取是否足够，

以及解释抓取不顺利是否代表肿瘤侵袭或良性黏膜下纤维化[43]。圈套切除术作为最佳技术同样复杂，有如下要点，病变和范围定位以促进技术成功，在圈套内加入正常的黏膜边界（即 2～3mm 的正常组织边缘），使用圈套边缘在分片切除中保持黏膜下平整，以及使用现代电外科发生器进行烧灼。如果有统一的标准，这些技术步骤中的每一个都可以作为能力的衡量标准进行观察和评估。此外，内镜医师在 EMR 过程中还做出了许多其他更深层次的决定。尽可能地尝试整块切除，将大的或发育不良的结节整块切除（考

虑到局部恶性肿瘤的风险增加），以及在无法整体切除的情况下尽量减少碎片的总数量[43, 44]。

### （三）学习曲线与息肉切除术技巧的直接观察

尽管目前学术界还没有确定培训中 EMR 患者的阈值数量，但在从事介入操作的内镜医师中，仍可获取一些有限的关于 EMR 技能获得和学习曲线的数据。Bhurwal 等[34] 的回顾系列在 9 年的时间里，由 3 名内镜医师连续进行了 578 次结肠 EMR 检查，对这些检查结果进行了列表和分析。3 个相对狭义的结果包括间隔监测时残留的肿瘤，EMR 不完整的即时评估，以及作为不良事件发生的术中出血。3 位医师中每一位医师残留肿瘤的发生率（肉眼和监视活检）降至 20% 以下，并在第 100 次手术后趋于平稳。在整个研究过程中，术中出血一般很少见，所有内镜医师在 100 例中出血＜5% 是可以接受的。尽管这一系列研究中固有的几个限制可能延长了学习曲线（转诊偏向三级护理中心、自学环境、回顾系列等），但观察到的建立肿瘤残留监测平台所需的患者数量高于预期。到目前为止，该研究是唯一发表的关于结肠中大型横向扩散性病变 EMR 的学习曲线数据。

已经公布的数据评估了日本实施 ESD 所需技能的获取率，这些数据更加可靠。2005 年，Gotoda 等[45] 报道称，在强化训练期间，30 名学员可早期熟练使用胃部 ESD。2012 年，Yamamoto 等[28] 提供的观察证据表明，通过 40 个胃部 ESD 训练，受训者可能有足够的技能可靠地切除＜2cm 的浅表黏膜病变，但不会引起溃疡。通过 80 个病例的持续指导和经验，受训者例行演示结果接近他们的专家指导。2010 年，Hotta 等[46] 描述了来自日本 Saku 中心医院的单个内镜医师对结肠 ESD 的第一条学习曲线。结果证明，为了避免不可接受的穿孔率（穿孔率从 12.5% 下降到 5%），需要 40 次 ESD 手术，总共需要 80 次手术才能建立可接受的整块 R0 切除率（切除率从 85% 增加到 92.5%）。将胃部

ESD 经验转换为结肠病变似乎更直接。2011 年，Sakamoto 等[47] 报道，有胃部 ESD 经验的学员在经历了 30 次手术后，可以成功地安全地进行有监督下的结直肠 ESD。

西方国家在获得 ESD 技能方面的经验更困难，因为到目前为止，在欧洲和美国传播 ESD 技能的方法是零散和不一致的。虽然有西方内镜医师学习曲线的报道[29, 48, 49]，但这些经验借鉴了不同的培训。每一种已发表的经验都是相似的，但个人获得技能的途径是截然不同。因此，这些数据对典型的西方国家毕业生（研究员级别）或研究生 ESD 的内镜培训转化价值有限。

虽然学习曲线可能提供了获得黏膜切除能力所需的经验程度的数据，但在单个受训者的水平上，它们可能并不是可靠的衡量标准。这个问题，以及它与常规结肠镜检查和息肉切除术的关系，已经被广泛认识到[21]。出于对常规息肉切除术培训不足的担忧，英国的一个专家工作组将息肉切除术过程分解为一份名为息肉切除术直接观察（DOPyS）工具的 33 项核对表[50, 51]。技能被分成几个部分，包括：①优化接近息肉的视野；②蒂状息肉；③小的无蒂病变；④息肉切除术后。内镜检查的非技术技能也包括在评估表的末尾。对于核对表上的每一项，都会给出一个 4 分的分数，这是为了通过练习来评估受试者：①未达到标准；②存在一些未纠正的错误；③合格和安全；④高度熟练。Gupta 等[50, 51] 的 2 篇连续发表的论文中发现和验证这一方法，并被证明是可靠的。这些研究表明，接受过 DOPyS 正式培训的评估员可以成功且一致地区分内镜专家和受训者进行的手术，只要评估员能够观察到每个人≥5 次不同的息肉切除术。

尽管 DOPyS 有很好的价值，但它还没有被验证用于更先进的黏膜切除术。在 DOPyS 验证研究期间进行的息肉切除术的大小均＜18mm，比通常认为的 EMR 或 ESD（通常＞20mm）的病灶要小。此外，所公布的方法不适用于常规注升式 EMR 之外的技术。尽管如此，类似的方法在建立统一的基于能力的黏膜切除术培训方

面仍然有很大的价值。如果应用得当，这样的方法可以应用于整个本科生或研究生培训计划，并根据从公布的学习曲线中提取的数据间隔指导单个受训者，以确保其的能力持续进步。

## 三、反馈的重要性

良好的 CBE 是建立在自主学习原则的基础上的。CBE 最关键的方面可能是受训者预估其学习成果（如受训者的表现）并做出调整的能力 [52]。反馈是这一评估和适应过程的核心，因为它允许受训者确定是否需要额外关注薄弱领域。反馈可以是内部的（自我评估），也可以是外部的，后者通常由受训者的讲师、导师或项目主管提供。内部反馈很重要，但有时可能不可靠，而且无论如何，都不在机构培训计划的控制范围之内。外部反馈更有可能是准确的 [53]，当由项目专家提供时，可以包括渐进式改进的指导意见。

尽管外部反馈的价值极高，但它通常存在沟通不畅、内容不充分、时机不佳或泛化的问题。从根本上说，外部反馈是困难的，因为它是作为多变的人际关系间的一种交换发生的。牢固的关系，加上双方的信任和信誉，可以带来重要的观点和沟通。一段脆弱的关系可能会因为批评或纠正而受到伤害，这使得反馈要么低效，要么从一开始就不太可能实现。虽然没有明说，但传统学徒制的主要优势之一就是这种关系。在传统意义上，导师和学徒应该拥有建立在信任和共同利益基础上的密切和投入的工作关系。这样的关系应该允许提供定期和诚实的形成性反馈，甚至可能是双边的（您 / 我如何才能学得更好（你 / 我怎样才能教得更好）？

具有明确定义的能力和以学习者为导向重点的教育模式的一个潜在缺点是需要提供频繁和准确的反馈。评估操作技能似乎特别容易失败，特别是在黏膜切除培训开始时，因为受训者被期望处于学习的第一阶段（无意识不胜任）。在这段时间里，他们可能只有有限的能力来进行自我评估，与导师的关系可能刚刚开始或尚

未发展。任何时候都应该非常小心，以确保反馈是有效的、经常性的，并且是在一个不带偏见和建设性的环境中进行的。

## 四、"非传统学生"与继续医学教育的培养思考

以前讨论的很多内容都是基于这样的假设，即黏膜切除方面的培训有传统的本科胃肠病研究者或高阶内镜研究生教育计划（正式的高级内镜研究者培训）的背景。虽然这可能是为初学者开发这些技能的标准设置，但大多数进行 EMR 的内镜执业医师并没有在这样正式的情况下学习这项技术。无论如何获得黏膜切除的经验，社会和职业期望都会建议内镜执业医师应该表现出与现有培训项目的毕业生同等的能力（反之亦然）。这在本质上仍然是有问题的，因为没有广泛认可的判断标准，没有经过验证的观察性评估工具，学习曲线的数据有限，甚至建议使用最小阈值的手术量来代替操作能力。

之前西方专家实施 ESD 的例子可能是通过非传统手段获得技能的最显著的集大成 [29, 49, 54]，这可能有助于设计一种方法，使内镜医师在继续医学教育水平上获得 EMR 技能（在积极的临床实践期间和完成所有内镜培训后）。Draganov 等 [29] 特别强调了观察活体患者对已有经验的内镜医师获得新技能的影响。在他的公开经历中，Draganov 医生的 ESD 学习曲线被分为 3 个阶段：①预先观察，在观察之前对动物模型进行 ESD；②观察，在此期间，Draganov 医生访问日本，并在体验中心观察了为期 5 周的 ESD 活体患者；③观察后，再次使用额外的活体动物模型来获得更多的经验。在观察期后，再次模型上完成了切除，可以观察到效率显著提高（时间更短），不完全切除率和不良事件减少。这一点值得注意，ESD 需要与传统息肉切除术截然不同的重要技术特点，而传统的 EMR 更类似于传统息肉切除术技能的延伸或完善 [23, 27]。

在许多不同的情况下，观察可以通过内镜

医师来完成。有各种各样的国内和国际内镜会议，内镜执业医师可以参加讲授讲座、分组会议和现场演示，展示 EMR 或 ESD 技术[55, 56]。与前面的例子一致，这些课程可能会提供宝贵的辅助经验，以巩固已经拥有广泛息肉切除术经验并希望获得 EMR 技能或接触 ESD 的执业医师的技能。这些课程有几个局限性，因为许多课程提供的短期实践训练仅限于几小时，而且使用的活体动物模型不能模拟术中出血或穿孔时生命体征不稳定。虽然这些课程为内镜医师提供了一种由专家指导的重要而方便的方法，但它们可能最好由内镜"熟手"而不是初学者来"消化"。

专业学会，包括 ASGE、美国胃肠病学院（ACG）和消化道外科学会（SSAT），提供了几种不同范围、持续时间和强度的黏膜切除实践培训机会。这些课程包括年会上为期 3h 的 EMR 和 ESD 介绍性研讨会[57]，下消化道和上消化道 EMR 的正式 ASGE 技能、培训、评估和强化（STAR）证书课程[58]，以及 ASGE 与日本胃肠内镜学会联合举办的 ESD 专家课程。STAR EMR 课程包罗万象，学员需要在 3～6 个月的时间内完成课程。注册通常仅限于具有至少 2 年经验、500 多个独立结肠镜检查和"精通基本息肉切除、止血和注射技术"的胃肠病执业专家。每门课程最初都包括一个自我指导的在线课程，其中包括基础知识评估（前测）、阅读材料、在线视频和完成后的总结性评估（后测）。课程的现场部分包括 10h 的 EMR 特定教学和实操培训，由使用活体动物模型的专家指导。第二天，将进行 4h 的实践终结性评估，成功通过的考生将获得 ASGE 颁发的结业证书。虽然 STAR 认证并不确保学员拥有 EMR 能力，但它是基于能力为基础的教育原则构建的，该计划为现有的内镜医师提供了学习这种内镜技术的宝贵机会（图 11-3）。

## 五、数量和结果决定的能力门槛

如前所述，没有建立明确的方法来指导受训者 EMR，更不用说 ESD 了。特别是在胃癌患病率较低、采用基于患病率的模式的国家，在这些国家，ESD 经验（通常也包括 EMR）通常始于结肠[59]。有人建议，在评估常规息肉切除术的能力之前，需要 250～300 次手术[60]。同样，在评估或获取资质之前，EMR 可能需要 100 次手术，色素内镜需要 200 次手术，NBI 需要 30 次手术[60]。经过严格的理论和实践准备，熟练的介入内镜医师可以在 20～30 次无指导的 ESD 手术后完全掌握，但通常需要来自 2 倍于此的患者数来证明其持续的能力[59]。重要的是，数量阈值不一定等同于能力[27]。此外，据了解，为了保持能力，这项技能应该定期进行，每周 1 次，或者每月 ≥1～2 次。

不管培训方法如何，重要的是要记住高质量的临床结果是最重要的。那些寻求获得内镜切除技能的人必须记住，这些浅表肿瘤性病变是在在场的患者身上发现的，患者不是为了提供获得经验或研究的模型，而是为了获得与手术切除相同且风险更低的结果。

我们建议某些可达到的能力阈值，可应用于新毕业的实习生或获得内镜切除新技能的有经验内镜医师。对于电切术，当仅考虑病变 ≥15～20mm 时，肿瘤残留率不应 >20%～25%[61]（即对于需要分片切除的病变）。对于内镜可治愈的病变（通常没有浸润性癌或淋巴结转移的风险，不需要手术，这可能因器官类型而异），通过第 3 次随访手术，90%～95% 的患者应该实现根治性切除[62-64]。例如，如果在第一次随访内镜检查中活检发现残留肿瘤，则需要进行第二次内镜检查以根除残留肿瘤（或者，如果在第一次随访中对疑似肉眼可见的残留肿瘤进行治疗，则需要在 3～6 个月后进行第 2 次检查）。应该记住，复发率可能存在差异，因为随着更大的病灶被切成更多的块，残留或复发肿瘤的概率会增加[65]。因此，对于只切除大到 2cm 的病灶的内镜医师来说，20% 的残留 / 复发肿瘤率可能被认为是很高的，而对于主要切除非常大的病灶（>4cm）的内镜医师来说，同样的

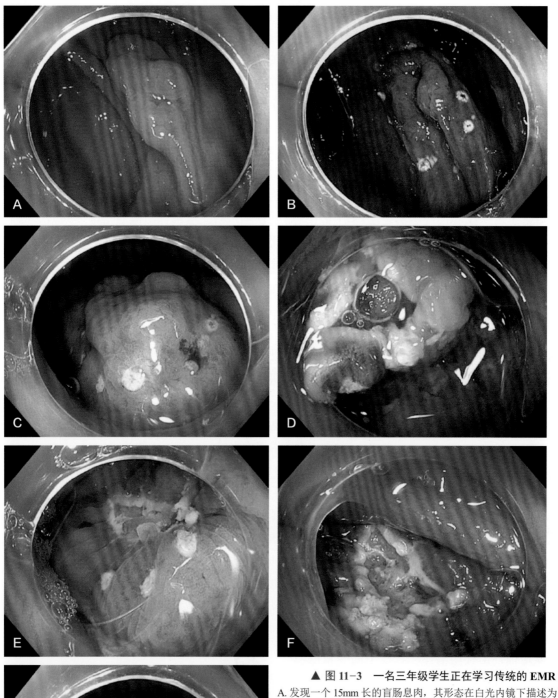

▲ 图 11-3　一名三年级学生正在学习传统的 EMR

A. 发现一个 15mm 长的盲肠息肉，其形态在白光内镜下描述为巴黎分型 0-Ⅱa+Is。B. 病变边界很难界定，NBI 用来描绘息肉的边界，然后用氩等离子体凝固（APC）标记。C. 在高清白光或 NBI 检查中未发现浸润性癌的特征。使用市面上可买到的亚甲蓝染色的抬举液，将病变从黏膜下移开。使用 15mm 的硬质、编织、椭圆形圈套器进行整块切除。D. 切除标本的底面没有病变，切除的结肠壁剩余部分也没有病变。E. 如标记点所示，仍残留相当数量的计划切除的黏膜。F. 为了切除彻底，切除了此部分黏膜。G. 使用 APC 对边缘进行消融后，使用 2 个内镜夹闭合创面。病理显示为锯齿状无蒂息肉。此示例突出了教、学和执行 EMR 所需的许多关键步骤，这也是 ASGE STAR EMR 课程中讲授的标准化方法

EMR. 内镜黏膜切除术；NBI. 窄带成像技术；ASGE. 美国消化内镜学会；STAR. 技能、培训、评估和强化

20% 的复发率可能是非常合理的，需要进行分片 EMR。

对于 ESD，特别是在西方国家，重点可能应该放在整块切除率和不良事件（如穿孔）上。应减少对其他结果的关注（如 R0 或根治性切除率），因为操作 ESD 的西方内镜医师通常会因被外科医师和肿瘤学家要求切除传统指南之外的病变而陷入困境。整块切除率≥80%，穿孔率≤10%，即具备 ESD 治疗能力；而精通 ESD 则整块切除率≥90%，穿孔率≤5%[59, 66]。

在使用结果指标时，应密切随访患者，建议不要仅靠内镜视觉评估来排除复发 / 残留病变，还应从切除瘢痕的中心和外围，以及可能发现的任何部位进行活组织检查，以排除复发 / 残留的病变。

## 结论

在过去的 20～30 年，EMR 和延伸的 ESD 已经彻底改变了治疗消化道不同部位的无蒂、浅表上皮内瘤变的方法。总而言之，这些黏膜切除技术代表了一系列先进的内镜手术，需要大量的技术、经验和训练才能掌握。尽管通过传统的培训途径培养出有能力甚至是专家的内镜医师已经有很长的历史了，但执业医师之间的显著差异表明，有必要建立一个成熟的 CBE，以确保在独立执业之前成功地完成技术和非技术技能的培养。

目前实施这样的标准和课程有几个障碍，包括缺乏关于进行 EMR 的学习曲线的信息，缺乏公认的术中能力衡量标准，以及缺乏适用的直接观察工具，如用于高级黏膜切除术的 DOPyS。尽管有这些可能，黏膜切除术培训似乎是 CBE 的必然趋势，可与其余的本科生和研究生医学教育同步进行。鉴于 ACGME 原则已被专业胃肠道学会采用，很可能会开发并使用一种正式的黏膜切除术 CBE 课程。

## 参考文献

［1］ Siegel RL, Miller KD, Jemal A. Cancer statistics, 2016. CA Cancer J Clin. 2016;66:7–30.

［2］ Provenzale D, Jasperson K, Ahnen DJ, et al. Colorectal cancer screening, version 1.2015. J Natl Compr Cancer Netw. 2015;13:959–68; quiz 968.

［3］ Baxter NN, Goldwasser MA, Paszat LF, et al. Association of colonoscopy and death from colorectal cancer. Ann Intern Med. 2009;150:1–8.

［4］ Nishihara R, Wu K, Lochhead P, et al. Long-term colorectal-cancer incidence and mortality after lower endoscopy. N Engl J Med. 2013;369:1095–105.

［5］ Doubeni CA, Corley DA, Quinn VP, et al. Effectiveness of screening colonoscopy in reducing the risk of death from right and left colon cancer: a large community-based study. Gut. 2018;67(2):291–8.

［6］ Winawer SJ, Zauber AG, Ho MN, et al. Prevention of colorectal cancer by colonoscopic polypectomy. The National Polyp Study Workgroup. N Engl J Med. 1993;329:1977–81.

［7］ Corley DA, Jensen CD, Marks AR, et al. Adenoma detection rate and risk of colorectal cancer and death. N Engl J Med. 2014;370:1298–306.

［8］ Pimentel-Nunes P, Dinis-Ribeiro M, Ponchon T, et al. Endoscopic submucosal dissection: European Society of Gastrointestinal Endoscopy (ESGE) guideline. Endoscopy. 2015;47:829–54.

［9］ Gotoda T, Jung HY. Endoscopic resection (endoscopic mucosal resection/endoscopic submucosal dissection) for early gastric cancer. Dig Endosc. 2013;25(Suppl 1):55–63.

［10］ Gaspar JP, Stelow EB, Wang AY. Approach to the endoscopic resection of duodenal lesions. World J Gastroenterol. 2016;22:600–17.

［11］ Klein A, Nayyar D, Bahin FF, et al. Endoscopic mucosal resection of large and giant lateral spreading lesions of the duodenum: success, adverse events, and long-term outcomes. Gastrointest Endosc. 2016;84:688–96.

［12］ Pohl H, Srivastava A, Bensen SP, et al. Incomplete polyp resection during colonoscopy-results of the complete adenoma resection (CARE) study. Gastroenterology. 2013;144:74–80 e1.

［13］ Farrar WD, Sawhney MS, Nelson DB, et al. Colorectal cancers found after a complete colonoscopy. Clin Gastroenterol Hepatol. 2006;4:1259–64.

［14］ Rex DK, Schoenfeld PS, Cohen J, et al. Quality indicators for colonoscopy. Gastrointest Endosc. 2015;81:31–53.

[15] Joseph DA, Meester RG, Zauber AG, et al. Colorectal cancer screening: estimated future colonoscopy need and current volume and capacity. Cancer. 2016;122:2479–86.

[16] Mohamed R, Raman M, Anderson J, et al. Validation of the National Aeronautics and Space Administration Task Load Index as a tool to evaluate the learning curve for endoscopy training. Can J Gastroenterol Hepatol. 2014; 28:155–9.

[17] Peel JL, Nolan RJ. You can't start a central line? Supervising residents at different stages of the learning cycle. J Grad Med Educ. 2015;7:536–8.

[18] Adams L. Gordon Training International. Learning a new skill is easier said than done. Available at: http://www.gordontraining.com/free-workplace-articles/learning-a-new-skill-is-easier-said-than-done.

[19] Hershey P. Leadership-Central.com. Hersey-Blanchard situational leadership theory. Available at: http://www.leadership-central.com/situational-leadership-theory.html#axzz3OpFIn2L3.

[20] Waschke KA, Anderson J, Macintosh D, et al. Training the gastrointestinal endoscopy trainer. Best Pract Res Clin Gastroenterol. 2016;30:409–19.

[21] Dube C, Rostom A. Acquiring and maintaining competency in gastrointestinal endoscopy. Best Pract Res Clin Gastroenterol. 2016;30:339–47.

[22] Yule S, Flin R, Paterson-Brown S, et al. Non-technical skills for surgeons in the operating room: a review of the literature. Surgery. 2006;139:140–9.

[23] Feurer ME, Draganov PV. Training for advanced endoscopic procedures. Best Pract Res Clin Gastroenterol. 2016;30:397–408.

[24] Xiong X, Barkun AN, Waschke K, et al. Current status of core and advanced adult gastrointestinal endoscopy training in Canada: survey of existing accredited programs. Can J Gastroenterol. 2013;27:267–72.

[25] Johna S, Klaristenfeld D. Surgery resident training in endoscopy: the saga continues. Arch Surg. 2011;146:899–900.

[26] Ward ST, Mohammed MA, Walt R, et al. An analysis of the learning curve to achieve competency at colonoscopy using the JETS database. Gut. 2014;63:1746–54.

[27] Training C, Hunt GC, Coyle WJ, et al. Core curriculum for EMR and ablative techniques. Gastrointest Endosc. 2012;76:725–9.

[28] Yamamoto Y, Fujisaki J, Ishiyama A, et al. Current status of training for endoscopic submucosal dissection for gastric epithelial neoplasm at Cancer Institute Hospital, Japanese Foundation for Cancer Research, a famous Japanese hospital. Dig Endosc. 2012;24(Suppl 1):148–53.

[29] Draganov PV, Chang M, Coman RM, et al. Role of observation of live cases done by Japanese experts in the acquisition of ESD skills by a western endoscopist. World J Gastroenterol. 2014;20:4675–80.

[30] Goda K, Fujishiro M, Hirasawa K, et al. How to teach and learn endoscopic submucosal dissection for upper gastrointestinal neoplasm in Japan. Dig Endosc. 2012;24

(Suppl 1):136–42.

[31] Gruppen LD, Burkhardt JC, Fitzgerald JT, et al. Competency-based education: programme design and challenges to implementation. Med Educ. 2016;50:532–9.

[32] Position statement. Maintaining competency in endoscopic skills. American Society for Gastrointestinal Endoscopy. Gastrointest Endosc. 1995;42:620–1.

[33] James PD, Antonova L, Martel M, et al. Measures of trainee performance in advanced endoscopy: a systematic review. Best Pract Res Clin Gastroenterol. 2016;30: 421–52.

[34] Bhurwal A, Bartel MJ, Heckman MG, et al. Endoscopic mucosal resection: learning curve for large nonpolypoid colorectal neoplasia. Gastrointest Endosc. 2016;84:959–968 e7.

[35] Endoscopic Classification Review Group. Update on the Paris classification of superficial neoplastic lesions in the digestive tract. Endoscopy. 2005;37:570–8.

[36] Togashi K, Konishi F, Ishizuka T, et al. Efficacy of magnifying endoscopy in the differential diagnosis of neoplastic and non-neoplastic polyps of the large bowel. Dis Colon Rectum. 1999;42:1602–8.

[37] Kudo S, Hirota S, Nakajima T, et al. Colorectal tumours and pit pattern. J Clin Pathol. 1994;47:880–5.

[38] Henry ZH, Yeaton P, Shami VM, et al. Meshed capillary vessels found on narrow-band imaging without optical magnification effectively identifies colorectal neoplasia: a North American validation of the Japanese experience. Gastrointest Endosc. 2010;72:118–26.

[39] Sano Y, Ikematsu H, Fu KI, et al. Meshed capillary vessels by use of narrow-band imaging for differential diagnosis of small colorectal polyps. Gastrointest Endosc. 2009;69:278–83.

[40] Dai J, Shen YF, Sano Y, et al. Evaluation of narrow-band imaging in the diagnosis of colorectal lesions: is a learning curve involved? Dig Endosc. 2013;25:180–8.

[41] Holt BA, Bourke MJ. Wide field endoscopic resection for advanced colonic mucosal neoplasia: current status and future directions. Clin Gastroenterol Hepatol. 2012; 10:969–79.

[42] ASGE Technology Committee, Hwang JH, Konda V, et al. Endoscopic mucosal resection. Gastrointest Endosc. 2015;82:215–26.

[43] Klein A, Bourke MJ. Advanced polypectomy and resection techniques. Gastrointest Endosc Clin N Am. 2015; 25:303–33.

[44] Klein A, Bourke MJ. How to perform high-quality endoscopic mucosal resection during colonoscopy. Gastroenterology. 2017;152:466–71.

[45] Gotoda T, Friedland S, Hamanaka H, et al. A learning curve for advanced endoscopic resection. Gastrointest Endosc. 2005;62:866–7.

[46] Hotta K, Oyama T, Shinohara T, et al. Learning curve for endoscopic submucosal dissection of large colorectal tumors. Dig Endosc. 2010;22:302–6.

［47］ Sakamoto T, Saito Y, Fukunaga S, et al. Learning curve associated with colorectal endoscopic submucosal dissection for endoscopists experienced in gastric endoscopic submucosal dissection. Dis Colon Rectum. 2011; 54:1307–12.

［48］ Berr F, Ponchon T, Neureiter D, et al. Experimental endoscopic submucosal dissection training in a porcine model: learning experience of skilled Western endoscopists. Dig Endosc. 2011;23:281–9.

［49］ Iacopini F, Bella A, Costamagna G, et al. Stepwise training in rectal and colonic endoscopic submucosal dissection with differentiated learning curves. Gastrointest Endosc. 2012;76:1188–96.

［50］ Gupta S, Anderson J, Bhandari P, et al. Development and validation of a novel method for assessing competency in polypectomy: direct observation of polypectomy skills. Gastrointest Endosc. 2011;73:1232–9 e2.

［51］ Gupta S, Bassett P, Man R, et al. Validation of a novel method for assessing competency in polypectomy. Gastrointest Endosc. 2012;75:568–75.

［52］ Gruppen LD. Competency-based education, feedback, and humility. Gastroenterology. 2015;148:4–7.

［53］ Kruger J, Dunning D. Unskilled and unaware of it: how difficulties in recognizing one's own incompetence lead to inflated self-assessments. J Pers Soc Psychol. 1999; 77:1121–34.

［54］ Wang AY, Emura F, Oda I, et al. Endoscopic submucosal dissection with electrosurgical knives in a patient on aspirin therapy (with video). Gastrointest Endosc. 2010; 72:1066–71.

［55］ Colorado Uo. Rocky mountain interventional endoscopy course. Available at: https://www.rmiecourse. com/program-overview.

［56］ Creative. Sydney international endoscopy symposium. Available at: http://www.sies.org.au/symposium/topics.

［57］ ASGE. DDW hands-on workshops: EMR. Available at: https://www.asge.org/home/education-meetings/advanced-education-training/ddw-digestive-disease-week.

［58］ ASGE. ASGE STAR certificate programs. Available at: https://www.asge.org/home/education-meetings/advanced-education-training/star-certificate-programs.

［59］ Oyama T, Yahagi N, Ponchon T, et al. How to establish endoscopic submucosal dissection in Western countries. World J Gastroenterol. 2015;21:11209–20.

［60］ Lee RF, Heitman SJ, Bourke MJ. Training and competency in endoscopic mucosal resection. Tech Gastrointest Endosc. 2017;19:125–36.

［61］ Belderbos TD, Leenders M, Moons LM, et al. Local recurrence after endoscopic mucosal resection of nonpedunculated colorectal lesions: systematic review and meta-analysis. Endoscopy. 2014;46:388–402.

［62］ Wang AY, Ahmad NA, Zaidman JS, et al. Endoluminal resection for sessile neoplasia in the GI tract is associated with a low recurrence rate and a high 5-year survival rate. Gastrointest Endosc. 2008;68:160–9.

［63］ Ahmad NA, Kochman ML, Long WB, et al. Efficacy, safety, and clinical outcomes of endoscopic mucosal resection: a study of 101 cases. Gastrointest Endosc. 2002; 55:390–6.

［64］ Schenck RJ, Jahann DA, Patrie JT, et al. Underwater endoscopic mucosal resection is associated with fewer recurrences and earlier curative resections compared to conventional endoscopic mucosal resection for large colorectal polyps. Surg Endosc. 2017;31:4174.

［65］ Sakamoto T, Matsuda T, Otake Y, et al. Predictive factors of local recurrence after endoscopic piecemeal mucosal resection. J Gastroenterol. 2012;47:635–40.

［66］ Wang AY, Draganov PV. Training in endoscopic submucosal dissection from a Western perspective. Tech Gastrointest Endosc. 2017;19:159–69.

# 第二篇　内镜减重
## Bariatric Endoscopy

# 第 12 章
# 胃内球囊和胃抽吸疗法
## Intragastric Balloons and Aspiration Therapy

Chetan Mittal　Shelby Sullivan　**著**

刘　威　**译**

## 概述

在各个年龄段中，肥胖及其相关并发症如糖尿病、高血压和高脂血症等的患病率呈指数级增长[1]。即使药物疗法和减重手术已被用于符合 BMI 标准的患者，但生活方式干预仍被认为是减肥的一线治疗，除非单靠生活干预无法成功减肥[2]。生活方式干预，包括改变饮食、锻炼和改变行为，在提供持续长期减肥方面的效果有限[3]。减重手术[4-6]是最有效的减肥方式，减重手术与手术并发症及潜在的长期并发症密不可分，但其通常被认为是安全的手术，其不良事件发生率是可以接受的[4-6]。尽管如此，符合减重手术条件的患者进行减重手术的比例仍然很低，2015 年只有 1.068% 的符合减重手术条件的患者接受了减重手术[7]，患者拒绝减重手术的原因可能有多种，包括但不限于与手术相关的风险、成本、术后护理难度、术后转诊和复诊，以及恢复时间。内镜减重术（endoscopic bariatric surgery，EBS）可以克服减重手术相关的这些问题，内镜减重术的侵入性更小，可逆性更强，相比常规的减重手术可以在较低的 BMI 下进行。这些特点对于存在潜在肥胖并发症而寻求有效减肥的患者是非常有吸引力的。

目前，由美国食品药品管理局批准的内镜减重术包括 3 种减重球囊和抽吸疗法，这两种疗法主要通过不同的机制减少热量摄入导致体重减轻，但其都被认为是胃内镜减重术。一般来说，胃内镜减重术对代谢功能的改善依赖于体重减轻，这与小肠内镜减重术相反，小肠内镜减重术对改善代谢既有基于体重减轻的作用，又有不依赖于体重减轻的作用，特别是对于血糖控制。本章将集中在目前获批的主要的内镜减重术，包括 ReShape 气囊（ReShape Dual Balloon），Orbera 气囊（Orbera Balloon），Obalon 气囊系统（Obalon Balloon System），和 AspireAssist 抽吸治疗系统（AspireAssist System for aspiration therapy），此外还有两种目前正在美国进行多中心随机对照试验研究中的减重球囊。

## 一、减重球囊

减重球囊（intragastric balloon，IGB）是一种通过减少食物摄入量来促进减肥的空间占用性装置。加伦 - 爱德华兹气囊是第一种上市的充气式聚氨酯减重球囊，1985 年通过美国食品药品管理局批准，但后来由于出现胃溃疡、胃穿孔和肠梗阻等严重不良事件而被禁用。此外，这款减重球囊的尺寸不能实现满意的减肥效果[8]。数据表明，一个减重球囊至少需要 400ml 的体积才能减轻体重[9]。目前批准的减重球囊除了在尺寸方面进行了改良外，还引入了设计改良，以减轻加伦 - 爱德华兹式气囊的不良反应，包括球形或椭圆形，用于气球结构的柔软柔韧材料，以及消除尖锐的边缘。此外，充满液体的减重球囊已被证明可以延迟胃排空，这反过来减少了食物摄入的频率。Orbera 的试验对 29 名患者进行了二次分析，评估了 IGB 组和对照组之间的 1h 和 2h 的胃潴留量[10]。在减重球囊放置期间（8 周和 16 周），胃潴留量增加了 1 倍多，并在减重球囊取出后 3 周内恢复正常。此外，胃潴留的增加在 24 周和 52 周时与更多的总体重减轻显著相关。充满液体的减重球囊也被证明可以降低空腹和餐后血清胆囊收缩素和血清肠促胰素的浓度，从而导致胃排空延迟[11]。Mion 等表明，放置减重球囊后血浆胃促生长素浓度降低，并与体重减轻的程度相关[12]。这与单纯生活方式治疗对胃促生长素浓度的影响形成了对比，胃促生长素浓度随着体重减轻而增加，并与饥饿和渴望进食的视觉模拟评分相关[13]。这些变化可能有助于减重球囊对减肥效果的维持。与生活方式改变和减肥药物相比，减重球囊的减肥效果似乎维持了更长的时间。在一项报道减重球囊移除后 5 年预后的研究中，在 1 年、2 年和 5 年随访中，减轻＞总体重 20% 的患者比例分别为 53%、27% 和 23%[14]。此外，在美国减重球囊的试验中，减肥维持率达 70%～90%[15, 16]。

目前，有 3 种减重球囊 Orbera, ReShap 和 Obalon，被美国食品药品管理局批准用于治疗 BMI 为 30～40kg/m² 的肥胖患者。另外还有两种减重球囊正在申请美国食品药品管理局批准，Spatz 气囊（Spatz balloon）和 Elipse 气囊（Elipse balloon）。

### （一）Orbera 气囊

Orbera 气囊（Apollo Endosurgery, Austin, Texas, USA，表 12-1）以前被之称为生物减重球囊，自 1991 年起在美国以外的地方上市，它由硅酮弹性体制成，其内可充满 400～700ml 的生理盐水。生理盐水可以加入亚甲蓝，以帮助检测泄漏，但这在美国没有得到批准。Orbera 气囊需要内镜下放置和内镜下移除，最长可放置 6 个月[17]。生物减重球囊的最初用于 BMI＞40kg/m² 的患者，或用于 BMI 为 30～40kg/m² 并伴有相关共病的患者中。评估生物减重球囊安全性和预后数据的最大病例系列报道了 6 个月随访时的多余重量损失（excess weight loss, EWL）为 33.8%±18.7%[18]。该研究报道的患者中，86.9% 的糖尿病和 93.7% 的高血压的改善或完全缓解，可接受的不良事件发生率为 2.8%，其中 5 名患者出现了胃穿孔，其中 4 例需要进行胃手术的处理。其他的并发症还包括胃出口梗阻、球囊破裂、食管炎和胃溃疡，可采用内镜下移除球囊或保守治疗进行处理。

在美国多中心非盲法随机对照试验中，273 名 BMI 为 30～40kg/m² 的患者被随机分为两组，Orbera 气囊加行为干预 [n=125，BMI（35.2±3.2）kg/m²] 及单独的行为干预 [n=130，BMI（35.4±2.7）kg/m²][15]。在气囊放置后 26 周和 52 周，Orbera 球囊组中 71.8% 和 45.9% 的患者的多余重量损失达≥25%，而单纯行为干预组患者分别为 31.9% 和 32.6%。在完成的分析中，接受气囊治疗的患者在 26 周和 52 周时的总体重损失量分别为（total body weight loss, TBWL）10.5% 和 7.7%，而单独接受行为矫正治疗的患者分别为 4.7% 和 3.9%[19]。

美国消化内镜学会（ASGE）减肥内镜工作组最近的一项 Meta 分析报道称，Orbera 气囊在肥胖的初级和非初级治疗中都符合值得保存和纳入有价值的内镜创新（PIVI）标准[20]。PIVI 标准于 2011 年由美国消化内镜学会（ASGE）和美国代谢及减肥外科学会（American Society for Metabolic and Bariatric Surgery, ASMBS）联合发布。要求 12 个月时多余重量损失达到 25%，同时在随机对照研究中，实验组与对照组初级的多余重量损失效果差异至少＞15%[21]。虽然这一标准仍存在问题，即对照组和实验组对减肥的作用不同，但这一标准的建议被广泛用于评估 Orbera 气囊。该分析包括 17 项研究

表 12-1　美国食品药品管理局批准的减重球囊

| 器　械 | 器械外观 | 特　点 | 美国食品药品管理局批准状态 |
|---|---|---|---|
| Reshape 气囊（ReShape Medical, San Clemente, CA） | | • 由 2 个医用级硅胶球经由一个柔性轴连接组成<br>• 每个球囊充满 375～450ml 亚甲蓝染色的生理盐水<br>• 内镜下放置，6 个月后取出 | • 2015 年 7 月 28 日批准<br>• 适应证：BMI30～40kg/m², 并伴有至少一种肥胖相关并发症 |
| Orbera 气囊（Apollo Endosurgery, Austin, TX） | | • 医用级硅胶球囊，填充 400～700ml 生理盐水<br>• 内镜下放置与取出 | • 2015 年 8 月 5 日批准<br>• 适应证：BMI30～40kg/m² |
| Obalon 气囊（Obalon Therapeutics, Carlsbad, CA） | | • 薄聚合物椭圆形气囊<br>• 内充 250ml 专用氮气混合物<br>• 在 8～12 周内放置 3 个气囊<br>• 在距第一次放置气囊 6 个月后于内镜下取出所有气囊 | • 2016 年 9 月 8 日批准<br>• 适应证：BMI30～40kg/m² |

和 1683 名患者，以多余重量损失表示减肥效果，使用 12 个月随机效应模型为结果为 25.4%。在 Orbera 球囊放置后的 3 个月、6 个月和 12 个月，总体重损失量（TBWL）分别为 12.3%、13.2% 和 11.3%。

　　一些研究已经评估了连续或重复的减重球囊放置的效用。Dumonceau 等报道了 19 名患者根据自己的要求重复进行减重球囊治疗（使用 Orbera 气囊）的结果，其中包含即刻重复放置（n=8）和无器械期放置（n=11）两种患者，总的来说，重复减重球囊的患者在 6 个月和 1 年的多余体重损失更高（分别为 49.3% vs. 30.7% 和 40.9% vs. 20.8%），但在 3 年时差异不显著[22]。另一项研究报道了 714 名患者的内镜下 Orbera 气囊放置（600～700ml 生理盐水加 10ml 亚甲蓝）的结果。6 个月时的平均多余体重损失率为 41.6%±21.8%。

　　112 例患者接受了第二次 Orbera 球囊放置，第二次球囊摘除时的平均多余体重损失率为 31.5%±23.2%[23]。Genco 等比较了 100 名肥胖患者（BMI 40～44.9kg/m²）中，节食疗法与去除第一次减重球囊后放置第二次球囊。在研究结束时，与单独的节食治疗相比，第二次球

囊放置的患者的平均额外 BMI 损失显著更高（分别为 51.9%±24.6% 和 25.1%±26.2%）[24]。

　　除减肥外，减重球囊已被证明有助于改善代谢综合征和肥胖相关共病。在欧洲一项包含 261 名患者的多中心研究中，3 年的多余体重损失率为 29.1%[25]。同时 3 年后，受试者高血压的患病率从 29% 下降到 16%，糖尿病从 15% 下降到 10%，高胆固醇血症从 32% 下降到 21%，骨关节炎从 25% 下降到 13%。

　　Orbera 气囊在临床实践中通常耐受性良好，严重不良事件发生率低。在上述 Meta 分析中，有 1/3 的患者报告了疼痛和恶心[20]。移位性和胃穿孔的发生率分别为 1.4% 和 0.1%。在美国 Orbera 公司关键临床试验中，最常见的非严重不良事件包括呕吐、恶心和腹痛，发生率分别为 86.8%、75.6% 和 57.5%。值得注意的是，30% 的受试者出现或加重反流性食管炎，这可能是帮助患者选择减重球囊时的一个考虑因素。在美国 Orbera 中心试验中，严重不良事件发生率为 10%，其中一半为设备不耐受、脱水（2 例）、胃幽门梗阻（1 例）、胃穿孔（1 例）、吸入性肺炎（1 例）和气囊感染（1 例），但上述不良反应最终均消失，无永久性后遗症[15]。与任何新

设备或治疗方法一样，临床实践中的不良事件发生率明显低于最初的临床试验，这可能与临床试验阶段缺乏经验和意识的提高有关。来自美国登记的数据显示，需要住院治疗的严重不良事件率为 1.7%[26]。

美国食品药品管理局最近发布了关于过度充气、胰腺炎和死亡的警告声明，这些声明之前在美国的关键临床试验中没有被发现[27]。胰腺炎可能是由于减重球囊压迫胰腺体造成的，球囊放气可缓解，在减重球囊治疗的患者中发生率小于 0.01%[28]。此外，声明还列出了美国肠镜协会先前 Meta 分析报道的 0.08% 死亡率，根据阿波罗内外科最新版，目前的死亡率可能 ＜0.01%，这可能与改善患者筛选和不良事件预防有关[29]。

## （二）ReShape 气囊

ReShape 气囊（ReShape Medical, San Clemente, CA，表 12-1）设计独特，由两个医用级硅胶球经一个柔性轴连接。根据患者的身高，每个气球充满 375～450ml 生理盐水与亚甲蓝的混合液[30]。气囊的放置和 6 个月后的取出均在直接内镜可视化下进行。双球囊系统旨在提供更高的胃体积占用和更低的气囊移位至小肠的机会。REDUCE 公司的关键临床试验是一项多中心双盲随机对照试验，比较 ReShape 气囊联合生活方式干预组 [n=187，BMI（35.3±2.8）kg/m²] 与假内镜加生活方式干预组 [n=139，BMI（35.4±2.6）kg/m²][31]。在一项意向处理分析中，气囊组患者在 24 周时的多余体重损失率（25.1%）显著高于单独饮食和运动组（11.3%）。对于已完成的患者，球囊组的总体重损失率为 7.6%，而饮食组和运动组的总体重损失率为 3.6%。对于完成 48 周随访的患者，平均多余体重损失率为 18.8%。与基线相比，ReShape 气囊组的血红蛋白、血清甘油三酯浓度、低密度脂蛋白胆固醇（low-density lipoprotein cholesterol, LDL-C）、收缩压和舒张压显著降低，除血清甘油三酯浓度外，所有参数与基线相比均得到持续改善。通

过身体功能、社会忧虑、自尊、性生活和工作生产力来衡量的生活质量得分和与肥胖相关的生活质量得分在 ReShape 气囊组中显著更高。9.1% 的患者因早期不耐受而需移除气囊，6% 因溃疡相关症状需移除气囊[24]。无胃穿孔、球囊移位或肠梗阻的报道。54.5%～86.7% 的受试者经历过恶心、呕吐和腹痛，其中一些患者需要去急诊就诊（21 例），严重不良事件发生率为 10.6%。然而，大多数严重的不良事件是由于住院或急诊就诊针对气囊放置后适应性症状的静脉治疗（恶心、呕吐、腹痛）。非适应性严重不良事件不常见，包括术中食管黏膜撕裂（1 例）、胃 - 食管交界处溃疡（1 例）、颈部食管穿孔（1 例）和术后肺炎（1 例），所有这些均采用保守治疗。在初始试验阶段，39% 的患者发生胃溃疡，主要发生在胃角切迹附近，在球囊远端尖端设计巧妙微改变后减少到 10%。然而，值得注意的是，与 Orbera 或 Obalon 气囊相比，ReShape 气囊的胃溃疡发生率最高，这可能是为胃溃疡高危患者选择正确的气囊的一个因素。

与 Orbera 气囊相似，与上述临床试验报道相比，在临床实践中使用 ReShape 气囊的体重减轻率更高。Lopez-Nava 等报道了 60 名接受 ReShape 气囊，填充 900ml 液体，持续 6 个月的患者。该研究报道了 15.4% 的总体重损失率和 47.1% 的多余体重损失率，相比于 REDUCE 公司的临床试验，7.6% 的总体重损失率和 25.1% 的多余体重损失率。只有 1 名患者不耐受早期气囊移除，1 名患者早期漏液，1 名患者胃穿孔[32]。

与 Orbera 气囊试验相比，REDUCE 公司试验的总体体重减轻率较低。这可能是试验设计差异的结果，因为 Orbera 试验没有进行假对照，而受试者对干预的认知可能与更多的体重减轻有关。最近的一项回顾性队列研究比较了 14 例 Orbera 气囊患者和 26 例 ReShape 气囊患者[33]，其结果表明，尽管 Orbera 组基线 BMI 较高（ReShape 组 10.5%±1.8%TBWL 和 Orbera 组 10.2%±1.9%TBWL），但显示出

类似的体重减轻结果。需要干预的总体不良事件（定义为由于不耐受导致的早期减重球囊移除、减重球囊漏液需要置换、需要急诊或入院的上消化道症状）在 Orbera 患者中明显更常见（43% vs. 12%，$P$=0.04）[33]。最近的另一研究在对 100 名患者进行的一项回顾性研究中比较了 Orbera 气囊和 ReShape 气囊的耐受性。两组间的适应性症状（恶心、呕吐、腹痛）的总体发生率和严重程度相似，但 Orbera 气囊组恶心、呕吐持续时间较长。两组的总体体重减轻情况相似，但 Orbera 组（15.7%）不耐受早期恢复率高于 ReShape 组（7.8%）[34]。这些数据表明，在临床实践中，ReShap 气囊的减重效果与 Orbera 气囊相同，但患者对 ReShap 气囊的耐受性可能稍好一些；然而，仍需要更多的数据来进一步探究。

### （三）Obalon 气囊

Obalon 气囊（Obalon Therapeutics, Carlsbad, CA，表 12-1）是美国食品药品管理局最新批准的一款减重球囊。Obalon 气囊由一个薄的聚合物椭圆形气囊组成，里面充满了 250ml 专用的氮气混合物。气球被封闭在一个 6g 可溶解的胶囊内，附着在一个薄的导管上。球囊以胶囊的形式吞下，并通过连接到导管上的压力计、透视和压力监测仪读数来确认其放置在胃中。随着胶囊的溶解，压力计上的压力读数下降到 7kPa 以下。透视确认后，气囊充气（9～13kPa），拔出导管。在 8～12 周内放置 3 个气球，然后在距第一次放置气球 6 个月后在内镜下取出所有气球[16]。

美国的关键多中心双盲随机对照临床试验（SMART 试验）比较了实验组 Obalon 减重球囊 + 生活方式干预 [$n$=198，BMI（35.1±2.7）kg/m$^2$] 和假对照组非气囊胶囊 + 生活方式干预 [$n$=189，BMI（35.4±2.7）kg/m$^2$]，在每个方案分析中，Obalon 气囊 + 生活方式干预组在 24 周时的总体重损失率为 6.86%±5.1%，而对照组为 3.59%±5%。对于改良的意向处理分析中（包括吞下至少 1 粒胶囊的患者），治疗组在 24 周时的总体重损失率为 6.6%±5.1%，对照组为 3.4%±5%（$P$=0.0 354）。对于完成实验者分析（包括患者通过 24 周完成研究测试），Obalon 减重球囊 + 生活方式干预组在 24 周时的总体重损失率是 7.1%±5.0%，而对照组是 3.6%±5.1%（$P$=0.0 085），除体重减轻外，试验组的收缩压、空腹血糖、低密度脂蛋白和甘油三酯水平均有显著改善[35]。

SMART 试验中最常见的一般不良事件包括腹痛、恶心和呕吐，分别发生在 72.6%、56.0% 和 17.3% 的受试者中，其中 99.6% 的一般不良事件报道为轻度或中度。只有 1 例胃溃疡出血的严重不良事件，发生于服用了大剂量非甾体抗炎药的患者，而根据该试验的要求患者不适合入组[36]。

Obalon 气囊已在儿童和青少年人群中使用。De Peppo 等报道了一项小型研究的结果，该研究包括 17 名肥胖儿童（BMI＞30kg/m$^2$），平均年龄为 13.6 岁（9.9—17.1 岁）。总体多余体重损失率为 20.1%±9.8%（2.3%～35.1%），平均 BMI [（35.27±5.89）kg/m$^2$ 降至（32.25±7.1）kg/m$^2$]、平均超重 [（36.2±15.9）kg 降至（29.4±18.3）kg] 和腰围 [（109±12.3）cm 降至（99±10.5）cm] 显著降低[37]。迄今为止，还没有发表过将 Obalon 气囊与 Orbera 气囊或 ReShape 气囊进行比较的研究。

### （四）Spatz 气囊

Spatz 气囊（SpatzFGIA, Great Neck, NY, 表 12-2）由一个球形硅酮球囊充填盐水与一个附加的充气导管组成，球囊需要在内镜下放置，球囊的体积也可以通过内镜下调整，第二代 Spatz 气囊（Spatz3）目前正在申请美国食品药品管理局的批准，但已经在美国以外的地方已经研究使用了 12 个月。Spatz 气囊的主要优点是其体积的可调节，当需要增加减重效果时可以增加尺寸，也可减少尺寸以提高耐受性。

第一代 Spatz 气囊在 18 名患者身上进行

了临床研究，其结果显示 24 周时 %EWL 为 26.4%，52 周时 %EWL 为 48.8%。有 10 例患者成功进行了额外体重减轻的调整。然而，由于括约肌功能障碍、胃炎、食管贲门黏膜撕裂综合征、NSAID 相关的穿孔溃疡和球囊漏液，7 个气囊不得不提前移除[38]。

英国的一项研究包括 73 名（除外 21 名提前移除球囊的患者）接受 1 年 Spatz 球囊放置（平均体积 417ml）的患者，结果显示 %EWL 为 45.7%。51 名患者进行了球囊体积调整以实现稳定的体重减轻，但 6 名调整失败，7 名没有获得额外的体重减轻。需要手术移除的导管嵌塞（4.1%）和容量调节失败（5.5%）是上市后的主要问题[39]。

最近的一项研究报道了来自 3 个医疗中心的 206 名植入了第二代 Spatz3 可调减重球囊的患者的治疗结果。在第 12 个月球囊取出时，总体 %EWL 为 55.6%，%TBWL 为 15.2%。有 80%（12/15）的患者将球囊体积向下调整了 100～150ml，以成功地继续使用减重球囊。增加气囊体积在减肥停滞期额外平均减重 9.3kg（范围为 3～24kg）。未发现严重的不良事件[40]。

### （五）Elipse 气囊

Elipse 气囊（Allurion Technologies, Wellesley, MA，表 12-2）由一个充满 550ml 生理盐水的聚合物球囊组成。球囊置于胶囊中通过吞咽入胃，并通过透视确认位置。Elipse 球囊的主要设计优势是存在一个内部释放阀，在 4 个月时可自动放液，放完液的球囊通过消化道排出，不需要内镜下摘除。

第一个欧洲试验包含 34 名患者，平均 %BMI 为 34.4kg/m²，4 个月时报道为 %TBWL=9.5% 和 EWL=37.2%。所有患者都安全地排出了气囊[41]。意大利最近的一项前瞻性研究包含 38 名患者，平均 BMI 为 38.6kg/m²，在 16 周时报道 %EWL=26%，%TBWL=11.6%。该研究还报道了代谢综合征参数的显著改善，其中包括血压、腰围、血糖和甘油三酯水平。未发现严重的不良事件[42]。

另一项来自科威特的单中心前瞻性研究包含 51 名患者，报道 4 个月时 %TBWL=10.4%，%EWL=40.84%，平均 BMI 下降 3.42kg/m²，报道了 5 例因不耐受而取出球囊，包括 1 例自行呕吐出气囊[43]。最近的一项包括 135 名患者的多中心前瞻性研究报道了 Elipse 气囊安全性和有效性的结果。在 4 个月时，平均 BMI 下降了 4.9kg/m²，平均总体重损失率为 15.1%。2 名患者呕吐出了球囊，3 名患者因不耐受而需要提前取出球囊，3 名患者出现早期胀气，1 名患者出现小肠梗阻而需要通过腹腔镜手术取出球囊[44]。

## 二、抽吸疗法

抽吸治疗系统（AspireAssist; Aspire Bariatrics, King of Prussia, PA）的作用原理是通过经

表 12-2　美国研究中的减重球囊

| 器　械 | 器械外观 | 特　点 | 美国食品药品管理局批准状态 |
|---|---|---|---|
| Spatz Ⅲ气囊（Spatz FGIA, Inc., Great Neck, NY） | | • 球形硅胶球囊连接弯曲导管，植入后可调整填充量<br>• 内充 300～900ml 亚甲蓝 | 关键临床试验期 |
| Elipse 气囊（Allurion Technologies, Wellesley, MA） | | • 内充 550ml 生理盐水的聚合物球囊<br>• 通过自身吞咽放置<br>• 4 个月时自动放液，经肠道排出 | 关键临床试验期 |

皮内镜胃造口术（PEG）管吸除一部分摄入的食物，以减少可供吸收的食物量。此外，该设备还能减少进食量[45]。该设备经美国食品药品管理局批准用于 21 岁或以上 BMI 为 35～55kg/m² 的患者。该装置由被植入部分和抽吸部分组成（图 12-1 和图 12-2）。

对于 BMI＞50kg/m² 患者和与减重手术相关的围术期死亡率较高的患者来说，这是一个有吸引力的选择。放置 1～2 周，皮肤端口连接到管的外端便可以开始抽吸。在患者进食 20min 后吸除 30% 的摄入的食物，这个过程需要 5～15min。除了吸除一部分摄入的热量，患者还注意干预行为减少食物摄入量。为了避免堵塞 A 管，食物颗粒的平均直径必须＜5mm，这要求患者咀嚼食物的时间明显长于开始抽吸治疗前，并在用餐时喝足够的水。据患者报告，这些进餐行为的改变可能导致食物摄入量的减少[46]。

一个重要的美国多中心临床试验中，171 名 BMI 为 35～55kg/m² 以 2：1 的方式随机分配，并纳入改良意向处理分析，分为抽吸疗法加生活方式干预实验组 [n=111，平均 BMI（42.2± 5.1）kg/m²] 或单独生活方式干预对照组 [n=70，平均 BMI（40.9±3.9）kg/m²]。97% 的患者成功放置 A 管，平均手术时间为 15min。3 例失败的患者是由于无法透光，存在胃静脉曲张，以及内镜下诊断为有 Roux-en-Y 手术改变了解剖结构。分析发现，实验组平均 %EWL 和 %TBWL 在 52 周显著高于对照组（31.5%±26.7% vs. 9.8%±15.5% 和 12.1%±9.6% vs. 3.5%±6.0%），同时实验组中 58.6% 的患者 %EWL≥25%，59% 的患者 %TBWL≥10%。此外，实验组的代谢综合征参数显著改善，包括糖化血红蛋白、甘油三酯和高密度脂蛋白水平，尽管两组之间的代谢参数的差异仅对糖化血红蛋白有统计学意义。值得注意的是，大多数原本就血糖范围、血脂浓度和血压均正常的患者，这些参数便不会随着体重减轻而发生显著变化。总共有 5 例严重的不良事件报告，包括 1 例 A 管放置后轻度腹膜炎，2 个 A 管后放置住院期间腹痛，1 例幽门前区溃疡在 53 周时引起腹痛和 1 例因产品故障需要更换 A 管，均已解决，无长期后遗症[46]。

一项欧洲研究包含 11 名平均 BMI 为 66.5kg/m² 的患者，报道了抽吸治疗的结果。总体而言，%TBWL 和 %EWL 在 6 个月时分别为 14.5% 和 28.5%，1 年时为 21.4% 和 33.9%，2 年时为 25.5% 和 38.8%。所有患者均无严重不良事件报告，手术均成功[47]。

最近的一项欧洲的研究包含 201 例平均 BMI 为（43.6±7.2）kg/m² 的患者，报道了 1～4 年的安全性和有效性结果。1 年、2 年、3 年和 4 年的平均 %TBWL 分别为 18.2%±9.4%（n/N=155/173）、19.8%±11.3%（n/N=82/114）、21.3%±9.6%（n/N=24/43）和 19.2%±13.1%（n/N=12/30）。1、2、3 和 4 年的平均 EWL% 分

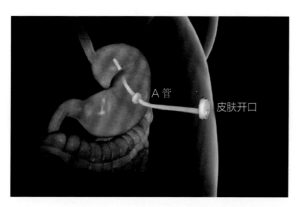

▲ 图 12-1　植入的开口于皮肤的 A 管

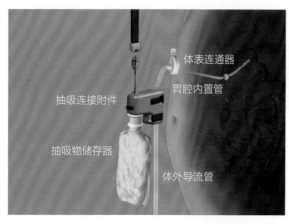

▲ 图 12-2　装配植入 A 管和抽吸组件

别 为 46.3%±26.3%、48.2%±28.2%、50.3%±26.2% 和 47.9%±36.2%。1 年时患者糖化血红蛋白（−0.39%±0.44%）、收缩压［（−12.1±19.3）mmHg］、舒张压［（−6.0±14.0）mmHg］和甘油三酯水平［（−25.5±49.1）mg/dl］以及糖尿病患者的糖化血红蛋白均有显著降低（−1.0%±0.5%）。本研究报道了一些严重的并发症，包括 7 例 A 管包埋，1 例腹膜炎，通过 2 天的抗生素治疗得到解决[48]。

目前还没有研究将抽吸疗法与减重球囊进行比较。然而，已有研究将抽吸疗法与减重手术进行了比较[49]。共 103 名患者分别被纳入抽吸治疗组［n=54，BMI（42.0±5.1）kg/m²，（120.2±23.6）kg 或 Roux-en-Y 胃分流手术 n=49，BMI（41.1±5.0）kg/m²，（115.3±17.8）kg］。1 年后，抽吸治疗组患者 %TBWL=21±11%，而 Roux-en-Y 胃旁路手术组 %TBWL=32±9%。虽然减肥效果 Roux-en-Y 胃旁路手术组优于抽吸治疗组，但 Roux-en-Y 胃旁路手术组报道了 5 例严重不良事件，共进行了 5 次计划外的手术治疗，7 次计划外的内镜治疗。而抽吸治疗组只报道了 3 例严重不良事件，总共进行了计划外的 6 次内镜治疗，而没有需要计划外手术治疗的情况发生。

## 结论

内镜减重术展现了一种新的肥胖治疗选择。目前市面上有许多种减重球囊，它们的放置途径、减肥效果、代谢获益和安全性各不相同。美国食品药品管理局批准的 3 种减重球囊和抽吸疗法都属于内镜减重术，大多数内镜医师进行少量的培训便可进行操作。另外还有两种减重球囊目前正在美国进行评估中。虽然本章没有进行讨论，但一个涉及内镜医师、营养学家、咨询师和减肥外科医师的全面减肥计划对于接受内镜减重术治疗的肥胖患者，实现最大限度地减轻体重和改善代谢的目标是至关重要的。随着内镜减重术的使用越来越多，这一疗法的安全性将随着经验的增加而继续提高。

## 参考文献

[1] Ward ZJ, Long MW, Resch SC, Gortmaker SL, Cradock AL, Giles C, et al. Redrawing the US obesity landscape: bias-corrected estimates of state-specific adult obesity prevalence. PLoS One. 2016;11(3):e0150735.

[2] Jensen MD, Ryan DH, Apovian CM, Ard JD, Comuzzie AG, Donato KA, et al. 2013 AHA/ACC/TOS guideline for the management of overweight and obesity in adults: a report of the American College of Cardiology/American Heart Association Task Force on Practice Guidelines and The Obesity Society. Circulation. 2014;129(25 Suppl 2):S102–38.

[3] Turk MW, Yang K, Hravnak M, Sereika SM, Ewing LJ, Burke LE. Randomized clinical trials of weight loss maintenance: a review. J Cardiovasc Nurs. 2009;24 (1):58–80.

[4] Schauer PR, Kashyap SR, Wolski K, Brethauer SA, Kirwan JP, Pothier CE, et al. Bariatric surgery versus intensive medical therapy in obese patients with diabetes. N Engl J Med. 2012;366(17):1567–76.

[5] Buchwald H, Oien DM. Metabolic/bariatric surgery worldwide 2011. Obes Surg. 2013;23(4):427–36.

[6] Chang SH, Stoll CR, Song J, Varela JE, Eagon CJ, Colditz GA. The effectiveness and risks of bariatric surgery: an updated systematic review and meta-analysis, 2003-2012. JAMA Surg. 2014;149(3):275–87.

[7] Ponce J, DeMaria EJ, Nguyen NT, Hutter M, Sudan R, Morton JM. American Society for Metabolic and Bariatric Surgery estimation of bariatric surgery procedures in 2015 and surgeon workforce in the United States. Surg Obes Relat Dis. 2016;12(9):1637–9.

[8] Kirby DF, Wade JB, Mills PR, Sugerman HJ, Kellum JM, Zfass AM, et al. A prospective assessment of the Garren-Edwards gastric bubble and bariatric surgery in the treatment of morbid obesity. Am Surg. 1990;56(10): 575–80.

[9] Geliebter A, Westreich S, Gage D. Gastric distention by balloon and test-meal intake in obese and lean subjects. Am J Clin Nutr. 1988;48(3):592–4.

[10] Gómez V, Woodman G, Abu Dayyeh BK. Delayed gastric emptying as a proposed mechanism of action during intragastric balloon therapy: results of a prospective study. Obesity. 2016;24(9):1849–53.

［11］ Mathus-Vliegen EM, de Groot GH. Fasting and meal-induced CCK and PP secretion following intragastric balloon treatment for obesity. Obes Surg. 2013;23(5):622–33.

［12］ Mion F, Napoleon B, Roman S, Malvoisin E, Trepo F, Pujol B, et al. Effects of intragastric balloon on gastric emptying and plasma ghrelin levels in non-morbid obese patients. Obes Surg. 2005;15(4):510–6.

［13］ Sumithran P, Prendergast LA, Delbridge E, Purcell K, Shulkes A, Kriketos A, et al. Long-term persistence of hormonal adaptations to weight loss. N Engl J Med. 2011;365(17):1597–604.

［14］ Kotzampassi K, Grosomanidis V, Papakostas P, Penna S, Eleftheriadis E. 500 Intragastric balloons: what happens 5 years thereafter? Obes Surg. 2012;22(6):896–903.

［15］ Courcoulas A, Abu Dayyeh BK, Eaton L, Robinson J, Woodman G, Fusco M, et al. Intragastric balloon as an adjunct to lifestyle intervention: a randomized controlled trial. Int J Obes. 2017;41(3):427–33.

［16］ FDA. Summary of safety and effectiveness data (SSED) Obalon balloon system. In: FDA, editor. 2016. p. 1–46. https://fda.report/PMA/P160001/16/P160001B.pdf.

［17］ FDA. Summary of safety and effectiveness data (SSED) ORBERA intragastric balloon system. In: FDA, editor. 2015. p. 1–32. https://www.accessdata. fda.gov/cdrh_docs/pdf14/P140008b.pdf.

［18］ Genco A, Bruni T, Doldi SB, Forestieri P, Marino M, Busetto L, et al. BioEnterics Intragastric balloon: the Italian experience with 2,515 patients. Obes Surg. 2005;15(8):1161–4.

［19］ Abu Dayyeh BK, Eaton LL, Woodman G, Fusco M, Shayani V, Billy HT, et al. 444 A randomized, multi-center study to evaluate the safety and effectiveness of an intragastric balloon as an adjunct to a behavioral modification program, in comparison with a behavioral modification program alone in the weight management of obese subjects. Gastrointest Endosc. 2015;81(5 Suppl):AB147.

［20］ Abu Dayyeh BK, Kumar N, Edmundowicz SA, Jonnalagadda S, Larsen M, Sullivan S, et al. ASGE Bariatric Endoscopy Task Force systematic review and meta-analysis assessing the ASGE PIVI thresholds for adopting endoscopic bariatric therapies. Gastrointest Endosc. 2015;82(3):425–38 e5.

［21］ Ginsberg GG, Chand B, Cote GA, Dallal RM, Edmundowicz SA, Nguyen NT, et al. A pathway to endoscopic bariatric therapies. Gastrointest Endosc. 2011;74(5):943–53.

［22］ Dumonceau JM, Francois E, Hittelet A, Mehdi AI, Barea M, Deviere J. Single vs repeated treatment with the intragastric balloon: a 5-year weight loss study. Obes Surg. 2010;20(6):692–7.

［23］ Lopez-Nava G, Rubio MA, Prados S, Pastor G, Cruz MR, Companioni E, et al. BioEnterics(R) intragastric balloon (BIB(R)). Single ambulatory center Spanish experience with 714 consecutive patients treated with one or two consecutive balloons. Obes Surg. 2011;21(1):5–9.

［24］ Genco A, Cipriano M, Bacci V, Maselli R, Paone E, Lorenzo M, et al. Intragastric balloon followed by diet vs intragastric balloon followed by another balloon: a prospective study on 100 patients. Obes Surg. 2010;20(11):1496–500.

［25］ Genco A, Lopez-Nava G, Wahlen C, Maselli R, Cipriano M, Sanchez MM, et al. Multi-centre European experience with intragastric balloon in overweight populations: 13 years of experience. Obes Surg. 2013;23(4):515–21.

［26］ Vargas EJ, Kadouh HC, Bazerbachi F, Acosta Cardenas AJ, Lorentz PA, Pesta CM, et al. 547 Single fluid-filled intragastric balloon for weight loss: us post-regulatory approval multicenter clinical experience in 245 patients. Gastrointest Endosc. 2017;85(5):AB82.

［27］ https://www.fda.gov/MedicalDevices/Safety/Lettersto-HealthCareProviders/ucm570707.htm.

［28］ Aljiffry M, Habib R, Kotbi E, Ageel A, Hassanain M, Dahlan Y. Acute pancreatitis: a complication of intragastric balloon. Surg Laparosc Endosc Percutan Tech. 2017;27(6):456–9.

［29］ http://ir.apolloendo.com/press-release/company/apollo-endosurgery-provides-update-and-clarity-fdaletter-health-care.

［30］ FDA. Summary of safety and effectiveness data (SSED) ReShape integrated dual balloon system; 2015. p. 1–43. https://www.accessdata.fda.gov/cdrh_docs/pdf14/p140012b.pdf.

［31］ Ponce J, Woodman G, Swain J, Wilson E, English W, Ikramuddin S, et al. The REDUCE pivotal trial: a prospective, randomized controlled pivotal trial of a dual intragastric balloon for the treatment of obesity. Surg Obes Relat Dis. 2015;11(4):874–81.

［32］ Lopez-Nava G, Bautista-Castaño I, Jimenez-Baños A, Fernandez-Corbelle JP. Dual intragastric balloon: single ambulatory center Spanish experience with 60 patients in endoscopic weight loss management. Obes Surg. 2015;25(12):2263–7.

［33］ Bennett MC, Early DS, Sullivan SA, Maday RE, Bell SM, Mullady D, et al. Sa2020 Comparison of two intragastric balloon systems for weight loss in a clinical setting. Gastrointest Endosc. 2017;85(5):AB280.

［34］ Curry T, Pitt T. Sa2016 Intragastric balloon intolerance: a retrospective review of 100 patients treated with two different devices. Gastrointest Endosc. 2017;85(5):AB277–AB8.

［35］ Sullivan S, Woodman G, Edmundowicz S, Hassanein T, Shayani V, Fang JC, Noar M, Eid G, English WJ, Tariq N, Larsen M, Jonnalagadda SS, Riff DS, Ponce J, Early D, Volkmann E, Ibele AR, Spann MD, Krishnan K, Bucobo JC, Pryor A. Randomized sham-controlled trial of the 6-month swallowable gas-filled intragastric balloon system for weight loss. Surg Obes Relat Dis. 2018;14(12):1876–89.

［36］ Sullivan S, Swain JM, Woodman G, Edmundowicz S, Hassanein TI, Shayani V, et al. 812d The Obalon Swallowable 6-month balloon system is more effective than moderate intensity lifestyle therapy alone: results from a 6- month randomized sham controlled trial. Gastroenterology. 2016;150(4):S1267.

[37] De Peppo F, Caccamo R, Adorisio O, Ceriati E, Marchetti P, Contursi A, et al. The Obalon swallowable intragastric balloon in pediatric and adolescent morbid obesity. Endosc Int Open. 2017;5(1):E59–63.

[38] Machytka E, Klvana P, Kornbluth A, Peikin S, Mathus-Vliegen LEM, Gostout C, et al. Adjustable intragastric balloons: a 12-month pilot trial in endoscopic weight loss management. Obes Surg. 2011;21(10):1499–507.

[39] Brooks J, Srivastava ED, Mathus-Vliegen EM. One-year adjustable intragastric balloons: results in 73 consecutive patients in the UK. Obes Surg. 2014;24(5):813–9.

[40] Machytka E, Divi VP, Saenger F, Sorio R, Brooks J. Mo1296a adjustable balloons for weight loss: a higher yield of responders compared with non-adjustable balloons. Gastrointest Endosc. 2017;85(5):AB495.

[41] Chuttani R, Machytka E, Raftopoulos I, Bojkova M, Kupka T, Buzga M, et al. 102 The first procedureless gastric balloon for weight loss: final results from a multi-center, prospective study evaluating safety, efficacy, metabolic parameters, quality of life, and 6-month follow-up. Gastroenterology. 2016;150(4):S26.

[42] Genco A, Ernesti I, Ienca R, Casella G, Mariani S, Francomano D, et al. Safety and efficacy of a new swallowable intragastric balloon not needing endoscopy: early Italian experience. Obes Surg. 2018;28(2):405–9.

[43] Al-Subaie S, Khalifa S, Buhaimed W, Al-Rashidi S. A prospective pilot study of the efficacy and safety of Elipse intragastric balloon: a single-center, single-surgeon experience. Int J Surg (London, England). 2017;48: 16–22.

[44] Alsabah S, Al Haddad E, Ekrouf S, Almulla A, Al-Subaie S, Al Kendari M. The safety and efficacy of the procedureless intragastric balloon. Surg Obes Relat Dis. 2018;14(3):311–7.

[45] Sullivan S, Stein R, Jonnalagadda S, Mullady D, Edmundowicz S. Aspiration therapy leads to weight loss in obese subjects: a pilot study. Gastroenterology. 2013;145 (6):1245–52.e5.

[46] Thompson CC, Abu Dayyeh BK, Kushner R, Sullivan S, Schorr AB, Amaro A, et al. Percutaneous gastrostomy device for the treatment of class II and class III obesity: results of a randomized controlled trial. Am J Gastroenterol. 2017;112(3):447–57.

[47] Machytka E, Turro R, Huberty V, Buzga M, Bojkova M, Espinos JC, et al. Mo1944 Aspiration therapy in super obese patients – pilot trial. Gastroenterology. 2016; 150(4):S822–3.

[48] Nyström M, Machytka E, Norén E, Testoni PA, Janssen I, Turró Homedes J, et al. Aspiration therapy as a tool to treat obesity: 1- to 4-year results in a 201-patient multi-center post-market European Registry Study. Obes Surg. 2018;28:1860.

[49] Wilson E, Noren E, Axelsson L, Nystrom M, Gruvaes J, Paradis C, et al. A comparative 100-participant 5-year study of aspiration therapy versus roux-en-Y gastric bypass: first year results. Surg Obes Relat Dis. 2107;13 (10):S25–S6.

# 第 13 章
# 内镜袖状胃成形术
## Endoscopic Sleeve Gastroplasty (ESG)

Gontrand Lopez-Nava　Inmaculada Bautista-Castaño　著

刘　威　译

## 概述

内镜袖状胃成形术（endoscopic sleeve gastroplasty, ESG）的目的是将胃体积缩小变为管状，胃大弯由细线缝合塑形[1]。Lopez-Nava 等发表了 ESG 的临床经验，表明 ESG 治疗肥胖是安全可行的，并能显著减轻体重和改变患者的饮食方式[2-5]。

## 一、ESG 患者术前、围术期和术后治疗的标准方案

### （一）ESG 适应证

该手术的具体适应证是基于肥胖参数（BMI $30 \sim 49 kg/m^2$），同时既往尝试常规减肥治疗失败，以及患者有意愿和能力接受至少 1 年的多学科团队治疗。表 13-1 显示了 ESG 的术前评估标准。

### （二）ESG 操作方法

1. 术前准备　术前 1 天开始进行流食，术前给予抗生素（头孢噻肟 2g，静脉注射）。

2. 手术步骤　该术式的目的是将胃体积缩小变为类似于管状，胃大弯由细线缝合塑形。使用放入食管的外鞘管（US Endoscopy, Mentor, OH, USA）建立内镜缝合装置的进出通道，也方便必要时额外的内镜设施进入。需要注入二氧化碳气体扩张胃腔。胃成形术使用内镜下缝合装置（OverStitch; Apollo Endosurgery Inc., Austin，Texas, USA）安装在双通道内镜（dual-channel endoscope, GIF-2T160; Olympus Medical Systems Corp., Tokyo, Japan）。

该技术使用内镜下全层缝合整个胃壁，形成类似但不等同于外科袖状胃成形术的形状。为了进行胃成形术，术中从远端到近端间断缝合胃体，每条缝线分别沿胃前壁 / 胃大弯 / 胃后壁缝合 6 针。这不是一条连续的钉线，而是通过缝合使胃大弯向腔内皱褶，所以沿着折叠线存在腔内间隙。即使这些腔内间隙存在夹杂食物，但不会影响到临床效果，类似于通过外科的胃折叠术形成褶皱起到减肥作用。额外加强缝合常用于胃体上部。过去在胃底会进行数次缝合，近期更倾向于不缝合胃底，使患者术后仍然拥有一个胃储袋，以及部分容量调节能力。

该技术在全身麻醉下进行，患者左侧卧位，使用气管插管。手术完成后，进行第二次内镜检查，以确保胃最终形成的合适的管状结构，同时检查需要补充闭合的缝合缺口，并排除潜在的出血[3]（图 13-1）。

### （三）ESG 术后早期康复

术后早期包括术后为期 24h 的住院患者监

表 13-1 内镜袖状胃成形术的术前评估

| 完整的病史和体格检查、营养评估、常规实验室检查及特殊实验室检查 | 病因和与肥胖相关的并发症、体重、BMI、减肥史、手术意愿、血常规、凝血功能、空腹血糖、血脂、肾功能、肝功能 | 排除指标：临床相关的风险，包括既往胃手术、胃溃疡、食管裂孔疝≥5cm、妊娠、凝血功能障碍 |
|---|---|---|
| 心理评估 | 心理社会行为评估 | 排除标准：精神障碍和异常的心理学家访谈 |
| 内分泌评估 | 糖化血红蛋白：疑似或确诊糖尿病前期或确诊糖尿病<br>促甲状腺激素：伴甲状腺疾病相关症状或相关危险因素 | 目标：优化异常结果 |
| 麻醉评估 | 心电图，胸部X线片，超声心动图（如果怀疑有心脏病或肺动脉高压者） | 目标：评估麻醉风险 |
| 术前谈话 | 检查/改进的分析参数 | 目标：签署知情同意书 |

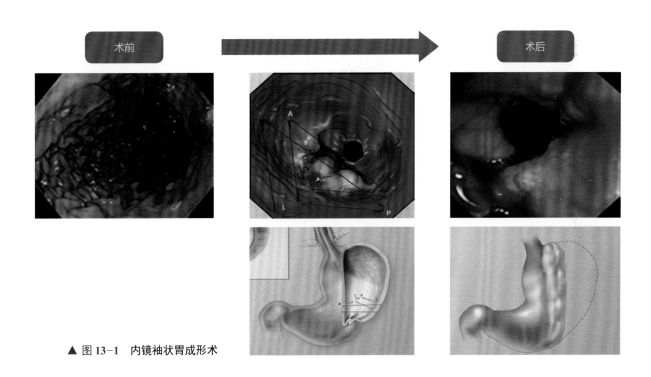

▲ 图 13-1 内镜袖状胃成形术

测。住院期间的药物治疗包括奥美拉唑 20mg/12h 静脉注射［选择性使用镇痛药（美他咪唑，静脉注射）和止吐药（昂丹西酮，静脉注射）］。Lopez-Nava 等[4] 表明，该手术确实会在术后早期给患者带来不适，50% 的患者经历中度腹痛，20% 的患者经历恶心，这两者都可以通过药物控制。

在手术后 8h，测试液体耐受性。术后 6h 和 24h 进行抽血化验，以排除出血[3]。在术后的第 2 天进行钡餐造影（图 13-2）。计划在 24h 内出院。

除了患者由于低热量摄入而产生的虚弱感之外，手术后无须特殊限制（如重物提举、返回工作岗位、旅行、坐飞机等）。

### （四）术后管理与随访

术后每 1～2 周由一名营养学家和一名心理

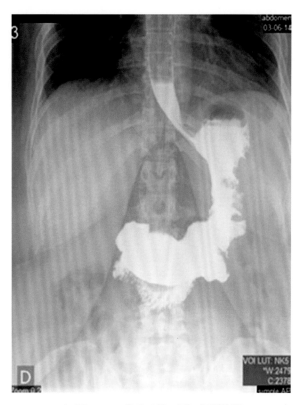

▲ 图 13-2　术后（第 2 天）钡餐造影
经许可转载，引自 Lopez-Nava et al. 2015.

学家进行术后护理。患者的沟通包括个人访谈（面对面的）、电话访谈、电子邮件和短信。

营养干预应随治疗过程的进展而变化。最初，重点是干预后的过渡性饮食。在手术前一天开始进行流质饮食，并在手术后至少持续 2 周。然后患者在 4 周内从低热量流质饮食过渡为小量半固体饮食。

在患者开始进食固体食物后，重点是遵循规定的低热量饮食，并拟定健康食物的选择和替代品。一旦第一阶段完成，营养支持将转换到为患者提供一个性化的、可行的，且可以长期遵循的饮食计划，同时心理学家指导患者遵循所推荐的生活方式调整计划，以保持他们的体重长期持续下降。此外，研究人员还将指导患者如何处理食物刺激和促进食环境刺激。最后，患者们将被教导如何识别情绪化的饮食刺激并处理它们。胃体积缩小有利于限制热量摄入，同时营养师和心理学家互相配合工作，解决减肥过程中碰到的各种问题，并为每个患者

设计最佳的治疗策略。

适量运动，考虑到每个患者的限制，运动计划应由运动生理学家制订。建议在第 1 个月采取避免增加腹内压的锻炼计划。最开始，鼓励进行步行，随着饮食模式的转化进展，运动的强度可以逐渐增加。

医疗团队应在手术后的不同时间检验患者减肥结果。

## 二、结果

Fogel 在 2008 年 [6]，Brethauer 在 2010 年 [7] 使用内镜缝合装置，模拟了胃垂直束带手术的解剖改变，证实了内镜下缩减胃容积治疗肥胖的可行性。在 2013 年进行的试点可行性研究之后 [1]，证明了 ESG 的可行性，扩大临床试验进一步证明了其在各种临床环境中的技术可行性、安全性和短期疗效 [2-5, 8-10]。最近的一项研究也显示了与 ESG 相关的具有统计学意义的生理变化，包括早期饱腹感、胃排空延迟，以及胰岛素敏感性增加的趋势 [11]。Lopez-Nava 等的研究表明，在手术后 1 年，与营养师和心理咨询师的沟通次数是减重成功的相关预后因素（图 13-3）。Sartoretto 等 [12] 的研究表明，男性、体重基数更大及无内镜减肥治疗史是术后 6 个月时体重明显减轻的相关预后因素。

在我们一项患者样本数为 25 的试验中，改善了营养习惯、身体活动水平和睡眠质量的患者占很高的比例。最初，最糟糕的习惯是"每天不吃 5 顿饭"（94.1%）和"不吃得很慢"（93.3%），手术 1 年后，最显著的变化是"每天不吃 5 顿饭"（从 94.1% 到 29.4%）、"暴饮暴食"（从 68.8% 到 12.5%）。在最初习惯久坐的患者中，55.6% 开始进行体育活动（散步或在健身房做有益于心血管的运动）；最初没有久坐习惯的患者中，有 75% 提高了他们的锻炼水平（如增加步行时间或在健身房做其他活动）[4]。

我们最近报道了一项为期 2 年多中心研究 [5]（$n$=248）的有效性、安全性、体重演变的数据。

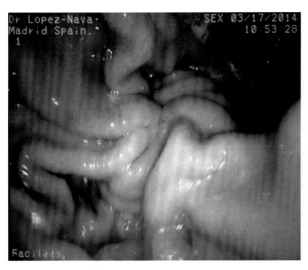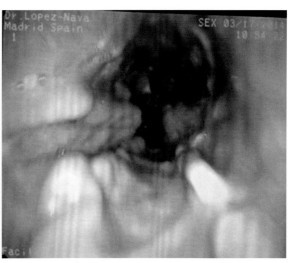

▲ 图 13-3　内镜袖胃成形术后内镜检查结果

在 6 个月和 24 个月时，总体重减轻的百分比
（%TBWL）分别为 15.2（95%CI 14.2～16.3）
和 18.6（95%CI 15.7～21.5）。在 2 个随访间
隔内，不同试验中心的体重减轻情况相似（表
13-2）。

在 24 个月时，按照被动按照要求和主观治
疗医院比较，%TBWL≥10 的患者比例分别为
84.2% 和 53%。多元线性回归分析显示，只有
6 个月时的 %TBWL 与 24 个月时的 %TBWL 强
烈相关。

5 名（2%）患者发生严重不良事件，2 例
胃周炎性积液（邻近胃底），经皮引流和抗生素
治疗后缓解，1 例脾撕裂伤自限性出血，1 例术
后 72h 发生肺栓塞，1 例气腹合并气胸需要放

置胸腔穿刺管。所有 5 名患者均完全康复。

## 结论

大多数选择减重手术的人通常都已为自己
的体重挣扎多年。内镜减肥技术（如 ESG 术式）
为患者提供了一个减肥的机会，并帮助其改变
生活习惯，以保持持稳定而持续的减肥效果。
同时，必须有一个专业的医疗保健团队，为患
者提供持续的教育和支持。

内镜袖状胃成形术在术后 2 体重减轻效果
和持续性，表明这种技术是切实有效的。值得
注意的是，胃腔没有发生不可逆的解剖改变，
该手术易于重复进行而且效果可以叠加，从而
允许在未来的再干预，以获得持久的减肥效果。

表 13-2　研究中 3 个中心在 6 个月和 24 个月时的 %TWL 的比较 [a]

| 总样本数 | 失访数 | 马德里 %TWL | 罗切斯特 %TWL | 纽约 %TWL | 总 %TWL | P 值 |
|---|---|---|---|---|---|---|
| 6 个月 | | | | | | |
| 248 | 33 | 15.8（0.62）（14.6～17） | 14（1.2）（11.5～16.3） | 14.2（1.0）（12.2～16.25） | 15.17（0.45）（14.2～16.25） | 0.25 |
| 24（18～24）个月 | | | | | | |
| 92 | 35 | 19.3（2.1）（15.1～23.5） | 16.8（2.6）（11.5～22.1） | 19.5（3）（13.5～25.6） | 18.6（1.43）（15.7～21.5） | 0.7 |

a. 数据均基于标准差和 95%CI

参考文献

［1］ Abu Dayyeh BK, Rajan E, Gostout CJ. Endoscopic sleeve gastroplasty: a potential endoscopic alternative to surgical sleeve gastrectomy for treatment of obesity. Gastrointest Endosc. 2013;78:530–5.

［2］ Lopez-Nava G, Galvão MP, da Bautista-Castaño I, et al. Endoscopic sleeve gastroplasty for the treatment of obesity. Endoscopy. 2015;47:449–52.

［3］ Lopez-Nava G, Galvão MP, Bautista-Castaño I, Jimenez-Baños A, Fernandez-Corbelle JP. Endoscopic sleeve gastroplasty: how I do it? Obes Surg. 2015;25:1534.

［4］ Lopez-Nava G, Galvão MP, Bautista-Castaño I, et al. Endoscopic sleeve gastroplasty with 1 year follow-up: predictive factors of success. Endosc Int Open. 2016;4(2): E222–7.

［5］ Lopez-Nava G, Sharaiha RZ, Vargas EJ, Bazerbachi F, Manoel GN, Bautista-Castaño I, Acosta A, Topazian MD, Mundi MS, Kumta N, Kahaleh M, Herr AM, Shukla A, Aronne L, Gostout CJ, Abu Dayyeh BK. Endoscopic sleeve gastroplasty for obesity: a multicenter study of 248 patients with 24 months follow-up. Obes Surg. 2017;27:2649.

［6］ Fogel R, De Fogel J, Bonilla Y, et al. Clinical experience of transoral suturing for an endoluminal vertical gastroplasty: 1-year follow-up in 64 patients. Gastrointest Endosc. 2008;68:51–8.

［7］ Brethauer SA, Chand B, Schauer PR, et al. Transoral gastric volume reduction for weight management: technique and feasibility in 18 patients. Surg Obes Relat Dis. 2010; 6:689–94.

［8］ Sharaiha RZ, Kedia P, Kumta N, et al. Initial experience with endoscopic sleeve gastroplasty: technical success and reproducibility in the bariatric population. Endoscopy. 2015;47(2):164–6.

［9］ Galvao-Neto MD, Grecco E, Souza TF, et al. Endoscopic sleeve gastroplasty—minimally invasive therapy for primary obesity treatment. Arq Bras Cir Dig. 2016;29(Suppl 1):95–7.

［10］ Kumar N, Lopez-Nava G, Sahdala HNP, et al. Endoscopic sleeve gastroplasty: multicenter weight loss results. Gastroenterology. 2015;148(4):S179.

［11］ Abu Dayyeh BK, Acosta A, Camilleri M, et al. Endoscopic sleeve gastroplasty alters gastric physiology and induces loss of body weight in obese individuals. Clin Gastroenterol Hepatol. 2017;15(1):37–43. e1.

［12］ Sartoretto A, Sui Z, Hill C, Dunlap M, Rivera AR, Khashab MA, Kalloo AN, Fayad L, Cheskin LJ, Marinos G, Wilson E, Kumbhari V. Endoscopic Sleeve Gastroplasty (ESG) is a reproducible and effective endoscopic bariatric therapy suitable for widespread clinical adoption: a large, international multicenter study. Obes Surg. 2018;28(7):1812–21. https://doi.org/10.1007/s11695-018-3135-x. PubMed PMID:29450845.

Thomas J. Wang　Marvin Ryou　**著**

孟文勃　田　亮　姜宁祖　**译**

## 概述

2011—2014 年，美国成年人群中肥胖症（定义 BMI≥30kg/m²）的患病率为 36.5%[1]。2005—2006 年，与肥胖相关的医疗保健费用估计在 1460 亿～1900 亿美元[2-3]，而且由于通货膨胀和医疗保健费用上涨，过去几年中可能更高。临床医师和公众经常尝试改变生活方式，但仅靠此往往不足以达到控制体重和抑制代谢疾病的效果。手术干预已被证实对减肥有效，但需要患者达到病态肥胖（定义为 BMI≥40kg/m²或 BMI≥35kg/m²，并伴有肥胖相关的并发症），并且可能使患者面临显著的术后并发症的风险。尽管减重手术在过去几年安全性显著提高[4]。内镜干预减肥的风险通常被视为介于改变生活方式（风险最低）和外科手术之间（风险最高）；在过去的 10 年里，这项干预措施由于其成本较低，介入操作变得越来越有吸引力。

截至 2018 年，有 4 种内镜装置已获得 FDA 批准，作为减肥的治疗干预措施，包括 3 种胃内气球和 1 种抽吸装置[5]。这些设备在前文有过详细讨论。目前还有更多的干预措施，尚未获得或最近才获得 FDA 的批准。还有一些设备尚处于研发的不同阶段，包括从临床前概念到正在通过随机对照试验多次迭代的设备。然而，这些设备仍然需要其他的、更大规模的研究来证明它们的安全性和有效性。

在本章中，我们将逐一详细讨论每项干预措施，并在本章末尾附有表格，总结了这些设备的特点，包括治疗益处、作用机制、现有的临床试验结果和未来的计划。我们将首先讨论胃十二指肠植入物，它可以通过机械和神经激素效应以实现减肥，其次讨论吸收不良套管和影响胃动力的干预措施。最后我们将讨论改变小肠和结肠的治疗方案，这些已被证实不仅有助于减轻体重，而且有助于改善代谢综合征的指标，如血糖控制和脂肪肝。

## 一、十二指肠植入物

### （一）BAROnova TransPyloric Shuttle

TransPyloric Shuttle（BAROnova, Inc., San Carlos, California, USA，图 14-1）是一种硅树脂装置，由 2 个灯泡组成，通过位于幽门的柔性系带连接，以延迟胃排空及延长饱腹感来实现减肥。该装置在内镜辅助下进入胃内，通过自然蠕动向幽门移动，较小的球囊位于十二指肠内。较大的球茎起到锚定作用，固定于幽门处防止迁移。关于该装置疗效的临床数据目前有限，一项前瞻性由两组共 10 名患者组成的非随机试验，结果显示 3 个月组和 6 个月组的成功减肥率分别为 25.1%±14.0%（平均值 ± 标准

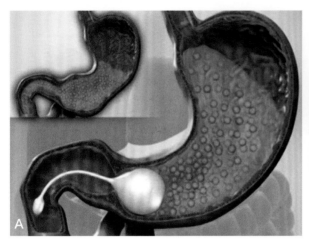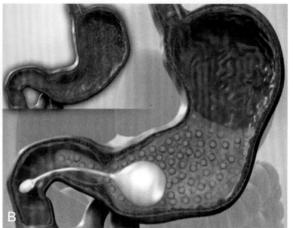

▲ 图 14-1　**A.** 显示了阻塞幽门的装置的数字模型；**B.** 显示了允许食糜以较慢速度通过的间歇性迁移

经许可转载，引自 https://baronova.com/technology/baronova-products/.

差）和 41.0%±21.1%[6]。值得注意的是，该研究中有 2 名患者（10%）因急性发作的上腹痛需要尽早移除器械。最常见的并发症是胃窦部＞5mm 的溃疡，其中 50% 的患者在内镜下可见，但大多数无症状，仅用药物即可解决[6]。因此从那时起对此设备重申并进行了改进，该公司最近公布了他们在 2018 年 302 名患者进行的多中心、双盲、随机假对照试验（ENDObesity Ⅱ）的结果，报道还称使用者体重平均减轻了 9.5%，而对照组患者平均下降 2.8%[7]。该公司还报道称，血压和心脏代谢等方面有更大的改善。据报道，现在最常见的不良事件是胃痛、恶心、呕吐和消化不良，但值得注意的是，该试验没有提到胃溃疡。详细的结果还未正式公布或公开提供。截至 2019 年 4 月，该设备已获得 FDA 批准，用于 BMI 为 30～40kg/m$^2$ 的患者，治疗时间为 12 个月[8]。

## （二）SatiSphere 系统

SatiSphere 十二指肠插入物（EndoSphere Inc., Columbus, Ohio, USA，图 14-2）是一种内镜植入装置，旨在延迟营养物质通过十二指肠的时间。它由一个镍钛诺骨架和两个尾纤组成，稳定在幽门和十二指肠之间，一系列聚对苯二甲酸乙二醇酯球体附着在主干上，减缓十二指肠食糜的流动。从理论上讲，这种装置的优势

与激素调节有关：首先，十二指肠处的球体和乳糜增加将导致十二指肠壁机械刺激的增加，进而增强早期饱腹感。其次，十二指肠中的延迟通过也可能导致延长的神经激素信号转导（即 CCK 和 GLP-1），以此减弱食欲。一项针对 31 名患者的小型随机对照试验（干预组：对照组 2∶1）结果显示，完成研究的患者在 3 个月时体重显著减轻 18.4%，而对照组[9] 仅有 4.4%。然而，在接受该设备治疗的 21 名患者中，有 10 名在 3 个月前发生移位，其中 2 名需要手术切除，因此试验提前终止。后续已经进行了设备修改以解决迁移中的问题。

## （三）Full Sense Device

Full Sense Device（BFKW LLC., Grand Rapids, Michigan，图 14-3）是一种改良的胃食管支架，旨在引起饱腹感。它有两个组件，一个放置在胃食管连接部上方的圆柱形支架，该支架连接到位于连接部下方的圆盘，对远端食管和胃贲门施加压力。尽管确切机制尚不清楚，但理论上认为来自该装置的机械压力可能会触发胃牵张感受器和神经激素信号传导，从而促进持续的饱腹感，以达到抑制食欲的目的。该设备目前正在进行内部临床试验，最近报道称已对墨西哥的 100 名肥胖患者进行了研究。但是，迄今为止还没有经过同行评审的数据。

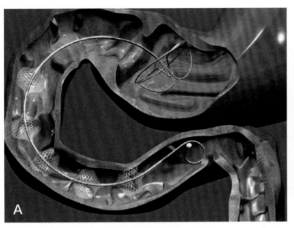
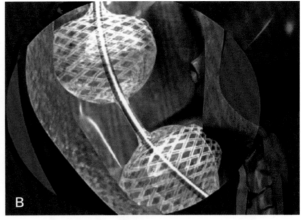

▲ 图 14-2　**A.** 十二指肠 **SatiSphere** 系统数字模型；**B.** 放大图像

经许可转载，引自 https://www.e-sciencecentral.org/articles/?scid=SC000010392.

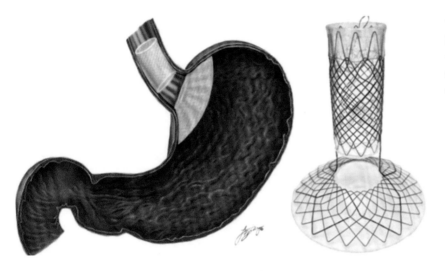

◀ 图 14-3　植入远端食管和贲门的装置示意图

引自 http://www.obesityhelp.com/articles/new-fall-senes-device-to-combat-obesity.

## 二、吸收性套管

### （一）EndoBarrier

EndoBarrier（GI Dynamics, Boston, MA, USA，图 14-4）是一种导致吸收不良的旁路过滤器，可防止乳糜和胰胆汁的混合和近端肠道的消化。该装置由一个 60cm 的氟聚合物衬里组成，可逆地固定在壶腹茎上，并延伸到空肠近端。食糜从胃进入内屏障，而胰酶和胆汁在内膜外流动。迄今为止，世界各地已经进行了数十项多中心临床试验和观察性研究，已经成功地与其他糖尿病疗法联合使用，实现了超重减肥和更好的血糖控制[10-13]。最近一项 Meta 分析显示与仅改变饮食相比，12 周时减重成功概率达 12.6%（95%Cl：9.0～16.2）。此外，Meta 分析显示糖化血红蛋白降低 0.9%（95%Cl：−1.8～0.0），空腹血糖降低 3.7mm（95%Cl：−8.2～0.8）[14]。虽然结果很接近，但所有血糖指标改变均无统计学意义。该设备到目前为止尚未得到 FDA 的批准，因为在最近的美国关键试验中在干预组中有 3.3% 的肝脓肿发生率（7/212），这高于 2% 的安全阈值，从而导致试验[15]的早期终止。其他并发症包括腹痛和消化道出血，在干预组[14]的患者中有 3.8%（8/212）发生。总的来说，内源性屏障似乎是减肥和血糖控制的一个很有前途的治疗选择。计划在设备重复使用后进行进一步的试验。

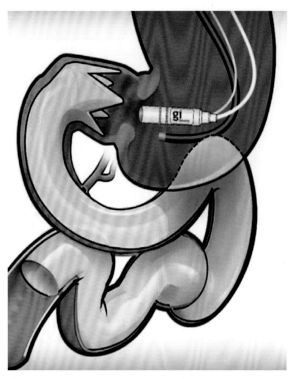

▲ 图 14-4　EndoBarrier 套管完全展开后的示意图
引自 http://gidynamics.com/endobarrier.

### （二）ValenTx Sleeve

ValenTx Sleeve 是一种含氟聚合物旁路套管，旨在模仿 Roux-en-Y 旁路的生理效果，通过绕过胃和近端小肠来促进早饱和吸收不良。该装置从 Z 线的食管胃结合部延伸到近端空肠，总长度为 120cm。截至目前，已经发表了一项为期 12 周的试点研究和一项为期 1 年的后续单中心试验。初步研究报道显示，12 周后 17 名患者的体重减轻了 39.7%。此外，由于血糖控制和血压的改善，在试验前服用抗高血糖或抗高血压药物的患者在 12 周试验结束时不再需要这些药物。最初的 22 名患者中有 5 名因术后早期吞咽困难而无法完成试验 [16]。后续试验对 10 名患者进行了为期 1 年的设备植入，并报告平均体重减轻达 36%。4/10 的患者有部分袖带脱离。当这些患者被排除在外时，平均体重减轻率更高可达 54%。该装置在其他方面具有良好的耐受性 [17]。一项针对 40 名患者的更大规模随访研究将于 2018 年 10 月完成 [18]。

### 三、胃动力疗法

#### （一）肉毒杆菌毒素注射液

肉毒杆菌毒素注射通常用于消化道平滑肌疾病患者，包括贲门失弛缓症、弥漫性食管痉挛、胃轻瘫和奥迪括约肌功能障碍等 [19]。在过去 10 年中，肉毒杆菌注射也被认为是治疗病态肥胖的一种可能选择。注射到胃窦后肉毒杆菌被认为可以抑制蠕动延迟胃排空，从而实现早期饱腹感。目前已有 3 项随机对照试验研究了这一设想，结果好坏各半 [20]。一项对 24 名患者进行的双盲随机对照试验显示，与安慰剂组相比，注射肉毒杆菌 200U 后 8 周体重显著减轻（11.0kg vs. 5.7 kg，$P<0.001$），且饱腹感增加，胃容量减少，排空延迟 [21]。然而，另外两项研究表明，即使是在更高剂量的 500 U 肉毒毒素注射后 5 周和 16 周，体重仍没有明显减轻 [22, 23]。目前尚不清楚这些结果不一致的原因，可能与研究的队列规模较小有关。由于这些结果参差不齐，肉毒杆菌注射剂目前还没有医学指示或 FDA 批准用于减肥治疗。目前，一项针对 20 名患者的长期临床试验正在进行中，以确定重复注射肉毒杆菌的益处，并在 5 年内进行随访 [24]。该研究计划在 2022 年完成。

#### （二）内镜放置胃刺激器

尽管目前尚不清楚确切机制，但植入式胃刺激器可能会损害胃系统中的生理电活动，导致胃排空延迟和饱腹感增加。已有多种设备正在积极进行临床试验，所有研究都在前 12 个月内实现了一定程度的体重减轻（有统计学差异）[25]。现在有正在积极进行的更大规模、更长时间的研究。然而，这些胃刺激器由于尺寸问题目前仍然需要腹腔镜植入。现阶段确实存在可以通过内镜放置的设备，但它们仍处于临床前阶段（图 14-5）[26]。未来需要对这些设备进行进一步的修改和进行临床试验后，才能将它们视为可能的减肥治疗选择。

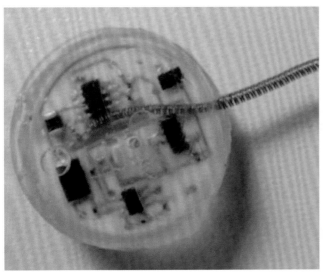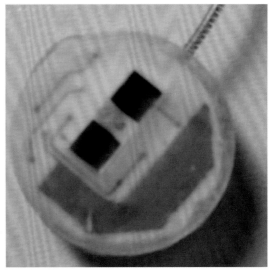

▲ 图 14-5　装置临床前版本的正面和背面图像
引自 Springer article Lonys et al.[26]

## 四、肠道改变

### （一）十二指肠黏膜再生术

十二指肠黏膜再生术（fractyl laboratories, cambridge, MA）旨在通过十二指肠水热消融改善糖尿病患者的血糖控制。消融技术首先需要通过黏膜下盐水注射来提高黏膜以保护深部肌层，然后进行圆周热消融，黏膜壁随后自然再生，这可能会改变肠内分泌细胞信号，从而改变血糖和胰岛素抵抗（图 14-6）。39 名患者进行了初步试验，其中 28 名接受 Vater 壶腹和 Treitz[27]

韧带之间的长段（平均 9.3cm）消融，11 名接受短段（平均 3.4cm）消融。术后 3 个月，接受长节段消融治疗的患者的糖化血红蛋白下降幅度更大（2.5%，平均基线 9.5%），而接受短节段消融治疗的患者（1.2%）6 个月时没有显著差异；长段消融组 A1c 下降 1.4%，短段组[28]下降 0.7%。患者的肝转氨酶也有所下降 [6 个月时谷草转氨酶（GOT）由 32±17 降至 22±6，谷丙转氨酶（GPT）为 40±23，6 个月时为 27±12]，因此该技术可能对脂肪肝也有一定益处。对体重减轻的影响很小，总体重从基线时的

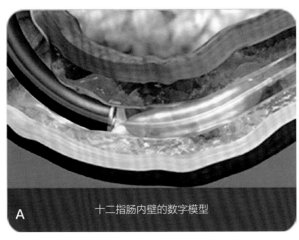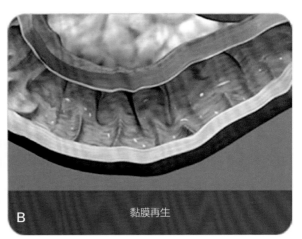

A　十二指肠内壁的数字模型　　B　黏膜再生

▲ 图 14-6　A. 显示手术后立即消融的十二指肠内壁的数字模型；B. 显示术后数周的黏膜再生
引自 http://www. fractyl. com/medical-professionals/#revita-dmr-procedure.

（86±11）kg 轻微下降到（82±11）kg，术后 1 个月，6 个月 [1] 恢复到接近基线水平。尽管不是专门针对减肥，但该手术已经显示出对与肥胖和代谢综合征相关的并发症的益处。该公司目前正在积极招募患者进行一项规模更大的临床试验，随访时间更长，为 48 周，以进一步评估该方法作为 2 型糖尿病和非酒精性脂肪性肝病（non-alcoholic fatty liver disease, NAFLD）[29] 的可能的治疗。

### （二）无创磁力吻合系统部分空肠分流术

部分空肠分流手术是一种内镜疗法，使用无创磁力吻合系统（incisionless magnetic anastomosis system, IMAS）用于治疗 2 型糖尿病和肥胖症。该手术同时使用小肠镜和结肠镜检查将 2 个自组装的八角形磁铁分别放置在空肠和回肠。在内镜和荧光显微镜下，这两个磁铁的耦合过程结束。在 1 周内，空肠和回肠之间形成了一个大口径的侧侧吻合，使食糜部分分流，同时保留了原有通路，以减少吸收不良的并

发症 [30]。耦合的磁铁可经粪便排出（图 14-7）。早期临床结果表明，除了体重持续下降外，神经激素控制的改变还能显著持久地控制血糖。GIW 已经完成了他们对 10 名患者的首次初步研究，据报道术后观察长达 12 个月 [32]。所有吻合口均在 1 周内完成，并继续通畅。6 个月和 12 个月的平均减重分别为 28.3% 和 40.2%。10 名患者中有 7 名是糖尿病患者或糖耐量异常患者，所有患者的空腹血糖和糖化血红蛋白均显著降低（12 个月糖尿病患者降低 1.9%，前驱糖尿病患者降低 1.0%）。未发现严重并发症 [31, 32]。据报道，一些患者术后恶心和腹泻，大多数症状在 2 周内消失，所有患者在饮食调整或标准药物治疗后消失。计划在未来进行更大规模的前瞻性试验。

### （三）粪菌移植

粪菌移植（fecal microbiota transplantation, FMT）是一种公认的治疗难治性梭状芽孢杆菌感染的方法，目前被研究作为治疗炎症性肠

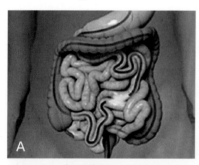

2 个标准内镜用于进入小肠

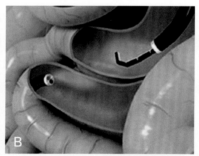

自成形磁铁从每个内镜的工作通道展开

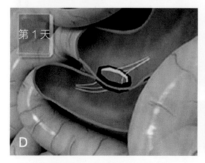

这些装置连接起来形成压缩吻合

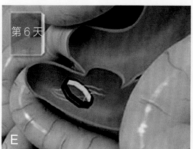

当吻合完全形成时器械通过

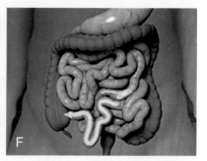

创建一个治疗路径，绕过小肠

▲ 图 14-7　磁力吻合系统的展开及 6 天后的手术结果

经许可转载，引自 GI Windows.

病、肠易激综合征和结肠炎的选择[33]。鉴于其治疗艰难梭菌相关肠炎疗效显著，FMT 也被用于治疗代谢综合征的临床研究中。目前，有一个临床试验已经发表，在该试验中，29 名患者接受了来自瘦人的 FMT，6 周后发现外周血胰岛素敏感性显著增加。随着这一领域的不断拓展，FMT 虽处于实验阶段，但对于肥胖和糖尿病来说，这无疑是一个值得深思的治疗选择（图 14-8）。目前，评估 FMT 在这一领域疗效的多个小型临床试验正在积极招募患者[35-38]，因此，我们应该在未来几年内看到这种可能的减肥治疗方案的结果。

## 结论

新的内镜减重术不断出现（表 14-1），有些针对减肥，有些关注代谢结果，包括血糖控制，还有一些针对以上两个结局指标。由于减重手术仅仅占比 2%，因此拥有一个强大的未来微创治疗方案是很重要的。虽然所有这些新出现的干预措施仍需要进一步的研究来证明它们的安全性、益处和成本效益，但许多干预措施似乎很有前景，其中一些可能在不久的将来对减肥管理领域产生影响。

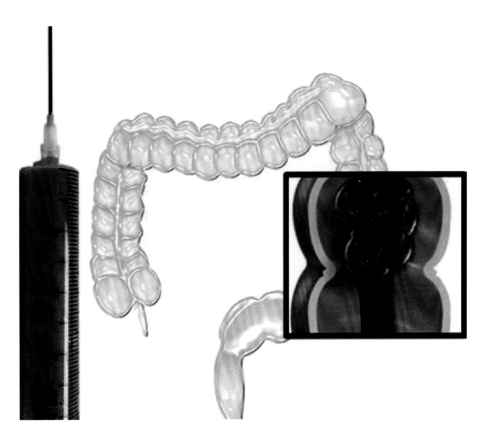

▲ 图 14-8　显示一个充满粪便微生物群的注射器的示意图，以及粪便微生物群在内镜下的分布

表 14-1 新兴的内镜减重术

| 名称 | 解剖位置 | 体重减轻 | 血糖控制 | 推测机制 | 现有已发表的试验 | 主要成果摘要 | 报告不良事件 | 未来计划 |
|---|---|---|---|---|---|---|---|---|
| **胃与十二指肠的植入物** | | | | | | | | |
| BARonova 经幽门的穿梭 | 幽门、十二指肠 | X | | 机械梗阻延迟胃排空，早饱 | 2个前瞻性试验，第一组20名患者，第二组302名患者（数据已提交，但未发表） | 第一次试验：3个月时EWL为25%，6个月时EWL为41%。第二次试验：12个月时体重减轻9.5%（设备）和2.8%（对照） | 第1次试验：2/20例患者出现上腹部疼痛，需要早期摘除器械 | 该设备现已获得美国食品药品监理局批准 |
| SatiSphere 系统 | 十二指肠 | X | | 早期和长期的食欲抑制，包括机械和经激素的影响 | 1项31例患者的随机对照试验 | 3个月时EWL为18%，对照组为4% | 10/21例患者发生器械迁移，导致试验提前终止 | 未知，需要设备修改 |
| 饱感设备 | GE连接与胃贲门 | X^a | | 机械压力引起的早期饱足 | 无（仅限内部试验） | 未知的 | 未知的 | 未知的 |
| **吸收不良套管** | | | | | | | | |
| EndoBarrier | 十二指肠至近端空肠 | X | X | 食糜与胰胆液吸收延迟及混合 | 几十个已知的判断 | Meta分析：3个月时的EWL比单纯饮食高13%。糖化血红蛋白下降0.9% | 肝脓肿(3.3%，7/212例患者)，美国III期临床试验早期终止 | 设备重复后的进一步试验 |
| ValenTx 套管 | GE连接至近端端空肠 | X | X | 吸收不良类似于roux-en-Y旁路，早饱 | 17例患者1年随访的初步研究 | 12周后40% EWL ($n=17$)。随访1年，36% EWL($n=10$) | 5/22例患者因术后咽困难不能完成试验 | 更大规模的后续研究2018年底完成 |

续 表

| 名称 | 解剖位置 | 体重减轻 | 血糖控制 | 推测机制 | 现有已发表的试验 | 主要成果摘要 | 报告不良事件 | 未来计划 |
|---|---|---|---|---|---|---|---|---|
| **胃肠动疗法** | | | | | | | | |
| A 型肉毒毒素注射 | 胃腔 | 不清楚 | | 胃肠蠕动抑制导致胃排空延迟、早饱 | 3 项随机、双盲、对照试验,包括大量观察性研究 | 整体的混合。只有 1/3 的研究在 8 周时体重减轻 11.0kg 和 5.7kg(安慰剂)是显著的 | | 一项关于反复注射肉毒杆菌益处的长期随访研究 |
| 内镜下放置的胃刺激器 | 胃 | X | | 生理电活动中断导致胃排空延迟 | 没有(基础阶段) | 没有 | | 不知道 |
| **肠道的改变** | | | | | | | | |
| 恢复十二指肠黏膜表面置换 | 十二指肠 | | X | 十二指肠黏膜再生中神经内分泌信号的改变 | 39 例患者 1 次临床试验 | 长段消融治疗 6 个月后糖化血红蛋白降低 1.4%。对减肥的益处微乎其微 | | 更大规模的临床试验,随访 48 周,积极招募 |
| 部分空肠分流吻合术 | 空肠和回肠 | X | X | 食糜部分经吻合转移,引起神经激素信号改变和部分吸收不良 | 10 例患者 1 年随访的初步研究 | 随访 6 个月和 1 年,EWL 分别为 28% 和 40%。糖尿病患者糖化血红蛋白降低 1.9% | | 阿根廷 2018 年随机对照试验 |
| 粪便微生物群移植 | 结肠 | 不清楚 | X | 肠道菌群的变化。具体机制不明 | 29 例代谢综合征研究的 1 项试验 | 外周胰岛素敏感性显著增加 | | 多项关于减肥和糖尿病的随访研究 |

a. 结果未发表。EWL. 估计体重减轻; GE. 胃食管

## 参考文献

［1］ National Center for Health Statistics. National Health and Nutrition Examination Survey. 2014. URL: http://www.cdc.gov/nchs/nhanes.htm [accessed 2014-09-08] [WebCite Cache]. 2014.

［2］ Finkelstein EA, Trogdon JG, Cohen JW, Dietz W. Annual medical spending attributable to obesity: payer-and service-specific estimates. Health Aff. 2009;28(5):w822–31.

［3］ Cawley J, Meyerhoefer C. The medical care costs of obesity: an instrumental variables approach. J Health Econ. 2012;31(1):219–30.

［4］ Ma IT, Madura JA. Gastrointestinal complications after bariatric surgery. Gastroenterol Hepatol. 2015;11(8):526.

［5］ Ryou M, McQuaid KR, Thompson CC, Edmundowicz S, Mergener K, Force AE. ASGE EndoVators Summit: defining the role and value of endoscopic therapies in obesity management. Obesity surgery. 2018;28(1):3–14.

［6］ Marinos G, Eliades C, Muthusamy VR, Greenway F. Weight loss and improved quality of life with a nonsurgical endoscopic treatment for obesity: clinical results from a 3-and 6-month study. Surg Obes Relat Dis. 2014;10(5):929–34.

［7］ Densford F. BaroNova touts TransPyloric Shuttle pivotal study data. In: MassDevice Medical Network. 2018. https://www.massdevice.com/baronova-toutstranspyloric-shuttle-pivotal-study-data/. Accessed 21 July 2019.

［8］ Densford F. BaroNova wins FDA nod for TransPyloric Shuttle weight loss device. In: MassDevice Medical Network. 2019. https://www.massdevice.com/baronova-wins-fda-nod-for-transpyloric-shuttle-weightloss-device/. Accessed 21 July 2019.

［9］ Sauer N, Rösch T, Pezold J, Reining F, Anders M, Groth S, Schachschal G, Mann O, Aberle J. A new endoscopically implantable device (SatiSphere) for treatment of obesity—efficacy, safety, and metabolic effects on glucose, insulin, and GLP-1 levels. Obes Surg. 2013;23(11):1727–33.

［10］ Gersin KS, Rothstein RI, Rosenthal RJ, Stefanidis D, Deal SE, Kuwada TS, Laycock W, Adrales G, Vassiliou M, Szomstein S, Heller S. Open-label, sham-controlled trial of an endoscopic duodenojejunal bypass liner for preoperative weight loss in bariatric surgery candidates. Gastrointest Endosc. 2010;71(6):976–82.

［11］ Koehestanie P, de Jonge C, Berends FJ, Janssen IM, Bouvy ND, Greve JW. The effect of the endoscopic duodenal-jejunal bypass liner on obesity and type 2 diabetes mellitus, a multicenter randomized controlled trial. Ann Surg. 2014;260(6):984–92.

［12］ Cohen RV, et al. A pilot study of the duodenal-jejunal bypass liner in low body mass index type 2 diabetes. J Clin Endocrinol Metab. 2013;98:E279–82.

［13］ Sen Gupta P, Drummond RS, Lugg ST, McGowan BM,

Amiel SA, Ryder RE. One year efficacy, safety and tolerability outcomes of endoscopic duodenal exclusion using EndoBarrier as an adjunct to glucagon-like peptide-1 (GLP-1) therapy in suboptimally controlled type 2 diabetes: a randomised controlled trial. In Novel treatment for diabetes-focusing on GLP-1 and SGLT2. Endocrine Society; 2016. p. PP15–PP11. https://onlinelibrary.wiley.com/page/journal/14631326/homepage/editorialboard.html.

［14］ Rohde U, Hedbäck N, Gluud LL, Vilsbøll T, Knop FK. Effect of the EndoBarrier gastrointestinal liner on obesity and type 2 diabetes: a systematic review and meta-analysis. Diabetes Obes Metab. 2016;18(3):300–5.

［15］ Safety and efficacy of EndoBarrier in subjects with type 2 diabetes who are obese. In: ClinicalTrials. gov. 2016. https://clinicaltrials.gov/ct2/show/study/NCT01728116. Accessed 22 Oct 2017.

［16］ Sandler BJ, Rumbaut R, Swain CP, Torres G, Morales L, Gonzales L, Schultz S, Talamini M, Horgan S. Human experience with an endoluminal, endoscopic, gastrojejunal bypass sleeve. Surg Endosc. 2011;25(9):3028–33.

［17］ Sandler BJ, Rumbaut R, Swain CP, Torres G, Morales L, Gonzales L, Schultz S, Talamini MA, Jacobsen GR, Horgan S. One-year human experience with a novel endoluminal, endoscopic gastric bypass sleeve for morbid obesity. Surg Endosc. 2015;29(11):3298–303.

［18］ The ValenTx endo bypass system in obese subjects. In: ClinicalTrials.gov. 2016. https://clinicaltrials.gov/ct2/show/NCT02954003. Accessed 22 Oct 2017.

［19］ Lacy BE, Weiser K, Kennedy A. Botulinum toxin and gastrointestinal tract disorders: panacea, placebo, or pathway to the future? Gastroenterol Hepatol. 2008;4(4):283.

［20］ Pero R, Coretti L, Lembo F. Botulinum toxin a for controlling obesity. Toxins. 2016;8(10):281.

［21］ Foschi D, Corsi F, Lazzaroni M, Sangaletti O, Riva P, La Tartara G, Bevilacqua M, Osio M, Alciati A, Bianchi Porro G, Trabucchi E. Treatment of morbid obesity by intraparietogastric administration of botulinum toxin: a randomized, double-blind, controlled study. Int J Obes. 2007;31(4):707.

［22］ Gui D, Mingrone G, Valenza V, Spada PL, Mutignani M, Runfola M, Scarfone A, Mugno M, Panunzi S. Effect of botulinum toxin antral injection on gastric emptying and weight reduction in obese patients: a pilot study. Aliment Pharmacol Ther. 2006;23(5):675–80.

［23］ Topazian M, Camilleri M, Enders FT, Clain JE, Gleeson FC, Levy MJ, Rajan E, Nehra V, Dierkhising RA, Collazo-Clavell ML, et al. Gastric antral injections of botulinum toxin delay gastric emptying but do not reduce body weight. Clin Gastroenterol Hepatol. 2013;11:45–50.

［24］ Intragastric injections of Botox for the treatment of obesity. In: ClinicalTrials.gov. 2017. https://clinicaltrials.gov/ct2/show/NCT02035397. Accessed 22 Oct 2017.

［25］ Cha R, Marescaux J, Diana M. Updates on gastric electrical stimulation to treat obesity: systematic review and future perspectives. World J Gastrointest Endosc. 2014; 6(9):419–31.

［26］ Lonys L, Vanhoestenberghe A, Julémont N, Godet S, Delplancke MP, Mathys P, Nonclercq A. Silicone rubber encapsulation for an endoscopically implantable gastrostimulator. Med Biol Eng Comput. 2015;53(4):319–29.

［27］ Neto MG, Rajagopalan H, Becerra P, Rodriguez P, Vignolo P, Caplan J, Rodriguez L. 829 Endoscopic duodenal mucosal resurfacing improves glycemic and hepatic parameters in patients with type 2 diabetes: data from a first-in-human study. Gastroenterology. 2016;150(4): S174.

［28］ Rajagopalan H, Cherrington AD, Thompson CC, Kaplan LM, Rubino F, Mingrone G, Becerra P, Rodriguez P, Vignolo P, Caplan J, Rodriguez L. Endoscopic duodenal mucosal resurfacing for the treatment of type 2 diabetes: 6-month interim analysis from the first-in-human proof-of-concept study. Diabetes Care. 2016;39(12):2254–61.

［29］ Effect of DMR using the Revita system in the treatment of type 2 diabetes (T2D). In: ClinicalTrials.gov. 2017. https://clinicaltrials.gov/ct2/show/NCT02879383. Accessed 30 Oct 2017.

［30］ Machytka E, Buzga M, Ryou M, Lautz DB, Thompson CC. 1139 Endoscopic dual-path enteral anastomosis using self-assembling magnets: firstin-human clinical feasibility. Gastroenterology. 2016;150(4):S232.

［31］ Machytka E, Buzga M, Lautz DB, Ryou M, Simonson D, Thompson CC. 103 A dual-path enteral bypass procedure created by a novel incisionless anastomosis system (IAS): 6-month clinical results. Gastroenterology. 2016;150 (4):S26.

［32］ Machytka E, Bužga M, Zonca P, Lautz DB, Ryou M, Simonson DC, Thompson CC. Partial jejunal diversion using an incisionless magnetic anastomosis system: 1-year interim results in subjects with obesity and diabetes. Gastrointest Endosc. 2017;86:904.

［33］ Rossen NG, MacDonald JK, de Vries EM, D'Haens GR, de Vos WM, Zoetendal EG, Ponsioen CY. Fecal microbiota transplantation as novel therapy in gastroenterology: a systematic review. World J Gastroenterol: WJG. 2015;21(17):5359.

［34］ Vrieze A, Van Nood E, Holleman F, Salojärvi J, Kootte RS, Bartelsman JF, Dallinga-Thie GM, Ackermans MT, Serlie MJ, Oozeer R, Derrien M. Transfer of intestinal microbiota from lean donors increases insulin sensitivity in individuals with metabolic syndrome. Gastroenterology. 2012;143(4):913–6.

［35］ Transplantation of microbes for treatment of metabolic syndrome & NAFLD. In: ClinicalTrials.gov. 2016. https://clinicaltrials.gov/ct2/show/results/NCT02496390. Accessed 22 Oct 2017.

［36］ Fecal microbiota transplantation for diabetes mellitus type II in obese patients. In: ClinicalTrials.gov. 2016. https://clinicaltrials.gov/ct2/show/NCT02346669. Accessed 22 Oct 2017.

［37］ Fecal microbiota transplantation for the treatment of obesity (FMT obesity). In: ClinicalTrials.gov. 2017. https://clinicaltrials.gov/ct2/show/NCT02741518. Accessed 22 Oct 2017.

［38］ Fecal microbiota transplant for obesity and metabolism. In: ClinicalTrials.gov. 2017. https://clinicaltrials. gov/ct2/show/study/NCT02530385. Accessed 22 Oct 2017.

# 第15章
# 减重手术后狭窄、漏和瘘管的内镜治疗
## Endoscopic Therapy of Post-Bariatric Surgery Strictures, Leaks, and Fistulas

Filippo Filicori　Lee L. Swanström　著

岳平　李汛　译

## 概述

　　超过 2/3 的美国成年人被归类为超重和肥胖，其中 1/3 被归类为病态肥胖[1]。肥胖率的上升，使美国每年进行的减重手术数量的增加，肥胖症的外科治疗为这一人群中提供了最实质性和最持久的减肥效果[2, 3]。这些手术的安全状况也有了显著的改善。然而，尽管有这样的改善，接受 Roux-en-Y 胃旁路术（Roux-en-Y gastric bypass, RYGB）或袖状胃成形术（sleeve gastrectomy, SG）的患者中，多达 5% 的患者将出现术后漏[4]，死亡率为 0.1%～0.5%[5, 6]，3%～27% 的患者将经历不同程度的狭窄[7-9]。从历史上看，减重手术的并发症大多需要手术治疗。然而，内镜的作用使其成为一种更常见的选择，可以用微创的方法来处理这些并发症。

## 一、狭窄

　　减重手术是一种独特的手术方式，因为它们的部分功能是通过限制消化道的大小来发挥作用，因此，一定程度的狭窄是有益的。狭窄的发病机制尚不完全清楚，但很可能与技术因素有关，如吻合器或缝合线的选择、炎症反应、胃内产酸的壁细胞造成的溃疡、缺血、非甾体抗炎药（nonsteroidal anti-inflammatory drug, NSAID）治疗或饮酒[10, 11]。

　　胃空肠吻合口和 SG 患者的 RYGB 狭窄可导致吞咽困难、呕吐和不必要的体重减轻过快，这些并发症发生在 3%～27% 的患者中[7-9]。典型的吻合口狭窄的诊断建议在 X 线下评估，可通过腔管狭窄进行确诊，因为此时缺乏内镜检查通道。尽管内镜气囊扩张术通常是一线治疗，但有多种技术已被用于治疗狭窄。有时，有必要在一段时间内每隔几周进行一次连续扩张，为达到持久的效果，通常从一个 10mm 的球囊开始，逐渐过渡到 15～18mm 的球囊。这种方法可使 80% 以上的患者中取得持续的长期效果，而且穿孔的风险很低[7, 8, 12]。更多慢性或较为困难的吻合口狭窄可能需要更积极的内镜治疗，如类固醇注射，甚至针刀狭窄成形术[13, 14]。当内镜治疗失败时，手术对吻合口重新吻合或外科狭窄成形术是适宜的。当狭窄时，由于其位置的原因，肠肠吻合术在内镜下难以操作。这类远端狭窄通常需要手术矫正。SG 的狭窄似乎与较小的探条尺寸、错误使用的钉仓线或尽可能形成更紧的袖子有关[15]。邻近切口的狭窄似乎更难接受球囊扩张，可能需要反复扩张、支架植入或再次手术。在袖状胃中段狭窄的情况下，提倡使用更大的球囊（30～35mm）进行更积极的扩张，这种方法缺乏数据支持，然后许多外科医师在这种情况下求助于RYGB[15-18]。

## 二、漏

虽然减重手术后吻合口或切割线漏少见，但通常其结局让人恐惧，可能是致命性的。其发病率占患者的2%～5%[4, 12]。术后漏具有很高的发病率和死亡率，通常为0.5%～10%[4, 19]。然而，多达50%的患者可能没有症状，只有在X线检查中才能检测到漏[19]。慢性漏或急性自限性漏的慢性表现称为瘘管，发生在RYGB术后1.5%～12.5%的患者中。

内镜治疗策略可以尝试排除漏（支架植入）和（或）孔口阻塞（夹、塞、胶或缝合线）。然而，由于周围组织中的炎症变化，随着漏形成和试图关闭瘘口的时间间隔拉长，放置夹子变得更加困难。当管口口径太大，不能进行夹闭或需要额外的腔内引流时，可以使用猪尾导管或EndoVAC来获得额外的源头控制[24, 25]。这些复杂的情况需要一个深思熟虑的、多学科的、长期的管理方法。腹部感染的控制、全身抗生素和营养支持是这些患者治疗的基本组成部分，但不在本章的讨论范围内。

### （一）病因

术后前4天发生漏的最常见的原因是技术缺陷。手术后4天或更长时间出现的漏可能是由于吻合口处的局部缺血、营养不良、张力过高或其他患者相关因素。在胃旁路术中，大多数漏液发生在胃空肠吻合术中[19, 26, 27]。在袖状胃成形术后，管状胃的高压可能导致漏，最常发生在His的前角，也就是缝合线与食管胃交界处[28, 29]。结扎胃短动脉后，该区域可能特别容易发生缺血性穿孔。这些漏非常容易成为慢性瘘，而这些瘘往往无法闭合。漏的时间可以提供有关其病因的有价值的信息。尽管严格遵循手术原则，但胃缺血或技术失败可能会发生不可预测的情况，导致这种并发症。

### （二）诊断与分类

减重手术后早期发生的漏很难诊断。腹部体格检查通常不能反映腹内溢液的严重程度，对肥胖患者通常具有误导性。漏最敏感的指标之一是单纯性心动过速。尽管手术当晚患者通常感觉良好并能下地走动，但如果患者抱怨疼痛剧烈、不能走动或偏离了标准的术后疗程，应该怀疑漏的发生。口服水溶性对比剂后行CT检查可提供最多的信息，灵敏度接近100%[30]。对比剂食管造影或上消化道（GI）连续拍摄经常被使用，但文献报道其灵敏度低至33%[31]。

急性自限性漏、小的中度漏或封堵失败可能表现为慢性瘘管。这些症状可能在术后数月至数年内潜伏后出现，并伴有疼痛或不适等非特异性腹部主诉。此外，胃袋和残胃之间的瘘管可能在RYGB后发生，并可能出现体重回升和（或）恶心、疼痛或新发的胃食管反流病（gastroesophageal reflux disease, GERD）。如果临床上高度怀疑，上消化道内镜检查或上消化道造影通常可明确诊断。仔细的胃袋或胃袖内镜检查会发现一个颗粒状的瘘管，通常太小而不能通过胃镜。横断面成像可能排除其他诊断或显示隐匿性脓肿，但不太可能直接显示瘘管。由于临床检查没有明确的症状或明显的发现，这些诊断依赖于临床直觉和对影像的解读。

文献建议将漏分类为：①早期漏，发生在术后<3天；②中期漏，发生在术后4至7天；③晚期漏/瘘管，发生在术后8天或更长时间[15, 18]。在早期漏中，局部炎症和全身对腹膜污染的反应可能是突发的，但通常是局限的。在中期漏的情况下，炎症反应可能达到顶峰，组织脆弱，污染严重。在这些情况下，传统的外科治疗失败率很高[18]。对于晚期漏，局部炎症可能已经消退，但瘘管的慢性愈合可能会阻碍自发闭合。这种漏导致的瘘管仍然是一个复杂的过程，需要同步应用多种技术。RYGB术后残胃可能形成瘘管，导致胃瘘，通常表现为失去减重手术带来的益处。它们也可以在不同

的中空黏性器官之间或沿引流管道的皮肤之间形成。虽然胃支气管瘘不太常见，但也时有报道[32]。

### （三）方法

对漏有全身性反应的患者，特别是血流动力学不稳定的患者，应该在源头控制干预之前积极复苏；然而，至关重要的是不要延误其治疗。只有血流动力学稳定的患者才会考虑非手术和内镜治疗。广谱抗生素和密切监测是必不可少的辅助手段。以下是内镜治疗常用的治疗方式。

1. **支架**　使用全覆膜的自膨式金属支架（self-expandable metallic stents, SEMS, 图 15-1）是一种微创、相对安全和有效的治疗减重手术后漏的方法。血流动力学稳定、具有良好解剖结构以允许支架的放置和保留且漏来源充分控制的患者可考虑放置 SEMS[33]。

需要指出的是，支架的展开需要合适的解剖结构，有时通过胃空肠吻合口漏处安全放置支架是有挑战性的。袖状胃漏最常发生在 His 角，

可能需要"嵌套"式放置 SEMS，以防止支架移位和减压导管，这可能会导致患者明显的疼痛和不适。

内镜支架置入可使消化道保持连续性，使肠内容物通过漏口，从而很快恢复经口进食；这可以显著减少患者的不适。在使用常规支架治疗早期漏的研究中，超过 80% 的患者在预定的支架取出时间（通常为 6 周[22, 33-35]）完成愈合。尽管是一种有吸引力的治疗选择，但支架移位是常见的并发症[33]，高达 16%，可能需要支架调整或移除。为此，一个或多个夹子或内镜吻合夹（OTSC）可以部署在黏膜和支架的近侧之间，以降低其移位的发生率[36, 37]。内镜缝合可以使固定更加安全，但这确实增加了手术成本[38]。不太常见的是，支架会导致内镜无法触及的位置，临床严重出血，以及需要手术干预的消化道侵蚀[22, 39]。其他潜在的治疗方法，如内镜夹、OTSC、纤维蛋白封闭药、栓子或内镜缝合（图 15-2 和图 15-3），可以与支架结合使用。

2. **内引流**　据报道，内引流是一种非常有

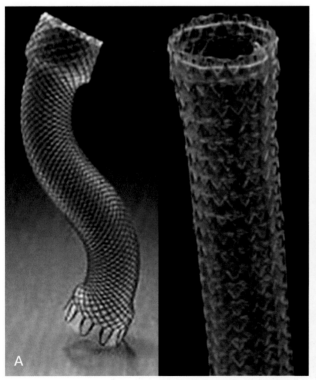
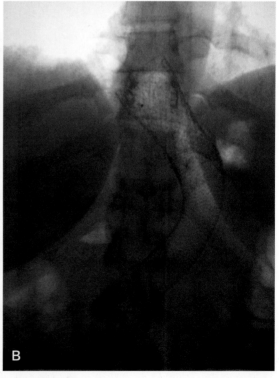

▲ 图 15-1　自膨式金属支架（SEMS）
A. 市面上可买到的支架；B. 展开支架的 X 线片

效、廉价和安全的方法来引流肥胖患者的肠漏。在尾瓣推进器的帮助下，尾瓣可以通过导丝上的工作通道被置入。

当感染严重时，如脓性物质从腔外排出并且源头控制不完全，在大多数情况下，一个管腔与空腔相通，另一个管腔在肠侧的猪尾引流导管放置（图 15-4）似乎是一种安全的选择。在一项回顾性研究中，尽管中位治愈时间为 6 个

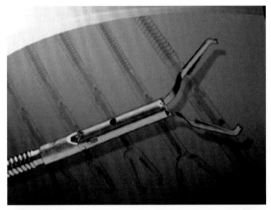

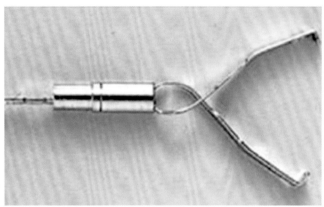

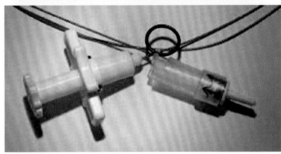

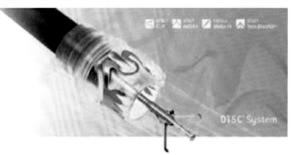

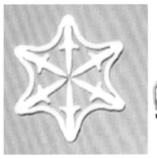

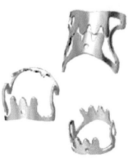

▲ 图 15-2  内镜夹、纤维蛋白封闭药注射装置和超范围内镜吻合夹（OTSC）

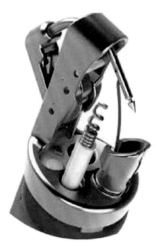

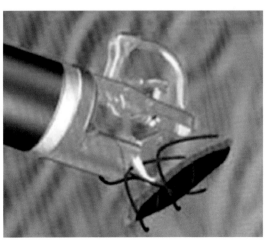

◀ 图 15-3  内镜缝合装置

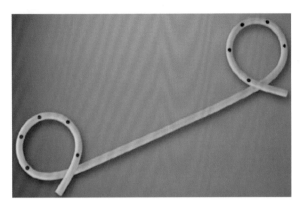

▲ 图 15-4　猪尾内引流导管（双 J 支架）

月，但对 100 名袖状胃成形术后漏的患者进行检查后发现，其中 86% 的患者（40 名）内引流成功。壁外腔直径＞5cm 与内引流失败有关。

3. 纤维蛋白胶　关于在减重手术后早期治疗漏中使用纤维蛋白封闭药缺乏高质量数据。一项研究检查了 3 名接受纤维蛋白注射的患者，发现 2/3 的患者均在 33 天内痊愈[41]。晚期漏患者注射纤维蛋白胶的疗效似乎更差[42]。这种治疗方式在大规模实施之前需要更广泛的调查。

4. 夹子　当单独使用传统止血夹封闭瘘管时，通常效果不佳。另外，较大的超范围内镜吻合夹，如 Ovesco OTSC（Ovesco Endoscopy, Germany）或扣锁夹（US Endoscopy, OH），则形成了更适合此应用的全厚度闭合，如"捕熊器"。也有专门的抓取钳，用于在展开前将组织向上拉入盖子。有时，可以将多个夹子并排展开，以密封＞2 cm 的线状缺陷。任何内镜吻合夹内镜封堵的可行性都需要考虑到管状胃食管连接处狭窄的工作空间，缺损的大小和方向，周围组织的质量，以及一旦激发就很难取出夹子。

虽然 OTSC 在各种肠漏中都有报道，但在减肥患者中的经验有限。Surace 等已经报道了 19 名患者，其中 11 名在胃袖状切除术后发生胃漏，成功闭合率为 91%[43]。Winder 等的另一项研究，由 55% 的肥胖患者组成的患者群体显示出相似的成功率模式，分别有 77.3% 和 100% 的瘘管和漏患者实现了长期闭合[44]。这两项研究都强调了多重干预的必要性，并试图堵住漏口。既往一些研究[45]建议在这些夹子上放置支架，以进一步帮助闭合。

慢性瘘管由于多种原因难以采用内镜治疗，导致组织易碎性的纤维化和炎症增加了内镜封堵的技术难度。如果组织发生纤维化，很难用吸引器吸进透明帽，有两种设备可以帮助解决这一问题，它们是 OTSC Twin Grasper 和 OTSC Anchor（Ovesco Endoscopy, Germany）。这两种装置都被用来抓住更多慢性瘘管的纤维化边缘，以帮助在激发前将整个开口拉入盖子。虽然这些装置可以有效地抓住组织，并可能有助于瘘管的闭合，但报道慢性瘘管的这期失败率＞80%[44]。

5. 腔内真空　腔内真空（endoluminal vacuum, E-Vac）（图 15-5）治疗已成为治疗减重手术引起的大型漏口的替代方法。它使用与真空辅助闭合治疗外部伤口相同的治疗原则。两者都通过清除感染分泌物、减轻水肿、增加局部灌注和促进肉芽组织形成来改善和加速愈合[46, 47]。

来自欧洲的大多数研究表明，其平均闭合率为 90%，死亡率为 10%[46, 48-53]。一种商用组装的系统（Endo-Spenge, B.Braun Medical, Germany）在欧洲可获得，但该系统仅在美国获得 FDA 批准用于治疗结直肠漏。因此，有必要自行组装美国现有的这种设备来实施这种治疗。

E-Vac 插入术是在全身麻醉下进行的，以保护气道。一根 16Fr 硅胶鼻胃管（nasogastric tube, NGT）穿过其中一个鼻孔，并通过牙垫从嘴里拉出来。此时，将创建 E-Vac 并将其连接到 NGT 的末端。E-V 交流是从 KCI（San Antonio, Texas）负压系统的小泡沫塑料包装改编而来的。实际的 E-Vac 的大小受到通过食管腔的限制，因此 3～4cm 宽和 6～8cm 长是可以安全通过食管的最大尺寸。一旦 E-Vac 被切割到合适的大小，就会在不离开海绵的情况下创建一条通过其中心到尖端的隧道。然后将 NGT 放入该隧道以包围泡沫的范围，以确保 NGT 上的所有窗口都在海绵内。管子的尖端可能需要修剪以适应这一点。一旦固定到位，使用 2-0 永久缝线将 E-Vac 固定到 NGT 的近端。

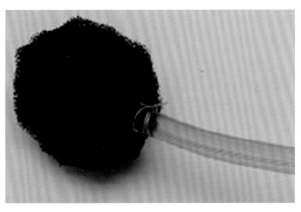
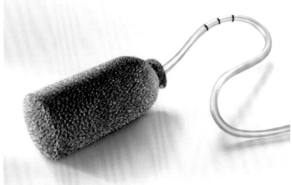

▲ 图 15-5　自行组装的商用腔内真空交流器件
经许可转载，引自 Endo-SPONGE, Braun, Germany.

U 形针用于将缝线缠绕在 E-Vac 的圆周上。在 NGT 的顶端使用另一条缝线，通过 E-Vac，形成一个空气结。这个结是用鼠齿钳夹住交流电，便于携带到位。应将示波器推入腔内，以获得 NGT 和 E-V 交流的尖端。可以用鼠齿钳将 E-Vac 从其近端推入瘘管腔内，然后将其留在原位。然后，NGT 应调整为连接到 KCI 负压机（San Antonio，Texas），并且设置应设置为 175 mmHg、高压和连续。海绵应该每 3 天换 1 次。当瘘管腔闭合并最终封闭时，应重复这一过程。

### （四）早期 / 中期漏

当及时诊断时，早期漏和中期漏对患者的预后最好。尽管文献中几乎没有可用的比较数据，早期漏可以通过多种治疗方案来处理。在适当的环境和大多数受控的漏中，引流、抗生素、口服无菌药物和营养支持（肠外或空肠）的方案导致 90% 的患者在 5 周内闭合[19, 26, 54, 55]。尽管分辨率很高，但传统的经皮途径对患者来说是以巨大的痛苦为代价的，在几周的高输出量漏的情况下，患者需要将其放置为零，并将它置于由肠外营养和（或）获得肠道通路的附加程序衍生的并发症的风险中，而这些并发症在减肥患者中可能很难获得。在另一端，手术探查和修补加引流对早期漏有相似的疗效，但对中晚期漏没有显示出相同的效果。在 2～3 天后或面对严重的腹膜感染时进行初级外科修复不太可能成

功[18]。在早期和中期漏中，内镜疗法提供了传统疗法的重要替代方案。进一步的治疗应该考虑到开口的直径，从开始到现在的时间，以及空洞的大小和污染程度。一般而言，前面描述的所有单独使用或组合使用的技术都提供了实现漏解决的成功手段。

### （五）晚期漏和瘘管

当出现或诊断晚，漏将与严重和持续的污染有关。同样，以前管理失败的漏可能会导致炎症或肉芽治疗复杂化。再加上晚期漏，非手术治疗的成功率在 40%～80%[27, 29]。与早期漏的患者相比，晚期漏和瘘管患者需要替代治疗的失败率更高。然而，在这些系列中的大多数，非手术和手术治疗的失败都对支架置入有反应。全覆盖的食管支架可以减少伤口的污染和炎症，从而促进愈合。术后第 8 天诊断为晚期漏的几个小病例系列报道，支架留在原位 2～4 个月的成功率为 100%，拔除造影后食管造影显示完全愈合[28, 34, 56]。另一端的其他系列支架的成功率较低，仅使用支架的延迟性瘘管治愈率为 50%～80%[32, 57]。

对于不适用于支架置入术的晚期漏，也有其他治疗方案可供选择。纤维蛋白封闭药、瘘管塞子和内镜缝合只是尝试关闭瘘管的其他方法中的一小部分。虽然大多数系列都很小，但结果是有希望的。在来自 4 个系列的 11 名入选

患者中，将生物可降解的纤维蛋白胶注入漏口均获得成功，无不良反应[23, 25]。同样，瘘管塞子可以为慢性瘘管的愈合提供支架，对于1.5cm或更宽的瘘管尤其有用，导致小系列中80%的患者痊愈[58, 59]。内镜下瘘管附近的黏膜折叠术也已被报道[60, 61]。日益复杂的瘘管可能同时需要几种技术。几个系列研究了减重手术后复杂瘘管的多模式治疗结果。在27例>10mm复杂性晚期瘘管的患者中，采用腔内清创、OTSC、纤维蛋白封闭药和支架的联合应用显示了100%的成功率，平均86天，平均每个患者4.4次内镜检查[45]。

瘘管化之间的胃袋和胃残体可以发生在胃旁路手术后，需要单独讨论。这是更常见的，因为当袋子是用一个不分的订书机创建的时候，订书机的订书线故障，这是大家不愿意看到的。其他原因包括胃旁路手术中胃底分割不全、胃袋吻合线漏、脓肿形成并减压至残胃，以及侵蚀至残胃的边缘溃疡[62]。这些瘘管可能出现类似边缘性溃疡的症状，或体重回升和食欲不振。上消化道系列检查和内镜检查是首选的初始诊断方法。对于<5mm的小瘘管，超范围夹

子内镜闭合是实现闭合的有用技术[20]。外科治疗，包括全胃切除食管空肠吻合术，SG改用RYGB，应该只适用于那些初次内镜治疗失败的慢性漏患者[17, 63, 64]。

## 结论

从历史上看，减重手术的并发症需要手术治疗。这对患者来说是病态的，有时甚至是致命的。在过去的10年里，内镜的作用已经成为一种有效且侵入性较小的方法来处理许多此类并发症。

已经发现有几种内镜检查方法可以在这些困难的情况下取得成功。镜外式夹子似乎特别适合<1cm的早期小漏。猪尾支架内引流似乎可以达到类似的解决率，并且对于含有外膜积液的更慢性漏是有用的。在其他治疗手段失败且存在高度感染的漏中，E-V是有用的。全覆膜SEMS在早期和晚期漏和瘘管中都是成功的，当患者的解剖结构有利于它们的放置时，其作为一种独立的治疗或作为辅助方式。

## 参考文献

[1] Zipf G, Chiappa M, Porter KS, Ostchega Y, Lewis BG, Dostal J. National health and nutrition examination survey: plan and operations, 1999–2010. Vital Health Stat 1. 2013;(56):1–37.

[2] Adams TD, Davidson LE, Litwin SE, Kim J, Kolotkin RL, Nanjee MN, Gutierrez JM, Frogley SJ, Ibele AR, Brinton EA, Hopkins PN, McKinlay R, Simper SC, Hunt SC. Weight and metabolic outcomes 12 years after gastric bypass. N Engl J Med. 2017;12377(21):1143–55. https://doi.org/10.1056/NEJMoa1700459.

[3] Buchwald H, Avidor Y, Braunwald E, et al. Bariatric surgery. JAMA. 2004;292(14):1724. https://doi.org/10.1001/jama.292.14.1724.

[4] Kim J, Azagury D, Eisenberg D, Demaria E, Campos GM. ASMBS position statement on prevention, detection, and treatment of gastrointestinal leak after gastric bypass and sleeve gastrectomy, including the roles of imaging, surgical exploration, and nonoperative management. Surg Obes Relat Dis. 2015;11(4):739–48. https://doi.org/10.1016/j.soard.2015.05.001.

[5] Buchwald H, Estok R, Fahrbach K, et al. Weight and type 2 diabetes after bariatric surgery: systematic review and meta-analysis. Am J Med. 2009;122(3):248–256.e5. https://doi.org/10.1016/j.amjmed.2008.09.041.

[6] Rosenthal R, Szomstein S, Kennedy C, Soto F, Zundel N. Laparoscopic surgery for morbid obesity: 1,001 consecutive bariatric operations performed at the Bariatric Institute, Cleveland Clinic Florida. Obes Surg. 2006;16(2):119–24. https://doi.org/10.1381/096089206775565230.

[7] Ukleja A, Afonso BB, Pimentel R, Szomstein S, Rosenthal R. Outcome of endoscopic balloon dilation of strictures after laparoscopic gastric bypass. Surg Endosc Other Interv Tech. 2008;22(8):1746–50. https://doi.org/

10.1007/s00464-008-9788-0.

[8] Caro L, Sánchez C, Rodríguez P, Bosch J. Endoscopic balloon dilation of anastomotic strictures occurring after laparoscopic gastric bypass for morbid obesity. Dig Dis. 2009;26(4):314–7. https://doi. org/10.1159/000177015.

[9] Puig CA, Waked TM, Baron TH, Wong Kee Song LM, Gutierrez J, Sarr MG. The role of endoscopic stents in the management of chronic anastomotic and staple line leaks and chronic strictures after bariatric surgery. Surg Obes Relat Dis. 2014;10(4):613–7. https://doi.org/10.1016/j.soard.2013.12.018.

[10] Gonzalez R, Lin E, Venkatesh KR, Bowers SP, Smith CD. Gastrojejunostomy during laparoscopic gastric bypass: analysis of 3 techniques. Arch Surg. 2003;138:181–4. https://doi.org/10.1001/archsurg.138.2.181.

[11] Kataoka M, Masaoka A, Hayashi S, et al. Problems associated with the EEA stapling technique for esophago-jejunostomy after total gastrectomy. Ann Surg. 1989;209(1):99–104.

[12] Updated position statement on sleeve gastrectomy as a bariatric procedure. Surg Obes Relat Dis. 2010;6(1):1–5. https://doi.org/10.1016/j.soard.2009.11.004.

[13] Neto MG, Silva LB, Campos JM. International perspective on the endoscopic treatment of bariatric surgery complications. In: Bariatric surgery complications. Cham: Springer International Publishing; 2017. p. 77–84. https://doi. org/10.1007/978-3-319-43968-6_7.

[14] Shada AL, Beard KW, Reavis KM. Role of endoscopy, stenting, and other nonoperative interventions in the management of bariatric complications: a US perspective. In: Bariatric surgery complications. Cham: Springer International Publishing; 2017. p. 85–92. https://doi.org/10.1007/978-3-319-43968-6_8.

[15] Rosenthal RJ, International Sleeve Gastrectomy Expert Panel, Diaz AA, et al. International sleeve gastrectomy expert panel consensus statement: best practice guidelines based on experience of >12,000 cases. Surg Obes Relat Dis. 2012;8(1):8–19. doi:https://doi. org/10.1016/j.soard.2011.10.019.

[16] Vilallonga R, Himpens J, Van De Vrande S. Laparoscopic management of persistent strictures after laparoscopic sleeve gastrectomy. Obes Surg. 2013;23(10):1655–61. https://doi.org/10.1007/s11695-013-0993-0.

[17] Mahmoud M, Maasher A, Al Hadad M, Salim E, Nimeri AA. Laparoscopic roux En Y Esophago-Jejunostomy for chronic leak/fistula after laparoscopic sleeve gastrectomy. Obes Surg. 2016;26(3):679–82. https://doi.org/10.1007/s11695-015-2018-7.

[18] Deitel M, Gagner M, Erickson AL, Crosby RD. Third international summit: current status of sleeve gastrectomy. Surg Obes Relat Dis. 2011;7(6):749–59. https://doi.org/10.1016/j.soard.2011.07.017.

[19] Ballesta C, Berindoague R, Cabrera M, Palau M, Gonzales M. Management of anastomotic leaks after laparoscopic roux-en-Y gastric bypass. Obes Surg.

2008;18(6):623–30. https://doi.org/10.1007/s11695-007-9297-6.

[20] Fernandez-Esparrach G, Lautz DB, Thompson CC. Endoscopic repair of gastrogastric fistula after roux-en-Y gastric bypass: a less-invasive approach. Surg Obes Relat Dis. 2010;6(3):282–8. https://doi. org/10.1016/j.soard.2010.02.036.

[21] Quezada N, Maiz C, Daroch D, et al. Effect of early use of covered self-expandable endoscopic stent on the treatment of postoperative stapler line leaks. Obes Surg. 2015;25(10):1816–21. https://doi.org/10.1007/s11695-015-1622-x.

[22] Iqbal A, Miedema B, Ramaswamy A, et al. Long-term outcome after endoscopic stent therapy for complications after bariatric surgery. Surg Endosc Other Interv Tech. 2011;25(2):515–20. https://doi.org/10.1007/s00464-010-1203-y.

[23] Kowalski C, Kastuar S, Mehta V, Brolin RE. Endoscopic injection of fibrin sealant in repair of gastrojejunostomy leak after laparoscopic Roux-en-Y gastric bypass. Surg Obes Relat Dis. 2007;3(4):438–42. https://doi.org/10.1016/j.soard.2007.02.012.

[24] Smallwood NR, Fleshman JW, Leeds SG, Burdick JS. The use of endoluminal vacuum (E-Vac) therapy in the management of upper gastrointestinal leaks and perforations. Surg Endosc Other Interv Tech. 2016;30(6):2473–80. https://doi.org/10.1007/s00464-015-4501-6.

[25] Papavramidis ST, Eleftheriadis EE, Papavramidis TS, Kotzampassi KE, Gamvros OG. Endoscopic management of gastrocutaneous fistula after bariatric surgery by using a fibrin sealant. Gastrointest Endosc. 2004;59(2):296–300. https://doi.org/10.1016/S0016-5107(03)02545-8.

[26] Gonzalez R, Sarr MG, Smith CD, et al. Diagnosis and contemporary management of anastomotic leaks after gastric bypass for obesity. J Am Coll Surg. 2007;204(1):47–55. https://doi.org/10.1016/j. jamcollsurg.2006.09.023.

[27] Spyropoulos C, Argentou MI, Petsas T, Thomopoulos K, Kehagias I, Kalfarentzos F. Management of gastrointestinal leaks after surgery for clinically severe obesity. Surg Obes Relat Dis. 2012;8(5):609–15. https://doi.org/10.1016/j.soard.2011.04.222.

[28] Casella G, Soricelli E, Rizzello M, et al. Nonsurgical treatment of staple line leaks after laparoscopic sleeve gastrectomy. Obes Surg. 2009;19(7):821–6. https://doi.org/10.1007/s11695-009-9840-8.

[29] De Aretxabala X, Leon J, Wiedmaier G, et al. Gastric leak after sleeve gastrectomy: analysis of its management. Obes Surg. 2011;21(8):1232–7. https://doi. org/10.1007/s11695-011-0382-5.

[30] Lyass S, Khalili TM, Cunneen S, et al. Radiological studies after laparoscopic Roux-en-Y gastric bypass: routine or selective? Am Surg. 2004;70:918–21.

[31] Doraiswamy A, Rasmussen JJ, Pierce J, Fuller W, Ali

MR. The utility of routine postoperative upper GI series following laparoscopic gastric bypass. Surg Endosc Other Interv Tech. 2007;21(12):2159–62. https://doi.org/10.1007/s00464-007-9314-9.

[32] Serra C, Baltasar A, Andreo L, et al. Treatment of gastric leaks with coated self-expanding stents after sleeve gastrectomy. Obes Surg. 2007;17(7):866–72. https://doi.org/10.1007/s11695-007-9161-8.

[33] Puli SR, Spofford IS, Thompson CC. Use of self-expandable stents in the treatment of bariatric surgery leaks: a systematic review and meta-analysis. Gastrointest Endosc. 2012;75(2):287–93. https://doi. org/10.1016/j.gie.2011.09.010.

[34] Blackmon SH, Santora R, Schwarz P, Barroso A, Dunkin BJ. Utility of removable esophageal covered self-expanding metal stents for leak and fistula management. Ann Thorac Surg. 2010;89(3):931–7. https://doi.org/10.1016/j.athoracsur.2009.10.061.

[35] Chang J, Sharma G, Boules M, Brethauer S, Rodriguez J, Kroh MD. Endoscopic stents in the management of anastomotic complications after foregut surgery: new applications and techniques. Surg Obes Relat Dis. 2016;12(7):1373–81. https://doi: 10.1016/j. soard.2016.02.041.

[36] Speer E, Dunst CM, Shada A, Reavis KM, Swanström LL. Covered stents in cervical anastomoses following esophagectomy. Surg Endosc. 2016;30(8):3297–303. https://doi.org/10.1007/s00464-015-4661-4.

[37] Diana M, Swanström LL, Halvax P, et al. Esophageal covered stent fixation using an endoscopic over-the-scope clip. Mechanical proof of the concept and first clinical experience. Surg Endosc. 2015;29(11):3367–72. https://doi.org/10.1007/s00464-015-4078-0.

[38] Rieder E, Dunst C, Martinec D, Cassera M, Swanstrom L. Endoscopic suture fixation of gastrointestinal stents: proof of biomechanical principles and early clinical experience. Endoscopy. 2012;44(12):1121–6. https://doi.org/10.1055/s-0032-1325730.

[39] Tan JT, Kariyawasam S, Wijeratne T, Chandraratna HS. Diagnosis and management of gastric leaks after laparoscopic sleeve gastrectomy for morbid obesity. Obes Surg. 2010;20(4):403–9. https://doi. org/10.1007/s11695-009-0020-7.

[40] Lorenzo D, Guilbaud T, Gonzalez JM, et al. Endoscopic treatment of fistulas after sleeve gastrectomy: a comparison of internal drainage versus closure. Gastrointest Endosc. 2017;87:429. https://doi. org/10.1016/j.gie.2017.07.032.

[41] Brolin RE, Lin JM. Treatment of gastric leaks after roux-en-Y gastric bypass: a paradigm shift. Surg Obes Relat Dis. 2013;9(2):229–33. https://doi. org/10.1016/j.soard.2012.01.006.

[42] Gumbs AA, Duffy AJ, Bell RL. Management of gastrogastric fistula after laparoscopic Roux-en-Y gastric bypass. Surg Obes Relat Dis. 2006;2(2):117–21. https://doi.org/10.1016/j.soard.2005.12.002.

[43] Surace M, Mercky P, Demarquay JF, et al. Endoscopic management of GI fistulae with the over-the-scope clip system (with video). Gastrointest Endosc. 2011;74(6):1416–9. https://doi.org/10.1016/j. gie.2011.08.011.

[44] Winder JS, Kulaylat AN, Schubart JR, Hal HM, Pauli EM. Management of non-acute gastrointestinal defects using the over-the-scope clips (OTSCs): a retrospective single-institution experience. Surg Endosc Other Interv Tech. 2016;30(6):2251–8. https://doi. org/10.1007/s00464-015-4500-7.

[45] Bège T, Emungania O, Vitton V, et al. An endoscopic strategy for management of anastomotic complications from bariatric surgery: a prospective study. Gastrointest Endosc. 2011;73(2):238–44. https://doi. org/10.1016/j.gie.2010.10.010.

[46] Weidenhagen R, Hartl WH, Gruetzner KU, Eichhorn ME, Spelsberg F, Jauch KW. Anastomotic leakage after esophageal resection: new treatment options by endoluminal vacuum therapy. Ann Thorac Surg. 2010;90(5):1674–81. https://doi.org/10.1016/j. athoracsur.2010.07.007.

[47] Wedemeyer J, Brangewitz M, Kubicka S, et al. Management of major postsurgical gastroesophageal intrathoracic leaks with an endoscopic vacuum-assisted closure system. Gastrointest Endosc. 2010;71(2):382–6. https://doi.org/10.1016/j. gie.2009.07.011.

[48] Ahrens M, Schulte T, Egberts J, et al. Drainage of esophageal leakage using endoscopic vacuum therapy: a prospective pilot study. Endoscopy. 2010;42(9):693–8. https://doi.org/10.1055/s-0030-1255688.

[49] Brangewitz M, Voigtländer T, Helfritz FA, et al. Endoscopic closure of esophageal intrathoracic leaks: stent versus endoscopic vacuum-assisted closure, a retrospective analysis. Endoscopy. 2013;45(6):433–8. https://doi.org/10.1055/s-0032-1326435.

[50] Schniewind B, Schafmayer C, Voehrs G, et al. Endoscopic endoluminal vacuum therapy is superior to other regimens in managing anastomotic leakage after esophagectomy: a comparative retrospective study. Surg Endosc Other Interv Tech. 2013;27(10):3883–90. https://doi.org/10.1007/s00464-013-2998-0.

[51] Schorsch T, Müller C, Loske G. Endoscopic vacuum therapy of perforations and anastomotic insufficiency of the esophagus. Chirurg. 2014;85(12):1081–93. https://doi.org/10.1007/s00104-014-2764-4.

[52] Bludau M, Hölscher AH, Herbold T, et al. Management of upper intestinal leaks using an endoscopic vacuum-assisted closure system (E-VAC). Surg Endosc Other Interv Tech. 2014;28(3):896–901. https://doi.org/10.1007/s00464-013-3244-5.

[53] Heits N, Stapel L, Reichert B, et al. Endoscopic endoluminal vacuum therapy in esophageal perforation. Ann Thorac Surg. 2014;97(3):1029–35. https://doi.org/10.1016/j.athoracsur.2013.11.014.

[54] Csendes A, Braghetto I, León P, Burgos AM. Management of leaks after laparoscopic sleeve gastrectomy in patients with obesity. J Gastrointest Surg. 2010;14(9): 1343–8. https://doi.org/10.1007/s11605-010-1249-0.

[55] Thodiyil PA, Yenumula P, Rogula T, et al. Selective nonoperative management of leaks after gastric bypass: lessons learned from 2675 consecutive patients. Ann Surg. 2008;248(5):782–92. https://doi. org/10.1097/SLA. 0b013e31818584aa.

[56] Salinas A, Baptista A, Santiago E, Antor M, Salinas H. Self-expandable metal stents to treat gastric leaks. Surg Obes Relat Dis. 2006;2(5):570–2. https://doi. org/ 10.1016/j.soard.2006.08.007.

[57] Eubanks S, Edwards CA, Fearing NM, et al. Use of endoscopic stents to treat anastomotic complications after bariatric surgery. J Am Coll Surg. 2008;206(5):935–8. https://doi.org/10.1016/j. jamcollsurg.2008.02.016.

[58] Maluf-Filho F, Hondo F, Halwan B, De Lima MS, Giordano-Nappi J, Sakai P. Endoscopic treatment of Roux-en-Y gastric bypass-related gastrocutaneous fistulas using a novel biomaterial. Surg Endosc Other Interv Tech. 2009;23(7):1541–5. https://doi. org/10.1007/s00464-009-0440-4.

[59] Kim Z, Kim YJ, Kim YJ, Goo DE, Cho JY. Successful management of staple line leak after laparoscopic sleeve gastrectomy with vascular plug and covered stent. Surg Laparosc Endosc Percutan Tech. 2011;21(4):e206–8. https://doi.org/10.1097/SLE.0b013e3182258bf5.

[60] Schweitzer M, Steele K, Mitchell M, Okolo P. Transoral endoscopic closure of gastric fistula. Surg Obes Relat Dis. 2009;5(2):283–4. https://doi. org/10.1016/ j.soard.2008.11.014.

[61] Overcash WT. Natural orifice surgery (NOS) using StomaphyX for repair of gastric leaks after bariatric revisions. Obes Surg. 2008;18(7):882–5. https://doi. org/ 10.1007/s11695-008-9452-8.

[62] Pauli EM, Beshir H, Mathew A. Gastrogastric fistulae following gastric bypass surgery—clinical recognition and treatment. Curr Gastroenterol Rep. 2014;16(9):405. https://doi.org/10.1007/s11894-014-0405-1.

[63] Vilallonga R, Himpens J, van de Vrande S. Laparoscopic roux limb placement for the management of chronic proximal fistulas after sleeve gastrectomy: technical aspects. Surg Endosc. 2015;29(2):414–6. https://doi. org/10.1007/s00464-014-3684-6.

[64] Ramos AC, Ramos MG, Campos JM, Galvão Neto MDP, Bastos ELDS. Laparoscopic total gastrectomy as an alternative treatment to postsleeve chronic fistula. Surg Obes Relat Dis. 2015;11(3):552–6. https://doi.org/ 10.1016/j.soard.2014.10.021.

# 第 16 章
# 体重反弹的内镜管理
## Endoscopic Management of Weight Regain

Eric J. Vargas　Andrew C. Storm　Fateh Bazerbachi　Barham K. Abu Dayyeh　著

秦运升　吕　震　译

## 概述

肥胖症发病率越来越高，近 40% 的美国人患有肥胖症[1-3]。证据表明，与其他方式相比，减重手术的减肥效果更持久，而且还能改善肥胖相关的并发症[4-7]。然而所有的减重手术都会有一定程度的体重反弹[8-10]。在 Roux-en-Y 胃旁路术（RYGB）后，>1/3 的患者将恢复减肥后最低体重的 5% 以上。因为定义体重反弹的标准不同，有些研究报道体重恢复的比例> 50%。虽然体重反弹的定义尚未明确，但体重反弹≥15% 与生活质量下降和肥胖相关并发症再发相关[11]。体重反弹的原因多样[12, 13]，包括解剖学和非解剖学的因素，如胃空肠吻合口（gastrojejunal anastomosis, GJA）扩张，胃囊增大，胃小囊与残胃之间存在胃瘘（gastrogastric fistula, GGF），营养指导依从性差，精神心理障碍，减肥治疗后临床随访不及时[10, 11, 14-17]。事实上，GJA 扩张（>20mm）是术后体重反弹最相关最常见的原因之一，也是再次手术的重要指征[14, 15, 17]。然而由于再次手术增加了相关并发症（包括死亡率）的风险[18]，内镜治疗应运而生，目的是通过一种微创和安全的方法来缩小 GJA 直径。这些过程包括 GJA 硬化治疗、GJA 氩等离子体凝固（APC）治疗和经口内镜下吻合口缩窄术（transoral outlet reduction, TORe）。

## 一、硬化治疗、氩等离子体凝固以及折叠 / 吻合平台

硬化治疗是指用 5% 鱼肝油酸钠来缩小 GJA，这是第一种广泛使用的内镜治疗方法。通过多次内镜治疗（≥2 次），在吻合口周围反复注射硬化剂，最终将 GJA 直径缩小至 10～12mm。研究表明这种方法可以使体重平均减轻 6.8～19.9kg[19]。虽然研究显示硬化治疗可以维持 6～12 个月的减肥效果，但是这种有毒硬化剂获得渠道的减少限制了硬化治疗的发展[19, 20]。APC 的广泛应用，以及人们对其的熟知，使得通过氩等离子体凝固对 GJA 进行缩窄的方法浮出水面[21]。目前最常用的操作方法就是将 APC 电极直接置于吻合口黏膜上，以便高温能量能在黏膜下深入传导。这样通过多次内镜下治疗最终可能会导致黏膜纤维化而缩窄吻合口（通常可以缩窄到 10～12mm）。APC 的参数通常设置为 0.8L/s、强度 2 级和 55W 脉冲，尽管有经验的中心已经开始使用非接触式高能量模式的 APC（流量 1.0L/s，强度 2 级，100W）。一项非随机研究表明，通过 8 周 3 次的 APC 治疗可以将患者减重手术后恢复的 19kg 体重平均减轻 15.5kg[22]。APC 可以单独进行，也可以与 TORe 等全层缝合方法结合使用，以提高疗效[23]。

随着内镜下缝合和折叠装置的出现，通过

内镜下 GJA 缩窄是控制 RYGB 术后体重反弹的手术创新。StomaphyX 是最早用于 TORe 和胃囊缩小的内镜缝合装置之一，其主要借助真空装置通过负压将要折叠的胃壁组织吸起固定，从而减小胃囊和吻合口大小。然而一项关于 StomaphyX 在治疗 RYGB 术后体重反弹作用的随机假对照临床试验，因初步结果未能达到主要终点而提前终止[24]。经内镜腔内肥胖手术修复术（revision obesity surgery endolumenal, ROSE）是使用无切口手术操作平台（IOP；USGI 医疗，San Clemente，CA，USA）的另一种内镜下治疗方法。该装置使用组织锚制造全层褶皱来减少胃囊和 GJA 的大小，可以使患者在 6 个月内可以平均减轻（6.5±6.5）kg 的体重[25]。然而到目前为止，Bard EndoCinch 缝合系统（C.R. Bard, Inc., Murray Hill, USA），是唯一在随机临床试验中疗效优于假手术或安慰剂的装置，其最初用于在胃食管反流病（GERD）中进行浅层缝合。一项随机多中心假对照临床试验（randomized multicenter sham-controlled clinical trial, RESTORe）提供了 TORe 能有效治疗 RYGB 术后体重反弹的一级证据。

与假手术组相比，TORe 组平均减重百分比为 3.2%（3.5% vs. 0.4%；$P=0.21$）。在此随机试验之后，一项对比 OverStitch 平台的全层缝合（Apollo EndoSurery, Austin TX, USA；图 16-1）与 EndoCinch 的浅层缝合的研究表明全层缝合较浅层缝合在 12 个月时的疗效更好[（8.6±2.5）kg vs.（2.9±1.0）kg；$P<0.01$]，从而使运用 OverStitch 平台进行全层缝合的 TORe 在国际上被广泛采用[26]。

## 二、用 OverStitch 进行 TORe

使用 OverStitch 全层缝合平台的 TORe 已被证明可以长期有效的减轻 RYGB 术后体重反弹患者的体重[27-29]。患者术后 12 个月平均减重 5.7~10.6 kg，体重减轻指数从 11.3%~25%。当 APC 与全层 TORe 联合使用时，改善效果会更持久[23]。

在气管插管全身麻醉下，首先进行常规内镜检查来评估吻合口的直径和健康状况，以及胃囊的大小。然后通过胃囊的直径和长度来估

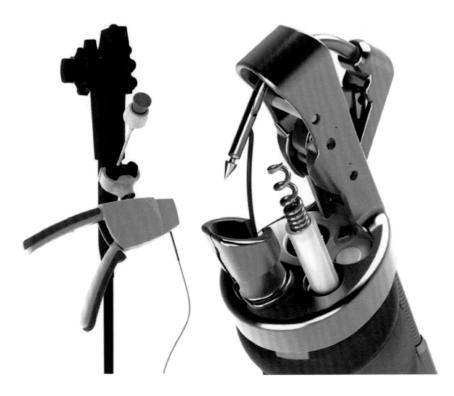

◀ 图 16-1　Apollo OverStitch 装置
经许可转载，引自 Apollo Endo-Surgery.

计胃的体积（直径 × 长度）。然后将 OverStitch 平台安装在双通道内镜（GIF-2T160 or 180 Olympus America, Central Valley, Pennsylvania, USA）的头端上，首先通过 OverStitch 内的螺旋锚抓取所要缝合的深层组织，之后使用导管式传动针来驱动缝合并重新加载缝线。

实施 Tore 手术之前，笔者习惯使用 APC 沿吻合口胃侧进行烧灼，为缝合做准备并减少术中出血。为了保护食管不因缝合装置反复插管而损伤，可以在置入缝合系统之前在食管内放置内镜外套管，但并不是所有的中心都使用外套管。

TORe 采用多种缝合方式，包括单纯间断缝合、8 字缝合和荷包缝合，最终目标是将 GJA 孔径缩小到 8~10mm（图 16-2）。如果孔径过小则会导致恶心和呕吐增加，减肥效果变差，同时会浪费更多的缝线。根据 GJA 的大小和采用的缝合技术不同，内镜医师可以使用 1~12 条缝线。术后 24h 禁食。笔者偶尔会对患者进行 5 天的抗生素和至少 2 周的质子泵抑制药治疗，同时在术后至少 2 周内给予流质饮食，并在接下来的 2 周内逐渐恢复为普食饮食。恶心和腹痛是最常见的术后症状，但术中注射地塞米松或阿瑞匹坦可以显著减轻上述症状。一小部分患者（<2%）在术后会出现吻合口狭窄，需要行内镜球囊扩张术。

## （一）单纯间断缝合

单纯间断缝合如图 16-3 所示。将 OverStitch 装置安装在内镜上并在吻合口黏膜周围进行氩等离子体凝固后，借助螺旋锚抓取组织后从左下角到右上角对胃黏膜进行缝合。缝合后的吻合口之后可能会出现水肿，但标准的内镜应该能够穿过吻合口以确保通畅性。以相同的方式也可以使用八字缝合，或者同时使用单纯间断缝合和八字缝合，这根据 GJA 的具体解剖情况来决定。

## （二）荷包缝合

第二种常用的缝合技术是荷包缝合。首先使用 APC 凝固 GJA 的胃侧，然后使用一条缝线（或在某些情况下使用 2 条连续的缝线）围绕着 GJA 的边缘缝合成一个连续的环。在缝线绕 GJA 至少 1 圈后，将柱状气囊通过内镜的第二通道置于吻合口内并膨胀至 6~8mm，然后将缝线绕气囊收紧并将其绑紧（图 16-4）。荷包缝合的优点在于使用的缝线数量少，并可通过使用气囊来控制最终孔径。与单纯间断缝合相比，减肥效果更好[28, 29]。

## （三）袖状胃强化

袖状胃强化 TORe 是一种新的 TORe 方法，

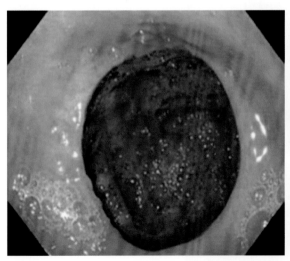
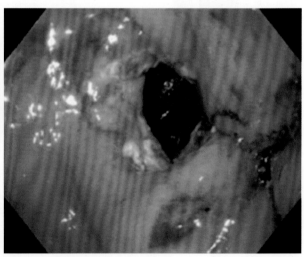

▲ 图 16-2　经口内镜下吻合口缩窄术治疗前和治疗后的胃空肠吻合口

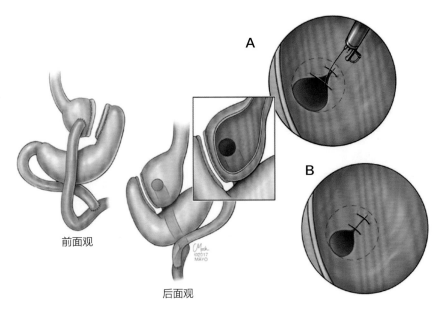

◀ 图 16-3　用单纯间断缝合进行经口内镜下吻合口缩窄术，胃空肠吻合口直径缩窄到 8~10mm

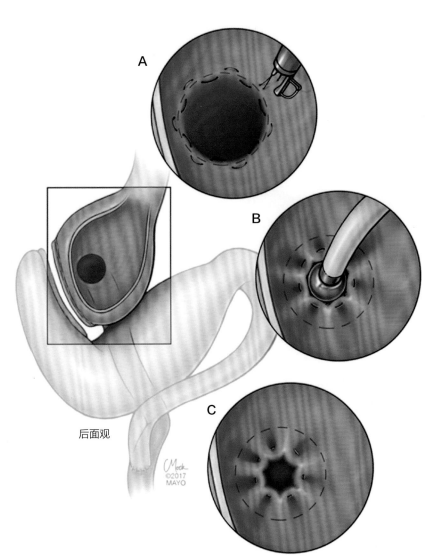

◀ 图 16-4　用荷包缝合进行经口内镜下吻合口缩窄术。缝线被收紧并绑在一个穿过吻合口的柱状气囊上来确定最终孔径的大小

即在缝合后的 GJA 近端加做一个袖状胃。强化的近端袖状胃采用与内镜袖状胃成形术相同的三角形缝合方式，以缩小胃囊。首先采用间断和八字缝合相结合的方法对 GJA 进行成形，然后进行近端袖状胃成形术（图 16-5）。这项技术是针对那些 GJA 位置变异同时伴有胃囊扩大而无法实施荷包缝合的患者。未发表的数据表明，与单纯间断缝合相比，其 3 个月后的减肥效果更好。

### （四）胃囊修复

目前多种新的内镜技术被用来缩小胃囊。一项研究报道了对 25 名 RYGB 术后体重反弹的患者采用射频消融术（RFA, BARRX™, Medtronic, Minneapolis, MN）处理整个胃囊和吻合口。如果患者没有达到目标体重，在第 4 个月和第 8 个月时再次行 RFA。在 12 个月时，患者中位体重减轻指数为 18.4% [IQR10.8～33.7]，绝对体重平均减少 14kg。大多数患者（＞80%）在研究过程中接受了 3 次 RFA 治疗[30]。但具体效果如何还需要进一步的研究。

### （五）袖状胃成形术后修复

虽然内镜医师主要专注于 RYGB 术后体重反弹的治疗，但也有一些研究报道了使用全层缝合平台修复袖状胃切除失败，或者用内镜下胃成形术“重做袖套”，来治疗体重反弹或初始治疗失败的患者，从而避免行 RYGB。一个对 5 名患者组成的探索性研究称，其 12 个月的平均体重减轻指数为 33%，体重下降百分比

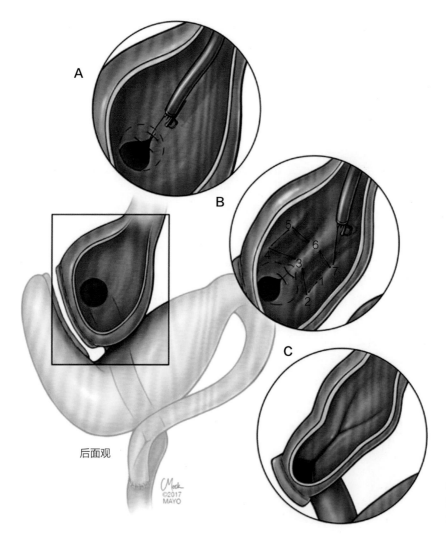

后面观

©2017
MAYO

◀ 图 16-5　用袖状胃强化进行经口内镜下吻合口缩窄术。在成形的胃空肠吻合口近端进行袖状胃成形术

从 6.7%～17.2%[31]。进一步的回顾性研究即将开始。

## 结论

腔内内镜技术的进步使内镜医师能够以安全和有效的方式处理减重手术后的各种并发症。随着肥胖症发病率的上升和减重手术数量的增加，内镜医师在减重手术患者的后续管理中（包括胃漏、胃小囊瘘管和体重反弹等）发挥越来越重要作用。对与体重反弹有关的解剖学因素进行内镜下修复，能有效地帮助患者减肥和稳定体重。1 级证据证明全层缝合 TORe 技术能够有效治疗 GJA 扩张，应作为此类患者的常规治疗。伴随着以 RFA 和胃囊成形术为代表的新方法的出现，胃囊修复术正在重新流行起来。

## 参考文献

［1］ Releases CN. Cancers associated with overweight and obesity make up 40 percent of cancers diagnosed in the United States 2017 [11/11/2017]. Available from:https://www.cdc.gov/media/releases/2017/p1003-vscancer-obesity.html.

［2］ Organization WH. Global Health Observatory (GHO) data: overweight and obesity 2016 [11/11/2017]. Available from: http://www.who.int/gho/ncd/risk_factors/overweight_text/en/(2016).

［3］ Flegal KM, Carroll MD, Ogden CL, Curtin LR. Prevalence and trends in obesity among US adults, 1999–2008. JAMA. 2010;303(3):235–41. Epub 2010/01/15. PubMed PMID: 20071471. https://doi.org/10.1001/jama.2009.2014.

［4］ Diabetes Prevention Program Research G. The diabetes prevention program (DPP): description of lifestyle intervention. Diabetes Care. 2002;25(12):2165–71. Epub 2002/11/28. PubMed PMID: 12453955; PubMed Central PMCID:PMCPMC1282458.

［5］ The Look ARG. Eight-year weight losses with an intensive lifestyle intervention: the look AHEAD study. Obesity (Silver Spring). 2014;22(1):5–13. https://doi.org/10.1002/oby.20662. PubMed PMID: PMC3904491

［6］ Adams TD, Davidson LE, Litwin SE, Kim J, Kolotkin RL, Nanjee MN, et al. Weight and metabolic outcomes 12 years after gastric bypass. N Engl J Med. 2017;377(12):1143–55. https://doi.org/10.1056/NEJMoa1700459. Epub 2017/09/21. PubMed PMID: 28930514; PubMed Central PMCID: PMCPMC5737957.

［7］ Colquitt JL, Pickett K, Loveman E, Frampton GK. Surgery for weight loss in adults. Cochrane Database Syst Rev. 2014;8:CD003641. Epub 2014/08/12. PubMed PMID: 25105982. https://doi.org/10.1002/14651858.CD003641.pub4.

［8］ Cooper TC, Simmons EB, Webb K, Burns JL, Kushner RF. Trends in weight regain following Roux-en-Y gastric bypass (RYGB) bariatric surgery. Obes Surg.

2015;25 (8):1474–81. Epub 2015/01/18. PubMed PMID: 25595383. https://doi.org/10.1007/s11695-014-1560-z.

［9］ Maciejewski ML, Arterburn DE, Van Scoyoc L, Smith VA, Yancy WS Jr, Weidenbacher HJ, et al. Bariatric surgery and long-term durability of weight loss. JAMA Surg. 2016;151(11):1046–55. https://doi. org/10.1001/jamasurg.2016.2317. Epub 2016/09/01. PubMed PMID: 27579793; PubMed Central PMCID: PMCPMC5112115

［10］ Karmali S, Brar B, Shi X, Sharma AM, de Gara C, Birch DW. Weight recidivism post-bariatric surgery: a systematic review. Obes Surg. 2013;23(11):1922–33. https://doi.org/10.1007/s11695-013-1070-4.

［11］ Jirapinyo P, Abu Dayyeh BK, Thompson CC. Weight regain after Roux-en-Y gastric bypass has a large negative impact on the bariatric quality of life index. BMJ Open Gastroenterol. 2017;4(1):e000153. https://doi.org/10.1136/bmjgast-2017-000153. Epub 2017/09/26. PubMed PMID: 28944069; PubMed Central PMCID: PMCPMC5596836.

［12］ Mechanick JI, Kushner RF, Sugerman HJ, Gonzalez-Campoy JM, Collazo-Clavell ML, Guven S, et al. American Association of Clinical Endocrinologists, The Obesity Society, and American Society for Metabolic & Bariatric Surgery medical guidelines for clinical practice for the perioperative nutritional, metabolic, and nonsurgical support of the bariatric surgery patient. Surg Obes Relat Dis. 2008;4(5, Suppl):S109–S84. https://doi.org/10.1016/j. soard.2008.08.009.

［13］ Magro DO, Geloneze B, Delfini R, Pareja BC, Callejas F, Pareja JC. Long-term weight regain after gastric bypass: a 5-year prospective study. Obes Surg. 2008;18(6):648–51. Epub 2008/04/09. PubMed PMID: 18392907. https://doi.org/10.1007/s11695-007-9265-1.

［14］ Catalano MF, Rudic G, Anderson AJ, Chua TY. Weight gain after bariatric surgery as a result of a large gastric stoma: endotherapy with sodium morrhuate may prevent the need for surgical revision. Gastrointest Endosc.

2007;66(2):240–5. Epub 2007/03/03. PubMed PMID: 17331511. https://doi. org/10.1016/j.gie.2006.06.061.

[15] Abu Dayyeh BK, Lautz DB, Thompson CC. Gastrojejunal stoma diameter predicts weight regain after Roux-en-Y gastric bypass. Clin Gastroenterol Hepatol. 2011;9(3):228–33. https://doi. org/10.1016/j.cgh.2010.11.004. Epub 2010/11/26. PubMed PMID: 21092760; PubMed Central PMCID: PMCPMC3043151.

[16] Heneghan HM, Yimcharoen P, Brethauer SA, Kroh M, Chand B. Influence of pouch and stoma size on weight loss after gastric bypass. Surg Obes Relat Dis. 2012;8(4):408–15. Epub 2011/11/08. PubMed PMID: 22055390. https://doi.org/10.1016/j. soard.2011.09.010.

[17] Yimcharoen P, Heneghan HM, Singh M, Brethauer S, Schauer P, Rogula T, et al. Endoscopic findings and outcomes of revisional procedures for patients with weight recidivism after gastric bypass. Surg Endosc. 2011;25(10):3345–52. Epub 2011/05/03. PubMed PMID: 21533520. https://doi.org/10.1007/s00464-011-1723-0.

[18] Spyropoulos C, Kehagias I, Panagiotopoulos S, Mead N, Kalfarentzos F. Revisional bariatric surgery: 13-year experience from a tertiary institution. Arch Surg. 2010; 145(2):173–7. Epub 2010/02/17. PubMed PMID: 20157086. https://doi.org/10.1001/archsurg.2009.260.

[19] Giurgius M, Fearing N, Weir A, Micheas L, Ramaswamy A. Long-term follow-up evaluation of endoscopic sclerotherapy for dilated gastrojejunostomy after gastric bypass. Surg Endosc. 2014;28(5):1454–9. Epub 2014/01/31. PubMed PMID: 24477936. https://doi.org/10.1007/s00464-013-3376-7.

[20] Abu Dayyeh BK, Jirapinyo P, Weitzner Z, Barker C, Flicker MS, Lautz DB, et al. Endoscopic sclerotherapy for the treatment of weight regain after Roux-en-Y gastric bypass: outcomes, complications, and predictors of response in 575 procedures. Gastrointest Endosc. 2012;76(2):275–82. https://doi. org/10.1016/j.gie.2012.03.1407. Epub 2012/07/24. PubMed PMID: 22817783; PubMed Central PMCID: PMCPMC4428559.

[21] Aly A. Argon plasma coagulation and gastric bypass—a novel solution to stomal dilation. Obes Surg. 2008;19(6):788. https://doi.org/10.1007/s11695-008-9763-9.

[22] Baretta GA, Alhinho HC, Matias JE, Marchesini JB, de Lima JH, Empinotti C, et al. Argon plasma coagulation of gastrojejunal anastomosis for weight regain after gastric bypass. Obes Surg. 2015;25(1):72–9. Epub 2014/07/10. PubMed PMID: 25005812. https://doi.org/10.1007/s11695-014-1363-2.

[23] Brunaldi VO, Jirapinyo P, de Moura DTH, Okazaki O, Bernardo WM, Galvão Neto M, et al. Endoscopic treatment of weight regain following Roux-en-Y gastric bypass: a systematic review and meta-analysis. Obes Surg. 2018;28(1):266–76. https://doi.org/10.1007/s11695-017-2986-x.

[24] Eid GM, McCloskey CA, Eagleton JK, Lee LB, Courcoulas AP. StomaphyX vs a sham procedure for revisional surgery to reduce regained weight in Roux-en-Y gastric bypass patients: a randomized clinical trial. JAMA Surg. 2014;149(4):372–9. Epub 2014/02/21. PubMed PMID: 24554030. https://doi. org/10.1001/jamasurg.2013.4051.

[25] Horgan S, Jacobsen G, Weiss GD, Oldham JS Jr, Denk PM, Borao F, et al. Incisionless revision of post-Roux-en-Y bypass stomal and pouch dilation: multicenter registry results. Surg Obes Relat Dis. 2010;6(3):290–5. Epub 2010/06/01. PubMed PMID: 20510293. https://doi.org/10.1016/j.soard.2009.12.011.

[26] Kumar N, Thompson CC. Comparison of a superficial suturing device with a full-thickness suturing device for transoral outlet reduction (with videos). Gastrointest Endosc. 2014;79(6):984–9. Epub 2014/04/12. PubMed PMID: 24721521; PubMed Central PMCID: PMCPMC5038592. https://doi. org/10.1016/j.gie.2014.02.006.

[27] Vargas EJ, Bazerbachi F, Rizk M, Rustagi T, Acosta A, Wilson EB, et al. Transoral outlet reduction with full thickness endoscopic suturing for weight regain after gastric bypass: a large multicenter international experience and meta-analysis. Surg Endosc. 2017. Epub 2017/07/01. PubMed PMID: 28664438; https://doi.org/ 10.1007/s00464-017-5671-1.

[28] Schulman AR, Kumar N, Thompson CC. Transoral outlet reduction: a comparison of purse-string with interrupted stitch technique. Gastrointest Endosc. 2017. Epub 2017/11/08. PubMed PMID: 29108984; https://doi.org/10.1016/j.gie.2017.10.034.

[29] Jirapinyo P, Kroner PT, Thompson CC. Purse-string transoral outlet reduction (TORe) is effective at inducing weight loss and improvement in metabolic comorbidities after Roux-en-Y gastric bypass. Endoscopy. 2017. Epub 2017/12/19. PubMed PMID: 29253919; https://doi.org/10.1055/s-0043-122380.

[30] Abrams JA, Komanduri S, Shaheen NJ, Wang Z, Rothstein RI. Radiofrequency ablation for the treatment of weight regain after Roux-en-Y gastric bypass surgery. Gastrointest Endosc. 2018;87(1):275–9.e2. https://doi.org/10.1016/j.gie.2017.06.030.

[31] Eid G. Sleeve gastrectomy revision by endoluminal sleeve plication gastroplasty: a small pilot case series. Surg Endosc. 2017;31(10):4252–5. Epub 2017/04/02. PubMed PMID: 28364152. https://doi.org/10.1007/s00464-017-5469-1.

# 第三篇　内镜肌切开术
## Endoscopic Myotomy

# 第 17 章
## 经口内镜食管下括约肌切开术：术前准备和适应证
### POEM: Pre-procedural Work-Up and Indications

Joseph Rayfield Triggs　John E. Pandolfino　著

王　琦　陈本栋　译

## 概述

在过去的 10 年里，POEM 已经发展成为贲门失弛缓症的 3 种主要治疗方法之一，与气囊扩张器（pneumatic dilator, PD）和腹腔镜下 Heller 肌切开术（laparoscopic Heller myotomy, LHM）并驾齐驱[1, 2]。这些疗法旨在破坏食管下括约肌（lower esophageal sphincter, LES），目的是缓解食管胃结合部流出道梗阻（esophagogastric junction outflow obstruction, EGJOO）。POEM 最初是在 2007 年推出的，当时 Pasricha 等描述了使用猪模型的内镜肌切开术，在该模型中，使用胆道扩张气囊创建黏膜下隧道，然后使用针刀进行环肌切开[3]。随后，Inoue 等在 2008 年进行了人类首例内镜食管肌切开术，并发表了 17 名患者的病例系列报道，在治疗贲门失弛缓症方面取得了令人振奋的结果[4]。

贲门失弛缓症是一种罕见的疾病，平均诊断年龄为 56 岁，发病率为（2.3～2.9）/10 万[5, 6]。其病理生理学机制尚不完全清楚，但被公认是炎症过程导致肌间神经丛神经节的缺失和纤维化的结果，最终导致食管体部和食管下括约肌的神经肌肉信号异常[7-9]。这种异常的信号导致食管体部没有蠕动，食管下括约肌（LES）无法松弛。这是贲门失弛缓症的两个典型的生理特征，目前的治疗主要集中在 LES 功能障碍方面。

随着高分辨率测压技术的广泛采用，POEM 也取得了长足的发展，同时使用芝加哥分型[10]对其进行详细阐述。2008 年初提出的芝加哥分型对食管动力障碍重新分类做出了重要调整[11, 12]。目前是 2015 版的 3.0 版本，根据无症状对照中有无发现，将运动性障碍细分为轻微和严重障碍[10]。芝加哥分型利用 21 世纪初开发的高分辨率测压（high-resolution manometry, HRM），使用基于导管的系统进行测量，该系统具有紧密间隔的管腔内压力传感器，以确保它们之间的数据丢失很少。HRM 最常见的观察方法是食管压力地形图（esophageal pressure topography, EPT）或 Clouse 图，这些图是以开发者个人的名字命名的[13-15]。高分辨率测压图的以时间为 X 轴，Y 轴为每个压力传感器的位置，代表距离鼻孔的不同深度，不同的颜色代表不同的压力水平，颜色越暖，压力越高。患者取仰卧位或侧卧位，完成 5ml 水的一次性吞咽动作，重复 10 次，进行分析，即可做出诊断。HRM 作为传统的线迹测压，提高了易用性和一致性，使用于运动障碍诊断的客观测量标准化，改进了评估过程，最终将贲门失弛缓症的诊断率从 84% 提高到 97%[16-18]。尽管有这些进步，HRM 仍然只是一种诊断工具，还需要经过特殊的专业知识和培训才能可靠地形成高质量的评估报告[19-21]。针对这些评估报告，专业人员必须能够评估技术手段应用的充分性，包括确保设备的正确放置，以及识别常见伪影和设备故障，此外，还需要能够准确地报告芝加哥分型中使用的测量结果，以便进行准确的诊断。在 POEM 的术前准备和评估中，高分辨率测压和应用芝加哥分型评估是必不可少的。临床工作中，模棱两可的结果会使食管动力障碍的诊断和相应的治疗决定变得困难，因此，除了高分辨率测压，在使用 POEM 治疗之前，患者可能还需要进行包括食管胃十二指肠镜检查术（esophagogastroduodenoscopy, EGD）、定时钡食管造影（timed barium esophagram, TBE）和功能性内腔成像探头（functional luminal imaging probe, FLIP）分析在内的其他测试，以确保诊断的准确性，从而根据病情选择最佳治疗方案。

本章的目的是回顾 POEM 的检查和适应证。本节的其余部分将进一步详细介绍有关技术方面、有效性、安全性和培训方面的内容。

## 一、POEM 检查

患者通常因为出现非梗阻性吞咽困难、反流或胸痛而选择 POEM 检查和评估 [1, 22, 23]。经过仔细的评估，其中的一部分患者最终可能从 LES 切开术中受益。目前的实践表明，POEM 检查至少需要在良好的医疗环境下进行上消化道内镜检查和正确的高分辨率测压诊断。这里我们将讨论 HRM 和上消化道内镜检查，以及阻抗测压、定时食管钡造影和功能性腔内成像探头等其他诊断工具，这将有助于确定 POEM 的受益人群。

### （一）高分辨率测压技术

基于芝加哥分型（3.0 版）的 HRM 是目前诊断食管动力障碍的金标准，与食管胃十二指肠镜的联合检查成为 POEM 术前的最低要求 [10]。当患者出现吞咽困难、反流、胸痛的患者应该首先进行 EGD 检查，以排除高级别食管炎（洛杉矶分型为 C 或 D 级）或解剖异常（如狭窄）。如

果这些检测发现异常，则没必要行食管动力测试，若患者既往有前肠手术史，也没必要行 HRM。

在芝加哥分型的分层模型中，最初的评估是应用完整松弛压力（integrated relaxation pressure, IRP）确定吞咽时 LES 是否松弛 [10]。IRP 是吞咽时膈肌在食管胃结合部松弛过程中产生的压力，需要计算 LES 松弛开始 10s 的压力与窗口内最低 4s 压力的平均值 [24]（图 17-1）。值得注意的是，尽管 IRP 被用来测量 LES 松弛压力，但它实际上测量的是 GEJ 阻力，它是 LES、横膈膜和团注内压的总和 [25]。通常 IRP＞15mmHg 被认为是 LES 松弛功能障碍。部分贲门失弛缓症患者的 IRP 值正常，因此在分析 IRP 的意义时需要非常谨慎 [26]。事实上，Ⅰ型贲门失弛缓症患者的 IRP 值可能＜15mmHg，因此在缺乏收缩力、食管全长压力增大或痉挛的患者中应注意考虑贲门失弛缓症的诊断。

一旦确定了 IRP，下一步就是确定食管的蠕动活动从而进行测压诊断。用于定义食管蠕动活动的关键参数是远端潜伏期（distal latency, DL）和远端收缩积分（distal contractile integral, DCI）（图 17-1）。DL 是指食管上括约肌开始松弛到收缩减速点（contractile deceleration point, CDP）的时间，收缩减速点是沿 30mmHg 等压线上收缩波速度减缓处 [10, 27]，DL＜4.5s 的收缩波称为早熟性收缩。收缩的充分性也根据远端收缩积分（DCI）进行评估，是指食管平滑肌收缩的压力 × 持续时间 × 长度（mmHg·s·cm），用于判断食管收缩强度。其计算区域是指从压力移行带至 LES 上端边缘、收缩压＞20mmHg 的区域 [10]。利用这些结果的组合，通过芝加哥分型来定义贲门失弛缓症、食管胃流出道梗阻、远端食管痉挛、Jackhammer 食管，从而选择 POEM 治疗。除用于诊断之外，HRM 还可用于评估 POEM 的术后疗效，多项研究显示经过 POEM 治疗后 IRP 和食管基础压有明显改善 [28-31]。

POEM 的独特之处在于可以根据 HRM 的检测结果调整近端肌切开术的程度，Ⅲ型贲门失弛缓症患者、伴有胸痛的贲门失弛缓症

Ⅰ型或Ⅱ型患者、在首次检查时即出现腹部收缩或痉挛性运动障碍（如远端食管痉挛或

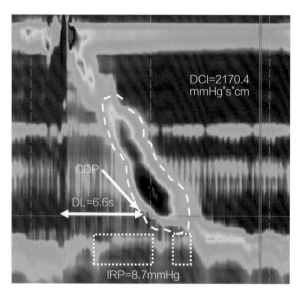

色压刻度（mmHg）

| | | | |
|---|---|---|---|
| 0 | 50 | 100 | 150 |

▲ 图 17-1　高分辨率测压参数

CDP. 收缩减速点；DL. 远端潜伏期；IRP. 完整松弛压力；DCI. 远端收缩积分（图片由 Northwestern Esophageal Center 提供）

Jackhammer 食管）[32] 的患者，建议施行 POEM 手术。这与非心源性胸痛可能与持续的食管收缩有关的结果一致，也与支持扩大手术括约肌切开术在缓解疼痛方面的有效性的研究一致[33, 34]。图 17-2 显示 1 名Ⅲ型贲门失弛缓症患者，进行 19cm 的肌切开术后，患者症状完全缓解（治疗前 Eckardt 评分为 6 分，治疗后为 0 分）。POEM 前后的 EPT 图显示了治疗后 LES 压力明显改善，过早高收缩段几乎完全消失。

除了标准的高分辨率测压，使用高分辨率阻抗测压的测量方法也可能有助于识别那些可能受益于 POEM 的患者，阻抗值随食团或液体滞留而发生改变，从而以阻抗监测水平来替代 GEJ 功能障碍。在测压过程中通过添加 200ml 生理盐水来测量的阻抗推注高度已被证明与 TBE 上的液体滞留相关（图 17-3）[35]。此外，食管阻抗积分比 [未通过食管的食团（Z2）与通过食管的食团（Z1）的比值] 也被证明有助于诊断非梗阻性吞咽困难，并可用于评估贲门失弛缓症的治疗效果（图 17-3）[36, 37]。除了评估滞

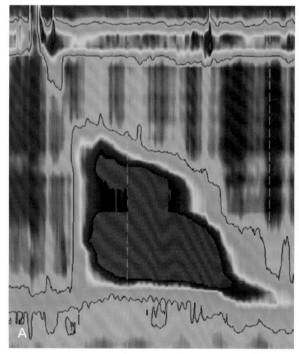
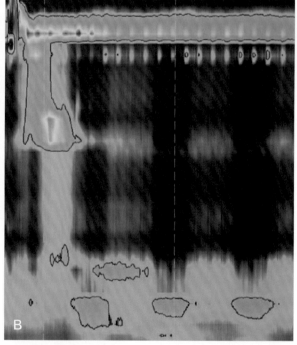

▲ 图 17-2　POEM 治疗的Ⅲ型贲门失弛缓症

A. POEM 前 HRM；B. 行 19cm 肌切开术后 HRM；POEM. 经口内镜食管下括约肌切开术；HRM. 高分辨率测压（图片由 Northwestern Esophageal Center 提供）

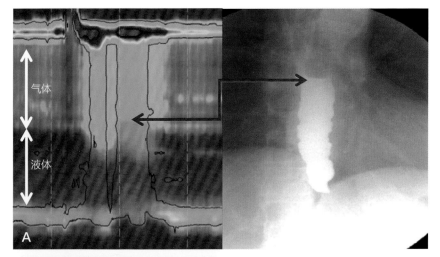

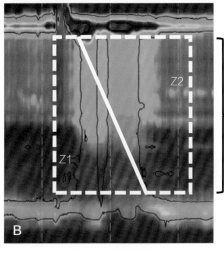

食管阻抗积分（EⅡ比例）等于残余食团体积（Z2）相对于吞咽后但在蠕动波之前的食管内食团体积（Z1）（Z2÷Z1）

◀ 图 17-3　阻抗测压
A. 阻抗推注高度对应于定时钡食管造影上的钡滞留；B. 贲门失弛缓症患者的 EⅡ比例接近 1（Z2÷Z1），表明有显著的食团滞留（图片由 Northwestern Esophageal Center 提供）

留情况，阻抗测压技术还可以通过虚拟的高分辨率套袖评估 GEJ 开放和食团推进情况，从而测定食团流速（bolus flow time, BFT）。这种方法依赖于流量允许的压力梯度，并评估最低点阻抗作为 GEJ 内推注存在的替代指标[38]。最近的一项研究表明，与健康对照组相比，贲门失弛缓症患者的 BFT[ 中位数（IQR）] 显著降低，分别为 0.45s（0.0～1.2s）和 3.5s（2.3s～3.9s）。此外，BFT 能够识别临床上 IRP 正常贲门失弛缓症的患者[39]。

### （二）食管、胃、十二指肠镜检查

如上所述，在 POEM 之前评估 EGD 是必要的，以确保患者没有严重的食管炎或解剖学异常。EGD 在评估食管扩张、是否有憩室及其位置，以及是否存在食管扭曲等方面有重要作

用，尽管这些并不是 POEM 的禁忌证，但在治疗之前应该充分认识到这些，以确保手术顺利实施。文献中也有关于在 POEM 之前进行 EGD 以排除真菌感染的必要性的争论，由于食管淤滞和念珠菌病的高发生率，一些中心在手术前对所有患者经验性使用氟康唑或制霉菌素 2～3 天，而有些中心则是在有明确的真菌过度生长的证据时才进行治疗[40-42]。我们的经验是在 POEM 术前有明确的真菌感染证据时才进行治疗。

### （三）定时钡食管造影

TBE 是钡剂吞咽的改良版本，患者饮用 100～200ml 低密度钡剂，然后在规定的时间间隔（通常为吞咽后 1min、2min 和 5min）拍摄直立位 X 线片[43]，该试验通常用于评估贲门失弛缓症患者的食管排空和 LES 靶向治疗后的疗

效评估。多项研究指出，TBE 的改善与贲门失弛缓症患者治疗效果的改善相关[44-46]。TBE 尚未严格的定义为一种诊断工具，但通常可以帮助确定食管解剖结构和评估食管潴留情况，这是辅助诊断贲门失弛缓症的标志之一（图 17-4）。此外，在缺乏蠕动和临界 IRP 值的患者中，液体钡潴留可能表明患者将从 LES 靶向治疗（如POEM）中受益。

### （四）超声内镜和计算机体层成像

对食管疾病进行评估是否需要进行 POEM 手术之前，EUS 和 CT 并非常规选择；但是，在特定情况下，它们可能有助于排除由浸润性疾病或血管异常引起的假性贲门失弛缓症[23, 47-53]。详细的病史和内镜检查可能会有助于做出诊断，如果患者出现淋巴结肿大、体重减轻，或者在内镜检查通过镜身翻转发现贲门部的异常解剖，则需要进一步的诊断评估。

1 名转至我们食管中心准备进行气囊扩张的患者的 HRM 和食管成像图（图 17-5）显示食管造影呈典型的贲门失弛缓症的鸟嘴样表现，HRM 符合 II 型贲门失弛缓症的标准；然而，LES 压力似乎随着患者的心率而变化，因此选择 EUS 进一步检查。超声内镜显示一个巨大的主动脉瘤压迫了 GEJ，导致流出道梗阻。幸运的是，患者接受了血管手术，而不是潜在威胁生命的气囊扩张。

### （五）功能性管腔成像探头

FLIP 使用高分辨率阻抗平面仪测量食管横截面积和容积扩张期间的同时压力（可扩张性，$mm^2/mmHg$）。这项技术允许在使用镇静药后，

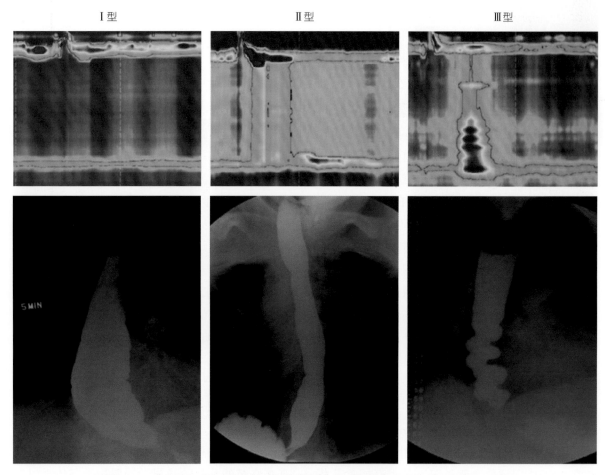

▲ 图 17-4　高分辨率测压法的贲门失弛缓症亚型（上图）和相关的定时钡食管图（下图）
图片由 Northwestern Esophageal Center 提供

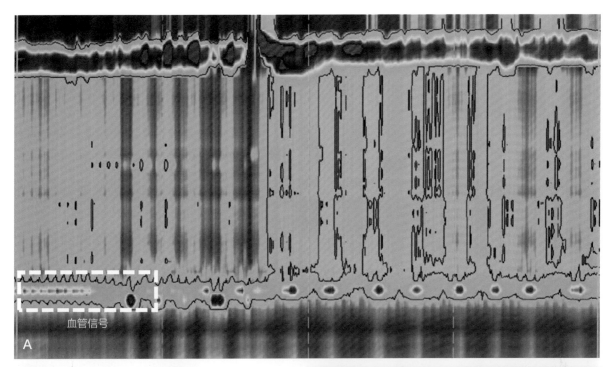

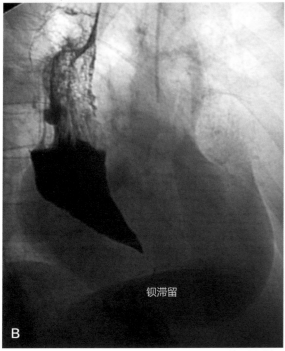

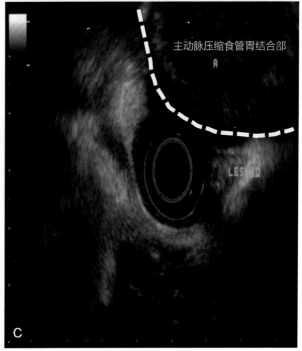

▲ 图 17-5 血管阻塞引起的假性贲门失弛缓症

A. 高分辨率测压；B. 食管 X 线片；C. 超声内镜（图片由 Northwestern Esophageal Center 提供）

在上消化道内镜检查中评估食管运动[54]。如果未经治疗的贲门失弛缓症患者食管胃结合部扩张指数（esophagogastric junction distensibilities，GEJ-DI）<2.8mm²/mmHg，而治疗后 GEJ-DI 仍然保持在<2.8mm²/mmHg，则表明患者预后

不良[55-58]。基于此，FLIP 成为 HRM 诊断的辅助手段，然而，近期有研究表明，为了识别食管的收缩情况，衍生出一种类似于在芝加哥分型中应用的诊断算法[54]。如果病情及诊断依据明确（HRM 无蠕动，IRP 正常，食管钡剂滞

留，或者 EGD 提示贲门失弛缓症，但缺乏梗阻性吞咽困难的证据），并且 FLIP 扩张指数＜ 2.8mm²/mmHg，表明这些患者可能受益于靶向 LES 的治疗。这一点已在 13 名患者的研究中得到证实，这些患者的症状与贲门失弛缓症一致，HRM 显示无蠕动但 IRP 正常，扩张性指数与贲门失弛缓症一致。这些患者接受 LES 靶向治疗（1 例肉毒杆菌毒素，9 例气囊扩张，3 例腹腔镜下 Hell 肌切开术），术后 GEJ-DI 和 Eckardt 评分均有改善[59]。根据我们的经验，POEM 也可能是治疗这些患者的有效方法。图 17-6 显示了 1 名吞咽困难的患者，造影显示食管没有

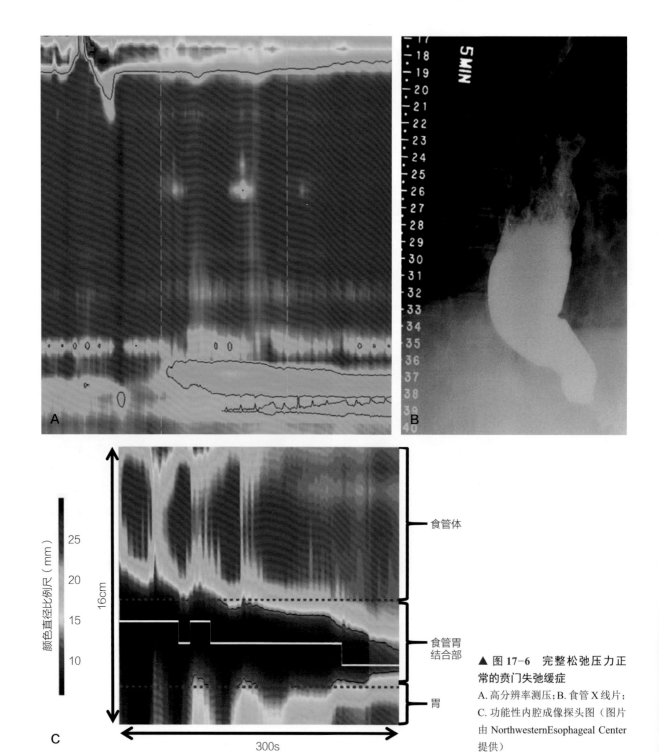

▲ 图 17-6　完整松弛压力正常的贲门失弛缓症
A. 高分辨率测压；B. 食管 X 线片；C. 功能性内腔成像探头图（图片由 NorthwesternEsophageal Center 提供）

蠕动，HRM 检测中 IRP 正常。根据芝加哥分型，这位患者不符合贲门失弛缓症的标准；但是，在定时食管钡造影 5min 时，可以看到食管有长 11cm 钡剂滞留，功能性管腔成像检测中，GEJ-DI 为 1.6mm$^2$/mmHg。POEM 术后，患者症状完全改善。

此外，FLIP 在 POEM 操作过程中可以实时评估 LES 的功能，多项研究表明，在 POEM 操作完成当时就可立即出现 GEJ-DI 的升高[60-63]。此外，最近的一项研究报道，在 POEM 术后 6 个月，最终 GEJ-DI 在 4.5～8.5mm$^2$/mmHg 是减少吞咽困难和最大限度减少胃食管反流的最佳方案[62]。

## 二、适应证

POEM 最初用于不复杂的贲门失弛缓症，但很快就被用于更复杂的患者，包括乙状结肠型贲门失弛缓症患者[4]。目前还没有关于 POEM 正式的适应证的共识，但已经做了大量工作来研究各种治疗应用，包括贲门失弛缓症（所有 3 种临床亚型）、非贲门失弛缓症运动障碍（远端食管痉挛和 Jackhammer 食管），以及既往针对 LES 治疗失败者（表 17-1）。

**表 17-1　经口内镜食管下括约肌切开术适应证**

| 贲门失弛缓症（所有 3 种临床亚型） |
| --- |
| • 既往腹腔镜下 Heller 肌切开术失败者<br>• 既往气囊扩张手术失败者<br>• 既往经口内镜食管下括约肌切开术失败者<br>• 乙状结肠食管<br>• 儿童患者 |
| 食管胃结合部流出道梗阻 |
| 弥漫性食管痉挛 |
| Jackhammer 食管 |

### （一）贲门失弛缓症

根据芝加哥分型的定义，贲门失弛缓症是一种以食管运动障碍为主的功能性疾病，IRP 值≥正常值上限（Sierra 设计 15mmHg 传感器），并且出现痉挛或蠕动完全消失。贲门失弛缓症分为 I 型，无收缩性；II 型，≥20% 全食管加压（等压线为 30 mmHg）；III 型，≥20% 痉挛，远端潜伏期<4.5s（图 17-4）。这些亚型定义了对不同治疗有不同反应的不同临床情形；然而，研究表明 POEM 在治疗所有类型的贲门失弛缓症方面都是有效的[64-66]。一项前瞻性多中心研究显示，POEM 的临床成功率达到 90%[67]。两项涉及 1000 多名患者的 Meta 分析也证明了 POME 治疗贲门失弛缓症的近期成功，通过降低 ES 和 LES 压力来衡量[68, 69]。此外，POEM 似乎是一种持久的治疗贲门失弛缓症的方法，在评估患者 2～5 年结果的研究中，持续应答率＞88%[44, 70, 71]。当将 POEM 与 PD 和 LHM 进行比较时，POEM 至少在治疗 I 型和 II 型贲门失弛缓症方面同样有效，并且可能由于在治疗 III 型贲门失弛缓症时延长肌切开的长度而更有效[40, 72-74]。术前及术后的 FLIP 分析提示，POEM 具有和 LHM 相类似的提高 GEJ-DI 的效果[60, 61]。此外，POEM 的手术时间与 LHM 相似或最多快 30min，出血量更少，术后疼痛相似或更少，住院时间更短，恢复正常活动的速度更快[41, 42, 75, 76]。

### （二）非贲门失弛缓症

在芝加哥分型中提出的分级方案中，EGJOO 和贲门失弛缓症一样，也出现 IRP 升高；但是 EGJOO 有足够的蠕动又不符合经典或痉挛性贲门失弛缓症的诊断[10]（图 17-7）。直观地看，POEM 似乎是治疗这种疾病的理想疗法，但是，EGJOO 临床症状表现各异，这使得诊疗决策变得困难。在 EGJOO 患者中，部分不完全贲门失弛缓症或进展中的贲门失弛缓症患者已被证明受益于 POEM，但这只占患者的一小部分[52, 77]。很大比例的 EGJOO 患者（20%～40%）在没有治疗的情况下得到改善，而且大多数患者的病因对 LES 靶向治疗无效（例如，浸润性疾病或癌症、血管阻塞、食管裂孔疝、嗜酸性食管炎、狭窄、腹型肥胖或既往的前肠手术）[23, 51, 53, 78, 79]。虽然一些 EGJOO

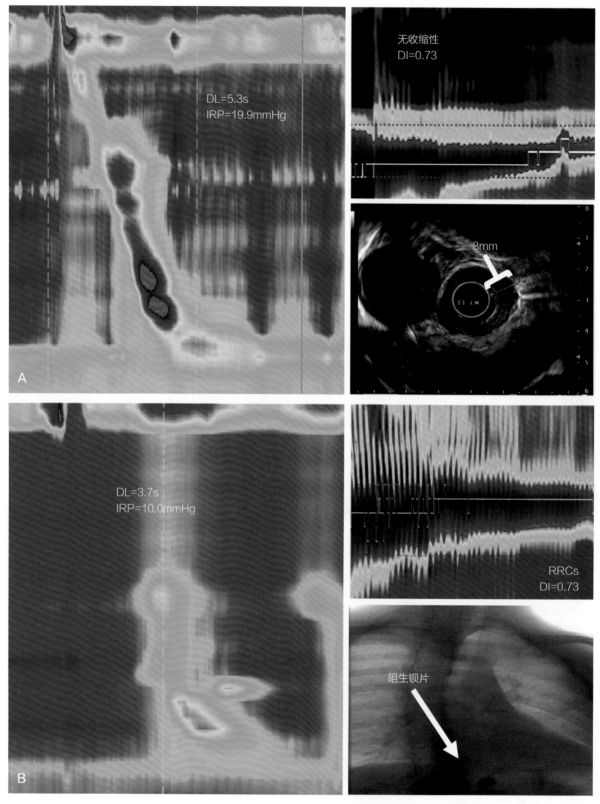

▲ 图 17-7 适合经口内镜食管下括约肌切开术的非贲门失弛缓症运动障碍

A. 高分辨率测压上的食管胃结合部流出道梗阻，低扩张指数且缺乏收缩力的功能性内腔成像探头图，以及超声内镜上的固有肌层增厚；B. 高分辨率测压上的弥漫性食管痉挛，重复逆行收缩的功能性内腔成像探头图，以及食管造影的阻生钡片

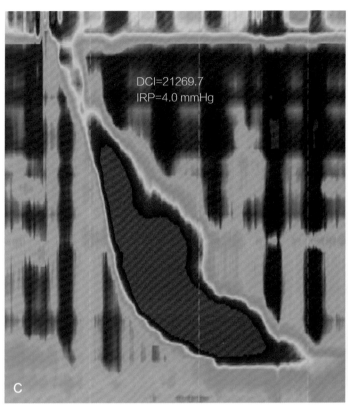
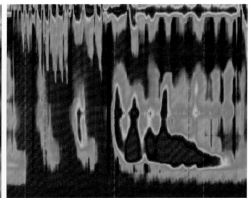
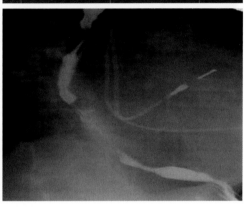

▲ 图 17-7（续）　适合经口内镜食管下括约肌切开术的非贲门失弛缓症运动障碍

C. 高分辨率测压上的 Jackhammer 食管表现，在 200ml 阻抗测压和食管造影中，团注清除率和分隔都较差

图片由 Northwestern Esophageal Center 提供

患者可能从 POEM 中受益，但这种诊断的异质性需要进一步的评估，可能包括阻抗测压、超声内镜、计算机体层成像、定时钡食管造影或功能性管腔成像。图 17-7 展示了可能受益于 POEM 的 EGJOO 患者的 HRM（左图）、FLIP（右上图）和 EUS（右下图）的代表性图像。HRM 结果提示，远端潜伏期正常而 IRP 升高至 19.9mmHg。该患者的 FLIP 分析显示 GEJ-DI 为 0.73mm²/mmHg，<2.8mm²/mmHg 的临界值，提示该患者将受益于 LES 靶向治疗。图中所示还对 EGJOO 的患者进行了 EUS 检查，以排除出口梗阻的其他病因。超声内镜未发现出口梗阻的其他病因，但确实显示固有肌层增厚至 8mm，提示该患者可能受益于 POEM。

2013 年，一项针对 16 个开展 POEM 手术的中心进行的国际调查显示，当时接受 POEM 的患者中，有 22.5% 的患者是针对食管痉挛性疾病的治疗，包括弥漫性食管痉挛（diffuse spasm of esophagus, DES）≥20% 的过早收缩，远端潜伏期<4.5s）和 Jackhammer 食管 [≥20% 的吞咽收缩，远端收缩积分> 8000mmHg/（s·cm）][80]（图 17-7）。越来越多的文献和最近的 Meta 分析证明了这种方法的有效性，在 DES 和 Jackhammer 食管中分别有 88% 和 72% 的成功率[80-84]。POEM 在这些疾病中特别有极佳的适应证，因为它允许根据 HRM 上的高压区域、超声内镜的增厚区域或术中功能性管腔成像来定制肌切开术的长度。图 17-7 显示了一位测压诊断为 DES 的患者的 HRM 图（左图）、功能性管腔成像图（右上图）和食管图（右下图）。HRM 符合 DES 的诊断标准，IRP 正常，远端潜伏期<4.5s。鉴于功能性管腔成像图中 GEJ-DI 较低，以及食管图中 12.5mm 的钡剂滞留，FLIP 和食管造影进一步支持了进行肌切开术的决定。同

样，图 17-7 显示了 Jackhammer 患者的 HRM（左图）、阻抗测压（右上图）和食管图（右下图）。HRM 的 DCI 明显升高＞20 000mmHg/（s·cm），阻抗测压和食管图均表现为痉挛活动，并伴有分隔和液体滞留。这些发现表明，这位患者将最大限度地受益于扩大肌切开术至过度收缩节段的顶端。

### （三）特殊人群

在贲门失弛缓症的治疗中，要特别考虑那些既往 LES 靶向治疗（PD、LHM 或 POEM）失败或解剖异常（食管扩张、乙状结肠食管、憩室和疝）的患者，因为这些个人原因增加了疾病治疗的复杂性。PD、LHM 和 POEM 的初步治疗显示临床成功率接近 90%；然而，仍有一部分患者治疗失败或出现复发症状[1]。在任何一种情况下，无论是聚焦在 LES 的不完全肌切开术导致的初次治疗失败，还是Ⅲ型患者更近端的肌切开术，或者由于疾病进展或先前肌切开术部位的瘢痕和重塑而导致的症状复发，POEM 似乎都是再次治疗的有效选择，临床成功率为 81%～100%[4, 70, 85-92]。

作为一种慢性疾病，贲门失弛缓症随着时间的推移有进行性加重的趋势，导致食管扩张，这往往会导致食管呈乙状结肠形状。POEM 已被证明对终末期贲门失弛缓症和乙状结肠食管患者有效率均＞95%，然而，这些研究受到患者数量少和随访期短的限制[4, 93-95]。我们的经验是在与食管专家和外科医师的 MDT 中讨论复杂的患者，以确定这些解剖困难的患者的最佳治疗方案。虽然贲门失弛缓症的平均诊断年龄是 56 岁，但患者可以出现在任何年龄，POEM 在治疗贲门失弛缓症方面并没有特定的年龄界限，研究表明，这一手术方式在 3—90 岁的患者中均取得了临床成功[70, 96-100]。

### 总结

POEM 首次应用到现在还不到 10 年，其在治疗食管动力障碍中的作用仍在不断发展。有证据支持将其用于诊断为贲门失弛缓症（所有临床亚型）、DES 和手提式食管的患者，以及部分 EGJOO 患者。在目前的临床实践中，至少需要 EGD 和 HRM 作为常规诊断方法，而在那些诊断困难的患者中，包括阻抗测压、TBE、CT、EUS 或 FLIP 在内的多种手段的应用可用于区分哪些患者可能受益于肌切开术，哪些患者不会获益（图 17-8）。

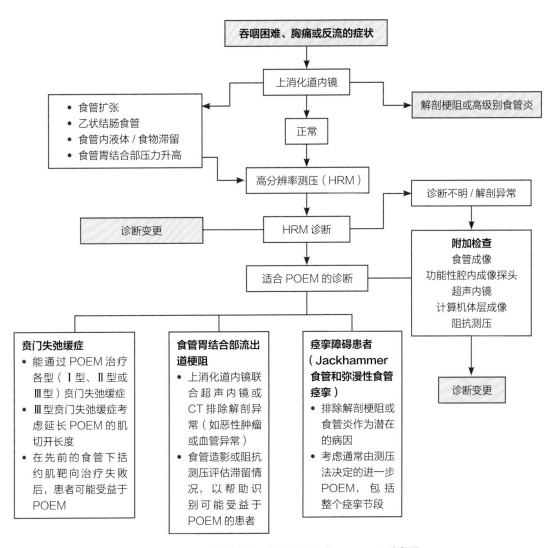

**▲ 图 17-8　经口内镜食管下括约肌切开术（POEM）流程图**
图片由 Northwestern Esophageal Center 提供

## 参考文献

［1］ Pandolfino JE, Kahrilas PJ. Presentation, diagnosis, and management of achalasia. Clin Gastroenterol Hepatol. 2013;11(8):887–97.

［2］ Vaezi MF, Pandolfino JE, Vela MF. ACG clinical guideline: diagnosis and management of achalasia. Am J Gastroenterol. 2013;108(8):1238–49; quiz 50.

［3］ Pasricha PJ, Hawari R, Ahmed I, Chen J, Cotton PB, Hawes RH, et al. Submucosal endoscopic esophageal myotomy: a novel experimental approach for the treatment of achalasia. Endoscopy. 2007;39(9):761–4.

［4］ Inoue H, Minami H, Kobayashi Y, Sato Y, Kaga M, Suzuki M, et al. Peroral endoscopic myotomy (POEM) for esophageal achalasia. Endoscopy. 2010;42(04):265–71.

［5］ Samo S, Carlson DA, Gregory DL, Gawel SH, Pandolfi-no JE, Kahrilas PJ. Incidence and prevalence of achalasia in Central Chicago, 2004–2014, since the widespread use of high-resolution manometry. Clin Gastroenterol Hepatol. 2017;15(3):366–73.

［6］ Duffield JA, Hamer PW, Heddle R, Holloway RH, Myers JC, Thompson SK. Incidence of achalasia in South Australia based on esophageal manometry findings. Clin Gastroenterol Hepatol. 2017;15(3):360–5.

［7］ Goldblum JR, Rice TW, Richter JE. Histopathologic features in esophagomyotomy specimens from patients with achalasia. Gastroenterology. 1996;111(3):648–54.

［8］ Sodikoff JB, Lo AA, Shetuni BB, Kahrilas PJ, Yang GY, Pandolfino JE. Histopathologic patterns among achalasia subtypes. Neurogastroenterol Motil. 2016;28(1):139–45.

［9］Kahrilas PJ, Boeckxstaens G. The spectrum of achalasia: lessons from studies of pathophysiology and high-resolution manometry. Gastroenterology. 2013;145(5):954–65.

［10］Kahrilas PJ, Bredenoord AJ, Fox M, Gyawali CP, Roman S, Smout AJPM, et al. The Chicago classification of esophageal motility disorders, v3.0. Neurogastroenterol Motil. 2015;27(2):160–74.

［11］Bredenoord AJ, Fox M, Kahrilas PJ, Pandolfino JE, Schwizer W, Smout AJ. Chicago classification criteria of esophageal motility disorders defined in high resolution esophageal pressure topography. Neurogastroenterol Motil. 2012;24(Suppl 1):57–65.

［12］Kahrilas PJ, Ghosh SK, Pandolfino JE. Esophageal motility disorders in terms of pressure topography: the Chicago classification. J Clin Gastroenterol. 2008;42(5): 627–35.

［13］Clouse RE, Staiano A. Topography of the esophageal peristaltic pressure wave. Am J Physiol. 1991;261(4 Pt 1):G677–84.

［14］Clouse RE, Staiano A, Alrakawi A, Haroian L. Application of topographical methods to clinical esophageal manometry. Am J Gastroenterol. 2000;95(10):2720–30.

［15］Gyawali CP. High resolution manometry: the Ray Clouse legacy. Neurogastroenterol Motil. 2012;24(Suppl 1):2–4.

［16］Grubel C, Hiscock R, Hebbard G. Value of spatiotemporal representation of manometric data. Clin Gastroenterol Hepatol. 2008;6(5):525–30.

［17］Soudagar AS, Sayuk GS, Gyawali CP. Learners favour high resolution oesophageal manometry with better diagnostic accuracy over conventional line tracings. Gut. 2012; 61(6):798–803.

［18］Roman S, Huot L, Zerbib F, Bruley des Varannes S, Gourcerol G, Coffin B, et al. High-resolution manometry improves the diagnosis of esophageal motility disorders in patients with dysphagia: a randomized multicenter study. Am J Gastroenterol. 2016;111(3):372–80.

［19］Carlson DA, Kahrilas PJ. How to effectively use high-resolution esophageal manometry. Gastroenterology. 2016;151(5):789–92.

［20］Yadlapati R, Keswani RN, Dunbar KB, Gawron AJ, Gyawali CP, Kahrilas PJ, et al. Benchmarks for the interpretation of esophageal high-resolution manometry. Neurogastroenterol Motil. 2017;29(4).

［21］Yadlapati R, Keswani RN, Ciolino JD, Grande DP, Listernick ZI, Carlson DA, et al. A system to assess the competency for interpretation of esophageal manometry identifies variation in learning curves. Clin Gastroenterol Hepatol. 2017;15(11):1708–14. e3.

［22］van Hoeij FB, Bredenoord AJ. Clinical application of esophageal high-resolution manometry in the diagnosis of esophageal motility disorders. J Neurogastroenterol Motil. 2016;22(1):6–13.

［23］Schupack D, Katzka DA, Geno DM, Ravi K. The clinical significance of esophagogastric junction outflow obstruction and hypercontractile esophagus in high reso-
lution esophageal manometry. Neurogastroenterol Motil. e13105-n/a.

［24］Pandolfino JE, Ghosh SK, Zhang Q, Jarosz A, Shah N, Kahrilas PJ. Quantifying EGJ morphology and relaxation with high-resolution manometry: a study of 75 asymptomatic volunteers. Am J Physiol Gastrointest Liver Physiol. 2006;290(5):G1033–40.

［25］Kahrilas PJ, Bredenoord AJ, Fox M, Gyawali CP, Roman S, Smout AJPM, et al. Expert consensus document: advances in the management of oesophageal motility disorders in the era of high-resolution manometry: a focus on achalasia syndromes. Nat Rev Gastroenterol Hepatol. 2017; advance online publication.

［26］Lin Z, Kahrilas PJ, Roman S, Boris L, Carlson D, Pandolfino JE. Refining the criterion for an abnormal integrated relaxation pressure in esophageal pressure topography based on the pattern of esophageal contractility using a classification and regression tree model. Neurogastroenterol Motil. 2012;24(8):e356–63.

［27］Pandolfino JE, Leslie E, Luger D, Mitchell B, Kwiatek MA, Kahrilas PJ. The contractile deceleration point: an important physiologic landmark on oesophageal pressure topography. Neurogastroenterol Motil. 2010;22(4):395–400, e90.

［28］Nabi Z, Ramchandani M, Chavan R, Kalapala R, Darisetty S, Rao GV, et al. Per-oral endoscopic myotomy for achalasia cardia: outcomes in over 400 consecutive patients. Endosc Int Open. 2017;5(5):E331–e9.

［29］Benedict JJ, Golas AA, Richter JE, Velanovich V. Health-related quality of life and physiological outcomes of peroral endoscopic myotomy for achalasia. J Laparoendosc Adv Surg Tech A. 2017;27(8):778–83.

［30］Tang Y, Xie C, Wang M, Jiang L, Shi R, Lin L. Association of high-resolution manometry metrics with the symptoms of achalasia and the symptomatic outcomes of peroral esophageal myotomy. PLoS One. 2015;10(9): e0139385.

［31］Ju H, Ma Y, Liang K, Zhang C, Tian Z. Function of high-resolution manometry in the analysis of peroral endoscopic myotomy for achalasia. Surg Endosc. 2016;30 (3):1094–9.

［32］Khashab MA, Messallam AA, Onimaru M, Teitelbaum EN, Ujiki MB, Gitelis ME, et al. International multicenter experience with peroral endoscopic myotomy for the treatment of spastic esophageal disorders refractory to medical therapy (with video). Gastrointest Endosc. 2015; 81(5):1170–7.

［33］Leconte M, Douard R, Gaudric M, Dumontier I, Chaussade S, Dousset B. Functional results after extended myotomy for diffuse oesophageal spasm. Br J Surg. 2007;94 (9):1113–8.

［34］Balaban DH, Yamamoto Y, Liu J, Pehlivanov N, Wisniewski R, DeSilvey D, et al. Sustained esophageal contraction: a marker of esophageal chest pain identified by intraluminal ultrasonography. Gastroenterology.

1999;116(1):29–37.

[35] Cho YK, Lipowska AM, Nicodeme F, Teitelbaum EN, Hungness ES, Johnston ER, et al. Assessing bolus retention in achalasia using high-resolution manometry with impedance: a comparator study with timed barium esophagram. Am J Gastroenterol. 2014;109(6):829–35.

[36] Carlson DA, Lin Z, Kahrilas PJ, Sternbach J, Hungness ES, Soper NJ, et al. High-resolution impedance manometry metrics of the esophagogastric junction for the assessment of treatment response in achalasia. Am J Gastroenterol. 2016;111(12):1702–10.

[37] Carlson DA, Omari T, Lin Z, Rommel N, Starkey K, Kahrilas PJ, et al. High-resolution impedance manometry parameters enhance the esophageal motility evaluation in non-obstructive dysphagia patients without a major Chicago Classification motility disorder. Neurogastroenterol Motil. 2017;29(3).

[38] Lin Z, Imam H, Nicodeme F, Carlson DA, Lin CY, Yim B, et al. Flow time through esophagogastric junction derived during high-resolution impedance-manometry studies: a novel parameter for assessing esophageal bolus transit. Am J Physiol Gastrointest Liver Physiol. 2014;307(2):G158–63.

[39] Lin Z, Carlson DA, Dykstra K, Sternbach J, Hungness E, Kahrilas PJ, et al. High-resolution impedance manometry measurement of bolus flow time in achalasia and its correlation with dysphagia. Neurogastroenterol Motil. 2015;27(9):1232–8.

[40] Kumbhari V, Tieu AH, Onimaru M, El Zein MH, Teitelbaum EN, Ujiki MB, et al. Peroral endoscopic myotomy (POEM) vs laparoscopic Heller myotomy (LHM) for the treatment of type III achalasia in 75 patients: a multicenter comparative study. Endosc Int Open. 2015;3(3): E195–201.

[41] Bhayani NH, Kurian AA, Dunst CM, Sharata AM, Rieder E, Swanstrom LL. A comparative study on comprehensive, objective outcomes of laparoscopic Heller myotomy with per-oral endoscopic myotomy (POEM) for achalasia. Ann Surg. 2014;259(6):1098–103.

[42] Chan SM, Wu JC, Teoh AY, Yip HC, Ng EK, Lau JY, et al. Comparison of early outcomes and quality of life after laparoscopic Heller's cardiomyotomy to peroral endoscopic myotomy for treatment of achalasia. Dig Endosc. 2016;28(1):27–32.

[43] de Oliveira JM, Birgisson S, Doinoff C, Einstein D, Herts B, Davros W, et al. Timed barium swallow: a simple technique for evaluating esophageal emptying in patients with achalasia. AJR Am J Roentgenol. 1997;169 (2):473–9.

[44] Teitelbaum EN, Dunst CM, Reavis KM, Sharata AM, Ward MA, DeMeester SR, et al. Clinical outcomes five years after POEM for treatment of primary esophageal motility disorders. Surg Endosc. 2018;32(1):421–7.

[45] Vaezi MF, Baker ME, Achkar E, Richter JE. Timed barium oesophagram: better predictor of long term success

after pneumatic dilation in achalasia than symptom assessment. Gut. 2002;50(6):765–70.

[46] Nicodeme F, de Ruigh A, Xiao Y, Rajeswaran S, Teitelbaum EN, Hungness ES, et al. A comparison of symptom severity and bolus retention with Chicago classification esophageal pressure topography metrics in patients with achalasia. Clin Gastroenterol Hepatol. 2013;11(2):131–7; quiz e15.

[47] Agrusa A, Romano G, Frazzetta G, De Vita G, Chianetta D, Di Buono G, et al. Achalasia secondary to submucosal invasion by poorly differentiated adenocarcinoma of the cardia, Siewert II: consideration on preoperative workup. Case Rep Surg. 2014;2014:654917.

[48] Choi MK, Kim GH, Song GA, Nam HS, Yi YS, Ahn KH, et al. Primary squamous cell carcinoma of the liver initially presenting with pseudoachalasia. Gut Liver. 2012;6(2):275–9.

[49] Branchi F, Tenca A, Bareggi C, Mensi C, Mauro A, Conte D, et al. A case of pseudoachalasia hiding a malignant pleural mesothelioma. Tumori. 2016;102(Suppl 2).

[50] Carter M, Deckmann RC, Smith RC, Burrell MI, Traube M. Differentiation of achalasia from pseudoachalasia by computed tomography. Am J Gastroenterol. 1997;92(4): 624–8.

[51] Clayton SB, Patel R, Richter JE. Functional and anatomic esophagastric junction outflow obstruction: manometry, timed barium esophagram findings, and treatment outcomes. Clin Gastroenterol Hepatol. 2016;14(6):907–11.

[52] Ihara E, Muta K, Fukaura K, Nakamura K. Diagnosis and treatment strategy of achalasia subtypes and esophagogastric junction outflow obstruction based on high-resolution manometry. Digestion. 2017;95(1):29–35.

[53] Okeke FC, Raja S, Lynch KL, Dhalla S, Nandwani M, Stein EM, et al. What is the clinical significance of esophagogastric junction outflow obstruction? Evaluation of 60 patients at a tertiary referral center. Neurogastroenterol Motil. 2017;29(6):e13061-n/a.

[54] Carlson DA, Kahrilas PJ, Lin Z, Hirano I, Gonsalves N, Listernick Z, et al. Evaluation of esophageal motility utilizing the functional lumen imaging probe. Am J Gastroenterol. 2016;111(12):1726–35.

[55] Rohof WO, Hirsch DP, Kessing BF, Boeckxstaens GE. Efficacy of treatment for patients with achalasia depends on the distensibility of the esophagogastric junction. Gastroenterology. 2012;143(2):328–35.

[56] Rieder E, Swanström LL, Perretta S, Lenglinger J, Riegler M, Dunst CM. Intraoperative assessment of esophagogastric junction distensibility during per oral endoscopic myotomy (POEM) for esophageal motility disorders. Surg Endosc. 2013;27(2):400–5.

[57] Carlson DA, Lin Z, Kahrilas PJ, Sternbach J, Donnan EN, Friesen L, et al. The functional lumen imaging probe detects esophageal contractility not observed with manometry in patients with achalasia. Gastroenterology. 2015;149(7):1742–51.

［58］ Pandolfino JE, de Ruigh A, Nicodeme F, Xiao Y, Boris L, Kahrilas PJ. Distensibility of the esophagogastric junction assessed with the functional lumen imaging probe (FLIP) in achalasia patients. Neurogastroenterol Motil. 2013; 25(6):496–501.

［59］ Ponds FA, Bredenoord AJ, Kessing BF, Smout AJ. Esophagogastric junction distensibility identifies achalasia subgroup with manometrically normal esophagogastric junction relaxation. Neurogastroenterol Motil. 2017; 29(1).

［60］ Teitelbaum EN, Boris L, Arafat FO, Nicodeme F, Lin Z, Kahrilas PJ, et al. Comparison of esophagogastric junction distensibility changes during POEM and Heller myotomy using intraoperative FLIP. Surg Endosc. 2013;27 (12):4547–55.

［61］ Teitelbaum EN, Soper NJ, Pandolfino JE, Kahrilas PJ, Boris L, Nicodème F, et al. An extended proximal esophageal myotomy is necessary to normalize EGJ distensibility during Heller myotomy for achalasia, but not POEM. Surg Endosc. 2014;28(10):2840–7.

［62］ Teitelbaum EN, Soper NJ, Pandolfino JE, Kahrilas PJ, Hirano I, Boris L, et al. Esophagogastric junction distensibility measurements during Heller myotomy and POEM for achalasia predict postoperative symptomatic outcomes. Surg Endosc. 2015;29(3):522–8.

［63］ Teitelbaum EN, Sternbach JM, El Khoury R, Soper NJ, Pandolfino JE, Kahrilas PJ, et al. The effect of incremental distal gastric myotomy lengths on EGJ distensibility during POEM for achalasia. Surg Endosc. 2016;30(2): 745–50.

［64］ Kim WH, Cho JY, Ko WJ, Hong SP, Hahm KB, Cho JH, et al. Comparison of the outcomes of peroral endoscopic myotomy for achalasia according to manometric subtype. Gut Liver. 2017;11(5):642–7.

［65］ Pandolfino JE, Kwiatek MA, Nealis T, Bulsiewicz W, Post J, Kahrilas PJ. Achalasia: a new clinically relevant classification by high-resolution manometry. Gastroenterology. 2008;135(5):1526–33.

［66］ Rohof WO, Salvador R, Annese V, Bruley des Varannes S, Chaussade S, Costantini M, et al. Outcomes of treatment for achalasia depend on manometric subtype. Gastroenterology. 2013;144(4):718–25; quiz e13-4.

［67］ Von Renteln D, Fuchs KH, Fockens P, Bauerfeind P, Vassiliou MC, Werner YB, et al. Peroral endoscopic myotomy for the treatment of achalasia: an international prospective multicenter study. Gastroenterology. 2013; 145(2):309–11.e3.

［68］ Talukdar R, Inoue H, Reddy DN. Efficacy of peroral endoscopic myotomy (POEM) in the treatment of achalasia: a systematic review and meta-analysis. Surg Endosc. 2015;29(11):3030–46.

［69］ Patel K, Abbassi-Ghadi N, Markar S, Kumar S, Jethwa P, Zaninotto G. Peroral endoscopic myotomy for the treatment of esophageal achalasia: systematic review and pooled analysis. Dis Esophagus. 2016;29(7):807–19.

［70］ Inoue H, Sato H, Ikeda H, Onimaru M, Sato C, Minami H, et al. Per-oral endoscopic myotomy: a series of 500 patients. J Am Coll Surg. 2015;221(2):256–64.

［71］ Ngamruengphong S, Inoue H, Chiu PW-Y, Yip HC, Bapaye A, Ujiki M, et al. Long-term outcomes of per-oral endoscopic myotomy in patients with achalasia with a minimum follow-up of 2 years: an international multicenter study. Gastrointest Endosc. 2017;85(5):927–33.e2.

［72］ Meng F, Li P, Wang Y, Ji M, Wu Y, Yu L, et al. Peroral endoscopic myotomy compared with pneumatic dilation for newly diagnosed achalasia. Surg Endosc. 2017;31 (11):4665–72.

［73］ Leeds SG, Burdick JS, Ogola GO, Ontiveros E. Comparison of outcomes of laparoscopic Heller myotomy versus per-oral endoscopic myotomy for management of achalasia. Proc (Bayl Univ Med Cent). 2017;30(4):419–23.

［74］ Schneider AM, Louie BE, Warren HF, Farivar AS, Schembre DB, Aye RW. A matched comparison of per oral endoscopic myotomy to laparoscopic Heller myotomy in the treatment of achalasia. J Gastrointest Surg. 2016; 20(11):1789–96.

［75］ Hungness ES, Teitelbaum EN, Santos BF, Arafat FO, Pandolfino JE, Kahrilas PJ, et al. Comparison of perioperative outcomes between peroral esophageal myotomy (POEM) and laparoscopic Heller myotomy. J Gastrointest Surg. 2013;17(2):228–35.

［76］ Ujiki MB, Yetasook AK, Zapf M, Linn JG, Carbray JM, Denham W. Peroral endoscopic myotomy: a short-term comparison with the standard laparoscopic approach. Surgery. 2013;154(4):893–7; discussion 7-900.

［77］ Kahrilas PJ, Katzka D, Richter JE. Clinical practice update: the use of per-oral endoscopic myotomy in achalasia: expert review and best practice advice from the American Gastroenterological Association. Gastroenterology. 2017;153(5):1205–11.

［78］ Scherer JR, Kwiatek MA, Soper NJ, Pandolfino JE, Kahrilas PJ. Functional esophagogastric junction obstruction with intact peristalsis: a heterogeneous syndrome sometimes akin to achalasia. J Gastrointest Surg. 2009;13(12):2219–25.

［79］ van Hoeij FB, Smout AJPM, Bredenoord AJ. Characterization of idiopathic esophagogastric junction outflow obstruction. Neurogastroenterol Motil. 2015;27(9):1310–6.

［80］ Stavropoulos SN, Modayil RJ, Friedel D, Savides T. The international per oral endoscopic myotomy survey (IPOEMS): a snapshot of the global POEM experience. Surg Endosc. 2013;27(9):3322–38.

［81］ Swanstrom LL, Rieder E, Dunst CM. A stepwise approach and early clinical experience in peroral endoscopic myotomy for the treatment of achalasia and esophageal motility disorders. J Am Coll Surg. 2011;213(6): 751–6.

［82］ Shiwaku H, Inoue H, Beppu R, Nakashima R, Minami H, Shiroshita T, et al. Successful treatment of diffuse esophageal spasm by peroral endoscopic myotomy. Gastrointest Endosc. 2013;77(1):149–50.

［83］ Louis H, Covas A, Coppens E, Deviere J. Distal esophageal spasm treated by peroral endoscopic myotomy. Am J Gastroenterol. 2012;107(12):1926–7.

［84］ Khashab MA, Saxena P, Kumbhari V, Nandwani M, Roland BC, Stein E, et al. Peroral endoscopic myotomy as a platform for the treatment of spastic esophageal disorders refractory to medical therapy (with video). Gastrointest Endosc. 2014;79(1):136–9.

［85］ Zhang X, Modayil RJ, Friedel D, Gurram KC, Brathwaite CE, Taylor SI, et al. Per-oral endoscopic myotomy in patients with or without prior Heller myotomy: comparing long-term outcomes in a large U.S. single-center cohort (with videos). Gastrointest Endosc. 2018;87(4):972–85.

［86］ Ngamruengphong S, Inoue H, Ujiki MB, Patel LY, Bapaye A, Desai PN, et al. Efficacy and safety of peroral endoscopic myotomy for treatment of achalasia after failed heller myotomy. Clin Gastroenterol Hepatol. 2017; 15(10):1531–7.e3.

［87］ Zhou PH, Li QL, Yao LQ, Xu MD, Chen WF, Cai MY, et al. Peroral endoscopic remyotomy for failed Heller myotomy: a prospective single-center study. Endoscopy. 2013;45(03):161–6.

［88］ Vigneswaran Y, Yetasook AK, Zhao J-C, Denham W, Linn JG, Ujiki MB. Peroral endoscopic myotomy (POEM): feasible as reoperation following heller myotomy. J Gastrointest Surg. 2014;18(6):1071–6.

［89］ Fumagalli U, Rosati R, De Pascale S, Porta M, Carlani E, Pestalozza A, et al. Repeated surgical or endoscopic myotomy for recurrent dysphagia in patients after previous myotomy for achalasia. J Gastrointest Surg. 2016;20 (3):494–9.

［90］ Ling T, Guo H, Zou X. Effect of peroral endoscopic myotomy in achalasia patients with failure of prior pneumatic dilation: a prospective case-control study. J Gastroenterol Hepatol. 2014;29(8):1609–13.

［91］ Li QL, Yao LQ, Xu XY, Zhu JY, Xu MD, Zhang YQ, et al. Repeat peroral endoscopic myotomy: a salvage option for persistent/recurrent symptoms. Endoscopy. 2016;48 (2):134–40.

［92］ Tyberg A, Seewald S, Sharaiha RZ, Martinez G, Desai AP, Kumta NA, et al. A multicenter international registry of redo per-oral endoscopic myotomy (POEM) after failed POEM. Gastrointest Endosc. 2017;85(6):1208–11.

［93］ Duan T, Tan Y, Zhou J, Lv L, Liu D. A retrospective study of peroral endoscopic full-thickness myotomy in patients with severe achalasia. J Laparoendosc Adv Surg Tech A. 2017;27(8):770–6.

［94］ Hu J-W, Li Q-L, Zhou P-H, Yao L-Q, Xu M-D, Zhang Y-Q, et al. Peroral endoscopic myotomy for advanced achalasia with sigmoid-shaped esophagus: long-term outcomes from a prospective, single-center study. Surg Endosc. 2015;29(9):2841–50.

［95］ Lv L, Liu J, Tan Y, Liu D. Peroral endoscopic full-thickness myotomy for the treatment of sigmoid-type achalasia: outcomes with a minimum follow-up of 12 months. Eur J Gastroenterol Hepatol. 2016;28(1):30–6.

［96］ Maselli R, Inoue H, Misawa M, Ikeda H, Hosoya T, Onimaru M, et al. Peroral endoscopic myotomy (POEM) in a 3-year-old girl with severe growth retardation, achalasia, and down syndrome. Endoscopy. 2012;44(Suppl 2 UCTN):E285–7.

［97］ Chen WF, Li QL, Zhou PH, Yao LQ, Xu MD, Zhang YQ, et al. Long-term outcomes of peroral endoscopic myotomy for achalasia in pediatric patients: a prospective, single-center study. Gastrointest Endosc. 2015;81 (1):91–100.

［98］ Li C, Tan Y, Wang X, Liu D. Peroral endoscopic myotomy for treatment of achalasia in children and adolescents. J Pediatr Surg. 2015;50(1):201–5.

［99］ Tang X, Gong W, Deng Z, Zhou J, Ren Y, Zhang Q, et al. Usefulness of peroral endoscopic myotomy for treating achalasia in children: experience from a single center. Pediatr Surg Int. 2015;31(7):633–8.

［100］ Chen Y-I, Inoue H, Ujiki M, Draganov PV, Colavita P, Mion F, et al. An international multicenter study evaluating the clinical efficacy and safety of per-oral endoscopic myotomy in octogenarians. Gastrointest Endosc. 2018;87(4):956–61.

# 第 18 章
## 经口内镜食管下括约肌切开术：内镜技术[①]
## Per-Oral Endoscopic Myotomy: Endoscopic Techniques

Chetan Mittal　Mihir S. Wagh　著

王　琦　陈本栋　译

## 概述

经口内镜食管下括约肌切开术（POEM）是一种新型经自然孔道的微创内镜手术，通过食管黏膜切口进入黏膜下隧道，在食管和贲门进行内镜下肌切开术[1]，作为一种治疗贲门失弛缓症的微创手术，最初由 Inoue 等在日本开发的。目前已发展成为许多不同消化道（GI）疾病潜在的主要治疗方法。

## POEM 的内镜技术

### （一）术前准备

应与患者及其家属讨论不同治疗方案（包括药物、内镜和手术治疗）的风险和益处，最好是在手术前的门诊就诊期间进行沟通。建议在手术前 1～2 天进行全流质饮食，以便在 POEM 期间整个食管的视野是清晰的，并将不良事件的风险降至最低。POEM 需要使用气管插管和肌肉松弛进行全身麻醉，以安全地执行手术过程中所需的精确解剖。有一些中心，POEM 在手术室进行，而其他中心则在消化内镜中心进行。内镜医师在内镜病房和手术室进行的 POEM 在疗效和安全性的差异方面尚无直接的比较研究。POEM 可以在内镜检查中心安全实施[2]，但是，如果发生任何不良事件，应有适当的外科和介入放射替代预案。

由于 POEM 涉及食管和胃的黏膜下层和肌层的解剖分离，存在纵隔炎和穿孔的风险，尽管没有明确的用药依据，但围术期通常会给予抗生素。通常首选氟喹诺酮类药物和甲硝唑、第三代头孢菌素或半合成青霉素和 β 内酰胺酶抑制药（氨苄西林 - 舒巴坦）作为广谱覆盖，术后一般连续使用 7 天抗生素。

### （二）内镜手术开展条件

通常，选取仰卧位或左侧卧位施行 POEM。仰卧位的主要优点是在内镜检查期间容易识别前后方向，这是因为在重力作用下，液体在食管后部汇集。此外，仰卧位更方便在术中当患者出现腹胀时进行腹部查体或进行经皮穿刺减压。

在内镜检查过程中，二氧化碳的使用是绝对必要的，而且由于气压创伤有发生重大不良事件的风险，因此不应在充气的情况下进行该操作。我们使用低流量二氧化碳注气器来进一步降低与黏膜下内镜检查和肌切开术相关的不可避免的二氧化碳 / 纵隔气肿和二氧化碳 / 气腹导致的气压伤导致血流动力学和心肺功能受损

---

① 本章配有视频，请登录网址 https://doi.org/10.1007/978-3-030-21695-5_18 观看。

的风险。

由护士在手术开始前每隔 5～10 分钟进行一次连续腹部检查，以评估是否腹胀。麻醉团队在手术过程中监测气道压，与心肺功能受损和（或）通气困难相关的气道压力升高可能提示二氧化碳 / 气腹，则需要紧急减压。在这种情况下，首先要抽吸胃以减少膨胀，如果持续存在血流动力学不稳定，则需要紧急经皮穿刺减压。因此，如果因二氧化碳 / 气腹需要紧急腹部减压，我们建议在内镜检查室配备经皮腹部减压套装（气腹穿刺针或血管导管）。

首先进行诊断性上消化道内镜检查以评估食管、食管胃结合部（gastroesophageal junction，GEJ）和胃的情况。吸出所有残留的食物和液体以清理内镜视野。同时，检查黏膜是否存在食管炎、溃疡、出血和占位性病变，从而明确 POEM 的适应证。仔细穿过 GEJ 以评估穿过食管下括约肌（LES）时的阻力，并尽量减少对 GEJ 处黏膜的创伤。应该重视正常的食管和胃解剖标志，如来自左心房（12～1 点钟位置）和食管后部脊柱纵向脊状突起（7～8 点钟位置）的搏动（图 18-1）。

## （三）技术

自问世以来，POEM 已经有了很大的发展，根据适应证和每个内镜医师的偏好采用了不同的技术方法。要理解 POEM 的概念，关键是要理解消化道各层的解剖结构，包括黏膜、黏膜下层、固有肌层（内环和外纵肌层）和外膜 / 浆膜。重要的是要注意，与消化道的其他部分不同，食管缺乏浆膜层。POEM 的优点在于将黏膜下层扩张到足够大的空间，以通过直径＞1cm 的带有远端附件 / 帽的内镜，从而在黏膜瓣的保护下进行肌切开术 [3]。我们在此讨论食管 POEM 技术（图 18-2 和视频 18-1），对于消化道的其他部位（本书其他地方描述的幽门和直肠），这一概念是相通的。

## （四）黏膜切口

远端连接帽安装在内镜的尖端，除了有助于进入黏膜下空间外，这有助于扩大内镜的视野和提高手术过程中的解剖准确性。首先选择距离 GEJ 10～12cm 或根据所需的肌切开术长度选择进入黏膜下腔的黏膜部位，这可能因适应证而异（例如，对Ⅲ型贲门失弛缓症进行更长的肌切开术）。在选择黏膜切口的部位时，应避免任何可见的黏膜血管或食管弯曲，这可能会使黏膜下进入具有挑战性。

使用注射针在所需的黏膜入口部位注射生理盐水 - 亚甲蓝混合物（或生理盐水 - 靛胭脂），

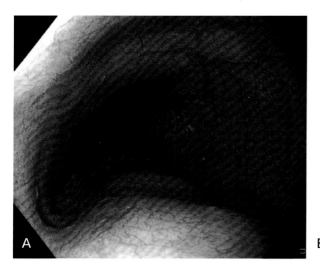
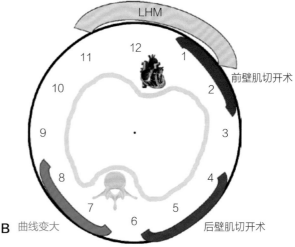

▲ 图 18-1　腹腔镜下 Heller 肌切开术（LHM）
A. 在食管后方可见脊柱突起；B. 食管标志和肌切开术位置示意图

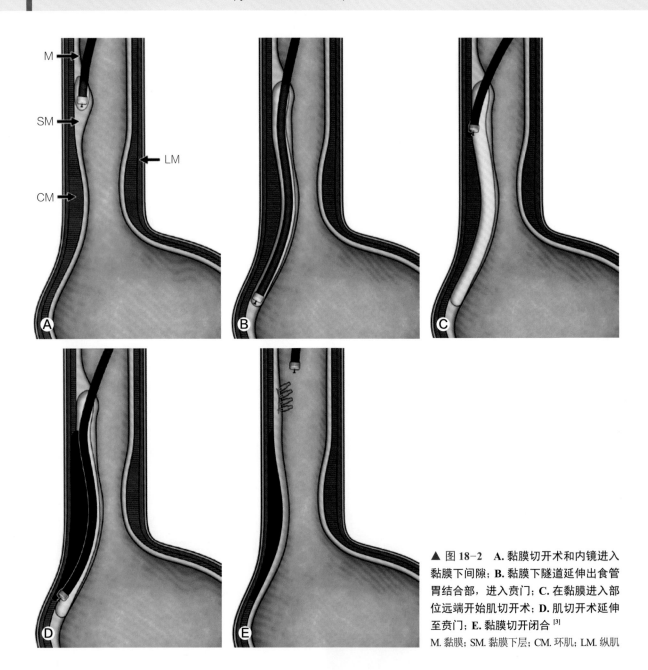

▲ 图 18-2　**A.** 黏膜切开术和内镜进入黏膜间隙；**B.** 黏膜下隧道延伸出食管胃结合部，进入贲门；**C.** 在黏膜进入部位远端开始肌切开术；**D.** 肌切开术延伸至贲门；**E.** 黏膜切开闭合[3]

M. 黏膜；SM. 黏膜下层；CM. 环肌；LM. 纵肌

以产生黏膜下隆起（图 18-3）。一些内镜医师也在注射液中添加肾上腺素（0.5～1mg/100ml液体）。注射后，使用带有混合电流的内镜刀（Endocut, ERBE USA, Marietta, GA）切开10～20mm 的纵向黏膜切口。一些内镜医师也使用横向切口，但不常用，因为纵向切口在手术结束时更容易闭合。进行前壁肌切开术时黏膜切口选择在 1～2 点钟位置，进行后壁肌切开术时黏膜切口选择在 4～5 点钟位置（图 18-4）。

我们通常使用 Endocut Q 做黏膜切开，模式选择为效果 3、持续时间 1 和间隔 1 进行黏膜切开术，也可以使用其他模式，如 Endocut Q, 效果 2、持续时间 1 和间隔 6，或者效果 3、持续时间 2 和间隔 4，或者其他设置。根据操作者的偏好，可以使用任何切开刀进行该操作，通常是三角刀（Olympus America, Center Valley, PA）或海博刀（ERBE USA, Marietta, GA）。Tang 等的研究表明，尽管手术成功率及不良事件发生率相似，但与三角刀相比，海博刀的手术时间更短，装置更换频率更低[4]。

黏膜切开后，通过显露的黏膜下层，为内镜的前进创造空间。需要特别注意辨别该部位的食管壁层，不要意外切割下面的肌肉层，因为这将导致黏膜切开部位的全层食管穿孔。然后通过黏膜切开部位将内镜小心地插入黏膜下层。

### （五）黏膜下隧道

一旦带尖端帽的内镜进入黏膜下间隙，就应该仔细检查该区域，以确认食管壁各层的方向。疏松的黏膜下组织（注射后染成蓝色）具有典型的蓝色"棉花糖"外观（图 18-5），一侧是黏膜，另一侧是白色肌纤维。通过频繁注射生理盐水 - 亚甲蓝（或靛蓝）溶液，并使用喷凝（效果 2, 50W）或 Endocut Q（效果 3, 持续时间 1 和间隔 1；或者效果 3, 持续 2 和间隔 4）或强制凝固（效果 2, 50W）（Erbe USA, Marietta, GA）仔细切割黏膜下组织，形成黏膜下隧道（效果 2, 50W）。在创建黏膜下隧道过程中，应使刀靠近肌肉层而不是靠近黏膜层进行黏膜下层剥离，以避免意外的黏膜穿孔。黏膜下隧道应延伸至 GEJ 以外的贲门≥ 2～3cm。典型解剖标志（与切牙的距离，下食管括约肌水平黏膜下间隙变窄，进入胃后黏膜下间隙变宽，胃内可见较大的穿支血管和细长静脉）证实了隧道进入贲门（图 18-6）；典型标志（距

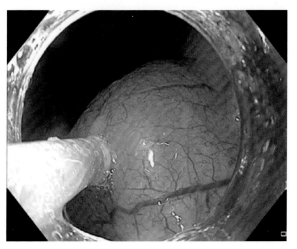

▲ 图 18-3　黏膜下注射

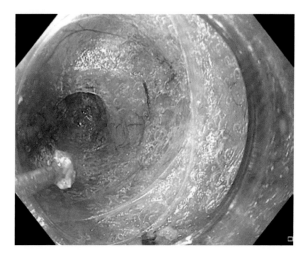

▲ 图 18-5　黏膜下隧道显示黏膜下层染成蓝色

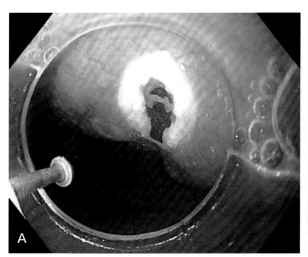

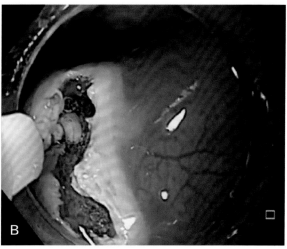

▲ 图 18-4　A. 前壁肌切开术切口；B. 后壁肌切开术切口

切牙的距离、食管下括约肌水平处的黏膜下间隙变窄，进入胃后变宽，以及胃中可见较大的穿透血管和梭形静脉）证实了隧道延伸至贲门。这一点也可以从管腔边缘的检查中得到证实，显示胃内贲门膨出处有黏膜下蓝色气泡（图18-7）。在隧道创建过程中确定 GEJ 位置的另一个策略是在食管和胃的管腔内通过串联式超薄内镜，并在黏膜下隧道内从内镜观察透照情况 [5]。Kumhari 等最近报道了在内镜直视下放置 GEJ 夹子，或在透视引导下将 19G 针放置在皮肤上作为 GEJ 的标记。这使得在 20% 的患者中，隧道平均延长了 1.4cm，而总手术时间增加了 2~4min[6]。

黏膜下血管采用喷凝或用切开刀强制凝固，或用具有软凝固的电凝抓钳（Olympus America, Center V alley, PA）电凝（效果 5、50 或 80W, ERBE USA, Marietta, GA）。

黏膜下通道的庆大霉素冲洗可以在肌切开前进行，但不是强制性的。Bayer 等研究表明无论是否使用庆大霉素灌洗，术后均未发现重大感染并发症，灌洗组白细胞计数和 CRP 水平较低，提示全身炎症反应可能降低 [7]。

### （六）肌切开术

隧道建立之后就开始括约肌切开，肌切开始于黏膜入口处远端 2cm 处，以避免黏膜切开处的食管穿孔或漏。如同黏膜下隧道手术一样，肌切开术中电刀设置的选择也是多种多样的，主要取决于内镜医师的偏好，可以使用喷凝（效果 2, 50W）或 Endocut Q（效果 3, 持续时间 1 和间隔 1；或者效果 3, 持续时间 2 和间隔 4；或者效果 2, 持续时间 1 和间隔 6）或强制凝固（效果 2, 50W）（Erbe USA, Marietta, GA），但这些方法通常会根据内镜医师、肌切开术的适应证和位置，以及先前干预措施的瘢痕情况进行调整。肌切开术的位置、类型和方向都在

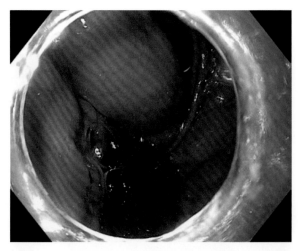

▲ 图 18-7 食管胃结合部的反折视图显示蓝色气泡延伸到贲门

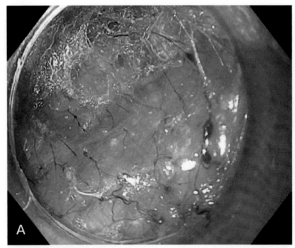

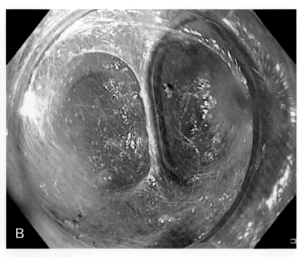

▲ 图 18-6 黏膜下隧道延伸至贲门
A. 梭形静脉；B. 穿透血管

不断发生改变，并得到了广泛的研究。

1. 前壁入路与后壁入路肌切开术　前壁肌切开术（2 点钟位置，胃小弯侧）是早期日本文献中描述为腹腔镜下 Heller 肌切开术（LHM）中腹侧入路外推的位置（图 18-8 和视频 18-2）[1]。后壁肌切开术则在 4～5 点钟位置进行（图 18-8 和视频 18-1）。

2. 部分厚度、全层和渐进性肌切开术　部分厚度肌切开术只涉及选择性切开环肌，保留纵肌层（图 18-9 和视频 18-1），而全层肌切开术是环肌和纵肌都需要切开（图 18-9 和视频 18-3）。渐进性肌切开术是在食管近端进行部分厚度的肌切开术，然后在食管远端和 GEJ 和贲门水平融合成全层肌切开术。已证明对 GEJ 进行渐进性肌切开术可缩短手术时间，并具有相似的疗效和不良事件发生率[8]。

3. 顺行与逆行肌切开术　顺行肌切开术是自近端向远端进行的，而逆行肌切开术则是从 GEJ 开始并向近端延伸的。Ponsky 等在 5 名患者中描述了这一技术，其技术和临床治愈率与顺行肌切开术相似，没有明显的不良事件[9]。逆行肌切开术的一个潜在优点是，首先进行肌切开术最关键的部分（LES 和贲门水平的肌切开术），以防手术因血流动力学改变或不良事件（如术中失控出血）而不得不中止。然而，没有数据表明 GEJ 的孤立肌切开术足以缓解症状。

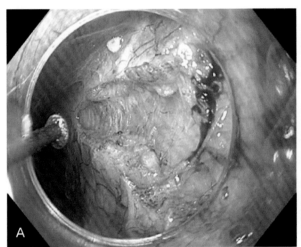
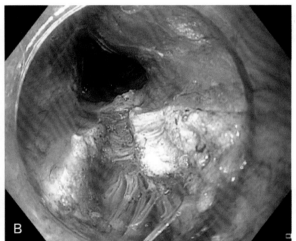

▲ 图 18-8　A. 前壁肌切开术；B. 后壁肌切开术

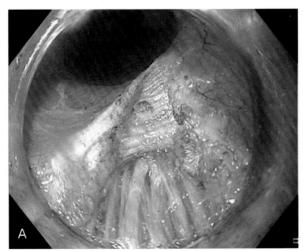
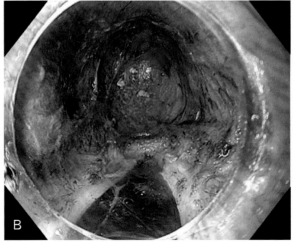

▲ 图 18-9　A. 部分厚度肌切开术。两侧可见环肌的淡黄色切口，环肌深处可见完整的纵肌层。B. 全层肌切开术

目前比较常见的方法之一是顺行、渐进式后壁肌切开术，从黏膜入口处远端 2cm 开始，向贲门内延伸 2～3cm，这项技术可能更容易，并可能降低严重不良事件（如术中出血）的风险。然而，后壁肌切开术可能通过破坏His 的角度而导致术后胃酸反流的发生率较高。Ominaru 等报道了 21 名患者的 POEM 数据，这些患者由于先前的手术或其他解剖学上的限制阻止了前壁肌切开术而选择了后路手术。研究显示，术后内镜检查的反流性食管炎的发生率高达 52%，尽管只有＜10% 的患者有症状，并且很容易通过质子泵抑制药（PPI）治疗得到控制[10]。目前，有多项前瞻性对照研究正在进行（clinicaltrials.gov），评估不同肌切开术的效果。光学相干断层扫描（OCT）也用于评估黏膜下血管分布和环肌层厚度，从而确定切开肌层的位置。Desai 等在 51 名接受前路（47%）或后路（53%）POEM 的患者中使用 OCT 作为引导，发现术中出血明显减少（8% vs. 43%），也使得总手术时间（85.8min vs. 121.7min）明显减少[11]。

4. 在 POEM 期间使用 EndoFLIP　内镜功能性管腔成像探头（Endoscopic functional luminal imaging probe, EndoFLIP）是一种新技术，它使用阻抗平面测量法来评估 GEJ 处的扩张性和横截面积。Familiari 等的研究表明，23 名行 POEM 手术的患者，尽管术后症状改善或 GERD 发生率与 GEJ 直径之间没有相关性[12]，但是 EndoFLIP 测量的 GEJ 直径和横截面积却在术后显著改善。另一项研究表明，术中 GEJ 横截面积与 POEM 的手术效果和 POEM 后反流性食管炎的发生相关[13]。此外，EndoFLIP 可能是指导 POEM 术中肌切开位置和范围的重要工具。

在 POEM 术中，肌切开在 GEJ 远端的贲门内延伸 2～3cm。Grimes 等在一项前瞻性随机对照试验（总共 100 例）中介绍了一种双内镜技术（一个内镜在黏膜下隧道中，另一个细长镜在食管和胃腔中），以隧道中第一个内镜的透照作为标志来确认肌切开延伸到贲门。使用第二个内镜增加了 17min 的手术时间，但在 34%

的患者中，平均延长 0.6cm 的肌切开长度[14]。

胃肌切开术的范围一直是有争议的领域，因为 LHM 通常将胃肌切开术扩大到 3cm，然而，在 POEM 中可以调整胃肌切开的长度，从而潜在地减少术后反流的机会。Ramirez 等对比了 35 个前瞻性研究的 POEM 病例和 35 个既往行 LHM 的患者的预后，发现 LHM 患者的胃肌切开＞3cm，而 POEM 患者的胃肌切开术＜2cm。POEM 和 LHM 患者的术后反流率相似，其中症状改善（20% vs. 17.1%）、内镜检查发现的食管炎（4.7% vs. 4.5%）或 PPI 需求（22.8% vs. 20%）[15]。

完成肌切开术后，仔细检查黏膜下隧道是否有显露或出血的血管，并努力将其凝固。

### （七）黏膜切开术后切口闭合

黏膜进入部位使用多个止血夹或内镜缝合线闭合，在夹子闭合过程中，第一个夹子应选择放置在切口的远端，随后的夹子依次由远及近夹闭切口（图 18-10）。Pescarus 等在病例对照研究中比较了内镜缝合与血管夹闭合的差异，发现这两种技术在预防术后渗漏方面的临床疗效相似，但与缝合相比，使用血管夹闭合时间显著缩短（16min vs. 33min）。内镜缝合术成本略高，但如果内镜夹无法接近缺损部位，也可以使用内镜缝合[16]。

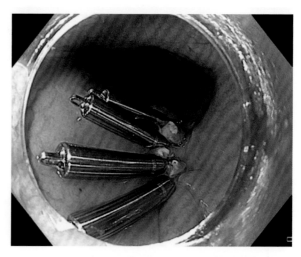

▲ 图 18-10　使用内镜夹的黏膜切开术闭合

**特殊情况下的 POEM 技术**

(1) Ⅲ 型贲门失弛缓症和痉挛性食管疾病 [如弥漫性食管痉挛（DES）和 Jackhammer 食管]：POEM 的优点是可以根据食管成像图和测压结果进行更长的近端肌切开术，最近的研究表明Ⅲ型贲门失弛缓症的临床治愈率很高[17]。Ⅲ型贲门失弛缓症传统上被认为是最难治疗的，对 LHM 和 PD 的反应率较低[18]。然而，POEM 可能是Ⅲ型贲门失弛缓症的最佳选择，因为可以进行更长的肌切开术，并且可以在术中通过 FLIP 调整甚至引导肌切开术。Khan 等最近的一项 Meta 分析显示，Ⅲ型贲门失弛缓症的临床治愈率为 92.5%，平均肌切开长度为 17.2cm，该研究同时显示了弥漫性食管痉挛（88%）和 Jackhammer 食管（72%）的良好临床预后[19]。

Kumbhari 等研究指出，在 75 名Ⅲ型贲门失弛缓症患者中，POEM 与 LHM 相比，除了平均手术时间更短（102min vs. 264min）之外，还具有显著提高的临床缓解率（98% vs. 80.8%）和更长的肌切开长度（16cm vs. 8cm）[20]。

(2) 晚期贲门失弛缓症合并乙状结肠食管：POEM 对晚期贲门失弛缓症合并乙状结肠食管患者的治疗具有一定挑战性，因为在黏膜下隧道和肌切开术中难以保持方向，并且黏膜下纤维化限制了黏膜下空间的扩张。因此，在隧道建立的过程中必须仔细注意解剖靠近肌肉层，保持隧道方向垂直于环肌。内镜也可以间歇性地取出并插入真正的食管腔，以评估隧道在所需方向上的进展。反复向黏膜下层注入液体也有助于判断将黏膜与肌肉分开的组织平面。

(3) 既往介入治疗后的 POEM：多种先前的贲门失弛缓症干预措施，包括肉毒杆菌毒素注射、气囊扩张，以及既往手术（Heller 肌切开伴胃底折叠术）或内镜（既往失败的 POEM）肌切开术对 POEM 提出了特殊的技术挑战。这些干预可能导致黏膜下纤维化和黏膜下新生血管增加，黏膜下空间的扩张性降低，也可能使组织平面的识别变得困难。如上所述，对贲门失弛缓症合并乙状结肠食管患者而言，沿着肌肉层进行认

真的黏膜下剥离及重复注射、凝固介入血管，以及小心地保持隧道中的空间方向是至关重要的。正如一些回顾性研究所示，无论这些先前的干预措施如何，POEM 都可以安全有效地进行。Tang 等对既往是否行内镜干预的患者进行 1 年随访，结果显示，无论是否接受过内镜干预，在手术时间、Eckardt 评分的改善，以及压力测量结果方面，均无明显的差异，术中并发症的发生率和胃食管反流率也相似[21]。Tyberg 等的研究指出 POEM 可以在既往失败的 POEM（*n*=46）后成功重复，在技术上可以 100% 完成，临床治愈率达 85%，不良事件（主要是术中出血，可以通过内镜处理）发生率可接受[22]。在小样本量的回顾性系列研究发现，LHM 失败后再行 POEM 手术，患者总体预后良好，甚至比之前的重复行 LHM 效果更优。Kristensen 等研究指出，既往有 LHM 手术史的 14 名患者 POEM 术后 Eckardt 评分有显著改善，但在 3 个月、12 个月和 24 个月时的改善率低于无 LHM 史的患者[23]。

Louie 等的一项前瞻性研究，比较了 3 组接受 POEM 的患者：①无干预（*n*=19）；②先前有干预（黏膜下注射或扩张）（*n*=11）；③乙状结肠食管，既往食管手术和（或）球囊扩张＞30mm（*n*=8），结果表明尽管手术时间在复杂性最高的分组中明显更长，但各组之间的临床改善率没有差异[24]。Van Hoeij 等的另一项表明，在对 POEM 失败后症状复发的患者进行重复干预后，显示出良好的临床成功（POEM 组 63%，LHM 组 45%，PD 组＜20%）[25]。

## 结论

POEM 技术正在根据患者特征、逐渐扩大的适应证、操作者的经验和偏好，以及可用工具和附件的进步而发展。晚期贲门失弛缓症和复杂解剖结构的 POEM 在技术上具有挑战性，了解食管胃壁的解剖结构至关重要。POEM 在消化道内镜检查实践中已经改变了游戏规则，这项技术有望使用黏膜下空间进行进一步的新型治疗。

## 参考文献

［1］ Inoue H, Minami H, Kobayashi Y, et al. Peroral endoscopic myotomy (POEM) for esophageal achalasia. Endoscopy. 2010;42(4):265–71.

［2］ Yang D, Pannu D, Zhang Q, White JD, Draganov PV. Evaluation of anesthesia management, feasibility and efficacy of peroral endoscopic myotomy (POEM) for achalasia performed in the endoscopy unit. Endosc Int Open. 2015;3(4):E289–95.

［3］ Mittal C, Wagh M. Technical advances in per-oral endoscopic myotomy (POEM). Am J Gastroenterol. 2017;112 (11):1627–31.

［4］ Tang X, Gong W, Deng Z, Zhou J, Ren Y, Zhang Q, Chen Z, Jiang B. Comparison of conventional versus hybrid knife peroral endoscopic myotomy methods for esophageal achalasia: a case-control study. Scand J Gastroenterol. 2016;51(4):494–500.

［5］ Grimes K, Inoue H, Onimaru M, et al. Double-scope per oral endoscopic myotomy (POEM): a prospective randomized controlled trial. Surg Endosc. 2016;30(4):1344–51.

［6］ Kumbhari V, Besharati S, Abdelgelil A, et al. Intraprocedural fluoroscopy to determine extent of cardiomyotomy during POEM. Gastrointest Endosc. 2015;81(6):1451–6.

［7］ Bayer J, Vackova Z, Svecova H, et al. Gentamicin sub-mucosal lavage during per-oral endoscopic myotomy (POEM): a retrospective analysis. Surg Endosc. 2018;32(1):300–6.

［8］ Li C, Gong A, Zhang J, et al. Clinical outcomes and safety of partial full-thickness myotomy versus circular muscle myotomy in peroral endoscopic myotomy for achalasia patients. Gastroenterol Res Pract. 2017:2676513.

［9］ Ponsky J, Marks J, Orenstein S. Retrograde myotomy: a variation in per-oral endoscopic myotomy technique. Surg Endosc. 2014;28:3257–9.

［10］ Ominaru M, Inoue H, Ikeda H, et al. Greater curve myotomy is a safe and effective modified technique for per-oral endoscopic myotomy. Gastrointest Endosc. 2015;81 (6):1370–7.

［11］ Desai A, Tyberg A, Kedia P, et al. Optical coherence tomography prior to POEM reduces procedure time and bleeding: a multicenter international collaborative study. Surg Endosc. 2016;30:5126–33.

［12］ Familiari P, Gigante G, Marchese M, Boskoski I, Bove V, Tringali A, Perri V, Onder G, Costamagna G. EndoFLIP system for the intraoperative evaluation of peroral endoscopic myotomy. United European Gastroenterol J. 2014;2(2):77–83.

［13］ Ngamruengphong S, von Rahden BH, Filser J, Tyberg A, Desai A, Sharaiha RZ, Lambroza A, Kumbhari V, El Zein M, Abdelgelil A, Besharati S, Clarke JO, Stein EM, Kalloo AN, Kahaleh M, Khashab MA. Intraoperative measurement of esophagogastric junction cross-sectional area by impedance planimetry correlates with clinical outcomes of peroral endoscopic myotomy for achalasia: a multicenter study. Surg Endosc. 2016;30(7):2886–94.

［14］ Grimes K, Inoue H, Onimaru M, et al. Double scope POEM: a prospective randomized controlled trial. Surg Endosc. 2016;30:1344–51.

［15］ Ramirez M, Zubieta C, Ciotola F, et al. Per oral endoscopic myotomy vs. laparoscopic Heller myotomy, does gastric extension length matter? Surg Endosc. 2018;32 (1):282–8.

［16］ Pescarus R, Shlomovitz E, Sharata A, et al. Endoscopic suturing versus endoscopic clip closure of the mucosotomy during a per-oral endoscopic myotomy (POEM): a case–control study. Surg Endosc. 2016;30:2132–5.

［17］ Zhang W, Linghu EQ. Peroral endoscopic myotomy for type III achalasia of Chicago classification: outcomes with a minimum follow-up of 24 months. J Gastrointest Surg. 2017;21:785–91.

［18］ Rohof WO, Salvador R, Annese V, et al. Outcomes of treatment for achalasia depend on manometric subtype. Gastroenterology. 2013;144:718–25.

［19］ Khan MA, Kumbhari V, Ngamruengphong S, et al. Is POEM the answer for management of spastic esophageal disorders? A systematic review and meta-analysis. Dig Dis Sci. 2017;62(1):35–44.

［20］ Kumbhari V, Tieu AH, Onimaru M, et al. Peroral endoscopic myotomy (POEM) vs laparoscopic Heller myotomy (LHM) for the treatment of type III achalasia in 75 patients: a multicenter comparative study. Endosc Int Open. 2015;3:E195–201.

［21］ Tang X, Gong W, Deng Z, et al. Feasibility and safety of peroral endoscopic myotomy for achalasia after failed endoscopic interventions. Dis Esophagus. 2017;30(3):1–6.

［22］ Tyberg A, Seewald S, Sharaiha RZ, et al. A multicenter international registry of redo per-oral endoscopic myotomy (POEM) after failed POEM. Gastrointest Endosc. 2016;83:AB175.

［23］ Kristensen HO, Kirkegard J, Kjaer DW, et al. Long-term outcome of peroral endoscopic myotomy for esophageal achalasia in patients with previous Heller myotomy. Surg Endosc. 2017;31(6):2596–601.

［24］ Louie B, Schneider A, Schembre D, et al. Impact of prior interventions on outcomes during peroral endoscopic myotomy. Surg Endosc. 2017;31(4):1841–8.

［25］ Van Hoeij F, Ponds F, Werner Y, et al. Management of recurrent symptoms after per-oral endoscopic myotomy in achalasia. Gastrointest Endosc. 2018;87(1):95–101.

# 第 19 章
## 经口内镜食管下括约肌切开术：安全性、有效性、培训及能力要素
### POEM: Efficacy, Safety, Training, and Competency

Juergen Hochberger　Volker Meves　**著**

柴宁莉　李隆松　徐　宁　令狐恩强　**译**

**概述**

经口内镜食管下括约肌切开术（POEM）是一种通过隧道内镜技术进行肌切开以治疗食管痉挛性疾病的超级微创手术[1]，该理念部分借鉴了 Apollo 小组在 2004 年提出的经自然腔道内镜手术（NOTES）的概念[2-4]。2007 年 Pasricha 等进行了 POEM 的初步实验，在此基础上，Inoue 等首次在人体上成功开展了 POEM 手术[5, 6]。以食管至贲门的黏膜下隧道作为手术空间，使用电刀进行内镜肌切开术，最后用组织夹封闭隧道。由于 POEM 手术的微创性，它在老年患者或合并多种疾病的患者中（无论是否为初次治疗）均表现出良好的安全性和有效性[7-10]，目前 POEM 和球囊扩张已经取代包括食管括约肌内注射 A 型肉毒素在内的其他内镜治疗方法[11, 12]。尽管近 5 年的多项研究已经证实了 POEM 的临床应用价值[13]，然而，即使是对于高级内镜医师来说，POEM 手术仍是一个挑战。POEM 术中可能会出现一系列的严重不良事件，主要包括出血、穿孔、气胸、纵隔气肿、气腹，以及感染（如纵隔炎和脓肿形成）等[14, 15]，内镜医师在进行首次操作前应进行规范化培训，学会如何通过内镜或微创方式来处理以上并发症，以避免进行开放性外科手术。

规范的培训和持续的实践是该手术成功的保障。在本章中，我们将简要概述 POEM 的有效性、安全性、培训及能力要素。

## 一、POEM 的有效性

### （一）POEM 与 Heller 肌切开术的对比

在几项短期随访研究中，POEM 在贲门失弛缓症的治疗中展现出极佳的疗效，它与 Heller 肌切开术（Heller myotomy, HM）的技术成功率没有显著差异[16]。表 19-1 总结了以非随机方式回顾性比较了 POEM 与 LHM 相关系列研究的疗效[17]，在 2019 年 7 月前尚未发现前瞻性比较的研究结果。当前初步研究数据表明，除了贲门失弛缓症，POEM 也是治疗食管痉挛性疾病的有效方法，根据食管高分辨率测压和放射学检查结果，我们甚至可以进行比经典贲门失弛缓症长度更长的肌切开（至食管中、上段）[18-21]。

既往多数研究将 POEM 手术成功定义为术后 Eckardt 评分≤3 分、食管下括约肌（LES）压力降低，以及食管排空改善[22-24]。Crespin 等发表的系统综述，共纳入 1299 个 POEM 手术患者，中位随访时间为 13 个月（范围为 3~24 个月），结果显示 POEM 前后的 Eckardt 评分和 LES 压力存在显著差异，且技术及临床成功率

表 19-1　LHM 与 POEM 的非随机对照研究

| 研究者，年份 | 患者数量 | 随访月数 | 术后反流，% | 有效性，% |
|---|---|---|---|---|
| Peng, 2017[25] | POEM 13<br>LHM 18 | 54.2 | 胃食管反流无显著性差异 | POEM 83.3<br>LHM 83 |
| Leeds, 2017[26] | POEM 12<br>LHM 11 | >6 | 未报道 | POEM 82<br>LHM 66 |
| Chan, 2016[27] | POEM 33<br>LHM 23 | >6 | POEM 15<br>LHM 26 | POEM 100<br>LHM 87 |
| Schneider, 2016[28] | POEM 42<br>LHM 84 | 12 | 未报道 | POEM 91<br>LHM 84 |
| Sanaka, 2016[16] | POEM 36<br>LHM 142 | 2 | 未报道 | 2 个月后 HREM 无显著性差异（P>0.05） |
| Kumbhari, 2015[29] | POEM 49<br>LHM 26 | 9 | POEM 39<br>LHM 46 | POEM 98 |
| Bhayani, 2014[30] | POEM 37<br>LHM 64 | 6 | POEM 39<br>LHM 32 | POEM 100<br>LHM 92 |
| Teitelbaum, 2013[23] | POEM 17<br>LHM 12 | 未报道 | POEM 17<br>LHM 31 | POEM 100<br>LHM 87 |

HREM. 高分辨率测压；POEM. 经口内镜食管下括约肌切开术；LHM. 腹腔镜下 Heller 肌切开术（经许可转载，引自 Kahriras 等[31]）

为 80%～100%[13]，最常见的并发症是黏膜穿孔或黏膜破损、皮下气肿、气腹、气胸、纵隔气肿、胸腔积液和肺炎（表 19-1）。

### （二）Heller 肌切开术后的 POEM

Zhang 等纳入了 2009 年 10 月至 2016 年 10 月在纽约州米诺拉市医院就诊的 318 名 POEM 患者，包括 46 名腹腔镜下 Heller 肌切开术（LHM）后与 272 名此前未行肌切开术的患者，并进行了 ≥3 个月的术后随访[9]，结果表明既往接受过 HM 的贲门失弛缓患者病程长、程度重、Ⅰ 型偏多而 Ⅱ 型偏少，并且 POEM 术前 Eckardt 评分相对更低，但是两组的手术参数和随访结果（临床成功率、Eckardt 评分、LES 压力、GERD 评分、食管炎和 pH 检测）无显著差异[9]。

### （三）POEM 的长期数据

目前超过 5 年的长期随访数据较少[9, 10, 32-36]。

周平红团队等分析了 2010 年 8 月—2012 年 12 月行 POEM 手术的 564 名患者[36]，围术期主要不良事件发生率为 6.4%（36 例），中位随访 49 个月（范围 3～68 个月）后，Eckardt 评分和 LES 压力均显著降低 [中位 Eckardt 评分：2 vs. 8（$P<0.05$）]；中位 LES 压力：11.9mmHg vs. 29.7mmHg（$P<0.05$）；术后 3 个月、3 个月—3 年、3 年以上治疗失败例数分别为 15 例、23 例和 10 例；术后第 1～5 年的临床成功率分别为 94.2%、92.2%、91.1%、88.6% 和 87.1%；多变量 Cox 回归显示病程长（≥10 年）和既往干预史是复发的危险因素；临床反流的发生率为 37.3%（155/416）。因此，该研究表明 POEM 具有良好的长期疗效，是治疗食管贲门失弛缓症非常安全有效的方法[36]。Teitelbaum 等分析了 2010 年 10 月—2012 年 2 月在俄勒冈州波特兰接受 POEM 手术的 36 名患者的随访数据[9]，平均随访 65 个月后，获得了 29 名患者的 Eckardt

评分，共有 23 名贲门失迟缓患者 Eckardt 评分较术前显著改善（1.7 vs. 6.4；$P<0.001$），其中 83%（19/23）患者症状缓解（Eckardt≤3），且不需要再次干预。该研究结果显示 Eckardt 评分在术后 6 个月时有显著改善，且可以维持 2 年；但在术后 2～5 年时，少部分患者症状明显恶化。5 名食管胃结合部（GEJ）流出道梗阻的患者，尽管他们的 Eckardt 评分均≤3，但有 2 名患者因症状持续或复发需要再次干预，其中 1 例接受了 LHM 手术，另 1 例接受了内镜环肌切开术和食管近端肌切开延伸术。在术后 6 个月的随访过程中，25 名患者的复查测压结果显示 GEJ 松弛压力降低，29 名患者的食管造影结果显示排空改善，24h pH 监测显示 38%（11/29）的患者有食管远端酸显露异常；术后 5 年的随访过程中，共 15 名患者接受了内镜检查，其中 2 例发现反流性食管炎，2 例新发食管裂孔疝，1 例出现不典型 Barrett 食管。因此，作者得出结论，在 5 年后，POEM 成功缓解了大多数患者的临床症状，同时研究结果证实了对所有患者进行系统性长期随访的重要性。

## 二、不良事件

正如 Peter Cotton 等所述，最令人担心的是出现某些"负面问题"或患者出现"并发症"[37]，但因为该词具有不好的法医学含义，尽量不要使用。这些偏离计划的情况被称为"计划外事件"，它们均符合知情同意原则，不过我们通常称之为不良事件（adverse event, AE）[37]。

与 POEM 相关的不良事件分为术中不良事件和术后不良事件[15]。术前不良事件，如贲门失弛缓症合并吸入性肺炎，应在手术前排除。到目前为止，手术相关的不良事件分类标准尚未达成共识[8, 10, 15, 32, 38-45]。

一般而言，对于专业转诊中心的内镜专家来说，POEM 是安全的手术[8, 10, 32, 38-45]。截至 2015 年，在 4000 例 POEM 手术患者中仅出现 1 名死亡患者[45]。Inoue 等 2015 年发表了一项大型队列研究[32]，共纳入 500 名 POEM 手术患者，其中不良事件发生率为 3.2%，但目前小规模研究的并发症发生率尚不清楚。

## （一）POEM 相关不良事件的单中心与多中心研究

Haito Chavez 等于 2017 年发表了一项关于 POEM 相关不良事件的国际多中心研究，纳入的人群为 2009—2015 年在 12 家三级医疗中心接受 POEM 治疗的 1826 名患者[8]，该研究所有作者均为内镜专家及 POEM 手术的先驱者。其中不良事件的发生率为 7.5%（137/1826），轻度、中度及重度不良事件的发生率分别为 6.4%（116/1826）、1.7%（31/1826）及 0.5%（9/1826）；不良事件被定义为与 POEM 手术本身或麻醉相关的任何症状性事件，需要暂停手术和（或）采取进一步措施来解决和（或）对症治疗[8]，任何妨碍手术完成和（或）导致住院时间延长、需要额外手术或需要术后医学指导的事件也被视为不良事件。ASGE Lexicon 严重度分级系统常常用于不良事件的分级[37]。术后影像学检查偶然发现的气腹、气胸或纵隔气肿及皮下气肿不视为不良事件。研究者通过不同的多因素分析来找出不良事件的预测因素，纳入的因素包括患者相关因素，如年龄、性别、Charlson 并发症指数、美国麻醉医师协会（American Society of Anesthesiologists, ASA）麻醉分级、抗血小板药或抗凝血药使用史、免疫抑制药或类固醇药物使用史及既往治疗史（肉毒杆菌毒素注射、球囊扩张和 LHM 等），研究表明以上因素与不良事件的发生均无显著相关性。

多因素分析显示乙状结肠型食管［优势比（OR）=2.28，$P=0.05$]、内镜医师操作例数<20 例（OR=1.98，$P=0.04$）、使用三角刀（OR=3.22，$P=0.05$）及使用非喷射电凝的其他电凝方式（OR=3.09，$P=0.02$）与不良事件的发生显著相关[8]。

有研究表明，最常见的不良事件发生时间为术中，占 57.1%（89/156），其次为术后 48h 内，占 41%（64/156），术后 48h 后发生者仅占 1.9%（3/156）。

在术后 48h 内不良事件中，最常见的为食管瘘（$n=13$）、黏膜下血肿（$n=10$）（图 19-1）和肺炎（$n=8$）。仅 3 例不良事件出现在术后 48h 后，包括 1 例脓胸，需开胸手术及胸腔置管引流，1 例肺炎及 1 例迟发性出血，后两者均接受了保守治疗[8]。

如前所述，大多数不良事件为轻度。在重度不良事件中，2 例为食管瘘，2 例为发生在隧道建立过程中的出血（1 例转至外科行 LHM，1 例转至重症监护病房），1 例为穿孔，1 例为吸入性肺炎，1 例为脓胸，1 例为 $CO_2$ 纵隔气肿及 1 例恶性心律失常。2 名患者在隧道建立过程中出现严重出血，其中 1 例为继发性出血，

无法通过内镜进行治疗，需使用三腔二囊管压迫止血；另 1 例为术中出血伴广泛的黏膜下血肿，因无法继续行 POEM 治疗，遂转至外科成功实施了 LHM 手术[8]。

在 13 例重度食管瘘患者中，1 例需手术治疗（冲洗和引流），另 1 例则接受了内镜下钳夹封闭治疗，但随后出现了胸腔积液，需胸腔置管引流，最后进展为脓胸，需开胸手术及引流。

在术中不良事件中，最常见的为黏膜损伤，发生率为 2.8%（51/1826），大部分黏膜损伤可由钛夹闭合（图 19-2）。其次为气体相关不良事件，共 28 例（22 例 $CO_2$ 气腹、4 例 $CO_2$ 气胸、1 例气胸和 1 例 $CO_2$ 纵隔气肿），以及 6 例发生

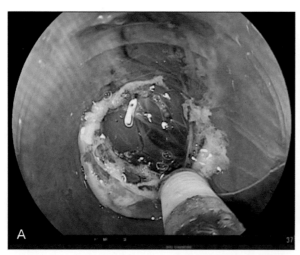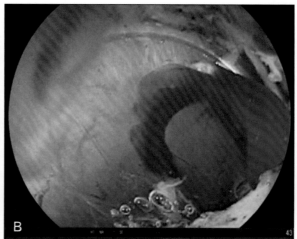

▲ 图 19-1　A. 黏膜切开后入口处的黏膜下血管；B. 黏膜下隧道建立时的黏膜下血管出血

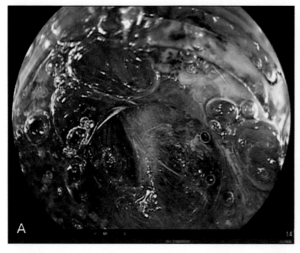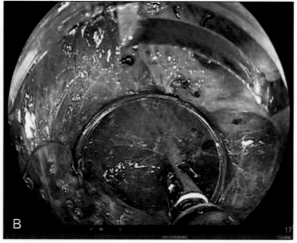

▲ 图 19-2　横跨黏膜下隧道的 2mm 动脉血管。在切断血管前，使用 3～5mm 以上的电凝刀进行软凝或低瓦数强制凝固

在隧道建立过程中的出血。

该研究中，食管瘘的其他成功治疗方式还包括支架置入（$n$=2）、内镜下真空辅助治疗（$n$=1）及黏膜下隧道渗漏后保守治疗（$n$=3）。

周平红等对 2010 年 8 月至 2015 年 7 月在上海中山医院接受 POEM 治疗的 1680 名患者进行了单中心的回顾性分析[38]，共有 55 名患者出现主要不良事件（3.3%），包括迟发性黏膜损伤（$n$=13；0.8%）、迟发性出血（$n$=3；0.2%）、胸腔积液（$n$=8；0.5%）、气胸（$n$=25；1.5%）和其他（$n$=6；0.4%）。4 名患者（0.2%）需要入住重症监护病房，但无外科转诊发生，30 天死亡率为 0。在多因素回归分析中，医疗机构手术经验＜1 年（OR=3.85，95%CI 1.49～9.95）、空气注入（OR=3.41，95%CI 1.37～8.50）和黏膜水肿（OR=2.01，95%CI 1.14～3.53）被认为是相关危险因素。而当引入 $CO_2$ 注气后，主要不良事件发生率降至 1.9%（95%CI 1.2～2.7），3.5 年后稳定在 1%。由此，作者认为 POEM 是一项安全的手术，主要不良事件发生率低，并且通常可被有效处理。

### （二）$CO_2$ 相关问题和麻醉注意事项

早期的研究已表明，在 POEM 手术过程中，注入 $CO_2$ 而不是空气是十分必要的[46, 47]。在 POEM 术中，$CO_2$ 可进入周围组织，导致全身性 $CO_2$ 摄入和张力性气腹，这可能会影响心肺功能。气体相关不良事件还包括纵隔气肿、皮下气肿和气胸。Akintoye 等的一项 Meta 分析显示，皮下气肿、气胸、纵隔气肿及气腹的发生率分别为 7.5%、1.2%、1.1% 和 6.8%[48]，表明显著的腹胀、呼气末 $CO_2$ 压和气道峰值压力增加等是需要及时干预的指征[40]。出现张力性气腹时，可在无菌条件下将气腹针（或 16～18G 的静脉穿刺针）通过脐旁腹壁插入[15]，并将一支充满生理盐水并取出活塞的 10～20ml 注射器与穿刺针连接，出现气泡表明已成功引出腹腔气体。$CO_2$ 的吸收速度是空气的 300 倍，因此只有需要干预的气体相关事件才应归为不良事件[15]。

内镜医师应尽量将 $CO_2$ 气体流量降至最小值，低流 $CO_2$ 送气管的使用在这方面被认为是有益的。对于容积＞30% 的气胸，应行胸腔引流 2～3 天。二氧化碳心脏压塞可能导致心脏骤停，麻醉科医师和内镜医师应意识到这一罕见但可能发生的并发症[49]。

推荐对气道压力和血流动力学的变化进行密切的麻醉学监测，并考虑建立动脉通路监测动脉血气[15, 50]。需要干预的重要参数包括显著的腹胀、呼气末 $CO_2$ 压和气道峰值压力升高，增加每分通气量通常足以改善与 $CO_2$ 注入相关的呼气末 $CO_2$ 水平升高[40]。Loeser 等从麻醉学的角度分析了超过 4 年期间在德国一家三级医疗中心连续就诊的 173 名接受 POEM 治疗的患者[50]。在 POEM 手术期间，心肺参数较基线水平升高，气道峰压 15.1cmH$_2$O vs. 19.8cmH$_2$O，呼气末 $CO_2$ 压 4.5kPa vs. 5.5kPa（34.0mmHg vs. 41.6mmHg），平均动脉压 73.9mmHg vs. 99.3mmHg，心率 67.6 次 / 分 vs. 85.3 次 / 分（所有 $P$＜0.001）。过度通气（通气量 5.9 L/min vs. 9.0 L/min，$P$＜0.001）可对抗医源性高碳酸血症。张力性 $CO_2$ 气腹患者可采用经皮穿刺减压治疗，此类患者气道峰压值高于不需要经皮穿刺减压的患者（22.8cmH$_2$O vs. 18.4cmH$_2$O，$P$＜0.001）。经皮穿刺减压治疗后，患者气道峰压（22.8cmH$_2$O vs. 19.9cmH$_2$O，$P$=0.045）和平均动脉压（98.2cmH$_2$O vs. 88.6mmHg，$P$=0.013）均降低。不良事件包括气胸（$n$=1）、短暂性心肌缺血（$n$=1）和皮下气肿（$n$=49），后者排除了 8 名立即拔管的患者。皮下气肿患者在麻醉后监护室的住院时间明显长于无皮下气肿患者（$P$＜0.001）。由此，作者得出结论，在 POEM 手术过程中注入 $CO_2$ 会引起全身 $CO_2$ 摄入和腹内压升高，心肺参数的变化包括气道峰压、呼气末 $CO_2$ 压、平均动脉压和心率的升高，过度通气和经皮穿刺减压术有助于减轻这些变化，皮下气肿的发生率为 28.3%，并会导致拔管时间和麻醉后监护室住院时间的延长。

## （三）出血

出血是 POEM 术中常见的不良事件，尤其是在建立黏膜下隧道时（图 19-1 至图 19-4）。

应仔细地逐步剥离，使血管清晰可见，用电刀谨慎电凝或通过"电凝刀"（Olympus, Center Valley, PA, USA）使用"Soft Coag"或低瓦数

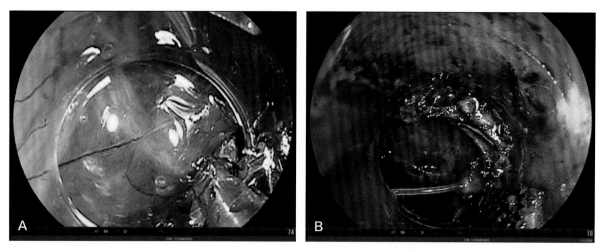

▲ 图 19-3　A. 横跨黏膜下隧道的 2.5mm 动脉血管；B. 通过电凝刀封闭血管末端后的迟发性出血

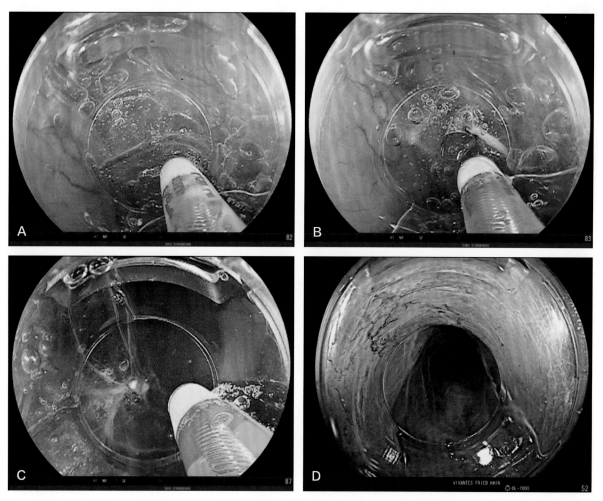

▲ 图 19-4　A 至 C. 横切前，通过弱强力电凝模式，用电刀沿血管走行对小血管进行电凝；D. 切除后形成的隧道

"Forced Coag"电流以预防出血。对隧道内黏膜层下方伴行的小血管，应时刻保持警惕，以防二次黏膜破损和穿孔。对于这些患者应谨慎进行二次凝血，用内镜末端轻轻接触黏膜，间断使用电凝模式。通常避免在隧道内放置夹子，以防黏膜的继发穿孔。

指南建议除使用阿司匹林外，应在没有抗凝治疗或抗血小板治疗的情况下进行 POEM。推荐所有患者在开始手术前进行血型和抗体筛查[51, 52]，术后出血很罕见，在 Li 等对 428 名患者进行的研究中，仅 0.7% 的患者出现延迟出血[53]。

隧道内的二次出血较少见（图 19-5），但隧道内的大量血肿可导致黏膜瓣的压力性坏死，出现大面积穿孔时会导致严重后果，CT 扫描可用于区分是单纯的隧道出血还是额外的纵隔积液。Li 等报道了 3 名（0.7%，3/428）POEM 术后出现黏膜下隧道内迟发性出血的患者，在接受 POEM 治疗前均无出血相关的危险因素，如高血压、凝血障碍或接受抗血小板/抗凝血药治疗；建立隧道或进行肌切开术的过程也并不困难。其中 1 例在出现临床症状前，经 CT 检查发现一个小血肿，该患者术后第 1 天开始出现进行性胸骨后剧痛，并在第 3 天呕出鲜血；另外 2 名患者分别在术后的第 1 天和第 3 天突然呕吐出大量鲜血，呕血前进行的 CT 检查均未见黏膜下血肿。3 名患者均立即进行了急诊胃镜检查，发现黏膜下隧道内有血肿，取出黏膜开口处金属夹后，在黏膜下隧道内发现并取出大量血凝块。1 名患者因无法确定出血点，便直接将三腔二囊管置入胃和食管下段以压迫出血部位；其余 2 名患者在确定了活动性出血点后，使用止血钳在强力电凝模式下进行电凝止血，几乎所有的出血点都在肌切开的边缘。3 名患者均使用 PPI、抗生素和血凝酶进行治疗，球囊每隔 24h 间歇性放气，在置管后第 1 天放尽三腔二囊管的胃球囊气体，第 2 天放尽食管球囊内的气体。

法国里昂的 Benech 等报道了保守治疗成功的病例[54]，该患者在术后短时间内出现上腹剧痛，血红蛋白从 14.2 g/dl 降至 11.2g/dl，我们也报道了类似的保守治疗病例（图 19-5）。

## （四）穿孔

分离肌层后，即使是一个小的黏膜破损也有潜在的风险，如果在建立黏膜下隧道的过程中出现黏膜破损，应立即闭合，否则可能会导致破损的增大（图 19-6）[38]。术前黏膜水肿是术中黏膜损伤的危险因素，黏膜水肿使黏膜闭合困难并增加穿孔发生率，对 1600 多名患者进行的回顾性研究中发现有 8% 的患者出现黏膜水肿[38]。因为邻近肌肉的血管较少，内镜隧道应建立在非常靠近肌层的位置，以避免对黏

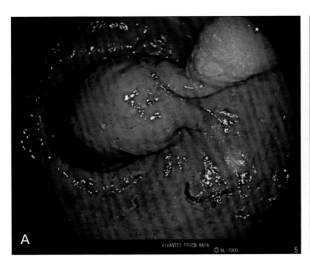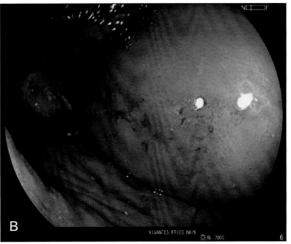

▲ 图 19-5　术后 48h 内，在反复咳嗽后黏膜下隧道内出现巨大迟发性血肿

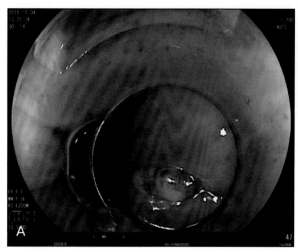
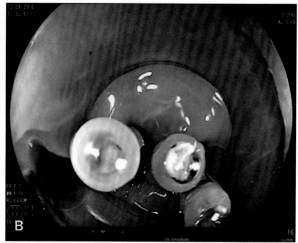

▲ 图 19-6　A. 黏膜损伤，定义为在电凝过程中，尤其是在靠近黏膜侧的血管电凝时发生的黏膜隧道壁缺失或损伤；B. 使用 3 个短臂夹（Hemoclip green; Olympus Tokyo, Japan）闭合左、右两侧缺损黏膜

膜瓣造成损伤[55]。由于贲门较窄，大多数穿孔发生在食管下括约肌水平。如果误切开黏膜，应立即夹闭，较大的黏膜误切开可使用内镜缝合装置（Overspitch; Apollo Endosurgery, Austin, TX, United States）闭合[56, 57]，其他抢救技术还包括纤维蛋白胶和镜外钳夹（OTSC；Ovesco, Tuebingen, Germany）[58, 59]，如果多处黏膜破损无法夹闭，可使用覆膜支架[60, 61]。

### （五）术后胸痛

胸骨后胸痛是最常见的围术期不良事件。数据显示，轻度至中度胸痛出现在术后及术后3 天内（POEM 后立即出现 4.6/10，术后 2 天出现 3.2～3.3/10）[40]。与环周食管 ESD 手术一样，应根据患者的体重、年龄和一般情况使用芬太尼贴片，例如，我们过去 5 年的经验表明，在手术开始时使用 25mcg/g（12.5～50mcg/h）效果显著。

### （六）感染与肺炎

一般情况下，应在 POEM 术前进行胃镜检查。如果发现念珠菌性食管炎，应立即开始全身抗真菌治疗。应在术前 24～48h 清除患者食管下段的食物残留，并予以流食。对非免疫功能低下患者通常只需注射单支抗生素，如头孢曲松联合甲硝唑。

由于内镜直接穿透纵隔与腹腔，无菌问题仍颇受争议。然而，研究显示感染性并发症的发生率比预期要低[46, 47]。作为规范，我们在术前对内镜进行再处理后，用无菌手套将其从清洗仪中取出，如果使用干燥柜储存，也进行同样的操作，然后将内镜放入有无菌布的托盘中，并覆盖第二块无菌布。推荐在术中使用无菌手术衣与无菌手套[46, 47]。但具体方法因医院而异，许多医院 POEM 术前处理内镜的方式与处理其他上消化道内镜方式相同，部分医院要求患者在术前用氯己定溶液冲洗口腔[62]。

### （七）胸腔积液

5%～40% 的 POEM 患者会出现胸腔积液。根据积液量、实验室检查结果和感染的临床表现（如发热等），可应用抗生素、及时胸腔引流或等待自然吸收[42]。

### （八）POEM 和 LHM 的术后反流

POEM 最常见的长期不良事件是胃食管反流病（GERD）。与 Heller 肌切开术相似，POEM 手术的前提是降低食管下括约肌压力，因此 POEM 术后出现 GERD 并不奇怪[63]。早期研究侧重于技术可行性和安全性，随访时间较短。此外，大部分早期研究来自亚洲，但亚洲 GERD 发生率并不高。最后，对于 POEM 术后无症状的 GERD 或质子泵抑制药（proton pump inhibitor, PPI）治疗有效的 GERD，当时并不清楚其结局差异。

回顾性分析客观资料，如镜下反流性食管炎或 pH 相关研究中的异常酸暴露时，POEM 术后 GERD 的患病率在最近的研究中似乎很高，在 20%～46%[51, 63-65]。研究显示，在 Heller 肌切开术后少数早期患者中发现 Barrett 化生[66, 67]。

POEM 术后发生反流性食管炎和胃食管反流的风险在食管裂孔疝患者中升高[68]，而进行 Heller 肌切开联合部分胃底折叠术的患者相关风险则是降低的[69-71]。Kumbhari 等发现 Heller 肌切开术首次报道时，并没有与抗反流手术相结合，因为最初认为没有必要[72]。随后，胃食管反流病的高发病率愈发明显，联合部分胃底折叠术成为标准术式[70, 73, 74]。

Kumbhari 等分析了 7 个高等学术中心（亚洲有 1 个、美国有 2 个、欧洲有 4 个）的结果，5 年的研究期间内共有 467 名患者接受了 POEM，共有 282 名患者被纳入分析，其余 185 名患者因没有术后 3 个月以上的 pH 监测结果被排除在外。57.8% 的患者术后 Demester 评分≥14.72。多变量分析显示女性性别是唯一与 POEM 术后发生 GERD 的独立危险因素（OR=1.69，95%CI 1.04～2.74），没有术中因素与 GERD 相关。233 名患者接受了上消化道内镜检查，其中 54 名（23.2%）患有反流性食管炎（大多数为洛杉矶 A 级或 B 级），60.1% 的 GERD 患者没有症状。作者得出结论，大多数患者术后会发生 GERD，但考虑到手术技术的潜在变化，无法确定与之相关的术中因素。

Repici 等发表了一篇关于 POEM 术后胃食管反流病的 Meta 分析，并与 2017 年 2 月之前发表的 LHM 加胃底折叠术进行了比较[65]，最终纳入了 17 项共计 1542 名 POEM 手术患者的前瞻性研究以及 28 项共计 2581 名 LHM 手术患者的前瞻性研究。该研究表明 POEM 术后反流症状的总体发生率为 19.0%（95%CI 15.7%～22.8%），而 LHM 术后反流症状的总体发生率为 8.8%（95%CI 5.3%～14.1%）；POEM 术后 pH 监测发现异常酸暴露的总体发生率为 39.0%（95%CI 24.5%～55.8%），而 LHM 术后为 16.8%（95%CI 10.2%～26.4%）；POEM 术后食管炎的发生率为 29.4%（95%CI 18.5%～43.3%），而 LHM 术后为 7.6%（95%CI 4.1%～13.7%）；通过多元回归分析，POEM 方法和研究人群能部分地解释异质性问题；因此，作者得出结论，POEM 术后反流疾病的发生率明显高于 LHM 加胃底折叠术，为了长久预防反流相关不良事件，应考虑在 POEM 术后进行 pH 监测，以及适当的治疗[65]。

然而，LHM 术后的长期随访结果显示胃底折叠术的抗反流作用是短暂的。Rosch 等也提出了"反流会毁掉 POEM 吗？"[66]，而目前仅有一篇已发表小型随机对照试验（n=43）显示 Heller 肌切开术加或不加 Dor 胃底折叠术组的反流率分别为 9.1% 和 47.6%[73]。Kummerow Broman 等于 2018 年公布了该研究中部分患者的长期症状随访结果[75]，并使用吞咽困难评分和胃食管反流病健康相关生活质量（GERD-HRQL）量表来收集吞咽困难和胃食管反流的自评结果，而吞咽困难的再干预方法则通过纵向医疗记录进行验证。在存活的患者中，66%（27/41）在术后平均 11.8 年完成随访。单纯 Heller 组的吞咽困难评分中位数和 GERD-HRQL 评分均略高于 Heller 加 Dor 组，但无统计学差异（吞咽困难评分 6 vs. 3，P=0.08；反流评分 15 vs. 13，P=0.25）。Heller 组的 5 名患者和 Heller 加 Dor 组的 6 名患者因吞咽困难进行了再治疗，但多数发生在 5 年后，同时两组均有 1 名患者接受了再次 Heller 肌切开术及食管切除术。研究中绝大多数患者（96%）表示能接受再次手术。作者得出结论，单纯 Heller 术与 Heller 加 Dor 术治疗贲门失弛缓症的长期随访结果间具有可比性，两种手术方式都很有效[75]。

目前关于如何治疗有症状胃食管反流疾病

尚无共识，但初步研究表明低剂量 PPI 对大多数患者是有效的 [8, 10, 32, 38-45]。如果必须行二次胃底折叠术，推荐只进行部分或"软性"胃底折叠术，以免再次出现吞咽困难而影响食管排空 [8, 10, 32, 38-45]，例如，Kumta 等曾对 1 名质子泵抑制药治疗无效的胃食管反流患者行内镜胃底折叠术 [76]。

## 三、POEM 的培训

### （一）POEM 手术的要求

"POEM 学习者"的第一步是熟悉特定胸、腹部解剖，以及手术的不同步骤 [77]；第二步通常是在猪模型上进行类似于 ESD 的"体外"和"体内"训练 [78]。在患者身上进行的第 1 例 POEM 应由 POEM 中心的内镜专家在旁指导 [79]。

NOSCAR（评估和研究自然孔道手术联合协会）为计划在未来实施 POEM 的内镜团队提出了以下先决条件 [46]。

1. 由内镜医师和外科医师组成的多学科团队。

2. 在人体上实施第一例 POEM 前，有动物或尸体模型的"离体"手术经验。

3. 当地机构审查委员会批准。

4. 所有患者都应在相关科学协会支持的结果登记处注册。

### （二）POEM 的临床培训

一般推荐在内镜水平达到顶尖后再学习 POEM [80]，但尚无数据表明具备 ESD 操作经验的术者能更快地掌握 POEM。由于手术是在靠近纵隔的胸腔内进行的，一旦出现感染、出血或穿孔等并发症，均会比较严重，因此在止血和穿孔闭合上必须拥有丰富的经验，同时还需要特定的外科团队支持。Mittal 等指出美国最先进的内镜培训都未囊括黏膜下手术或 POEM [7]，而在欧洲，迄今为止 POEM 仅在少数中心开展且仅由经验丰富的医师实施，同时患者数量也较少。

ASGE 推荐 POEM 等"主要技能"的学习应在教学机构进行一定数量的训练，并采用导师制模式。在 POEM 中心，临床培训主要由高级研究员或经验丰富的顾问负责 [7]，但到目前为止，尚未确定评估手术能力所需的导师人数。

学习 POEM 前，应先深入学习文献、观看视频、参加现场演示和实践培训课程。早期培训的第一步是在"离体"猪食管上逐步进行 POEM 操作，下一步是在活猪上进行训练，即在有自然胃肠运动和存在血管的环境中训练，但猪的肌层比人的肌层薄，必须正视这一差异及其局限性（图 19-7）。在系统课程学习并实际操作后，应在 POEM 中心观摩并作为助手实

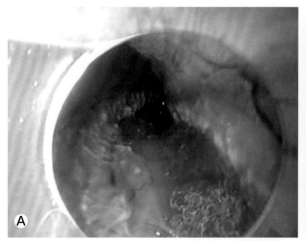
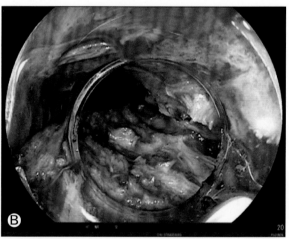

▲ 图 19-7 在动物模型与"现实世界"中经口内镜食管下括约肌切开术训练的差别
A. 猪的肌层；B. 贲门失弛缓症 Ⅲ 型患者的肌层

施手术，独立手术前应保持密切的师生关系并有足够的观摩时间，短期课程或研讨会并不是学习的好方式（见下文）[81]，如美国消化内镜学会（ASGE）举办的教学培训和实践基础研讨会[82]。

Mittal 等建议 POEM 培训应包括以下内容[7]。

1. 高分辨率测压和食管钡餐造影的解读。

2. 食管、食管胃结合部和胃的诊断性内镜评估。

3. 适宜的黏膜入口位置选择。

4. 黏膜下剥离期间食管壁层的识别。

5. 黏膜下剥离过程中黏膜和肌层解剖平面和方向的确定。

6. 识别食管胃结合部与贲门的解剖差异和结构。

7. 识别食管环肌和纵肌。

8. 选择性环肌切开术与全层肌切开术的比较。

9. 出血的处理。

10. 黏膜损伤或穿孔的处理。

11. 黏膜切开后的闭合。

Dacha 等用类似的"检查表"阐述了 POEM 的临床培训步骤[35]（表 19-2）。

## （三）在猪模型上训练

尽管与痉挛性食管运动障碍的患者相比，猪受制于其肌层较薄并不是最佳选择（图 19-7），但出于训练的目的，第一步通常还是选择在猪模型中进行。训练可以在保留食管全长的"离体"猪标本上，也可在急性动物实验中全身麻醉状态的活猪上进行。表 19-3 显示了两种模型的优缺点。

Ren 和 Chiu 的团队分别描绘了在"离体"和活体猪模型上 POEM 早期的学习曲线。Ren 等在第一例临床手术开始前（见下文），在 5 个离体猪标本上进行了手术训练。Chiu 等在 2 个急性猪模型和 7 个活体猪模型中进行了训练，有 3/5 的"离体"标本发生穿孔，1/7 的活体动物模型由于在实验过程中使用了空气而不是二氧化碳进而导致急性致死性纵隔气肿。两个团

**表 19-2 Dacha 等的经口内镜食管下括约肌切开术培训步骤和方案[35]**

| 步 骤 | 评价指标 |
|---|---|
| 步骤 1：分离，建立黏膜下隧道 | 1. 能识别黏膜下隧道的方向，包括黏膜层的位置和肌层的位置<br>2. 在进行黏膜下剥离时，能判断是否需要更多的黏膜下注射，以防止意外并发症<br>3. 能用电刀或电凝钳止血<br>4. 能在没有导师指导和协助下完成上述所有操作 |
| 步骤 2：黏膜下隧道内肌切开 | 1. 继续步骤 1 中列出的所有步骤<br>2. 能识别食管胃结合部<br>3. 能识别环肌层<br>4. 能识别纵肌层<br>5. 能在环肌层或全肌层上行肌切开操作<br>6. 能在没有导师指导或协助下完成以上所有操作 |
| 步骤 3：建立黏膜下隧道 | 1. 继续步骤 1 和步骤 2 中列出的所有步骤<br>2. 在黏膜切开前，能通过黏膜下注射增大黏膜泡<br>3. 在黏膜切开后，能快速地进入黏膜下隧道（2 和 3 应≤15min）<br>4. 能在没有导师指导和协助下完成上述所有操作 |
| 其余训练 | 1. 能安全地用钛夹闭合黏膜缺损<br>2. 能安全地使用穿刺针对有症状的 $CO_2$ 气腹进行减压（即使没有碰到）<br>3. 能在没有导师指导和协助下完成上述所有操作 |

231

表 19-3　用于 POEM 手术训练的"离体"和"活体"猪模型的优点和缺点 *

| 模　型 | 花　费 | 伦理问题 | 评价学员的表现 | 环境的真实性 训练处理并发症（出血 / 穿孔等） |
| --- | --- | --- | --- | --- |
| 离体猪模型 | ++ | ++ | ++ | -- |
| 活体猪模型 | -- | -- | ++ | ++ |

*. 优点为 +~+++ ；缺点为 -~--
POEM. 经口内镜食管下括约肌切开术

队都认为"离体"标本和活体猪的训练都非常有价值[83, 84]。鉴于现有的临床经验，我们强烈推荐有指导的实验经历和临床督导。

Hernandez Mondragon 描述了他在动物实验室进行的 50 次 POEM 手术的临床前学习曲线[85]。最初的 30 次手术使用一个人造模型，该模型为包含猪的食管、胃和十二指肠在内的"整体"器官包，按照清洗、准备、冷冻的步骤进行，术前 1h 在 25℃温盐水中解冻。第二个学习阶段，在 20 头体重 40~50kg 的猪身上进行了为期 30 天的 POEM 训练。学习过程被定义为完成 POEM 5 个步骤的能力，而手术无并发症则被视为熟练掌握这项技术。镜下和标本上都记录了黏膜切开（黏膜损伤、瘘）或内镜穿孔等并发症情况，此外，动物组还记录了出血或手术相关死亡的发生率，而对于皮下气肿、纵隔气肿、气腹或术中出血等，只有在无法通过内镜或其他医学手段处理时才被定义为不良事件。这项研究看似严谨实则略有缺陷，因其研究设计让同一名内镜医师先在"体外"，后在"体内"实施手术，然后比较两条连续的学习曲线。作者得出结论，为了避免并发症的发生，正式操作前需要 16 次"离体"和 10 次活猪练习，上述多次练习后，训练者可在不影响安全的前提下逐渐加快速度[85]。这一数字与 ESD 训练推荐的至少完成 25 次"体外"和"体内"临床前切除术的数目相近[78, 86]（表 19-3）。

**（四）培训后的临床学习曲线**

到目前为止，训练者在隧道技术（ESD 等）和并发症（如穿孔和严重出血）等方面，既往经验所发挥的作用还不完全清楚。Werner 等发表了 80 名患者 POEM 术后随访 24 个月的数据，超过一半的失败病例发生在前 10 次手术中[39]。作者得出结论，即便有经验的内镜医师，POEM 也有明显的学习曲线。Kurian 等分析了接受 POEM 治疗的前 40 名连续患者的数据，对于一名经验丰富的内镜医师而言，学习曲线平台期为 20 例，此后，肌切开速度和手术时间（LOP）没有明显增加。Patel 等发表了一篇关于美国纽约州米诺拉市 Stavros N.Stavropoulos 的个人学习曲线的文章，他是西方最早实施 POEM 的内镜医师之一，文章描述了连续的 93 次 POEM 手术的效率等级和熟练程度。手术时间开始减少被定义为达到"高效率"，而"熟练"被定义为手术时间趋于平稳（图 19-8）[87]。惩罚样条回归模型和 CUSUM 分析显示，达到"高效率"需要 40 次手术，达到"熟练"需要 60 次手术（图 19-9）。当作者采用调整回归分析后，只有患者数（术者经验）显著影响手术时间（$P < 0.0\,001$），这位"训练者"之前有超过 60 例上下消化道 ESD 的操作经验，且在处理严重出血或穿孔等并发症方面很有经验[87]。

目前，POEM 训练的最佳课程设计尚不明确。无论如何，在高患者数量的机构接受临床指导都是训练者成功实施该技术的重要步骤[47]。Dacha 等研究表明，具有数百例胃肠镜、超过百例内镜逆行胰胆管造影术（endoscopic retrograde cholangiopancreatography, ERCP）和 EUS 操作经验，并已完成 3 年进修学习的高级内镜医师可较快地掌握 POEM，他们都曾积极参与≥5 例上、下消化道 ESD。作者将手术分为学员必

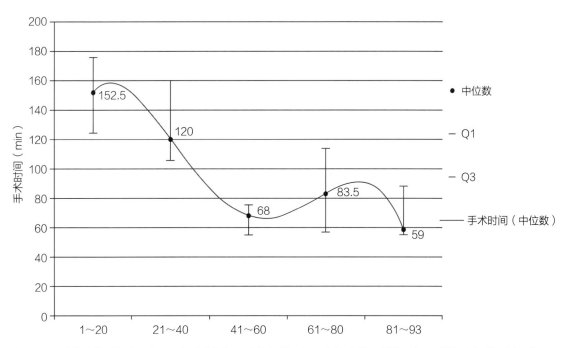

▲ 图 19-8　随着内镜医师在最初 93 次手术期间经验的积累，经口内镜食管下括约肌切开术的手术时间变短［以手术时间中位数（四分位范围）分组］

经许可转载，引自 Patel KS, Stavropoulos S. 等 [87]

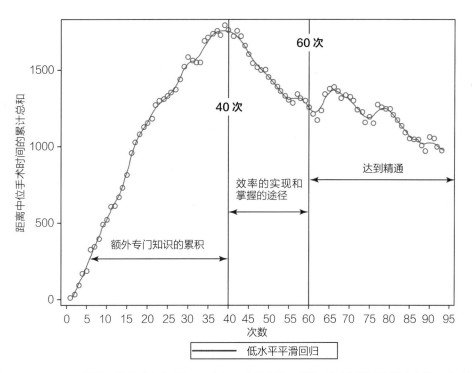

▲ 图 19-9　CUSUM 图显示单个术者在最初 93 次经口内镜食管下括约肌切开术期间，距离中位手术时间的累计总和：40 次手术后达到高效，60 次手术后达到熟练

经许可转载，引自 Patel KS, Starros S. 等 [87]

须成功完成的不同培训步骤（表 19-3），所有 4 名学员在平均 4.25 名患者（范围 3~6 名）的情况下完成了步骤 1、平均 4.0 名患者（范围 3~5 名）的情况下完成了步骤 2，以及在平均 5.0 名患者（范围 3~6 名）的情况下完成了步骤 3。4 名学员中有 3 人在接下来的练习中开始独立进行 POEM。对于 POEM 中的每个步骤，如切开、止血和肌切开术，学员需 3~6 名患者来获得足够的技巧，并在没有导师指导的情况下完成该步骤；最后，每个"学员"均与导师一起进行了 2 次完整的 POEM，但导师并不进行指导。因此，作者认为每名学员能够独立实施 POEM 的阈值数为 20 [35]。

### （五）所有人的 POEM 培训

Kishiki 等最近一项研究报道了两所美国机构举办的为期一天的 POEM 培训班上的学习进度 [88]，65 名参与者主要是内科手术医师，其中具备 100 多例上消化道内镜经验的参与者被认为是"专家"，而不足 100 例被认为是"新手"，

作者称该项目为"into the fire"。为期 1 天的培训课程包括实践性操作前 / 后的测试，以及评估学员在课程前后理解能力的简短问答，所有人都参加了关于患者选择、技术、故障排除和讨论的讲座。该项目使用一种新标准对参与者在"离体"和"活体"猪模型上 POEM 的实践训练和能力进行评价，后续的学习鼓励参与者在其自身机构进行。

在缺少充分的监督和足够的内镜并发症处理能力的情况下进行手术是有风险的 [47]，然而，这些受训者需要的其他能力尚未被报道过。100 个诊断性胃镜相当于 1~2 年胃肠病学研究员的水平，但目前为止，他们还没有资格进行胃镜检查。内镜手术中遇到的问题尽量在内镜下解决，避免外科手术的干预。内镜治疗的临床教育和指导需要较长的学习时间，这其中包括尽早识别、处理出血或穿孔等并发症以及在危急情况下的患者管理，不可能被单纯的猪模型培训和讲座所替代 [89]。

## 参考文献

［1］ Committee ASoP, Pasha SF, Acosta RD, Chandrasekhara V, Chathadi KV, Decker GA, et al. The role of endoscopy in the evaluation and management of dysphagia. Gastrointest Endosc. 2014;79(2):191–201.

［2］ Kantsevoy SV, Jagannath SB, Niiyama H, Chung SS, Cotton PB, Gostout CJ, et al. Endoscopic gastrojejunostomy with survival in a porcine model. Gastrointest Endosc. 2005;62(2):287–92.

［3］ Kalloo AN, Singh VK, Jagannath SB, Niiyama H, Hill SL, Vaughn CA, et al. Flexible transgastric peritoneoscopy: a novel approach to diagnostic and therapeutic interventions in the peritoneal cavity. Gastrointest Endosc. 2004;60(1):114–7.

［4］ Hochberger J, Lamade W. Transgastric surgery in the abdomen: the dawn of a new era? Gastrointest Endosc. 2005;62(2):293–6.

［5］ Inoue H, Minami H, Kobayashi Y, Sato Y, Kaga M, Suzuki M, et al. Peroral endoscopic myotomy (POEM) for esophageal achalasia. Endoscopy. 2010;42(4):265–71.

［6］ Pasricha PJ, Hawari R, Ahmed I, Chen J, Cotton PB, Hawes RH, et al. Submucosal endoscopic esophageal

myotomy: a novel experimental approach for the treatment of achalasia. Endoscopy. 2007;39(9):761–4.

［7］ Mittal C, Wagh MS. Technical advances in Per-Oral Endoscopic Myotomy (POEM). Am J Gastroenterol. 2017;112(11):1627–31.

［8］ Haito-Chavez Y, Inoue H, Beard KW, Draganov PV, Ujiki M, Rahden BHA, et al. Comprehensive analysis of adverse events associated with per Oral endoscopic Myotomy in 1826 patients: an International Multicenter study. Am J Gastroenterol. 2017;112(8):1267–76.

［9］ Zhang X, Modayil RJ, Friedel D, Gurram KC, Brathwaite CE, Taylor SI, et al. Per-oral endoscopic myotomy in patients with or without prior Heller's myotomy: comparing long-term outcomes in a large U.S. single-center cohort (with videos). Gastrointest Endosc. 2018;87(4):972–85.

［10］ Teitelbaum EN, Dunst CM, Reavis KM, Sharata AM, Ward MA, DeMeester SR, et al. Clinical outcomes five years after POEM for treatment of primary esophageal motility disorders. Surg Endosc. 2018;32(1):421–7.

［11］ Muehldorfer SM, Schneider TH, Hochberger J, Martus P,

Hahn EG, Ell C. Esophageal achalasia: intrasphincteric injection of botulinum toxin a versus balloon dilation. Endoscopy. 1999;31(7):517–21.

［12］ Wong I, Law S. Peroral endoscopic myotomy (POEM) for treating esophageal motility disorders. Ann Transl Med. 2017;5(8):192.

［13］ Crespin OM, Liu LWC, Parmar A, Jackson TD, Hamid J, Shlomovitz E, et al. Safety and efficacy of POEM for treatment of achalasia: a systematic review of the literature. Surg Endosc. 2017;31(5):2187–201.

［14］ Bechara R, Onimaru M, Ikeda H, Inoue H. Per-oral endoscopic myotomy, 1000 cases later: pearls, pitfalls, and practical considerations. Gastrointest Endosc. 2016;84(2):330–8.

［15］ Nabi Z, Reddy DN, Ramchandani M. Adverse events during and after per-oral endoscopic myotomy: prevention, diagnosis, and management. Gastrointest Endosc. 2018;87(1):4–17.

［16］ Sanaka MR, Hayat U, Thota PN, Jegadeesan R, Ray M, Gabbard SL, et al. Efficacy of peroral endoscopic myotomy vs other achalasia treatments in improving esophageal function. World J Gastroenterol: WJG. 2016;22(20):4918–25.

［17］ Kahrilas PJ, Katzka D, Richter JE. Clinical practice update: the use of Per-Oral Endoscopic Myotomy in achalasia: expert review and best practice advice from the AGA Institute. Gastroenterology. 2017;153(5):1205–11.

［18］ Schlottmann F, Shaheen NJ, Madanick RD, Patti MG. The role of Heller myotomy and POEM for nonachalasia motility disorders. Dis Esophagus. 2017;30(4):1–5.

［19］ Khashab MA, Messallam AA, Onimaru M, Teitelbaum EN, Ujiki MB, Gitelis ME, et al. International multicenter experience with peroral endoscopic myotomy for the treatment of spastic esophageal disorders refractory to medical therapy (with video). Gastrointest Endosc. 2015;81(5):1170–7.

［20］ Khan MA, Kumbhari V, Ngamruengphong S, Ismail A, Chen YI, Chavez YH, et al. Is POEM the answer for management of spastic esophageal disorders? A systematic review and meta-analysis. Dig Dis Sci. 2017;62(1): 35–44.

［21］ Parsa N, Khashab MA. POEM in the treatment of esophageal disorders. Curr Treat Options Gastroenterol. 2018; 16:27.

［22］ Sharata AM, Dunst CM, Pescarus R, Shlomovitz E, Wille AJ, Reavis KM, et al. Peroral endoscopic myotomy (POEM) for esophageal primary motility disorders: analysis of 100 consecutive patients. J Gastrointest Surg. 2015;19(1):161–70; discussion 70.

［23］ Teitelbaum EN, Rajeswaran S, Zhang R, Sieberg RT, Miller FH, Soper NJ, et al. Peroral esophageal myotomy (POEM) and laparoscopic Heller myotomy produce a similar short-term anatomic and functional effect. Surgery. 2013;154(4):885–91; discussion 91–2.

［24］ Verlaan T, Rohof WO, Bredenoord AJ, Eberl S, Rosch T, Fockens P. Effect of peroral endoscopic myotomy on esophagogastric junction physiology in patients with achalasia. Gastrointest Endosc. 2013;78(1):39–44.

［25］ Peng L, Tian S, Du C, Yuan Z, Guo M, Lu L. Outcome of Peroral Endoscopic Myotomy (POEM) for treating achalasia compared with Laparoscopic Heller Myotomy (LHM). Surg Laparosc Endosc Percutan Tech. 2017; 27(1):60–4.

［26］ Leeds SG, Burdick JS, Ogola GO, Ontiveros E. Comparison of outcomes of laparoscopic Heller myotomy versus per-oral endoscopic myotomy for management of achalasia. Proc (Bayl Univ Med Cent). 2017;30(4):419–23.

［27］ Chan SM, Wu JC, Teoh AY, Yip HC, Ng EK, Lau JY, et al. Comparison of early outcomes and quality of life after laparoscopic Heller's cardiomyotomy to peroral endoscopic myotomy for treatment of achalasia. Dig Endosc. 2016;28(1):27–32.

［28］ Schneider AM, Louie BE, Warren HF, Farivar AS, Schembre DB, Aye RW. A matched comparison of Per Oral Endoscopic Myotomy to Laparoscopic Heller Myotomy in the treatment of achalasia. J Gastrointest Surg. 2016;20(11):1789–96.

［29］ Kumbhari V, Tieu AH, Onimaru M, El Zein MH, Teitelbaum EN, Ujiki MB, et al. Peroral endoscopic myotomy (POEM) vs laparoscopic Heller myotomy (LHM) for the treatment of type III achalasia in 75 patients: a multicenter comparative study. Endosc Int Open. 2015;3(3): E195–201.

［30］ Bhayani NH, Kurian AA, Dunst CM, Sharata AM, Rieder E, Swanstrom LL. A comparative study on comprehensive, objective outcomes of laparoscopic Heller myotomy with per-oral endoscopic myotomy (POEM) for achalasia. Ann Surg. 2014;259(6):1098–103.

［31］ Kahrilas PJ, Pandolfino JE. Treatments for achalasia in 2017: how to choose among them. Curr Opin Gastroenterol. 2017;33(4):270–6.

［32］ Inoue H, Sato H, Ikeda H, Onimaru M, Sato C, Minami H, et al. Per-Oral Endoscopic Myotomy: a series of 500 patients. J Am Coll Surg. 2015;221(2):256–64.

［33］ Perbtani YB, Mramba LK, Yang D, Suarez J, Draganov PV. Life after per-oral endoscopic Myotomy (POEM): long-term outcomes of quality of life and their association with Eckardt score. Gastrointest Endosc. 2018;87: 1415.

［34］ Martinek J, Svecova H, Vackova Z, Dolezel R, Ngo O, Krajciova J, et al. Per-oral endoscopic myotomy (POEM): mid-term efficacy and safety. Surg Endosc. 2018;32(3):1293–302.

［35］ Dacha S, Wang L, Li X, Jiang Y, Philips G, Keilin SA, et al. Outcomes and quality of life assessment after per oral endoscopic myotomy (POEM) performed in the endoscopy unit with trainees. Surg Endosc. 2018;32:3046.

［36］ Li QL, Wu QN, Zhang XC, Xu MD, Zhang W, Chen SY, et al. Outcomes of per-oral endoscopic myotomy for treatment of esophageal achalasia with a median follow-up of 49 months. Gastrointest Endosc. 2018;87(6): 1405–1412.e3.

［37］ Cotton PB, Eisen GM, Aabakken L, Baron TH, Hutter

MM, Jacobson BC, et al. A lexicon for endoscopic adverse events: report of an ASGE workshop. Gastrointest Endosc. 2010;71(3):446–54.

[38] Zhang XC, Li QL, Xu MD, Chen SY, Zhong YS, Zhang YQ, et al. Major perioperative adverse events of peroral endoscopic myotomy: a systematic 5-year analysis. Endoscopy. 2016;48(11):967–78.

[39] Werner YB, Costamagna G, Swanstrom LL, von Renteln D, Familiari P, Sharata AM, et al. Clinical response to peroral endoscopic myotomy in patients with idiopathic achalasia at a minimum follow-up of 2 years. Gut. 2016; 65(6):899–906.

[40] Misra L, Fukami N, Nikolic K, Trentman TL. Peroral endoscopic myotomy: procedural complications and pain management for the perioperative clinician. Med Devices (Auckl). 2017;10:53–9.

[41] Wang X, Tan Y, Zhang J, Liu D. Risk factors for gas-related complications of peroral endoscopic myotomy in achalasia. Neth J Med. 2015;73(2):76–81.

[42] Ren Z, Zhong Y, Zhou P, Xu M, Cai M, Li L, et al. Perioperative management and treatment for complications during and after peroral endoscopic myotomy (POEM) for esophageal achalasia (EA) (data from 119 cases). Surg Endosc. 2012;26(11):3267–72.

[43] Chung CS, Lin CK, Hsu WF, Lee TH, Wang HP, Liang CC. Education and imaging. Gastroenterology: pneumomediastinum and pneumoperitoneum after peroral endoscopic myotomy: complications or normal post-operative changes? J Gastroenterol Hepatol. 2015;30(10):1447.

[44] Yang S, Zeng MS, Zhang ZY, Zhang HL, Liang L, Zhang XW. Pneumomediastinum and pneumoperitoneum on computed tomography after peroral endoscopic myotomy (POEM): postoperative changes or complications? Acta Radiol. 2015;56(10):1216–21.

[45] Eleftheriadis N, Inoue H, Ikeda H, Onimaru M, Maselli R, Santi G. Submucosal tunnel endoscopy: Peroral endoscopic myotomy and peroral endoscopic tumor resection. World J Gastrointest Endosc. 2016;8(2):86–103.

[46] Committee NPWP, Stavropoulos SN, Desilets DJ, Fuchs KH, Gostout CJ, Haber G, et al. Per-oral endoscopic myotomy white paper summary. Gastrointest Endosc. 2014; 80(1):1–15.

[47] American Society for Gastrointestinal Endoscopy PC, Chandrasekhara V, Desilets D, Falk GW, Inoue H, Romanelli JR, et al. The American Society for Gastrointestinal Endoscopy PIVI (Preservation and Incorporation of Valuable Endoscopic Innovations) on peroral endoscopic myotomy. Gastrointest Endosc. 2015;81(5):1087–100. e1.

[48] Akintoye E, Kumar N, Obaitan I, Alayo QA, Thompson CC. Peroral endoscopic myotomy: a meta-analysis. Endoscopy. 2016;48(12):1059–68.

[49] Banks-Venegoni AL, Desilets DJ, Romanelli JR, Earle DB. Tension capnopericardium and cardiac arrest as an unexpected adverse event of peroral endoscopic myotomy (with video). Gastrointest Endosc. 2015;82(6):1137–9.

[50] Loser B, Werner YB, Punke MA, Saugel B, Haas S, Reuter DA, et al. Anesthetic considerations for patients with esophageal achalasia undergoing peroral endoscopic myotomy: a retrospective case series review. Can J Anaesth. 2017;64(5):480–8.

[51] Stavropoulos SN, Desilets DJ, Fuchs KH, Gostout CJ, Haber G, Inoue H, et al. Per-oral endoscopic myotomy white paper summary. Surg Endosc. 2014;28(7):2005–19.

[52] Kumbhari V, Khashab MA. Peroral endoscopic myotomy. World J Gastrointest Endosc. 2015;7(5):496–509.

[53] Li QL, Zhou PH, Yao LQ, Xu MD, Chen WF, Hu JW, et al. Early diagnosis and management of delayed bleeding in the submucosal tunnel after peroral endoscopic myotomy for achalasia (with video). Gastrointest Endosc. 2013;78(2):370–4.

[54] Benech N, Pioche M, O'Brien M, Rivory J, Roman S, Mion F, et al. Esophageal hematoma after peroral endoscopic myotomy for achalasia in a patient on antiplatelet therapy. Endoscopy. 2015;47 Suppl 1 UCTN:E363–4.

[55] Li QL, Zhou PH. Perspective on peroral endoscopic myotomy for achalasia: Zhongshan experience. Gut Liver. 2015;9(2):152–8.

[56] Kurian AA, Bhayani NH, Reavis K, Dunst C, Swanstrom L. Endoscopic suture repair of full-thickness esophagotomy during per-oral esophageal myotomy for achalasia. Surg Endosc. 2013;27(10):3910.

[57] Modayil R, Friedel D, Stavropoulos SN. Endoscopic suture repair of a large mucosal perforation during peroral endoscopic myotomy for treatment of achalasia. Gastrointest Endosc. 2014;80(6):1169–70.

[58] Li H, Linghu E, Wang X. Fibrin sealant for closure of mucosal penetration at the cardia during peroral endoscopic myotomy (POEM). Endoscopy. 2012;44 Suppl 2 UCTN:E215–6.

[59] Kumbhari V, Azola A, Saxena P, Modayil R, Kalloo AN, Stavropoulos SN, et al. Closure methods in submucosal endoscopy. Gastrointest Endosc. 2014;80(5):894–5.

[60] Yang D, Zhang Q, Draganov PV. Successful placement of a fully covered esophageal stent to bridge a difficult-to-close mucosal incision during peroral endoscopic myotomy. Endoscopy. 2014;46 Suppl 1 UCTN:E467–8.

[61] Ling T, Pei Q, Pan J, Zhang X, Lv Y, Li W, et al. Successful use of a covered, retrievable stent to seal a ruptured mucosal flap safety valve during peroral endoscopic myotomy in a child with achalasia. Endoscopy. 2013; 45 Suppl 2 UCTN:E63–4.

[62] Khashab MA, Messallam AA, Saxena P, Kumbhari V, Ricourt E, Aguila G, et al. Jet injection of dyed saline facilitates efficient peroral endoscopic myotomy. Endoscopy. 2014;46(4):298–301.

[63] Kumbhari V, Familiari P, Bjerregaard NC, Pioche M, Jones E, Ko WJ, et al. Gastroesophageal reflux after peroral endoscopic myotomy: a multicenter case-control study. Endoscopy. 2017;49(7):634–42.

[64] Shiwaku H, Inoue H, Sasaki T, Yamashita K, Ohmiya T,

Takeno S, et al. A prospective analysis of GERD after POEM on anterior myotomy. Surg Endosc. 2016;30(6): 2496–504.

［65］ Repici A, Fuccio L, Maselli R, Mazza F, Correale L, Mandolesi D, et al. Gastroesophageal reflux disease after per-oral endoscopic myotomy as compared with Heller's myotomy with fundoplication: a systematic review with meta-analysis. Gastrointest Endosc. 2017.

［66］ Rosch T, Repici A, Boeckxstaens G. Will reflux kill POEM? Endoscopy. 2017;49(7):625–8.

［67］ Csendes A, Braghetto I, Burdiles P, Korn O, Csendes P, Henriquez A. Very late results of esophagomyotomy for patients with achalasia: clinical, endoscopic, histologic, manometric, and acid reflux studies in 67 patients for a mean follow-up of 190 months. Ann Surg. 2006;243 (2):196–203.

［68］ Worrell SG, Alicuben ET, Boys J, DeMeester SR. Per-oral Endoscopic Myotomy for achalasia in a thoracic surgical practice. Ann Thorac Surg. 2016;101(1):218–24. discussion 24-5.

［69］ Rawlings A, Soper NJ, Oelschlager B, Swanstrom L, Matthews BD, Pellegrini C, et al. Laparoscopic Dor versus Toupet fundoplication following Heller myotomy for achalasia: results of a multicenter, prospective, random-ized-controlled trial. Surg Endosc. 2012;26(1):18–26.

［70］ Khajanchee YS, Kanneganti S, Leatherwood AE, Han-sen PD, Swanstrom LL. Laparoscopic Heller myotomy with Toupet fundoplication: outcomes predictors in 121 consecutive patients. Arch Surg. 2005;140(9):827–33; discussion 33–4.

［71］ Schlottmann F, Luckett DJ, Fine J, Shaheen NJ, Patti MG. Laparoscopic Heller Myotomy versus Peroral Endoscopic Myotomy (POEM) for achalasia: a systematic review and meta-analysis. Ann Surg. 2018;267(3):451–60.

［72］ Richards WO, Sharp KW, Holzman MD. An antireflux procedure should not routinely be added to a Heller my-otomy. J Gastrointest Surg. 2001;5(1):13–6.

［73］ Richards WO, Torquati A, Holzman MD, Khaitan L, Byrne D, Lutfi R, et al. Heller myotomy versus Heller myotomy with Dor fundoplication for achalasia: a pro-spective randomized double-blind clinical trial. Ann Surg. 2004;240(3):405–12; discussion 12–5.

［74］ Torquati A, Lutfi R, Khaitan L, Sharp KW, Richards WO. Heller myotomy vs Heller myotomy plus Dor fun-doplication: cost-utility analysis of a randomized trial. Surg Endosc. 2006;20(3):389–93.

［75］ Kummerow Broman K, Phillips SE, Faqih A, Kaiser J, Pierce RA, Poulose BK, et al. Heller myotomy versus Hell-er myotomy with Dor fundoplication for achalasia: long-term symptomatic follow-up of a prospective randomized controlled trial. Surg Endosc. 2018;32(4):1668–74.

［76］ Kumta NA, Kedia P, Sethi A, Kahaleh M. Transoral inci-sionless fundoplication for treatment of refractory GERD after peroral endoscopic myotomy. Gastrointest Endosc. 2015; 81(1):224–5.

［77］ Onimaru M, Inoue H, Ikeda H, Sato C, Sato H, Phala-nusitthepha C, et al. Greater curvature myotomy is a safe and effective modified technique in per-oral endoscopic myotomy (with videos). Gastrointest Endosc. 2015;81 (6):1370–7.

［78］ Hochberger J, Kruse E, Wedi E, Buerrig KF, Dammer S, Koehler P, et al. Training in endoscopic mucosal resec-tion and endoscopic submucosal dissection. In: Cohen J, editor. Successful gastrointestinal endoscopy. Oxford, UK: Wiley-Blackwell; 2011. p. 204–37.

［79］ Stavropoulos SN, Modayil RJ, Friedel D, Savides T. The International Per Oral Endoscopic Myotomy Survey (IPOEMS): a snapshot of the global POEM experience. Surg Endosc. 2013;27(9):3322–38.

［80］ Hochberger J, Maiss J, Cohen J. Education and train-ing in endoscopy. In: Wallace MB, Fockens P, Sung JJ, editors. Gastroenterological endoscopy. Stuttgart-New York: Thieme; 2018.

［81］ Committee ASoP, Faulx AL, Lightdale JR, Acosta RD, Agrawal D, Bruining DH, et al. Guidelines for privileg-ing, credentialing, and proctoring to perform GI endos-copy. Gastrointest Endosc. 2017;85(2):273–81.

［82］ ASGE. ESD and POEM Course 2018. 2018. Available from: https://www.asge.org/home/education-meetings/ advanced-education-training/clinical-courses/jges-mas-ters-course-in-esd-with-optional-poem-addon.

［83］ Ren Y, Tang X, Zhi F, Liu S, Wu J, Peng Y, et al. A stepwise approach for peroral endoscopic myotomy for treating achalasia: from animal models to patients. Scand J Gastroenterol. 2015;50(8):952–8.

［84］ Chiu PW, Wu JC, Teoh AY, Chan Y, Wong SK, Liu SY, et al. Peroral endoscopic myotomy for treatment of acha-lasia: from bench to bedside (with video). Gastrointest Endosc. 2013;77(1):29–38.

［85］ Hernandez Mondragon OV, Rascon Martinez DM, Mu-noz Bautista A, Altamirano Castaneda ML, Blanco-Vel-asco G, Blancas Valencia JM. The Per Oral Endoscopic Myotomy (POEM) technique: how many preclinical pro-cedures are needed to master it? Endosc Int Open. 2015; 3(6):E559–65.

［86］ Oyama T, Yahagi N, Ponchon T, Kiesslich T, Berr F. How to establish endoscopic submucosal dissection in Western countries. World J Gastroenterol: WJG. 2015;21 (40):11209–20.

［87］ Patel KS, Calixte R, Modayil RJ, Friedel D, Brathwaite CE, Stavropoulos SN. The light at the end of the tunnel: a sin-gle-operator learning curve analysis for per oral endoscopic myotomy. Gastrointest Endosc. 2015;81(5): 1181–7.

［88］ Kishiki T, Lapin B, Wang C, Jonson B, Patel L, Zapf M, et al. Teaching peroral endoscopic myotomy (POEM) to surgeons in practice: an "into the fire" pre/post-test cur-riculum. Surg Endosc. 2018;32(3):1414–21.

［89］ Committee AT, Adler DG, Bakis G, Coyle WJ, DeGrego-rio B, Dua KS, et al. Principles of training in GI endos-copy. Gastrointest Endosc. 2012;75(2):231–5.

# 第20章
## 内镜肌切开术治疗 Zenker 憩室①
### Endoscopic Myotomy for Zenker's Diverticulum (Z-POEM)

Alessandro Fugazza   Roberta Maselli   Alessandro Repici   **著**

柴宁莉   李隆松   向京元   令狐恩强   **译**

## 概述

Zenker 憩室为膨出型憩室，多发生于咽下部后壁，由于此处缺少肌纤维支撑，易形成先天性的薄弱区，即 Killian 三角区。Zenker 憩室在临床上较少见，西方人群的发病率为 0.01%～0.11%，多见于老年（70—80 岁）男性患者[1, 2]。

Zenker 憩室的具体发病机制目前尚不明确，多数学者认为是由于环咽肌舒张功能受损，下咽部压力缓慢升高，导致食管黏膜经薄弱的 Killian 三角区疝出，逐渐形成憩室膨出[3-5]。

Zenker 憩室可无明显临床表现，也可继发一系列典型症状，如吞咽困难、胃食管反流、口臭、慢性咳嗽、咽部异物感、吸入性肺炎和体重下降等[6-8]。

Zenker 憩室的临床症状与憩室内食物残渣潴留、运动功能障碍引起的食管上括约肌（upper esophageal sphincter, UES）开放不全相关，并受到憩室大小的影响。罕见症状多是由憩室自身导致颈段食管外压造成。随着 Zenker 憩室囊的扩大，吞咽困难也会随之加重，患者会逐渐出现体重下降和营养不良。在病程后期，由于吞咽功能下降和憩室容积过大，存在诱发吸入性肺炎的风险。

Zenker 憩室的诊断是基于临床和影像学表现，食管钡餐造影是 Zenker 憩室的确诊手段[9]（图 20-1）。由于静态造影图像对小憩室病变诊断能力有限，故而在此基础上，还应对不同吞咽期的食管进行持续性动态监测，以更好地评估流出和吸入情况。

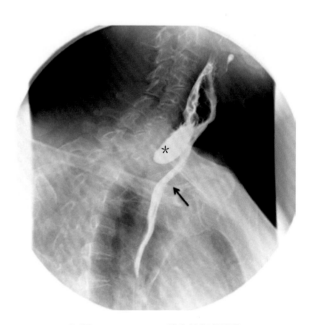

▲ 图 20-1 Zenker 憩室的钡餐影像
＊. 憩室囊；↑. 食管管壁

---

① 本章配有视频，请登录网址 https://doi.org/10.1007/978-3-030-21695-5_20 观看。

## 一、治疗

治疗 Zenker 憩室的主要方法为进行环咽肌切开，临床上可采用外科手术自纵肌向内切开至黏膜下层，或经口对憩室和食管间的间脊进行切开（间脊切开术）[10, 11]。

具体采用外科手术，或是经口内镜治疗，与憩室的大小和解剖结构、患者健康情况、有无并发症、个人意愿，以及当地医疗水平有关。

在外科手术中，切口通常选在左侧胸锁乳突肌的前缘，此处为憩室膨出的常见位置。术中经切口观察到憩室后，对憩室周围软组织进行持续分离，直至充分显露憩室颈部。在憩室颈部开始行全层肌切开，近端切开 2cm 至咽下缩肌，远端切开 5cm 至食管。根据憩室囊袋大小，采取倒悬或固定处理。仅当憩室囊＞5cm 时，对憩室进行完全切除，同时以线形缝合器闭合创面。然而，由于 Zenker 憩室多见于高龄患者，且常并发多种疾病，外科手术后患者的并发症发生率和死亡风险均明显增加[12]。

在过去 20 年中，经口应用硬式或软式内镜，切开憩室间脊的方法逐步得到推广和应用。

憩室间脊中包括环咽肌纤维成分，分割了憩室囊腔和正常食管管腔。内镜治疗的原理是离断间脊壁的同时，一并将环咽肌切开，使局部高压得到释放。原有的 Zenker 憩室便成为食管壁上一个突出的腔室，达到减少食物蓄积，缓解流出道梗阻的目的。

1993 年，比利时 Collard 和英国 Martin Hirsch 首次报道了硬式内镜下间脊切开术，该技术经口完成单次切开操作，并可于内镜下置入缝合器闭合创面[13, 14]。与开放式外科手术相比，内镜治疗具有术后饮食恢复快，并发症发生率低，住院周期短等优势，更易被患者接受[15, 16]。

然而硬式内镜治疗有其局限性，如手术操作需要在全身麻醉下进行，且当憩室＜3cm，或者当颈部活动受限，下颌张开不充分阻碍硬质憩室镜到达咽部时，手术的失败率将明显升高（5%～10%）[15]。

## 二、软式内镜肌切开

软式内镜肌切开术于 1995 年首次报道[17, 18]，相比于前述两种方法，软镜治疗对患者创伤更小，操作不必在全身麻醉下进行（外科手术需全身麻醉），也无须使颈部过伸（硬镜治疗对此有要求），可在内镜室、病房或门诊实施[18-20]。有些中心向所有出现症状的患者提供软镜治疗方案，但是大多数专家推荐该方法限适用于风险较高的老年患者，或者无法耐受外科手术的人群，此类患者的治疗获益更多[21]。

与常规外科手术相比，软式内镜治疗具有体表无切口、手术时间短、术后不适少、饮食恢复快、住院周期短等显著优势[22]。

软式内镜术中需切开间脊黏膜层和肌层，其治疗原则和原理与硬式内镜基本一致，憩室和食管之间的间脊包括环咽肌纤维，通过镜下切开间脊和离断环咽肌，使憩室变成了常见的腔室，肌切开术便顺利完成（图 20-2）。

然而，对于界定适合接受软镜治疗的人群，尚缺乏统一的共识。目前常用的标准是＜5cm 的憩室最适合内镜下治疗（硬镜或软镜）；由于临床上用到的缝合器多＞3cm，因此对于＜3cm 的憩室，软式内镜是最佳的治疗方式。而对于大憩室病变，其长间脊更便于软镜治疗中进行充分肌切开，术后临床症状明显缓解，但对于此类病变，尤其是年轻患者或可耐受外科治疗患者，外科手术仍是可供参考的治疗方案（源于个人经验，无文献参考）。

自软式内镜治疗术问世以来，由此衍生出一系列改良技术和大量的手术相关器械。

## 三、技术要点

患者术中取左侧卧位，操作可在清醒或深度镇静麻醉下进行。既往报道中对不同镇静方法的差异进行研究，部分学者建议全身麻醉下操作，也有学者倾向于采用丙泊酚进行深度镇静[22]。

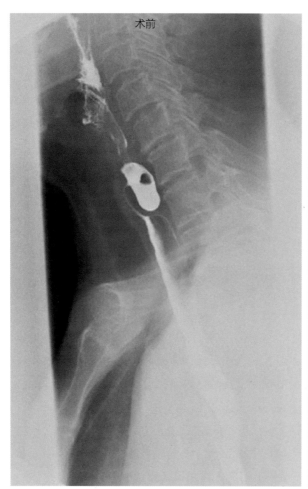

术前

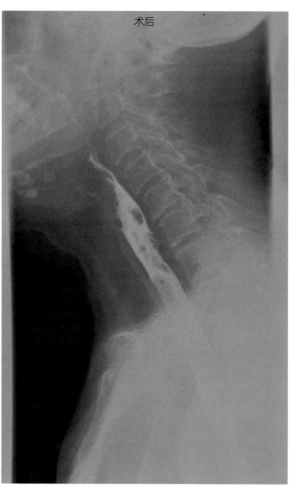

术后

▲ 图 20-2　Zenker 憩室内镜下肌切开术前和术后钡餐影像

一般情况下不推荐预防性使用抗生素。治疗过程采用标准软式内镜，手术开始时，在镜下对憩室腔进行初步检查，评估憩室和间脊情况，冲洗清除憩室中的残渣。操作前常预先置入鼻胃管，在肌切开时胃管可指示食管腔位置，有助于术者区分憩室腔和食管管腔。此外，胃管还起到保护食管前壁，避免术中器械损伤黏膜的作用 [23]。

通常在内镜前端放置标准透明帽，或前端为斜面的专用透明帽，安放透明帽的目的在于改善术中视野，增加内镜操作稳定性，同时在肌切开时辅助延展间脊 [24]。

也有少数学者会使用软质憩室镜（Zenker's diverticulum overtube, ZDO-22-30; Cook Medical, Winston-Salem, North Carolina）替代胃管，以提高术中观察间脊的稳定性（图 20-3）。憩室镜的置入方法与外套管相似，其前端呈鸭嘴状，分为前后两唇，术中将间脊置于两唇间固定。此外，憩室镜还对食管前壁和憩室后壁具有保护作用。

与透明帽相比，憩室镜可潜在提高内镜的操作性，降低并发症发生率，但在临床疗效方面，是否使用此类手术附件并无明显区别 [24-27]。此外，憩室镜目前仅在加拿大和欧洲上市。

临床上除了多种附件可用于术中辅助显露间脊，根据术者个人习惯和偏好，还有不同的切开技术和器械（针状切开刀、钩刀、单极电凝、APC）可供选择。其中，最常见的是钩刀和针状切开刀（Olympus Medical, Tokyo, Japan）[11, 17, 20, 25, 27, 28]。视频 20-1 中演示了通过混合电凝，使用针状切

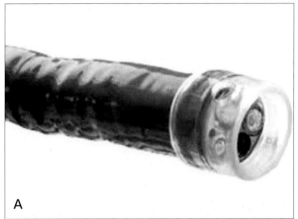

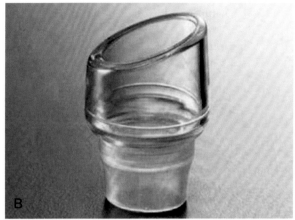

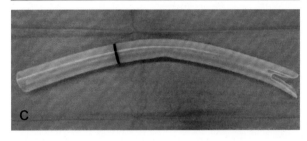

▲ 图 20-3　A. 安置于内镜前端的标准透明帽；B. 具有斜面设计的专用透明帽；C. 软质憩室镜

开刀在憩室间脊的中线进行切开的过程。操作内镜时，针状切开刀的刀头便随之移动，切口处远端至憩室腔底部。

钩刀（Olympus Medical, Tokyo, Japan）可完成更充分的肌切开，切开前以钩刀前端的钩形部分将间脊底部的肌纤维缓慢向上挑起，再对肌层进行离断，从而保证切割的精准性[11, 29]（图 20-4）。在完成肌切开后，用组织夹夹对创面进行封闭，预防延迟性穿孔或出血的发生。

其他用于间脊切开的方法包括单极或双极电凝、APC、超声刀或吻合器，超声刀和吻合器通常贴着镜身置入管腔而非经内镜工作孔道置入。由于缺乏不同切开术间的对比研究，目前最佳的切开方式尚不明确。

近期，有学者报道诸多改良创新的切开技术，如一种 SB 刀（SB Knife, Sumitomo Bakelite, Tokyo, Japan）具有两个绝缘的单极刀片，这种设计有助于术中的"抓取"和"切割"；也可使用 SB 刀在间脊做平行切开，离断黏膜层和同一水平的环咽肌，然后在圈套器的辅助下去除两处切开间的间脊部分[30-32]。

## 四、治疗效果

研究结果显示，经过 1～2 次的内镜下治疗，患者临床症状明显缓解，术后憩室复发率低，大部分报道中症状缓解率可达 90%。但此类研究多为回顾性，且由于对临床成功的界定尚缺乏共识，导致不同研究间的效果比对存在偏倚。

症状改善程度可通过不同评分系统进行评估，多纳入了与憩室相关的多种症状作为评价指标，使评估过程更加科学化标准化，以期获得可靠的长期疗效结论[33-35]。

最近一项 Meta 分析研究论证了 Zenker 憩室内镜下治疗的安全性和有效性。初次治疗的整体成功率在 56.4%～100%，而在改善憩室症状方面，手术的成功率在 56.4%～96.6%[36]。安全性方面，这篇 Meta 分析结果表明手术器械、憩室大小或镇静方式对手术结果无明显影响。

手术并发症发生率为 0%～36.4%，中位值为 14.1%。最常见的并发症为穿孔，研究中共有 41 例患者发生穿孔（6.5%）。

其他常见的不良事件包括出血、肺炎、发热、气胸和颈部脓肿。

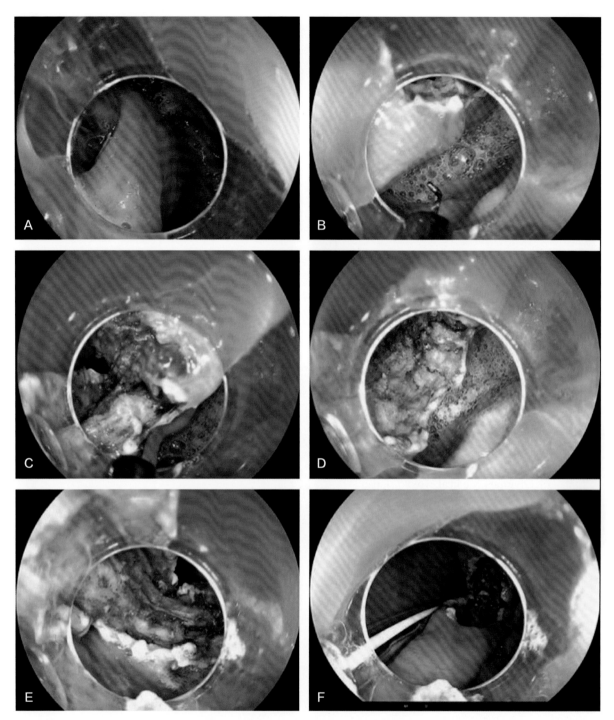

▲ 图 20-4　A. Zenker 憩室内镜下表现，食管管腔中留置胃管；B. 内镜下使用钩刀切开憩室间脊；C 和 D. 内镜视野下显露的环咽肌纤维；E 和 F. 憩室间脊完全离断

　　软镜手术的复发率为 0%～32%，随机效应集合率为 11%[36]。症状复发的主要原因是术中肌切开不完全，残存有活力的肌组织引起症状反复。食管动力改变（高压）、憩室结构特点（深、宽的憩室），以及憩室与食管管壁的关系（半侧位或侧位）都可能与术后复发相关。

　　如果治疗失败或术后症状反复，经再次内镜下治疗，大部分患者的临床症状仍可获得明显改善。

　　然而，由于不同研究间的异质性较大，

随访时间从 7～43 个月，依据现有文献来评价内镜治疗 Zenker 憩室的真实复发率尚存在难度[36]。

## 五、Z-POEM

经自然腔道内镜手术（NOTES）的发展促进了诸多新技术的出现，如经口内镜食管下括约肌切开术（POEM）[37]。

近期在 Zenker 憩室治疗方面，有学者报道了一种经黏膜下隧道憩室间脊切开术（submucosal tunneling endoscopic septum division，STESD）。由于该手术的基本理念与 POEM 近似，又被称为 Z-POEM[38-40]。

理论上来讲，Z-POEM 的优点在于肌切开全程在黏膜下隧道内完成，保留了管腔黏膜面的完整，同时也降低了穿孔、纵隔炎和症状复发的风险[38]。

Z-POEM 手术包括以下 4 个步骤[38, 39]。

1. **黏膜切开**　在距憩室间脊近端 3cm 的位置进行黏膜下注射，建立长 1.5～2cm 纵向切口作为隧道入口。

2. **建立黏膜下隧道**　采取类似 ESD 的操作方法，经隧道入口在黏膜层和肌层间分离，建立纵向的黏膜下隧道。隧道的建立于间脊两侧同时进行，在距憩室底部远端 1～2cm 的位置

终止，以保证后续手术中视野清晰和手术空间充分。

3. **间脊切开**　完全切断间脊的环咽肌直至憩室底部，最远达食管肌层。

4. **封闭黏膜开口**　用数枚组织夹封闭黏膜开口。

目前关于 STESD 的研究中，基本为个案报道和病例系列报道[38-40]。相关研究结果显示，STESD 在治疗 Zenker 憩室方面有着广阔的应用前景。

和经典的软镜下肌切开术相比，STESD 治疗的临床有效性和安全性仍有待进一步研究加以论证。

## 结论

由于既往研究数据的异质性，以及缺乏统一的共识，将不同技术直接对比存在困难，且多数研究为系列病例报道和病例对比，尚无法据此明确最佳的治疗方式。临床中不同治疗方式的选择取决于术者经验和习惯，然而，根据当前研究结果，实际操作中仍需结合憩室实际大小和患者个人情况，综合考虑适合的治疗手段。

Zenker 憩室的最佳治疗方法，有待更多前瞻性研究加以论证。

## 参考文献

[1] Wheeler D. Diverticula of the foregut. Radiology. 1947; 49(4):476–82.

[2] Maran AG, Wilson JA, Al Muhanna AH. Pharyngeal diverticula. Clin Otolaryngol Allied Sci. 1986;11(4):219–25.

[3] Cook IJ, Gabb M, Panagopoulos V, Jamieson GG, Dodds WJ, Dent J, et al. Pharyngeal (Zenker's) diverticulum is a disorder of upper esophageal sphincter opening. Gastroenterology. 1992;103(4):1229–35.

[4] Fulp SR, Castell DO. Manometric aspects of Zenker's diverticulum. Hepato-Gastroenterology. 1992;39(2): 123–6.

[5] Brueckner J, Schneider A, Messmann H, Golder SK. Long-term symptomatic control of Zenker diverticulum by flexible endoscopic mucomyotomy with the hook knife and predisposing factors for clinical recurrence. Scand J Gastroenterol. 2016;51(6):666–71.

[6] Bizzotto A, Iacopini F, Landi R, Costamagna G. Zenker's diverticulum: exploring treatment options. Acta Otorhinolaryngol Ital. 2013;33(4):219–29.

[7] Dzeletovic I, Ekbom DC, Baron TH. Flexible endoscopic and surgical management of Zenker's diverticulum. Expert Rev Gastroenterol Hepatol. 2012;6(4):449–65; quiz 66.

[8] Negus VE. Pharyngeal diverticula; observations on their evolution and treatment. Br J Surg. 1950;38(150):129–46.

[9] Mantsopoulos K, Psychogios G, Karatzanis A, Kunzel J, Lell M, Zenk J, et al. Clinical relevance and prognostic value of radiographic findings in Zenker's diverticulum.

Eur Arch Otorhinolaryngol. 2014;271(3):583–8.

［10］van Overbeek JJ. Pathogenesis and methods of treatment of Zenker's diverticulum. Ann Otol Rhinol Laryngol. 2003;112(7):583–93.

［11］Repici A, Pagano N, Romeo F, Danese S, Arosio M, Rando G, et al. Endoscopic flexible treatment of Zenker's diverticulum: a modification of the needle-knife technique. Endoscopy. 2010;42(7):532–5.

［12］Repici A. Endoscopic treatment of zenker diverticulum. Gastroenterol Hepatol. 2010;6(10):628–30.

［13］Collard JM, Otte JB, Kestens PJ. Endoscopic stapling technique of esophagodiverticulostomy for Zenker's diverticulum. Ann Thorac Surg. 1993;56(3):573–6.

［14］Martin-Hirsch DP, Newbegin CJ. Autosuture GIA gun: a new application in the treatment of hypopharyngeal diverticula. J Laryngol Otol. 1993;107(8):723–5.

［15］Keck T, Rozsasi A, Grun PM. Surgical treatment of hypopharyngeal diverticulum (Zenker's diverticulum). Eur Arch Otorhinolaryngol. 2010;267(4):587–92.

［16］Chang CY, Payyapilli RJ, Scher RL. Endoscopic staple diverticulostomy for Zenker's diverticulum: review of literature and experience in 159 consecutive cases. Laryngoscope. 2003;113(6):957–65.

［17］Ishioka S, Sakai P, Maluf Filho F, Melo JM. Endoscopic incision of Zenker's diverticula. Endoscopy. 1995;27(6): 433–7.

［18］Mulder CJ, den Hartog G, Robijn RJ, Thies JE. Flexible endoscopic treatment of Zenker's diverticulum: a new approach. Endoscopy. 1995;27(6):438–42.

［19］Mulder CJ, Costamagna G, Sakai P. Zenker's diverticulum: treatment using a flexible endoscope. Endoscopy. 2001;33(11):991–7.

［20］Case DJ, Baron TH. Flexible endoscopic management of Zenker diverticulum: the Mayo Clinic experience. Mayo Clin Proc. 2010;85(8):719–22.

［21］Ferreira LE, Simmons DT, Baron TH. Zenker's diverticula: pathophysiology, clinical presentation, and flexible endoscopic management. Dis Esophagus. 2008;21(1):1–8.

［22］Aiolfi A, Scolari F, Saino G, Bonavina L. Current status of minimally invasive endoscopic management for Zenker diverticulum. World J Gastrointest Endos. 2015;7(2): 87–93.

［23］Perbtani Y, Suarez A, Wagh MS. Techniques and efficacy of flexible endoscopic therapy of Zenker's diverticulum. World J Gastrointest Endosc. 2015;7(3):206–12.

［24］Rabenstein T, May A, Michel J, Manner H, Pech O, Gossner L, et al. Argon plasma coagulation for flexible endoscopic Zenker's diverticulotomy. Endoscopy. 2007; 39(2):141–5.

［25］Costamagna G, Iacopini F, Tringali A, Marchese M, Spada C, Familiari P, et al. Flexible endoscopic Zenker's diverticulotomy: cap-assisted technique vs. diverticuloscope-assisted technique. Endoscopy. 2007;39(2):146–52.

［26］Mulder CJ. Zapping Zenker's diverticulum: gastroscopic treatment. Can J Gastroenterol. 1999;13(5):405–7.

［27］Sakai P, Ishioka S, Maluf-Filho F, Chaves D, Moura EG.

Endoscopic treatment of Zenker's diverticulum with an oblique-end hood attached to the endoscope. Gastrointest Endosc. 2001;54(6):760–3.

［28］Vogelsang A, Preiss C, Neuhaus H, Schumacher B. Endotherapy of Zenker's diverticulum using the needle-knife technique: long-term follow-up. Endoscopy. 2007;39(2):131–6.

［29］Rouquette O, Abergel A, Mulliez A, Poincloux L. Usefulness of the hook knife in flexible endoscopic myotomy for Zenker's diverticulum. World JGastrointest Endosc. 2017;9(8):411–6.

［30］Ramchandani M, Nageshwar Reddy D. New endoscopic "scissors" to treat Zenker's diverticulum (with video). Gastrointest Endosc. 2013;78(4):645–8.

［31］Battaglia G, Antonello A, Realdon S, Cesarotto M, Zanatta L, Ishaq S. Flexible endoscopic treatment for Zenker's diverticulum with the SB knife. Preliminary results from a single-center experience. Digestive endoscopy. 2015;27(7):728–33.

［32］Goelder SK, Brueckner J, Messmann H. Endoscopic treatment of Zenker's diverticulum with the stag beetle knife (sb knife) – feasibility and follow-up. Scand J Gastroenterol. 2016;51(10):1155–8.

［33］Dakkak M, Bennett JR. A new dysphagia score with objective validation. J Clin Gastroenterol. 1992;14(2):99–100.

［34］McHorney CA, Robbins J, Lomax K, Rosenbek JC, Chignell K, Kramer AE, et al. The SWAL-QOL and SWAL-CARE outcomes tool for oropharyngeal dysphagia in adults: III. Documentation of reliability and validity. Dysphagia. 2002;17(2):97–114.

［35］Costamagna G, Iacopini F, Bizzotto A, Familiari P, Tringali A, Perri V, et al. Prognostic variables for the clinical success of flexible endoscopic septotomy of Zenker's diverticulum. Gastrointest Endosc. 2016;83(4):765–73.

［36］Ishaq S, Hassan C, Antonello A, Tanner K, Bellisario C, Battaglia G, et al. Flexible endoscopic treatment for Zenker's diverticulum: a systematic review and meta-analysis. Gastrointest Endosc. 2016;83(6):1076–89 e5.

［37］Inoue H, Minami H, Kobayashi Y, Sato Y, Kaga M, Suzuki M, et al. Peroral endoscopic myotomy (POEM) for esophageal achalasia. Endoscopy. 2010;42(4):265–71.

［38］Li QL, Chen WF, Zhang XC, Cai MY, Zhang YQ, Hu JW, et al. Submucosal tunneling endoscopic septum division: a novel technique for treating Zenker's diverticulum. Gastroenterology. 2016;151(6):1071–4.

［39］Brieau B, Leblanc S, Bordacahar B, Barret M, Coriat R, Prat F, et al. Submucosal tunneling endoscopic septum division for Zenker's diverticulum: a reproducible procedure for endoscopists who perform peroral endoscopic myotomy. Endoscopy. 2017;49(6):613–4.

［40］Cai M, Xu M, Li Q, Chen W, Zhu Y, Zhang D, et al. Preliminary results of submucosal tunneling endoscopic septum division in the treatment of esophageal diverticulum. Zhonghua Wei Chang Wai Ke Za Zhi. 2017;20 (5):530–4.

244

# 第21章
# 经口内镜幽门肌切开术和经直肠内镜肌切开术①

## Per-Oral Endoscopic Pyloromyotomy (G-POEM) and Per-Rectal Endoscopic Myotomy (PREM)

Amol Bapaye　Amit Maydeo　**著**

黄鑫鑫　王同昌　宋铱航　杨　帆　柏　愚　**译**

## 一、经口内镜幽门肌切开术

### （一）概述

胃轻瘫是在无机械梗阻的情况下客观上出现胃排空延迟的临床综合征，主要症状包括早饱、餐后饱胀、恶心、呕吐、腹胀和腹痛[1, 2]。一般人群的患病率为 0.2%～5%[1]。胃轻瘫严重影响了患者的生活质量（QOL）[3]。近年来，因胃轻瘫住院、急诊和需要医疗咨询的人数显著增多，且与原发疾病的发病率和死亡率增加有关 [4, 5]。

胃轻瘫的常见病因包括糖尿病（Ⅰ型和Ⅱ型）、病毒感染、手术或特发性等原因。甲状腺疾病、帕金森病、副肿瘤综合征和早期硬皮病患者中也有过胃轻瘫的报道 [1, 6]。

胃轻瘫可选的治疗药物不多。甲氧氯普胺是唯一获得美国食品药品管理局（FDA）批准使用的药物。因其有伴发迟发性运动障碍的风险，该药被标记了黑框警告。同时，FDA 建议甲氧氯普胺连续使用的时间≤3 个月[7]。

胃轻瘫的内镜治疗和外科干预主要围绕松弛、扩张或破坏幽门括约肌。幽门内注射肉毒杆菌毒素曾被认为有效，但在随后的两个对照试验中证明其结果与安慰剂相似[8, 9]。外科幽门成形术可有效缓解难治性胃轻瘫患者的症状[10]。同样，经幽门支架置入术也显示出良好的短期临床效益，但是支架移位经常发生，而且可能需要再次干预 [11, 12]。

胃电刺激是一种很有前景的替代疗法，但其相关数据仍在更新，并且该刺激设备仅在研究协议设定下被 FDA 批准用于人道主义用途[13]。此外，该疗法是侵入性治疗，需要住院进行外科手术植入刺激设备。

所有上述的干预措施要么显示出有限的疗效，要么适用性局限。基于外科幽门成形术（侵入性）和经幽门支架植入术（移位风险）的成功经验，经口内镜幽门肌切开术（gastric per-oral endoscopic pyloromyotomy, G-POEM）的出现，提供了一种微创但有效的幽门括约肌切开方式。

---

① 本章配有视频，请登录网址 https://doi.org/10.1007/978-3-030-21695-5_21 观看。

### （二）G-POEM 原理

G-POEM 是基于内镜的黏膜下隧道技术。Inoue 等[14] 于 2010 年报道了首例人类应用经口内镜食管下括约肌切开术（POEM）治疗贲门失弛缓症后，Khashab 等[12] 于 2013 年运用相同的原理提出并实施了经胃黏膜下隧道的幽门肌切开术。在此 1 年前，Kawai 等[15] 设想了这项技术，在猪模型中实验成功并进行了报道。带有黏膜瓣阀的黏膜下隧道允许进入胃和幽门的黏膜下和更深的肌层，同时防止了全层穿孔。因此，G-POEM 是安全的，可避免全层穿孔的风险。

### （三）患者的遴选和术前检查

1. **胃轻瘫的症状** 胃轻瘫的诊断主要以临床症状为基础。常见症状包括恶心、呕吐和餐后饱胀。虽然有被报道，但疼痛发生的频率较少。严重的患者可能表现为营养不良、体重减轻和（或）脱水。

2. **胃轻瘫主要症状指数** 胃轻瘫主要症状指数（gastroparesis cardinal symptom index, GCSI）是一种临床评分，用来评估症状的严重程度。GCSI 基于 3 个分量表，餐后饱腹感 / 早饱（4 个项目）、恶心 / 呕吐（3 个项目）和腹胀（2 个项目），每个项目的得分为 0～5 分，总分与症状严重程度相关（表 21-1）[16]。

3. **EGD 和成像** 大多数患者在评估期间会提前接受胃镜检查术（EGD），EGD 对于排除导致胃出口梗阻的机械因素很重要，如十二指肠或幽门溃疡、浸润性恶性肿瘤或来自周围结构的外部压迫。EGD 还可以评估胃内容物的量，后者必须在进行 G-POEM 前清除。

腹部 CECT 通常被用来排除外部肿块病变的压迫和（或）近端肠梗阻，这些情况的症状有时可能与胃轻瘫相似。

4. **胃排空核素闪烁成像** 胃排空核素闪烁成像（gastric emptying scintigraphy, GES）是评估胃轻瘫的常规检查。GES 使用 $^{99m}$Tc 硫胶体标记的固体餐，并在 1h、2h 和 4h 分别记录胃潴留的百分比[1]。>30% 的胃潴留被认为具有临

#### 表 21-1　胃部主要症状指数 [a]

| | 症　状 | 无 | 非常轻微 | 轻微 | 中度 | 严重 | 非常严重 |
|---|---|---|---|---|---|---|---|
| 1 | 恶心（感觉胃部不适，想要呕吐） | 0 | 1 | 2 | 3 | 4 | 5 |
| 2 | 干呕（有呕吐的动作，但没有吐出任何东西） | 0 | 1 | 2 | 3 | 4 | 5 |
| 3 | 呕吐 | 0 | 1 | 2 | 3 | 4 | 5 |
| 4 | 胃胀 | 0 | 1 | 2 | 3 | 4 | 5 |
| 5 | 无法吃完正常人一餐的进食量 | 0 | 1 | 2 | 3 | 4 | 5 |
| 6 | 餐后感觉过饱 | 0 | 1 | 2 | 3 | 4 | 5 |
| 7 | 食欲减退 | 0 | 1 | 2 | 3 | 4 | 5 |
| 8 | 腹胀（感觉需要松解衣物） | 0 | 1 | 2 | 3 | 4 | 5 |
| 9 | 胃或腹部外观变大 | 0 | 1 | 2 | 3 | 4 | 5 |

对于每个症状，请圈出最能描述过去 2 周内症状严重程度的数字。如果您没有出现此症状，请圈 0。如果症状非常轻微，则 1。如果症状轻微，则圈 2。如果它是中度的，则圈 3。如果它较严重，则圈 4。如果情况非常严重，则圈 5。请务必回答每一个问题

请对过去 2 周内以上症状的严重程度进行评分

a. 该问卷旨在询问患者消化道相关症状的严重程度。没有对的或错的答案。请尽可能准确地回答每个问题

床意义。患者在接受 GES 之前必须停用促胃动力药或其他可能干扰胃运动的药物。

**5. 内镜下功能性腔道成像探针 EndoFlip 和幽门测压法**　镜下功能性腔道成像探针 EndoFlip 可估计幽门的可扩张程度，而幽门测压可估计幽门痉挛的程度。这些检查并非常规使用的，而且他们在临床管理中的作用尚不清楚。

其他非常用的检查包括无线动力胶囊（wireless motility capsule, WMC）（测量 pH、压力和温度，通过酸性胃滞留时间评估胃排空情况）和使用 $^{13}$C- 辛酸盐或螺旋藻标记的碳呼气试验 [1]。

**6. 其他生化和代谢检查**　术前必须评估患者的糖尿病情况，是否存在可能的甲状腺功能减退，以及其他代谢检查，以明确胃轻瘫的潜在病因。另外，需要评估患者是否适合全身麻醉，同时必须在患者安排进行 G-POEM 之前纠正代谢异常，尤其是水电解质紊乱。

尽管不是强制性的，大多数中心在安排 G-POEM 之前可能会提供饮食调节、促胃动力药，甚至经幽门支架置入的治疗试验以评估症状缓解情况。

## （四）G-POEM 的技术与改良术式

G-POEM 是一个相对较新的、不断发展的术式。随着这项技术的不断发展，许多术者在进行该操作时可能会有自己的偏好。下文的描述是作者的常规术式。术者可凭借自己对手术的理解和训练，根据患者个体解剖差异和其他情况对手术实施适当的调整。

需要注意的是，G-POEM 是一种复杂的、灵活的内镜手术过程，它运用了第三空间内镜原理，具有其固有的风险。书面、图片和视频描述不能替代适当监督下的训练和第三空间内镜技术的认证。

**1. 先决条件和初步考虑事项**
- G-POEM 需在全身麻醉下进行。
- 患者禁食时间必须≥12h，胃潴留严重的患者可能需要更长时间的禁食。筛查性的 EGD 可用来明确胃中有无食物和液体残留物。
- 对于有明显固体食物残留的患者，可能需要在 G-POEM 开始前 1～2 天通过鼻胃管或内镜灌洗来清洗胃。
- 与 POEM 不同，G-POEM 可以在仰卧位或左侧卧位进行。大多数情况下，我们更倾向选择仰卧位。在胃严重扩张时，左侧卧位时更容易进入胃窦和幽门。

**2. 仪器设备**
- 高清胃镜（GIF-HQ190, Olympus Corp., Tokyo, Japan）。
- 透明帽（Olympus）有多种形状可供选择，我们更喜欢直帽。
- 二氧化碳注气设备。
- 内镜注水泵。
- 短斜面注射针（25G）。
- 注射用靛胭脂或亚甲蓝溶液染色的生理盐水。确保溶液是浅的天蓝色，颜色过深会妨碍隧道内的剥离和止血。
- 电外科设置 -ERBE Vio II™（200D 或 300D）或 Vio III ™工作站（ERBE GmBH, Tubingen, Germany）。
  - 切开 -EndoCut ™效果 2；切割时间 3；切割间隔 3。
  - 黏膜下剥离 - 喷射电凝，50W；效果 2。或强力电凝，60W；效果 2。
  - 电凝—柔和电凝，80W；效果 4。
  - 肌切开术 - 喷射电凝，50W；效果 2。或强力电凝，60W；效果 2。
- 也可以使用 ESG400 ™（Olympus）电外科设备。
- 电刀。有各种刀型可供选择。最常用的是 HybridKnife ™（ERBE GmBH）或三角刀 triangular tip（TT）Knife ™（Olympus）。HybridKnife ™必须与 ERBE Jet ™注射器工作站一起使用，该工作站具有高压注射的能力，能迅速隆起黏膜，并且其用同一把刀就可完成注射和切割两项操作。在一些国家也有 TT Knife ™的注射器版本 TT-J

Knife™（Olympus）。TT-J Knife™可以使用与 HybridKnife 相似的设备进行注射和切割。

- 绝缘尖端刀（IT）-2™Knife（Olympus）-用于幽门的剥离和肌切开术。
- 止血钳 -Coagrasper™（Olympus）。
- 夹闭设备。
- 黏膜夹（Olympus, Boston Scientific Corporation, Cook 或类似的）。
- 一些术者偏爱的 OTSC（OTSC™, Ovesco, Germany）或 Padlock™（US Endoscopy, USA）。
- 如果使用夹子难以闭合伤口，内镜缝合（OverStitch™, Apollo Endosurgery Inc, USA）也是一种选择。

3. G-POEM 流程（视频 21-1）

(1) 关闭内镜处理器上的空气泵，使用二氧化碳注入。

(2) 完成 EGD 检查后，退镜至胃窦。

(3) 在幽门近端 3～5cm 处选择黏膜切口。

(4) 使用 23 或 25G 注射器针进行黏膜下注射，黏膜下液体垫形成充分的抬举（图 21-1）。建议注射 20～25ml 的注射液。注射量也可酌减，但黏膜下隆起可能迅速消失，使得进入黏膜下隧道较为困难。

(5) 按照前述电外科设置，使用 HybridKnife™或 TT Knife™纵向切出一个长度 15～20mm

的黏膜切口。胃黏膜比食管黏膜更厚，因此切口应该深至可见蓝染的黏膜下层（图 21-2）。良好的黏膜切口是切开黏膜和黏膜肌层，使黏膜边缘游离，可见染色的黏膜下层。

(6) 相较于纵向切口，一些术者在使用 OverStitch™设备（Apollo Endosurgery Inc., USA）时更喜欢横向切口，因为该设备更容易关闭横向切口。

(7) 利用 POEM 原理，切开黏膜边缘，在黏膜下层特别是朝向切口的尖端创造空间。这一步须注意确保肌层不受损伤，否则会有全层穿孔的风险（图 21-3）。

(8) 一旦创造出足够的空间，使用大旋钮和

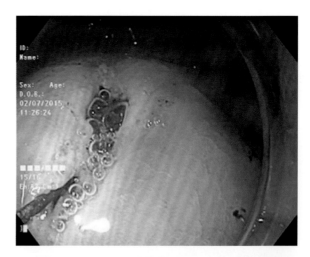

▲ 图 21-2　用三角刀在隆起的黏膜上做一个纵向切口

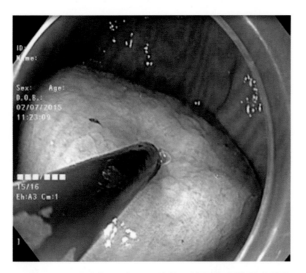

▲ 图 21-1　在幽门近端 6cm 处的远端胃窦注射形成黏膜下液体垫

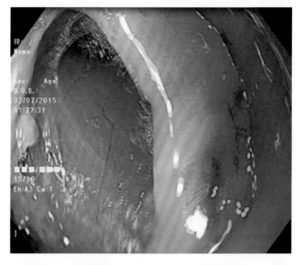

▲ 图 21-3　剥离黏膜下层，逐渐破坏黏膜边缘，从而为内镜进入隧道创造空间

轴轻轻旋转和推动胃镜，使胃镜进入黏膜下空间。胃比食管要宽敞得多，因此术者可能需要一些技巧才能进入隧道。一个简单的窍门是将内镜向下倾斜至黏膜皮瓣从屏幕上消失，内镜从而被向前推进，这样可以防止内镜滑入胃腔。

(9) 进入隧道后，在靠近肌层的平面上继续剥离，使环肌纤维清晰可见。胃黏膜下层比食管黏膜下层厚得多，纤维组织更丰富。值得注意的是，如果看不到环肌纤维，可能是剥离平面较浅，需要矫正（图 21-4）。

(10) 胃黏膜下层也有很多血管。胃黏膜下血管通常需要使用 Coagrasper™ 进行常规凝血，而不是用电刀进行接触凝血。

(11) 剥离的方向应垂直于环肌纤维。因胃腔宽敞，隧道需缩小范围并指向幽门。如果不仔细注意剥离的方向，术者会很容易丢失方向，经常从隧道中退镜进入胃腔检查剥离方向是有帮助的。

(12) G-POEM 的隧道长度比食管 POEM 短得多，在方向正确的前提下可以很快到达幽门。

(13) 幽门/幽门环的识别：这是手术中最关键的一步（图 21-5）。随着不断向幽门剥离，环肌纤维开始缩小，在幽门处形成一个紧密的

环。黏膜也会发生变化，从初始的更加黏附到突然在环外变薄。这是从隧道中看到的十二指肠黏膜的下表面。由于十二指肠黏膜牢固地黏附在环肌上，在幽门环水平的剥离可能很困难，反复注射和耐心剥离是解决这个问题的关键。

(14) 十二指肠黏膜与幽门环几乎是垂直的（图 21-5）。应注意防止损伤十二指肠黏膜。建议此步更换为 IT-2 Knife™ 继续再剥离 5mm，以减少损伤风险。（没有必要也不建议像在食管 POEM 中隧道需超过食管胃结合部 2～3cm 那样继续在幽门环以外打隧道）。

(15) 退镜，穿过幽门，进入十二指肠球部以确认幽门的黏膜染色且染色刚刚超过幽门（图 21-6）。

(16) 一旦确认隧道合适，再次进镜至隧道。将 IT-2 knife™ 钩在幽门肌肉环上，并将其从远端拉回近端进行全层幽门肌切开术（图 21-7）。从这个方向进行肌切开术可以有效避免十二指肠黏膜的意外损伤。幽门环可能相当厚，必须确保全层肌切开术才能达到预期的效果。

(17) 幽门肌切开术的长度应当在 2～3cm。不建议施行更长的肌切开术，因其可能会造成控制胃窦运动的神经损伤。幽门肌切开术完成后，可见十二指肠黏膜脱垂入隧道（图 21-8）。

(18) 应注意避免损伤胃网膜血管分支，这些血管与幽门密切相连，损伤后出血快速且严

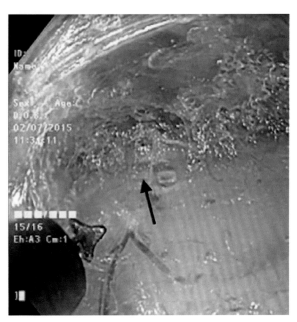

▲ 图 21-4　在垂直于环肌纤维的方向上进行黏膜下剥离（黑箭）

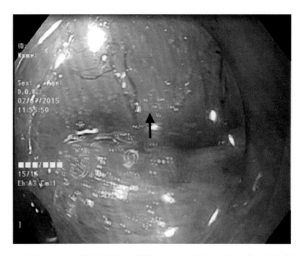

▲ 图 21-5　通过黏膜下隧道可见幽门环。十二指肠黏膜垂直延伸到环外（黑箭）

重，如不加以处理，出血会继续进入腹腔。

（19）一旦完成肌切开术并确认止血，再次退镜并进入十二指肠球部以排除黏膜损伤。穿过幽门时，术者可能会感受到阻力减少（尽管内镜远端附有透明帽），但这种感觉与食管POEM相比并不明显，因为后者在肌切开术后胃食管联合处是敞开的。

（20）封闭黏膜切口是G-POEM的最后一步。在食管POEM中，可以通过应用连续的黏膜夹来实现黏膜切口的闭合，第一个夹子超过远端切口，然后向近端推进以闭合黏膜边缘（图21-9和图21-10）。与食管POEM相比，G-POEM的黏膜边缘倾向于侧向分离，难以靠拢。切口也经常在一定程度上拉长，可能是因

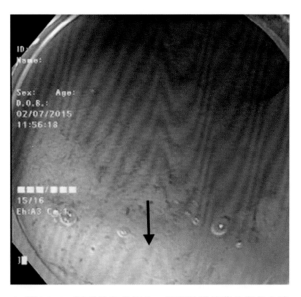

▲ 图 21-6　通过检查幽门十二指肠黏膜的蓝色染色来确定黏膜下隧道是否足够大（黑箭）

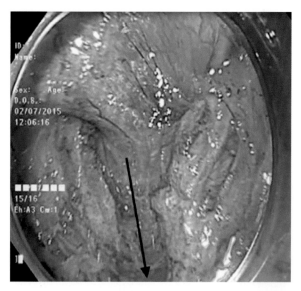

▲ 图 21-8　从黏膜下隧道处可以看到完成的幽门肌切开术。注意肌切开术后十二指肠黏膜脱垂（箭）。建议采用 2cm 长的短段肌切开术（箭）

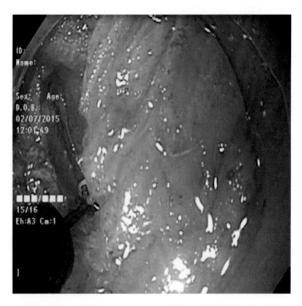

▲ 图 21-7　使用 IT-2 Knife ™进行全层肌切开术。该刀的绝缘陶瓷尖端可以防止十二指肠黏膜意外损伤

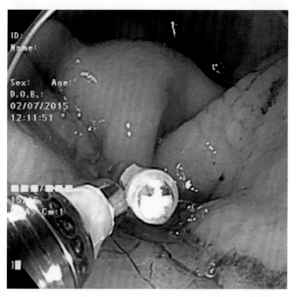

▲ 图 21-9　第一个夹子应超过远端切口放置，可抬起黏膜边缘，便于后续的夹子放置

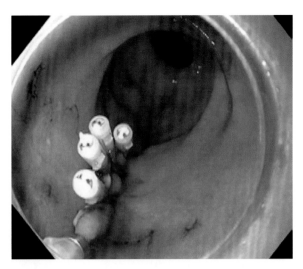

▲ 图 21-10　用连续的夹子完成黏膜切口的封闭

为胃黏膜有褶皱，与黏膜下层松散地附着在一起。为防止夹子滑脱，术者须小心确保夹子充分咬合黏膜并保证夹子紧密排布，使张力均匀分布。为了达到最佳的闭合效果，可能需要数枚夹子。

(21) 倘若黏膜边缘出现较大张力，也可考虑其他技术如 OTSC 或 OverStitch™ 闭合。须保证黏膜闭合严密，否则会有胃内容物渗漏和腹腔感染的危险。

(22) 严重情况下操作者无法确定黏膜闭合的严密性时，可以在术后插入鼻胃管胃肠减压。或者临时放置三腔鼻空肠管以吸引胃液，并实现肠内营养。

4. 术后护理和说明

- 患者术后至少禁食 24h，在无法确定黏膜闭合安全的情况下应延长禁食时间。
- 术后 48h 内，静脉注射广谱抗生素。
- 一些术者会在术后使用质子泵抑制药，而术后常规使用 PPI 并无充分的理由。尽管使用 PPI 可降低术后出血的风险，但抑制胃酸分泌可能增加术后感染的风险。
- 监测患者是否存在血流动力学障碍和呼吸障碍，这些可能表明有持续出血，感染或腹膜炎的风险。值得注意的是，G-POEM 后的出血并不总是发生在胃内，因此可不表现为呕血，但可能出现进行性腹胀、疼痛和血流动力学不稳定，这些都提示有腹腔内持续出血。

- 多数患者均无明显的术后疼痛。镇痛需求较低，经常是按需使用。大多数术后疼痛是由于腹部胀气，后者在几小时内就会消失。糖尿病胃轻瘫患者在使用麻醉镇痛药时必须谨慎，因为这可能会进一步加重他们的胃动力障碍。
- 术后 12h 需评估血细胞比容。血细胞比容的持续下降表明进行性失血，需及时评估。
- 24h 后使用钡剂或水溶性对比剂进行上消化道造影检查以排除瘘孔。
- 在确认无瘘孔后，指导患者开始流质饮食，并在 48h 内逐渐过渡为低渣软食。
- 患者通常在术后第二天出院，告知出现紧急情况时应立即联系医院。
- 建议患者继续 8~10 天的软食，之后可以恢复正常饮食。
- 第一次随访通常安排在术后 4~6 周。除了 GCSI 估计外，在随访时再次行 EGD 和 GES 检查，以评估 G-POEM 的疗效。

### （五）不良事件和技术挑战

G-POEM 是一种有潜在不良事件风险的内镜手术。如果按照上文详细的说明操作并遵守手术原则，这是一个不良反应少且非常安全的手术，术后恢复迅速。然而，以下潜在的不良反应已有报道，并可能发生如下情况。

1. 二氧化碳气腹　轻度二氧化碳气腹非常常见，在 G-POEM 手术期间几乎都可能发生，注入的二氧化碳气体可通过隧道进入到腹膜腔，但这通常无关紧要且没有症状。

2. 张力性二氧化碳气腹导致的呼吸受损和呼气末二氧化碳（（ $Et-CO_2$ ）升高　这可能是由于在隧道术或肌切开术中的过度充气引起的。呼吸损伤较轻，手术可适当暂停，退镜后由麻醉科医师对患者实施过度通气以排出二氧化碳。严重呼吸窘迫时，可采用大口径针（16G）进行腹腔穿刺，从而减轻腹腔压力，改善通气。

多数情况下，这些措施会改善通气效果。而当患者病情持续不稳定时，手术可能需要中止。Khashab 等在他们的病例系列中报道了一次显著的二氧化碳气腹不良事件，Gonzalez 等则报道了 2 次[17,18]。

**3. 出血** 胃黏膜下层的血管可能在手术过程中发生出血，需要适当止血。如果在手术过程中采取了最优的止血措施，一般不会发生术后显著出血。术后出血可能是由于黏膜下血管的再出血，或者来自于肌切开术时的浆膜下血管的再出血。需要注意的是，术后出血并不总是表现为呕血，偶尔也可出现腹腔内持续出血，并表现为失血性休克。这时可能需要适当的复苏措施，如输血。若怀疑持续出血，可能需要在去掉夹子后再次进入隧道清除血块，并封闭出血点。如果内镜措施不能止血，也可能需要手术探查或放射介入支持。Schlomovitz 等报道了 1 例术后出血，使用止血夹治疗，Kahaleh 等报道的隧道内出血则使用 Coagrasper™钳止血[19,20]。

**4. 感染和腹膜炎** G-POEM 破坏了消化道的完整性。虽然黏膜下瓣阀技术已被证明对于防止肠内容物泄漏非常安全，但腹膜炎或感染仍可能发生。完整的黏膜闭合是至关重要的。广谱抗生素通常适用于轻微感染，严重的患者则可能需要外科探查和腹腔引流。然而，感染的风险似乎并非常见，迄今为止没有研究报道严重的感染或腹膜炎发生。

**5. 胃溃疡** 偶尔有报道称幽门前区溃疡是 G-POEM 术后的不良事件[17,20]。其机制尚不清楚，可能与隧道穿行过程中黏膜皮瓣的血供破坏有关。Khashab 等报道重度萎缩性胃炎可能是导致溃疡的因素，而 Kahaleh 等则报道溃疡可能是由于残留的黏膜缺损。幽门前区溃疡使用质子泵抑制药和硫糖铝即可治疗。

除了上述具体的问题，与麻醉、插管和内镜手术相关的不良事件也可能发生。然而，G-POEM 是一种相对安全的手术，在多数情况下，不良事件的总发生率较低，为 6%～7%。

## （六）G-POEM 的现状

2012 年，Kawai 等在[15]猪模型中对 G-POEM 进行了概念化和报道。随后，Khashab 等于 2013 年报道了在 1 名难治性糖尿病胃轻瘫患者身上首次成功应用 G-POEM 的病例[12]。在最初的 2 年里，该手术的安全性和可行性只有几份病例报道和小样本病例系列来支撑。G-POEM 被报道用于各种情况，Chaves 和 Chung 等报道了其用于术后早期胃轻瘫，而我们报道了它用于延迟性术后胃轻瘫[21-23]。Mekaroonkamol 等成功报道了 3 例不同病因的手术，包括特发性、感染后和术后胃轻瘫[24]。另有一个病例报道了联合 POEM 和 G-POEM 治疗复发性贲门失弛缓症和难治性胃轻瘫，该患者在 POEM 之前行 G-POEM 术，以降低胃轻瘫所导致的严重反流的风险[25]。Pham 等报道了 1 名原发性幽门狭窄的患者实施了该手术[26]。Shlomovitz 等在 7 名患者中有成功完成了 6 例 G-POEM，其中 5 名患者术后胃排空恢复正常[19]。

在过去的 2 年里，以单中心或多中心研究的形式报道了更大规模的患者病例研究。目前关于 G-POEM 的文献总结见表 21-2。Khashab 等报道了第一项多中心研究，在共计 30 名患者的回顾性队列研究中证明了 G-POEM 的优势[17]。该手术不良事件较少（6.7%），住院时间短（平均 3.3 天）。在中位 5.5 个月的随访中，26/30（86%）患者的症状有所改善，其中有恶心和呕吐症状的患者症状改善最为明显。该研究表明，G-POEM 治疗难治性胃轻瘫是安全有效的。

最近一项由 Kahaleh 等对 33 名患者进行的多中心研究也支持了这些观察结果，平均术后 11.5 个月有 85% 的临床疗效显著[20]。GES 的平均 GCSI 评分和胃排空时间分别从 G-POEM 前的 33 分和 222.4 min 显著改善至术后的 0.8 分和 143.6 min（$P < 0.00001$，$P \leqslant 0.05$）。这些研究中的患者的平均住院时间分别为 3.3 天（1～12 天）和 5.4 天（1～14 天）。上述两项研究都认为 G-POEM 治疗难治性胃轻瘫是安全有效的。

表 21-2　当前经口内镜幽门肌切开术的文献总结

| | $n$ | 技术成功率（%） | 手术时间（min） | 临床成功率（%） | GES 改善率（%） | 不良事件 | 随访时间（个月） |
|---|---|---|---|---|---|---|---|
| Shlomovitz（2015）[19] | 7 | 100 | 90～120 | 86（6/7） | 80（4/5） | 1 例出血（止血夹止血） | 6.5 ± 2.1 |
| Khashab（2016） | 30 | 100 | 72（35～223） | 86（26/30） | 47（14/30） | 1 例二氧化碳气腹，1 例溃疡 | 5.5 |
| Gonzalez（2016） | 12 | 100 | 51（32～105） | 85（10/12） | 75（9/12） | 2 例二氧化碳气腹 | 5 |
| Mekaroonkamol（2016）[24] | 3 | 100 | 74（55～93） | 100（3/3） | 100（3/3） | 无 | 3 |
| Gonzalez（2017）[18] | 29 | 100 | 47（32～118） | 79（3 个月）69（6 个月） | 55（16/29） | 1 例出血（止血夹止血），1 例脓肿（保守） | 10 ± 6.4 |
| Dacha（2017）[27] | 16 | 100 | 49.7 ± 22.1 | 81（13/16） | 75（12/16） | 无 | 6 |
| Rodriguez（2017） | 47 | 100 | 41.2 ± 28.5 | 66（31/47） | 34（16/47） | 1 例死亡（心脏病，与手术无关） | 3 |
| Kahaleh（2018）[20] | 33 | 100 | 77.6（37～255） | 85（28/33） | 100 | 1 例出血（止血夹止血），1 例溃疡 | 11.5 |

GES. 胃排空核素闪烁成像

Dacha 等的一项单中心研究评估了 G-POEM 术后 1 个月、6 个月和 12 个月的疗效。GCSI 评分从术前（16 例）的平均 3.40±0.50 提高到 1 个月时（16 例）的 1.48±0.95（$P < 0.0 001$），6 个月时（13 例）的 1.36±0.9（$P < 0.01$），12 个月时（6 例）的 1.46±1.4（$P < 0.01$）。SF36 问卷显示，通过 6 个月的随访，患者在数个方面的生活质量均有显著改善。G-POEM 组 4h 平均胃潴留率由 62.9%±24.3% 降至 17.6%±16.7%（$P=0 .007$）[27]。

约翰斯·霍普金斯研究小组目前正在进行一项前瞻性的多中心研究，最近以摘要形式收录的中期结果报道称，1～3 个月随访中临床成功率为 73%[28]。这项研究的最终结果很值得期待，特别是该研究除了 GCSI 还包括一些额外的症状评分，以更全面地评估症状缓解。

G-POEM 技术随着时间的推移也在不断发展。与使用三角形尖或钩刀进行幽门肌切开术相比，多数术者现在更倾向于使用绝缘尖端刀（IT）-2 Knife 刀™来进行肌切开术，以保护十二指肠黏膜免受意外损伤。幽门的识别有时是具有

挑战性的，薛等在一项纳入 14 名患者的非随机研究中，通过透视引导下进行 G-POEM，手术时间显著缩短［（36±13）min vs.（56±13）min，$P=0.01$］，期间使用幽门环的一个夹子作为标识来创建一个适当的黏膜下隧道[29]。

G-POEM 可治疗难治性胃轻瘫。然而，胃轻瘫是一种复杂的疾病。胃运动障碍和幽门痉挛在其病理生理中都起着不同的作用。胃体运动受损可能是糖尿病性胃轻瘫（自主神经病变）的主要原因，而幽门痉挛可能是术后胃轻瘫（迷走神经损伤或迷走神经切开术后）的一个重要因素。因此，确定哪些患者最有可能从 G-POEM 中获益是至关重要的[30]。

Gonzalez 等在一项针对 29 名患者的单中心研究中试图回答这个问题[18]。他们报道了 G-POEM 治疗糖尿病性胃轻瘫的效果低于术后或特发性胃轻瘫（3 个月时分别为 57% vs. 80% 和 93%，6 个月时分别为 43% vs. 50% 和 92%）。单变量分析发现，糖尿病和女性是失败的预测因素。尽管这一结果在多变量分析中未

得到证实（可能是由于样本量小），但该研究引起了人们对 G-POEM 治疗糖尿病患者有效性的关注[18]。Dacha 等的研究中报道的 3 例 G-POEM 治疗失败均发生在糖尿病患者[27]。这引起了人们对 G-POEM 在糖尿病患者中的疗效的极大担忧，甚至有人认为，胃电刺激等其他治疗方案可能更适合糖尿病患者[18]。然而，最近一项以摘要形式发表的研究报道称，G-POEM 治疗糖尿病和非糖尿病性胃轻瘫的效果没有显著差异，而病程是唯一显示与预后显著相关的因素，有长期胃轻瘫症状的患者报道的预后较差[31]。

在长期随访中需要注意一个重要问题：G-POEM 术后出现十二指肠胃胆汁反流的发生率。根据 POEM 的经验，反流最初被漏报，但后来成为 POEM 术后的一个重要问题，G-POEM 术后的反流也可能面临类似的命运。这种反流的长期后果目前尚不清楚，但可以从接受幽门成形术或胃空肠吻合术的患者中有所判断。必须牢记的是 POEM 术后的反流是可以治疗的，而 G-POEM 术后反流，目前尚无较好的治疗方法。但在难治性胃轻瘫患者中，G-POEM 提供的症状获益可能超过反流带来的不良反应。

总之，关于 G-POEM 的数据仍在更新中。现有的数据表明，这是一种安全有效的治疗方法，并可在 1 年内持续有效。未来的研究需要进一步确立 G-POEM 在临床实践中的作用，特别是确定哪些患者最有可能受益于这一疗法。

## 二、经直肠内镜肌切开术

### （一）概述

先天性巨结肠（hirschsprung disease, HD）又称希尔施普龙病，是一种先天性疾病，其特征是后肠黏膜下和肌间神经丛中缺乏固有的神经节细胞，临床表现为便秘、肠梗阻和（或）巨结肠。发病率为每 2000～5000 名存活产儿中出现 1 例，通常与 21 三体有关。该疾病通常影响直肠 - 乙状结肠区域（短节段 HD），超短段（直肠受累）和长节段（乙状结肠近端）变异型也

散有报道[32, 33]。HD 通常可在幼儿期确诊，但仍然有少数患者直到成年时才获诊断。HD 的病理生理学机制为无神经节的远端肠段无法松弛最终导致功能性肠梗阻。无神经节的肠段越长，导致的肠梗阻就越严重。

先天性巨结肠的标准化治疗，包括外科或腹腔镜一期拖出根治术，或一期肠造口术后二期再行根治术。文献报道了多种改良的拖出术式，包括 Swenson、Duhamel 和改良 Duhamel，以及 Soave 或 Boley Scot 或改良 Soave 手术[32-34]。在过去的 20 年里，腹腔镜辅助拖出根治术逐步应用于临床，多采用一期术式，减少了对结肠造口术的需求[35-37]。虽然该术式是 60 多年来的金标准，但这种拖出手术有几个不容忽视的缺点，表现为有相当高比例的新生儿和婴儿需要进行多阶段外科手术，并发症风险较高。据报道，高达 55.7% 的患者出现肛门失禁，37.8% 的患者则出现粪便污染。外科手术后，患者常常出现肠道功能性评分与生活质量评分显著下降，以至于屡屡爆出心理社会问题[33, 38-40]。术后残留无神经节肠段的情况很常见，常需重复干预[33, 40, 41]。病程 ＞1 年的 HD 患者由于近段肠管明显扩张，行拖出根治手术难度高，易导致术后并发症[40, 41]。

近 40 年前，Hamdy 和 Scobie 报道了经肛后路肛门直肠肌切开术（PARM）作为治疗成人短节段 HD 的一种创伤相对较小的手术，也用于治疗腔镜拖出手术后出现的残留无神经节肠段[42-46]。由于经肛入路切除肌层的范围有限，该术式的适应证较窄。为了改善这一结局，Lernau 等报道了低位前路切除术和 PARM 联合术，效果同样不佳[47]。

### （二）PREM 的演变、原理与发展

经直肠内镜肌切开术（per-rectal endoscopic myotomy, PREM）基于与 POEM 和 G-POEM 类似的黏膜下隧道内镜和黏膜瓣技术[12, 14]。如前所述，HD 的无神经节肠段是痉挛的，蠕动反应后无法松弛。如果该受累肠段可通过肌切开术打开，痉挛随之解除，功能性肠梗阻就可得到

缓解。PARM 也是基于同样的假设；然而，经肛入路行肌切开术或肌切除术的范围是有限的。使用第三操作空间内镜和黏膜下隧道的原理，可以按照预期精准实现更长的肌切开术。

Wang 等的一篇摘要报道了在动物模型中经肛门内镜下肌切开术（transanal endoscopic myotomy, PAEM）治疗肛门内括约肌失弛缓症的成功病例 [48]。基于这些结果，本章节作者之一（A.B.）提出了经直肠内镜肌切开术（PREM）这一概念 [49]。第一例成功在人类身上开展的 PREM 手术是一位 24 岁的成年 HD 患者，最终成功实施了长达 20cm 长的全层肌切开术 [49]。随后，我们还报道了第一例儿科 PREM，该技术首次应用于 1 名 8 岁儿童并获得成功 [50]。

### （三）患者筛选和术前检查

1. 临床资料　在产后、新生儿期或婴儿早期出现的便秘是最常见的症状。年龄较大的儿童可能从出生起就有顽固性便秘的病史，有新生儿外科手术或结肠造口史，有腹胀、肠型、发育迟缓等症状。成人患者的临床表现可能更加难以识别，通常表现为严重的顽固性便秘。

2. 诊断

(1) 钡灌肠造影（barium enema, BE）：是诊断 HD 最常用的影像检查方法。特征性的表现是近端结肠（通常是乙状结肠）扩张，往远端逐渐变细，直肠狭窄、痉挛（图 21-11）。在 BE 图像中总能观察到圆锥形过渡区，是 HD 的致病征象。该区域大致与有和无神经节支配肠段交界处的过渡区相对应。

(2) 肛门直肠高分辨率测压（HRM）：HRM 通常用于排除其他排便障碍，如梗阻性排便综合征（obstructive defecation syndrome, ODS）或肛门狭窄。HD 的突出特点是缺乏肛直肠抑制反射（rectoanal inhibitory reflex, RAIR）。这一反射常见于 ODS 中，但在 HD 中却不存在。由于 HRM 检查需要患者有意识地配合，因此它通常用于年龄较大的儿童或成人，但不能用于新生

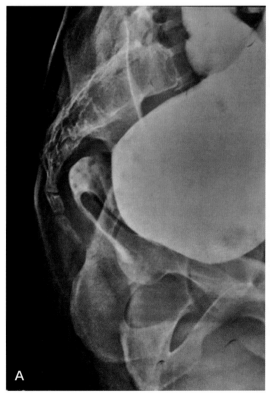
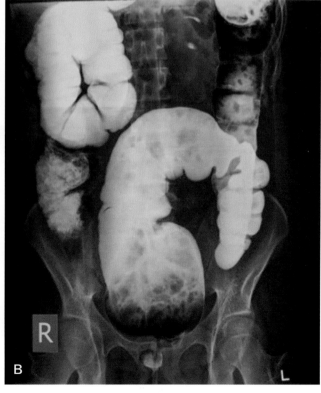

▲ 图 21-11　先天性巨结肠患者的钡灌肠造影影像
显示乙状结肠扩张和直肠痉挛。注意扩张段和痉挛段之间的圆锥形过渡区。A. 左侧卧位；B. 前后位平面

儿。如果儿童处于麻醉或镇静状态下，静息状态下的高直肠内压可间接提示患者的直肠痉挛状态。

(3) 结肠镜检查或乙状结肠镜检查：必须排除直肠或乙状结肠的任何梗阻病变。无神经节肠段的识别定位也需要结肠镜检查。

**3. 结肠镜检查** HD 患者便秘严重，结肠镜检查前需要特殊的肠道准备方案。成人可在 2～3 天内服用多达 10L 的聚乙二醇溶液，在肠道准备期间仅维持清流汁饮食。青年患者可能需要应用多达 50～75ml/kg 体重的溶液经鼻胃管注入来进行有效的肠道准备。尽管有如此积极的肠道准备，患者在检查时仍可能存在巨大的粪块需要冲洗、捣碎和吸除。在肠道准备过程中必须注意防止电解质紊乱和低血糖的发生，较小的儿童更应高度关注。

在结肠镜检查过程中，镜身必须越过痉挛肠段进入扩张的近端肠段。观察黏膜有无大粪块压迫所致的瘀积性溃疡，且应将大粪块捣碎和吸除。当然，也需要排除其他的病变。完全清除肠腔内的粪便内容物后，方可开展受累肠段的标测。

**4. 无神经节支配肠段的结肠镜标测** 准确识别定位无神经节支配肠段是 PREM 手术成功的关键。标测是通过进行一系列的深层黏膜下活检来进行的。活检范围从圆锥形区域近端的扩张结肠开始，逐渐向远端活检直至直肠下段。一般推荐间隔 3～5cm 采用内镜黏膜切除术（EMR）进行活检[49]。我们一般建议在直肠和乙状结肠的前壁进行活检，后壁则完整预留行后续的 PREM 手术。有报道透明帽或套扎器辅助 EMR 技术可有效获取样本[49-51]。

技术（视频 21-2）：在确保结肠无粪便残留后，从扩张肠段的近端开始，在结肠或直肠前壁使用靛胭脂或亚甲蓝生理盐水注射形成黏膜下液体垫。使用透明帽或套扎器辅助 EMR 技术以及息肉切除用圈套器，切除带有黏膜下层组织的黏膜片并回收（图 21-12）。从近端到远端逐步退镜过程中，应每隔 3～5cm 重复一次上述取活检的过程。最后一次活检应在齿状线内至少 3～4cm 进行。直肠的远端 2～3cm 通常表现为生理性的无神经节支配[32]，活检可能导致报告结果存疑。

按距肛缘距离依次标注活检标本，送检组织病理学检查。对标本行免疫组织化学染色（immunohistochemistry staining, IHC），识别位于黏膜下层深层的神经节细胞（图 21-13）。从最近端的样本开始，病理科医师应报告可以识

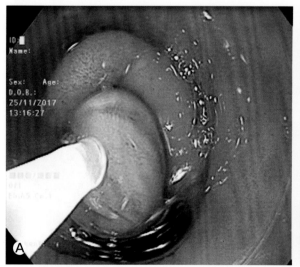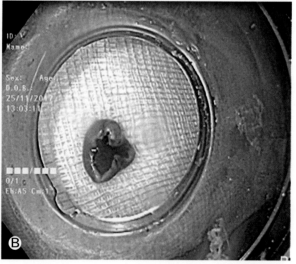

▲ 图 21-12　A. 注射加入亚甲蓝染料的生理盐水溶液形成黏膜下液体垫。B. 回收的内镜黏膜切除术样本。活检标本为较大的盘状黏膜组织，黏膜下层较厚

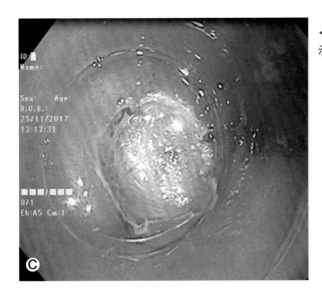

◀ 图 21-12（续）　C. 内镜黏膜切除术后溃疡基底部检查显示黏膜下深层呈蓝色，无肌损伤

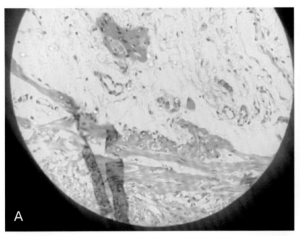

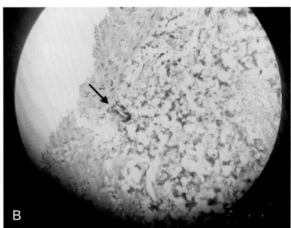

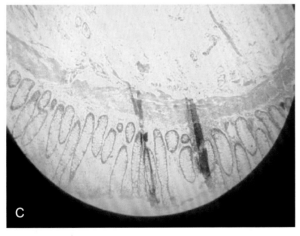

▲ 图 21-13　A. 结肠扩张段活检，可见黏膜下层神经节细胞，苏木精 - 伊红染色，10×；B. 结肠扩张段活检，突出神经节细胞（黑箭），钙调蛋白免疫组织化学染色，10×；C. 痉挛性节段活检，未见黏膜下层的神经节细胞，苏木精 - 伊红染色，10×

别神经节细胞最远端的部位和无法识别神经节细胞的第一个样本所处的位置。这两个位置之间的区域是过渡区。为保证肌切开术效果，肌切开范围必须延伸到该区域近端至少 2～3cm。

## （四）PREM 手术过程

PREM 是一个全新的手术，仍在不断发展和改良。截至目前，关于 PREM 手术的唯一报道来自作者（A.B.）所在医院。就像每个正在不断发展的手术一样，该技术随着经验的增长而不断革新。以下描述代表了当前我们对该手术及技术细节的理解。下面我们将介绍开展该项手术时应遵循的基本步骤和注意事项。我们相信，随着越来越多的中心开展 PREM 手术，这项手术会进一步发展革新。

### 1. 术前准备

- 最佳的肠道准备是 PREM 手术成功的关键。与最初活检时的结肠镜检查相比，准备工作应该更加严格，因为如果残留粪便进入黏膜下隧道将是灾难性的。

- 有必要进行肠道消毒。我们推荐口服利福昔明，剂量为 20～25mg/(kg·d)，PREM 术前连续服用 3 天。

- PREM 是在全身麻醉下进行的。

- 患者呈俯卧位，骨盆部轻微抬高，从侧面固定好臀部（图 21-14）。之所以选择这种体位是因为 PREM 手术要通过后入路沿骶骨凹陷建立一条隧道。当患者处于仰卧位时，要使内镜以这样的角度进入隧道通常是不可能或极其困难的。此外，患者的腿会干扰内镜的操作和助手的协助。因此俯卧体位更为方便；骨盆部的抬高进一步排空了直肠的粪便和液体，从而保持了一个相当干净的剥离术野。

- 麻醉诱导时静脉注射广谱抗生素（如第三代头孢菌素和甲硝唑），持续 72h。

- 根据先前系列活检的报告，确定并再次核定肌切开术的确切长度。

### 2. 操作器械

- PREM 的操作器械与 G-POEM 基本相同。少许差异如下。

- 与结肠镜相比，我们更倾向选用标准高清胃镜，其操控性更佳，更易持握。

- 通常需要内镜夹 - 系线悬吊技术辅助进入黏膜下隧道（视频 21-3）。

- 因直肠和结肠黏膜下层较薄而且直肠黏膜脆弱，电外科功率设置须低于 G-POEM 以防意外损伤。

- 因婴儿的黏膜下层较薄且有黏膜损伤风险，选用 Dual 刀™可能比 TT 刀™更具优势。

### 3. PREM 手术（视频 21-4）

(1) 确保内镜主机上的空气供气按键已关闭，仅使用二氧化碳注气。

(2) 开展 PREM 将顺着骶骨凹陷并沿生理弯曲，从后方入路建立一条隧道。

(3) 使用（规格 25G）的注射器针，在肛门直肠交界处 1cm 范围内注射形成黏膜下抬举（图 21-15）。直肠黏膜和肠壁较薄，应注意避免注射过深。

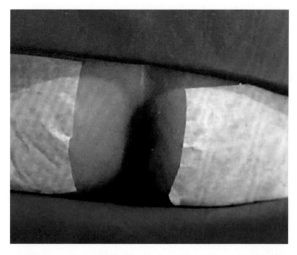

▲ 图 21-14　经直肠内镜肌切开术患者体位，注意抬高骨盆和从侧面固定好臀部

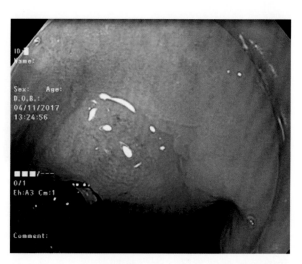

▲ 图 21-15　在肛门直肠交界处注射加入亚甲蓝染料的生理盐水形成黏膜下液体垫

(4) 使用三角刀（TT 刀 -J ™，Olympus），在隆起区做 10～15mm 的黏膜切口（图 21-16）。切口可以是纵向的，也可以是水平的；我们更推荐纵向切口，使用内镜夹更易闭合。

(5) 在切缘的顶端放置一枚系线的内镜夹，拉线时可实现黏膜瓣的悬吊（视频 21-3）。这使得黏膜下剥离和进入黏膜下隧道成为可能。一旦内镜稳定在隧道内，则可以移除内镜夹。

(6) 像 POEM 或 G-POEM 所描述的那样，继续进行黏膜下剥离，注意剥离时始终保持垂直于环肌纤维的方向（图 21-17）。在婴幼儿中，

黏膜下层可能很薄。可以使用具有较短刀尖的 Dual 刀™来代替具有较长切割尖端的三角刀。

(7) 随着剥离的进行，当到达直乙交界处时，环肌层向左偏转。隧道也须沿着相应方向调整。在这一部位上须注意避免损伤黏膜层或肌层。应经常从隧道中退回肠腔检查黏膜，以及隧道的方向和范围是否正确（图 21-18）。

(8) 使用上述步骤完成隧道的建立。隧道必须很好地延伸至扩张的近端肠段方可确保充分地肌切开。

(9) 一旦隧道达到所需长度，就可以开始进

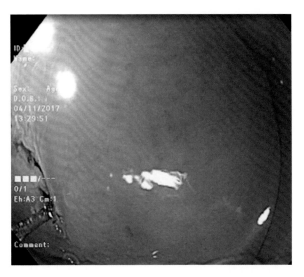

▲ 图 21-16　使用 TT 刀 -J ™在肛门直肠交界处做纵向切口

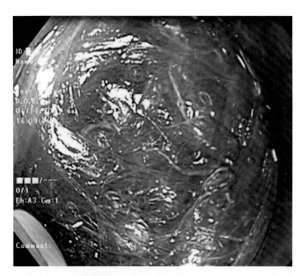

▲ 图 21-17　经直肠内镜肌切开术的黏膜下隧道，注意薄的黏膜下层，剥离方向垂直于环肌纤维

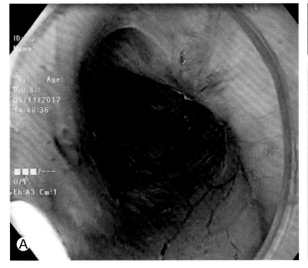

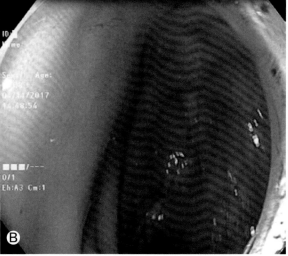

▲ 图 21-18　A. 直肠腔向左弯曲，隧道建立必须遵循此方向；B. 已完成的直肠黏膜下隧道的管腔侧图像

行全层肌切开术。肌切开术使用 IT 刀™或 TT 刀™（Olympus），并沿人体纵轴由头部至尾部方向进行（图 21-19）。肌切开术应从黏膜下隧道的近端开始。与其他隧道技术需要在黏膜入口处和肌切开之间保持 2～3cm 的距离不同，在隧道的远端肌切开应延伸到黏膜切口的 1cm 以内（图 21-20）。这是由两个因素所决定的，必须将直肠的环肌纤维全长分割至肛门内括约肌，以确保肠道痉挛的完全解除。此外，PREM 的隧道是从远端到近端的，直肠内容物进入隧道而受到污染的可能性不大。

（10）切开肌层时须小心，避免直肠周围血

管和隧道内的损伤和出血，如有出血，必须及时止血。

（11）使用多个止血夹闭合黏膜切口（图 21-21）。

**4. 术后护理和指导**

- 患者术后保持禁食，确认肠蠕动恢复后方可尝试进食清流汁，并逐步过渡至常规饮食。
- 静脉应用抗生素应持续 72h。
- 极少需要使用止痛药。
- 推荐使用大便软化药 / 轻泻药，如乳果糖，保持大便松软。
- 患者耐受正常饮食即可安排出院。
- 第一次随访通常安排在术后 2 周时。通便药应一直应用至第一次随访，然后根据排便频率和粪便黏稠度的不同再决定停用或逐渐减少通便药用量。尤其需要注意的是，近端扩张的结肠相当松弛，可能需要长达 3～6 个月的时间才能恢复其张力和正常功能。在完全恢复之前，可使用应用小剂量的通便药。
- 随访时，要注意询问患者的排便频率、粪便黏稠度、大便时是否需要用力；如果有，还需了解大便失禁情况，并同时进行生活质量评分。
- 推荐在 12 周复查一次钡剂或水溶性对比剂灌肠和（或）肛门直肠 HRM，以客观评估近端结肠扩张缓解和直肠内压的情况。因为

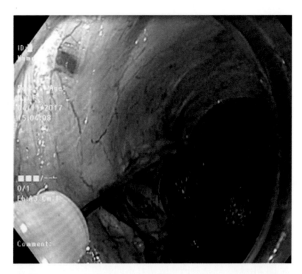

▲ 图 21-19　从黏膜下隧道顶端开始的由头至尾方向而行的全层肌切开术

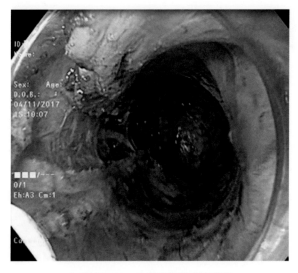

▲ 图 21-20　全层肌切开术完成后

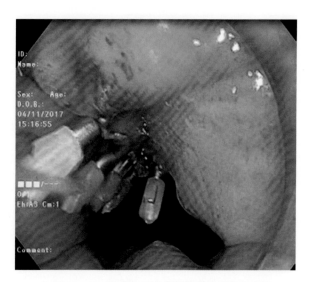

▲ 图 21-21　黏膜切口闭合采用多个止血夹夹闭

直肠仍无神经节细胞支配，RAIR 不太可能恢复；而直肠容量的增加可改善排便功能。

## （五）PREM 目前发展现状

PREM 手术是第三操作空间内镜手术的新晋成员，1 年前才见首次报道。到目前为止，仅见 2 例 PREM 个案报道发表，均来自我中心（A.B.），1 例是成人，另 1 例是儿科患者[49,50]。另 1 例接受 PREM 治疗的 2 岁婴儿的个案报道以会议记录的形式收录[52]。目前这 3 例患者的随访时间分别为 30 个月、18 个月和 8 个月，均报告每天有规律排便，仅偶尔使用小剂量通便药；未发现大便失禁、腹泻或小肠结肠炎的情况。

在撰写这篇文稿时，我们收集到另外 2 例 PREM 手术的信息，一名患儿 18 个月，另一名 4 岁。2 名患儿分别接受了长度为 17cm 和 14cm 的全层肌切开术。在 7 个月和 3 个月的随访期内，2 名患儿状态良好，每天都有排便，无须通便药物，无大便失禁。

虽然 PREM 手术尚处起步阶段，但上述个案报道中报道的初步结果令人鼓舞。该手术操作安全，对小部分特定患者是有效的。传统外科手术方法可能并发症严重，有长期后遗症而疗效不佳，PREM 则为患者提供了一种微创的内镜下治疗选择，这一点尤为重要。

然而，PREM 手术在成为治疗 HD 的主流手术之前依然面临着诸多挑战。HD 的患病率很低，每 2000~5000 名活产儿中只有 1 名[32]。此外，HD 在欧洲和北美等西方国家的患病率非常低；绝大部分近期研究报道来自亚、非国家[32,33]。HD 患者主要由儿外科医师、儿科内科医师或新生儿专家治疗，他们对内镜技术及其进展接触不多。跨学科交流互动有助于改善这种状况。

为了让 PREM 发展成为像 POEM 这样被临床认可的手术，它需要得到全球各地的介入性内镜医师的认可接受并接受实践的检验。鼓励内镜医师在多中心前瞻性试验中评估 PREM 的有效性和适用性，如具备可行性，随后应通过开展随机试验将 PREM 与外科（腹腔镜）拖出手术进行比较。目前虽相关的评估和应用仍有不足，PREM 手术仍然不失之为一种有希望的 HD 治疗方案。

## 参考文献

[1] Camilleri M, Parkman HP, Shafi MA, Abell TL, Gerson L, American College of G. Clinical guideline: management of gastroparesis. Am J Gastroenterol. 2013;108(1):18–37; quiz 8. https://doi.org/10.1038/ajg.2012.373.

[2] Camilleri M, Bharucha AE, Farrugia G. Epidemiology, mechanisms, and management of diabetic gastroparesis. Clin Gastroenterol Hepatol. 2011;9(1):5–12; quiz e7. https://doi.org/10.1016/j.cgh.2010.09.022.

[3] Parkman HP, Hasler WL, Fisher RS, American GA. American Gastroenterological Association technical review on the diagnosis and treatment of gastroparesis. Gastroenterology. 2004;127(5):1592–622.

[4] Wang YR, Fisher RS, Parkman HP. Gastroparesis-related hospitalizations in the United States: trends, characteristics, and outcomes, 1995–2004. Am J Gastroenterol. 2008;103(2):313–22. https://doi.org/10.1111/j.1572-0241.2007.01658.x.

[5] Talley NJ, Young L, Bytzer P, Hammer J, Leemon M, Jones M, et al. Impact of chronic gastrointestinal symptoms in diabetes mellitus on health-related quality of life. Am J Gastroenterol. 2001;96(1):71–6. https://doi.org/10.1111/j.1572-0241.2001.03350.x.

[6] Goldblatt F, Gordon TP, Waterman SA. Antibody-mediated gastrointestinal dysmotility in scleroderma. Gastroenterology. 2002;123(4):1144–50.

[7] Rao AS, Camilleri M. Review article: metoclopramide and tardive dyskinesia. Aliment Pharmacol Ther. 2010;31(1):11–9. https://doi.org/10.1111/j.1365-2036.2009.04189.x.

[8] Arts J, Holvoet L, Caenepeel P, Bisschops R, Sifrim D, Verbeke K, et al. Clinical trial: a randomized-controlled crossover study of intrapyloric injection of botulinum toxin in gastroparesis. Aliment Pharmacol Ther. 2007;26(9):1251–8. https://doi.org/10.1111/j.1365-2036.2007.03467.x.

[9] Friedenberg FK, Palit A, Parkman HP, Hanlon A, Nelson DB. Botulinum toxin A for the treatment of delayed gastric emptying. Am J Gastroenterol. 2008;103(2):416–23. https://doi. org/10.1111/j.1572-0241.2007.01676.x.

[10] Hibbard ML, Dunst CM, Swanstrom LL. Laparoscopic and endoscopic pyloroplasty for gastroparesis results in sustained symptom improvement. J Gastrointest Surg. 2011;15(9):1513–9. https://doi.org/10.1007/s11605- 011-1607-6.

[11] Clarke JO, Sharaiha RZ, Kord Valeshabad A, Lee LA, Kalloo AN, Khashab MA. Through-the-scope transpyloric stent placement improves symptoms and gastric emptying in patients with gastroparesis. Endoscopy. 2013;45(Suppl 2 UCTN):E189–90. https://doi.org/10.1055/s-0032-1326400.

[12] Khashab MA, Stein E, Clarke JO, Saxena P, Kumbhari V, Chander Roland B, et al. Gastric peroral endoscopic myotomy for refractory gastroparesis: first human endoscopic pyloromyotomy (with video). Gastrointest Endosc. 2013;78(5):764–8. https://doi. org/10.1016/j.gie.2013.07.019.

[13] O'Grady G, Egbuji JU, Du P, Cheng LK, Pullan AJ, Windsor JA. High-frequency gastric electrical stimulation for the treatment of gastroparesis: a meta-analysis. World J Surg. 2009;33(8):1693–701. https://doi.org/10.1007/s00268-009-0096-1.

[14] Inoue H, Minami H, Kobayashi Y, Sato Y, Kaga M, Suzuki M, et al. Peroral endoscopic myotomy (POEM) for esophageal achalasia. Endoscopy. 2010;42(4):265–71. https://doi.org/10.105 5/s-0029-1244080.

[15] Kawai M, Peretta S, Burckhardt O, Dallemagne B, Marescaux J, Tanigawa N. Endoscopic pyloromyotomy: a new concept of minimally invasive surgery for pyloric stenosis. Endoscopy. 2012;44(2):169–73. https://doi.org/10.1055/s-0031-1291475.

[16] Revicki DA, Rentz AM, Dubois D, Kahrilas P, Stanghellini V, Talley NJ, et al. Gastroparesis cardinal symptom index (GCSI): development and validation of a patient reported assessment of severity of gastroparesis symptoms. Qual Life Res. 2004;13(4):833–44. https://doi.org/10.1023/B:QURE.0000021689.86296.e4.

[17] Khashab MA, Ngamruengphong S, Carr-Locke D, Bapaye A, Benias PC, Serouya S, et al. Gastric per-oral endoscopic myotomy for refractory gastroparesis: results from the first multicenter study on endoscopic pyloromyotomy (with video). Gastrointest Endosc. 2017;85(1):123–8. https://doi.org/10.1016/j. gie.2016.06.048.

[18] Gonzalez JM, Benezech A, Vitton V, Barthet M. G-POEM with antro-pyloromyotomy for the treatment of refractory gastroparesis: mid-term follow-up and factors predicting outcome. Aliment Pharmacol Ther. 2017;46 (3):364–70. https://doi.org/10.1111/apt.14132.

[19] Shlomovitz E, Pescarus R, Cassera MA, Sharata AM, Reavis KM, Dunst CM, et al. Early human experience with per-oral endoscopic pyloromyotomy (POP). Surg Endosc. 2015;29(3):543–51. https://doi.org/10.1007/s00464-014-3720-6.

[20] Kahaleh M, Gonzalez JM, Xu MM, Andalib I, Gaidhane M, Tyberg A, et al. Gastric peroral endoscopic myotomy for the treatment of refractory gastroparesis: a multicenter international experience. Endoscopy. 2018; https://doi. org/10.1055/a-0596-7199.

[21] Bapaye A, Dubale N, Pujari R, Kulkarni A, Jajoo Naval R, Vyas V, et al. Peroral endoscopic pyloromyotomy for delayed postoperative gastroparesis. Endoscopy. 2015;47(S 01):E581–E2. https://doi.org/10.1055/s-0034-1393368.

[22] Chung H, Dallemagne B, Perretta S, Lee SK, Shin SK, Park JC, et al. Endoscopic pyloromyotomy for postesophagectomy gastric outlet obstruction. Endoscopy. 2014;46(Suppl 1 UCTN):E345–6. https://doi.org/10.1 055/s-0034-1377599.

[23] Chaves DM, de Moura EG, Mestieri LH, Artifon EL, Sakai P. Endoscopic pyloromyotomy via a gastric submucosal tunnel dissection for the treatment of gastroparesis after surgical vagal lesion. Gastrointest Endosc. 2014;80(1):164. https://doi.org/10.1016/j. gie.2014.03.045.

[24] Mekaroonkamol P, Li LY, Dacha S, Xu Y, Keilin SD, Willingham FF, et al. Gastric peroral endoscopic pyloromyotomy (G-POEM) as a salvage therapy for refractory gastroparesis: a case series of different subtypes. Neurogastroenterol Motil. 2016;28(8):1272–7. https://doi.org/10.1111/nmo.12854.

[25] Bapaye A, Mahadik M, Pujari R, Vyas V, Dubale N. Per-oral endoscopic pyloromyotomy and per-oral endoscopic myotomy for coexisting refractory gastroparesis and recurrent achalasia cardia in a single patient. Gastrointest Endosc. 2016;84(4):734–5. https://doi.org/10.1016/j.gie. 2016.04.001.

[26] Pham KD, Viste A, Dicko A, Hausken T, Hatlebakk JG. Peroral endoscopic pyloromyotomy for primary pyloric stenosis. Endoscopy. 2015;47(Suppl 1):E637–8. https://doi.org/10.1055/s-0034-1393675.

[27] Dacha S, Mekaroonkamol P, Li L, Shahnavaz N, Sakaria S, Keilin S, et al. Outcomes and quality-of-life assessment after gastric per-oral endoscopic pyloromyotomy (with video). Gastrointest Endosc. 2017;86(2):282–9. https://doi.org/10.1016/j. gie.2017.01.031.

[28] Sanaei O, Chaves D, Aadam AA, de Moura EG, Baptista A, El Zein MH, et al. Sa1948 gastric peroral endoscopic myotomy (G-POEM) for the treatment of refractory gastroparesis: interim results from the first international prospective trial. Gastrointest Endosc. 2018;87(6):AB261–AB2. https://doi.org/10.1016/j. gie.2018.04.1562.

[29] Xue HB, Fan HZ, Meng XM, Cristofaro S, Mekaroonkamol P, Dacha S, et al. Fluoroscopy-guided gastric peroral endoscopic pyloromyotomy (G-POEM): a more reliable and efficient method for treatment of refractory gastroparesis. Surg Endosc. 2017;31(11):4617–24. https://doi.org/10.1007/s00464-017-5524-y.

［30］Bapaye A. Third-space endoscopy – can we see light at the end of the tunnel? (Editorial). Endoscopy. 2018;50: 1047–8. https://doi.org/10.1055/a-0637-9050.

［31］Mekaroonkamol P, Patel V, Shah R, Li T, Li B, Tao J, et al. 838 Duration of the disease, rather than the etiology of gastroparesis, is the key predictive factor for clinical response after gastric per oral endoscopic pyloromyotomy (GPOEM). Gastrointest Endosc. 2018;87(6):AB119–AB20. https://doi.org/10.1016/j. gie.2018.04.1311.

［32］Wyllie R. Motility disorders and Hirschsprung disease. In: Kliegman R, Behrman R, Jenson H, Stanton B, editors. Nelson textbook of pediatrics. 18th ed. Philadelphia, PA: Saunders Elsevier; 2008. p. 1565–7.

［33］Sharma S, Gupta DK. Hirschsprung's disease presenting beyond infancy: surgical options and postoperative outcome. Pediatr Surg Int. 2012;28(1):5–8. https://doi.org/10.1007/s00383-011-3002-5.

［34］Pini Prato A, Gentilino V, Giunta C, Avanzini S, Parodi S, Mattioli G, et al. Hirschsprung's disease: 13 years' experience in 112 patients from a single institution. Pediatr Surg Int. 2008;24(2):175–82. https://doi. org/10.1007/s00383-007-2089-1.

［35］Georgeson KE, Fuenfer MM, Hardin WD. Primary laparoscopic pull-through for Hirschsprung's disease in infants and children. J Pediatr Surg. 1995;30(7):1017–21; discussion 21-2.

［36］Langer JC. Laparoscopic and transanal pull-through for Hirschsprung disease. Semin Pediatr Surg. 2012;21(4):283–90. https://doi.org/10.1053/j. sempedsurg.2012.07.002.

［37］Thomson D, Allin B, Long AM, Bradnock T, Walker G, Knight M. Laparoscopic assistance for primary transanal pull-through in Hirschsprung's disease: a systematic review and meta-analysis. BMJ Open. 2015;5(3):e006063. https://doi.org/10.1136/bmjopen-2014-006063.

［38］Bai Y, Chen H, Hao J, Huang Y, Wang W. Long term outcome and quality of life after Swenson procedure for Hirschsprung's disease. J Pediatr Surg. 2002;37:639–42.

［39］Nurko S. Complications after gastrointestinal surgery: a medical perspective. In: Walker W, Durie P, Hamilton J, Walker-Smith J, Watkins J, editors. Pediatric gastrointestinal disease. Patholhysiology, diagnosis, management. 4th ed. St. Louis: Mosby; 2004. p. 2111–38.

［40］Ekenze SO, Ngaikedi C, Obasi AA. Problems and outcome of Hirschsprung's disease presenting after 1 year of age in a developing country. World J Surg. 2011;35(1):22–6. https:// doi.org/10.1007/s00268-010-0828-2.

［41］Friedmacher F, Puri P. Residual aganglionosis after pull-through operation for Hirschsprung's disease: a systematic review and meta-analysis. Pediatr Surg Int. 2011;27(10):1053–7. https://doi.org/10.1007/s00383-011-2958-5.

［42］Hamdy MH, Scobie WG. Anorectal myectomy in adult Hirschsprung's disease: a report of six cases. Br J Surg. 1984;71(8):611–3.

［43］Kaymakcioglu N, Yagci G, Can MF, Demiriz M, Peker Y, Akdeniz A. Role of anorectal myectomy in the treatment of short segment Hirschsprung's disease in young adults. Int Surg. 2005;90(2):109–12.

［44］Pattana-arun J, Ruanroadroun T, Tantiphalachiva K, Sahakitrungruang C, Attithansakul P, Rojanasakul A. Internal sphincter myectomy for adult Hirschsprung's disease: a single institute experience. J Med Assoc Thail. 2010;93(8):911–5.

［45］Abbas Banani S, Forootan H. Role of anorectal myectomy after failed endorectal pull-through in Hirschsprung's disease. J Pediatr Surg. 1994;29(10):1307–9.

［46］Kimura K, Inomata Y, Soper RT. Posterior sagittal rectal myectomy for persistent rectal achalasia after the Soave procedure for Hirschsprung's disease. J Pediatr Surg. 1993;28(9):1200–1.

［47］Lernau OZ, Nissan S. Low anterior resection with a long posterior anorectal myectomy and sphincterectomy for Hirschsprung's disease. J Pediatr Surg. 1980;15(5):613–4.

［48］Wang L, Cai Q, Fan C, Ren W, Yu J. Mo1628 a new potential method per anus endoscopic myotomy for treatment of internal anal sphincter achalasia. Gastrointest Endosc. 2013;77(5):AB451. https://doi. org/10.1016/j.gie.2013.03.376.

［49］Bapaye A, Wagholikar G, Jog S, Kothurkar A, Purandare S, Dubale N, et al. Per rectal endoscopic myotomy for the treatment of adult Hirschsprung's disease: first human case (with video). Dig Endosc. 2016;28(6):680–4. https://doi.org/10.1111/den.12689.

［50］Bapaye A, Bharadwaj T, Mahadik M, Ware S, Nemade P, Pujari R, et al. Per-rectal endoscopic myotomy (PREM) for pediatric Hirschsprung's disease. Endoscopy. 2018;50(6):E644–E5. https://doi. org/10.1055/a-0583-7570.

［51］Nabi Z, Chavan R, Shava U, Sekharan A, Reddy DN. A novel endoscopic technique to obtain rectal biopsy specimens in children with suspected Hirschsprung's disease. VideoGIE. 2018;3(5):157–8. https://doi.org/10.1016/j.vgie.2018.02.008.

［52］Bapaye A, Mahadik M, Kumar Korrapati S, Nemade P, Pujari R, Date S, et al. Per rectal endoscopic myotomy (PREM) for infantile Hirschsprung's disease. Endoscopy. 2018;50(04):OP209V. https://doi.org/10. 1055/s-0038-1637246.

# 第四篇 内镜抗反流治疗
## Endoscopic Anti-reflux Therapies

# 第 22 章
# 内镜抗反流治疗史：经验教训
## History of Endoscopic Anti-Reflux Therapies: Lessons Learned

Zaheer Nabi    D. Nageshwar Reddy    著
王　蒙　译

## 概述

胃食管反流病（GERD）的定义是由于胃内容物反流引起不适的症状和（或）并发症[47]。GERD 是一种慢性疾病，不仅降低患者的生活质量（QOL），而且易导致 Barrett 食管和食管腺癌[41]。

GERD 的流行主要是由于全球肥胖人数的激增[38]。基于人群为基础的研究显示，胃食管反流的综合患病率为 13.3%（95%CI 12.0%～14.6%）[8]。

质子泵抑制药（PPI）和生活方式的改变一直是 GERD 内科治疗的基石。不幸的是，30%～40% 的患者，特别是那些有反流的患者，对 PPI 治疗反应不佳。难治性 GERD 定义为由胃内容物反流引起的症状，并且在 12 周的治疗期内对稳定的双倍剂量的 PPI 无效[45]。糜烂型和非糜烂型 GERD 患者产生胃灼热反应的比例分别为 56%～77% 和 37%～61%。相比而言，只有 26%～44% 的患者有反流的反应[17]。无反应者的反流症状与心理困扰和生活质量降低有关[53]。这些患者的治疗标准是腹腔镜胃底折叠术（部分或全部）。然而，吞咽困难和胀气等不良反应是潜在的问题。此外，并非所有人都首选手术，因此，需要微创治疗方式来弥补 PPI 和外科手术方法。

## 一、内镜抗反流治疗

已经有许多的内镜抗反流治疗（endoscopic anti-reflux therapies, EART）被评估用于 GERD 的治疗，包括植入剂的注射、射频的应用、内镜下缝合和内镜下胃底折叠术（表 22-1）。在过去的几十年里，EART 的兴起和衰落得到了很好的评价。其中一些 EART 无法经受住时间的考验，由于缺乏疗效或发生严重不良事件（AE）而被停用。

## 二、内镜下抗反流治疗：过去的模式

### （一）内镜下填充剂注射

过去的 EART 包括注射填充剂（Enteryx, Gatekeeper Reflux Repair System, Plexiglas, Durasphere）和内镜缝合（EndoCinch 和 NDO plicator）以增强抗反流屏障。

用于括约肌增强的注射填充剂是由生物相容的不可吸收共聚物制成的。这些包括乙烯 - 乙烯 - 醇共聚物（Enteryx），水凝胶圆柱形假体（Gatekeeper 系统）和聚甲基丙烯酸甲酯（Plexiglas）。初步研究评估使用注射填充剂增强括约肌显示了令人鼓舞的结果[6, 10, 11, 14, 25, 44]。在一项随机假对照试验中，Enteryx 的植入在减少 PPI 依赖和 GERD 症状方面更有效[6]。相比之

表 22-1 内镜下的抗反流模式

| | 设 备 | 优 点 | 缺 点 | 不良反应 | 现 状 |
|---|---|---|---|---|---|
| 注射植入剂 | Enteryx Gatekeeper Plexiglas | · 短期疗效 + | · 严重不良反应（包括死亡） | · 吞咽困难、胸痛、气胸、纵隔气肿、穿孔、严重出血导致死亡 | · 取消 |
| 射频应用 | Stretta | · 安全<br>· 丰富的经验<br>· 操作程序 +<br>· 随机试验 + | · 不一致的结果<br>· 不明显的目标改进 | · 0.93%<br>· 黏膜侵蚀 / 撕裂伤、胃轻瘫 | · SAGES（强烈推荐，证据质量适中）<br>· ASGE（证据质量低） |
| 内镜下缝合 | EndoCinch | · 良好的短期效果<br>· 无严重不良反应 | · 食管酸暴露减少的缺乏<br>· 缺乏长期疗效 | · 轻度不良反应（疼痛、恶心） | · 取消 |
| 经口胃底折叠术 | EsophyX™ | · 长期数据可用<br>· 随机试验 + | · 缺乏长期疗效<br>· pH 标准化程度不高（30%~40%） | · 2.4%<br>· 穿孔、出血、气胸、上腹部疼痛 | · SAGES（强烈推荐，证据质量适中）<br>· ASGE（证据质量低） |
| 内镜下钉合 | MUSE™ | · 短期有效（不超过4年） | · 有限的长期数据<br>· 没有随机试验 | · 初期患者出现严重不良反应、气胸、气腹、食管瘘、穿孔、出血 | · 初步的数据<br>· 需要长期研究和随机试验 |
| 内镜下全层胃底折叠术 | GERDx | · 短期有效（3个月） | · 只有一项研究使用了新设备<br>· 没有长期的数据 | · 肺炎、脓胸、剧痛、血肿 | · 初步的数据<br>· 需要进一步评估 |
| 内镜黏膜切除术 | ARMS（抗反流黏膜切除术） | · 安全方便<br>· 无需特殊设备 | · 技术未标准化<br>· 长期数据不可用 | · 出血、吞咽困难 | · 初步的数据<br>· 需要进一步评估 |

（左侧分类：内镜下缝合、折叠及黏膜切除术）

ASGE. 美国消化内镜学会；SAGES. 美国胃肠外科医师协会

下，另一项多中心随机试验得出结论，可注射假体（Gatekeeper System）在改善症状或食管酸暴露等客观参数方面并不优于对照组[12]。然而，其他的研究大多是非随机的，患者人数少，随访时间短。此外，食管酸暴露等客观指标无明显改善[20]。然而，停用这些药物的主要原因是发生严重的不良反应，包括几例死亡。可注射植入物的严重不良反应，包括气胸、纵隔气肿、游离穿孔、食管脓肿、肺不张、胸腔积液、需要手术的心包积液、食管旁积聚、内脏动脉栓塞、致命出血和败血症[6, 12, 13, 19]。这些不良反应归因于不可控的注射深度和注射粒子的迁移（栓塞）。随后，一些改进被引入，如增大颗粒尺寸（40～125μm），改进注射导管以减少栓塞，准确定位注射深度。然而，尽管提出了这些推荐的改进，可注射技术并没有再次流行起来。

### （二）内镜下缝合和折叠术

对侵入性手术的抗拒，以及腹腔镜胃底折叠术伴随的不良反应推动了可模仿手术胃底折叠术的微创内镜选择的发展。

评估可用于 GERD 的各种折叠术和缝合装置包括内镜下缝合装置（EndoCinch, Ethicon Endo-Surgery, Cincinnati, OH），内镜下全层折叠术装置（the Plicator, NDO Surgical, Inc., Mansfield, MA），经口无切口胃底折叠装置（EsophyX, EndoGastric Solutions, Redmond, WA），和超声外科内钉合器（MUSE, Medigus, Omer, Israel）。所有这些都基于相同的原理，即通过缝线或折叠器加强食管胃结合部以减少反流事件。

EndoCinch 是这些器械中最早进行评估（FDA 于 2000 年批准）并在短期内取得还算不错的结果。然而，长期结果令人失望，主要原因是缝合消失。此外，客观参数缺乏显著改善提示该设备需要改进以供后续临床使用[33, 42, 43]。在一项进行良好的前瞻性试验中，超过 80% 的患者在 18 个月的随访中至少失去了一根缝线。与此相对应的是，3 个月时 71% 的短期疗效无法长期维持，到 18 个月时疗效仅为 20%[43]。目前，EndoCinch 设备已被制造商停产，不再用于商业用途。

Plicator 装置是接下来在 2003 年获得批准的。由于严重的技术故障需要手术移除，该装置很快在几年后（2007 年）进行了改进。多项研究证实了 Plicator 装置在改善症状、食管酸暴露和 PPI 依赖方面的有效性[36, 37, 40]。在随后的几年里，一项关键的技术改进，即使用多个 Plicator 植入体而不是一个，证明了该设备的结果改善[28, 48, 49]。由于原因不明，制造商将该设备撤出了市场。最近，Plicator 技术已被另一家制造商（GERDX, G-SURG, GmbH, Seeon-Seebruck, Germany）收购，并正在进行进一步的临床试验评估（NCT03322553）。

### 三、内镜下抗反流治疗：现状

目前可用的 EART 包括经口无切口胃底折叠术（transoral incisionless fundoplication, TIF）装置（EsophyX, EndoGastric Solutions, Redmond, WA），超声外科内钉合器（MUSE, Medigus, Omer, Israel），内镜下全层折叠装置（GERDX, G-SURG, GmbH, Seeon-Seebruck, Germany）和射频能量（Stretta）。

### （一）内镜下胃底折叠术

使用 EsophyX 装置进行经口胃底折叠术是研究充分的抗反流装置之一。在随机研究中，该设备对 GERD-HRQL 的改善和 PPI 的停用或多或少是一致的[22]。然而，食管酸暴露时间正常化和 DeMeester 评分等客观 pH 参数的改善并不令人印象深刻。与 EndoCinch 一样，在一项研究中发现了缝线缺失和食管胃结合部瓣的恶化，这可能也是该装置反应丧失的部分原因[51]。

其他的内镜下胃底折叠手术设备，包括 GERDx 和 MUSE 是较新的，其长期的结果有待验证[18, 50]。

### （二）射频能量应用程序

应用于食管胃结合部的射频消融术或 Stretta（Mederi Therapeutics, Greenwich,

Connecticut）是目前可用的最古老的 EART 之
一（FDA 于 2000 年批准）。已经有＞15 000 名
患者接受了这种设备的治疗。应用方便，不需
要全身麻醉，对未来抗反流治疗的影响最小，
以及卓越的安全性（＜1% 患者出现不良反应），
使在 GERD 的各种内镜治疗技术被弃用的情况
下仍能够得以存在。多项研究揭示了射频消融
术治疗 GERD 的安全性和有效性[7, 29, 35, 46, 52]。此
外，一些非随机研究报道了与外科手术胃底折叠
术相比，射频消融术治疗 GERD 的典型和非典型
症状的尚可的结果（尽管较差）[5, 21, 30, 31, 54, 55]。尽
管在多个短期和长期的研究中取得了极好的结
果，但射频消融术并没有像预期的那样获得全
世界的认可。对 Stretta 的疗效的怀疑不是完全
没有道理的。在发表的关于 Stretta 的大量研究
中，只有 5 项最长随访时间为 12 个月的随机试
验[1-4, 26]。此外，重要的结果参数，如 HRQL、
PPI 的使用和胃灼热并没有在所有的这些研究
中进行测量。因此，一项包含这 4 个随机对照
试验（n=92）的 Meta 分析得出结论，射频消融
术并不比安慰剂或假治疗更好[32]。这与最近的
另一项系统综述和 Meta 分析的结果形成对比，
该 Meta 分析除了先前 Meta 分析中的 4 项随机
对照试验（n=2468）外，还包括 23 项队列研究。
本综述总结了射频消融术的疗效，显著减少 PPI
的使用，改善食管酸暴露时间、胃灼热症状和
HRQL[9]。两项随访时间分别为 8 年和 10 年的
单组研究证实了 Stretta 的长期疗效维持[7, 35]。
在 Noar 及其同事进行的前瞻性研究中，随访
10 年后 GERD-HRQL 正常率为 72%[35]。在这些
研究中，10 年停用 PPI 的比例为 41%，8 年停
用 PPI 的比例为 79%[7, 35]。

　　总之，射频消融术治疗可改善症状和 HRQL，
并可消除或减少 PPI 的剂量。然而，食管酸暴露、
食管下括约肌基底压和反流性食管炎等客观指
标的改善并不显著。仍需要进行大量的、随机
的、假对照的长期随访研究来确定射频消融术
在 GERD 管理算法中的作用。而且，第二阶段
的射频消融术对治疗结果的影响也需要研究。

一项研究确实报道了第二阶段的射频消融术治
疗对最初无应答者的改善效果[2]。

### （三）内镜抗反流黏膜切除术

　　内镜抗反流黏膜切除术（anti-reflux muco-
sectomy, ARMS）是一种沿贲门小弯侧进行黏膜
切除以重塑黏膜瓣的内镜技术。Inoue 及其同事
发表的初步结果证明了 ARMS 的可行性和安全
性[23]。最近，同一团队在一个相对大的难治性
GERD 患者队列中证实了可行性的结果（DDW
2017）。在生活质量、食管酸暴露时间、胃瓣内
镜外观方面均有显著改善，61% 的患者在随访
1 年后可停用 PPI。在更广泛的临床应用 ARMS
之前，仍需要解决某些重要问题。目前技术不
规范，黏膜切除的程度主要取决于操作者的主
观判断。切除过多可能导致狭窄，而切除过少
则无疗效。第二，黏膜切除术对后续 EART 可
行性的影响尚不清楚。目前，现有的数据有限，
正在进行的随机试验（NCT03259191）可能明
确 ARMS 在 GERD 治疗中的作用。

## 四、内镜下抗反流治疗：经验教训

### （一）目标和患者选择

　　EART 疗法的客观益处并不是明确的。如
上所述，随机试验和队列研究的结果并不完全
一致。此外，症状与 24h pH 之间的反应率也
存在差异。尽管在许多研究中食管酸暴露时间
没有改善，但已有报道显示患者预后（GERD-
HRQL）的改善。这种差异可以归因于这些患者
的安慰剂或假反应率高，或者症状反应与食管
酸暴露之间的相关性较差。这把我们带回了争
论 - 抗反流疗法的目标应该是什么？食管酸暴
露的正常化还是症状的缓解？EART 的支持者
认为，可能不需要使食管酸暴露正常化来缓解
GERD 的不适症状或治愈食管炎。然而，从患
者的角度来看，GERD-HRQL 的改善和 PPI 的
减少是更相关的目标。另外，食管酸暴露的正
常化是一个不能完全忽略的重要的客观参数。

多数情况下缺乏正常化将引起人们对行动方式，以及这些程序的长期持久性的关注。这反过来意味着需要进一步改进技术或抗反流装置，或者两者都需要。总之，合理的目标是改善生活质量，消除令人烦恼的反流和胃灼热，消除或减少对 PPI 的需求，并合理改善食管酸暴露。

适当的患者选择对于 GERD 患者实现 EART 的最佳结果至关重要。一个重要的问题是哪些患者适合接受 EART。一般来说，两类患者似乎适合进行 EART。这些患者包括胃食管反流症状通过 PPI 得到充分控制但不愿长期服用的患者。第二组是 PPI 对症状控制不充分的患者，即难治性 GERD，但不愿接受手术的患者。这些患者应随后进行调查，以便他们能从 EART 中获得最佳效果。此外，还应积极寻找 PPI 难治性的原因。这些患者中有一部分不接受生活方式的改变和充足的 PPI 剂量，因此，在真正意义上不是难治性的。

对于胃食管大裂孔疝（＞2cm）、胃食管瓣膜 Hill Ⅲ/Ⅳ级、严重食管炎（洛杉矶 C 级和 D 级）、pH 阻抗相关性差、合并心理疾病、功能性胃灼热、食管蠕动分析无效和 BMI 高的患者，最好避免使用目前可用的 EART[34]。

### （二）内镜下抗反流治疗 - 等待或准备迎来黄金时间

一些 EART 的出现和坚持不懈，部分是由于患者不愿意接受手术和与全胃底折叠手术相关的不良事件。然而，如果考虑到磁性括约肌增强术和电刺激疗法等新兴手术选择，这种观点可能不完全成立[15, 39]。这些手术虽然有创，但已被证明与全胃底折叠手术相关的典型不良反应如吞咽困难和气胀等的发生率降低有关。因此，在不久的将来，EART 可能会面临更多技术的挑战（图 22-1）。

EART 有可能控制胃食管反流的令人烦恼的症状，而这些症状可由 PPI 充分或不充分地控制。目前可用的 EART 处于不同的发展阶段。虽然其中一些已被广泛评估，但其他的证据较为有限。对于一些内镜治疗，如 ARMS，技术还有待标准化。对于像 MUSE 和 GERDx 这样的其他项目，则需要长期数据和随机试验。在目前可用的 EART 中，经口腔胃底折叠术（EsophyX）和射频能量（Stretta）应用已＞10 年。基于现有的证据，这些 EART 从 3 个协会指南中找到了一个建议。由美国胃肠内镜外科医师协会（SAGES）和美国消化内镜学会（ASGE）更新的指南推荐，在适当选择的 GERD 患者中使用 TIF 和 Stretta（SAGES，强烈推荐，证据质量适中；ASGE，证据质量低）。日本胃肠病学协会最近的基于证据的指南提到，EART 在短期内是安全有效的（建议 NA，证据级别 B）[24]。

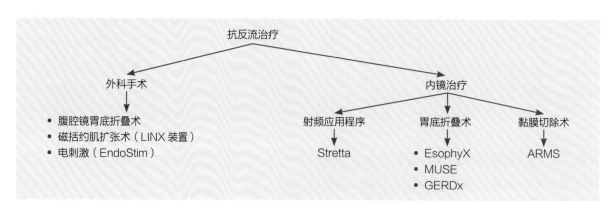

▲ 图 22-1　胃食管反流疾病的腔内和外科治疗选择
EsophyX. 经口腔胃底折叠术；Stretta. 射频能量应用；ARMS. 内镜下抗反流黏膜切除术；MUSE. 内镜下钉合胃底折叠术；GERDx. 内镜下全层胃底折叠术

## 总结

在 PPI 无反应者中，GERD 的治疗仍然是一个挑战。EART 有潜力在 GERD 的内科和外科治疗之间架起桥梁。但对其安全性、长期疗效和客观参数的改善方面仍存在怀疑态度。由于良好的安全性和短期疗效，一些 EART 得以持续存在。理想的 EART 应该是安全耐用的，经得起时间的考验。设备和技术的改进，适当的患者选择和现实目标的设定可以改善 GERD 患者的治疗结果。

## 参考文献

[1] Arts J, Bisschops R, Blondeau K, Farre R, Vos R, Holvoet L, Caenepeel P, Lerut A, Tack J. A double-blind sham-controlled study of the effect of radiofrequency energy on symptoms and distensibility of the gastro-esophageal junction in GERD. Am J Gastroenterol. 2012;107(2):222–30. https://doi. org/10.1038/ajg.2011.395.

[2] Aziz AM, El-Khayat HR, Sadek A, Mattar SG, McNulty G, Kongkam P, Guda MF, Lehman GA. A prospective randomized trial of sham, single-dose Stretta, and double-dose Stretta for the treatment of gastroesophageal reflux disease. Surg Endosc. 2010;24(4):818–25. https:// doi.org/10.1007/s00464-009-0671-4.

[3] Corley DA, Katz P, Wo JM, Stefan A, Patti M, Rothstein R, Edmundowicz S, Kline M, Mason R, Wolfe MM. Improvement of gastroesophageal reflux symptoms after radiofrequency energy: a randomized, sham-controlled trial. Gastroenterology. 2003;125(3):668–76.

[4] Coron E, Sebille V, Cadiot G, Zerbib F, Ducrotte P, Ducrot F, Pouderoux P, Arts J, Le Rhun M, Piche T, Bruley des Varannes S, Galmiche JP, Consortium de Recherche Independant sur le Traitement et L'exploration du Reflux Gastro-oesophagien et de Le. Clinical trial: radiofrequency energy delivery in proton pump inhibitor-dependent gastro-oesophageal reflux disease patients. Aliment Pharmacol Ther. 2008;28(9):1147–58. https://doi. org/ 10.1111/j.1365-2036.2008.03790.x.

[5] Das B, Reddy M, Khan OA. Is the Stretta procedure as effective as the best medical and surgical treatments for gastro-oesophageal reflux disease? A best evidence topic. Int J Surg. 2016;30:19–24. https://doi. org/10.1016/j.ijsu.2016.03.062.

[6] Deviere J, Costamagna G, Neuhaus H, Voderholzer W, Louis H, Tringali A, Marchese M, Fiedler T, Darb-Esfahani P, Schumacher B. Nonresorbable copolymer implantation for gastroesophageal reflux disease: a randomized sham-controlled multicenter trial. Gastroenterology. 2005;128(3):532–40.

[7] Dughera L, Navino M, Cassolino P, De Cento M, Cacciotella L, Cisaro F, Chiaverina M. Long-term results of radiofrequency energy delivery for the treatment of GERD: results of a prospective 48-month study. Diagn Ther Endosc. 2011;2011:507157. https://doi.org/10.1155/ 2011/507157.

[8] Eusebi LH, Ratnakumaran R, Yuan Y, Solaymani-Dodaran M, Bazzoli F, Ford AC. Global prevalence of, and risk factors for, gastro-oesophageal reflux symptoms: a meta-analysis. Gut. 2017; https://doi. org/10.1136/ gutjnl- 2016-313589.

[9] Fass R, Cahn F, Scotti DJ, Gregory DA. Systematic review and meta-analysis of controlled and prospective cohort efficacy studies of endoscopic radiofrequency for treatment of gastroesophageal reflux disease. Surg Endosc. 2017; https://doi.org/10.1007/s00464-017-5431-2.

[10] Feretis C, Benakis P, Dimopoulos C, Dailianas A, Filalithis P, Stamou KM, Manouras A, Apostolidis N. Endoscopic implantation of Plexiglas (PMMA) microspheres for the treatment of GERD. Gastrointest Endosc. 2001;53(4):423–6. https://doi.org/10.1067/mge.2001. 113912.

[11] Fockens P, Bruno MJ, Gabbrielli A, Odegaard S, Hatlebakk J, Allescher HD, Rosch T, Rhodes M, Bastid C, Rey J, Boyer J, Muehldorffer S, van den Homberg U, Costamagna G. Endoscopic augmentation of the lower esophageal sphincter for the treatment of gastroesophageal reflux disease: multicenter study of the Gatekeeper reflux repair system. Endoscopy. 2004;36(8):682–9. https://doi.org/10.105 5/s-2004-825665.

[12] Fockens P, Cohen L, Edmundowicz SA, Binmoeller K, Rothstein RI, Smith D, Lin E, Nickl N, Overholt B, Kahrilas PJ, Vakil N, Abdel Aziz Hassan AM, Lehman GA. Prospective randomized controlled trial of an injectable esophageal prosthesis versus a sham procedure for endoscopic treatment of gastroesophageal reflux disease. Surg Endosc. 2010;24(6):1387–97. https://doi.org/ 10.1007/s00464-009-0784-9.

[13] Fry LC, Monkemuller K, Malfertheiner P. Systematic review: endoluminal therapy for gastro-oesophageal reflux disease: evidence from clinical trials. Eur J Gastroenterol Hepatol. 2007;19(12):1125–39. https://doi.org/10.1097/ MEG.0b013e3282f16a21.

[14] Ganz RA, Fallon E, Wittchow T, Klein D. A new injectable agent for the treatment of GERD: results of the Durasphere pilot trial. Gastrointest Endosc. 2009;69(2):318–23. https:// doi.org/10.1016/j. gie.2008.07.034.

[15] Ganz RA, Peters JH, Horgan S, Bemelman WA, Dunst

CM, Edmundowicz SA, Lipham JC, Luketich JD, Melvin WS, Oelschlager BK, Schlack-Haerer SC, Smith CD, Smith CC, Dunn D, Taiganides PA. Esophageal sphincter device for gastroesophageal reflux disease. N Engl J Med. 2013;368(8):719–27. https://doi.org/10.1056/NEJMoa1205544.

［16］ Ganz RA, Rydell M, Termin P. Accurate localization of tissue layers in the esophagus by using a double-lumen injection catheter: implications for the Enteryx procedure. Gastrointest Endosc. 2006;63(3):468–72. https://doi.org/10.1016/j.gie.2005.11.044.

［17］ Gyawali CP, Fass R. Management of gastroesophageal reflux disease. Gastroenterology. 2017; https://doi.org/10.1053/j.gastro.2017.07.049.

［18］ He S, Feussner H, Nennstiel S, Bajbouj M, Huser N, Wilhelm D. Endoluminal sphincter augmentation with the MUSE system and GERDX system in the treatment of gastroesophageal reflux disease: a new impact? Surg Technol Int. 2017;30:131–40.

［19］ Helo N, Wu A, Moon E, Wang W. Visceral artery embolization after endoscopic injection of Enteryx for gastroesophageal reflux disease. J Radiol Case Rep. 2014;8(9):21–4. https://doi.org/10.3941/jrcr. v8i9.1861.

［20］ Hogan WJ. Clinical trials evaluating endoscopic GERD treatments: is it time for a moratorium on the clinical use of these procedures? Am J Gastroenterol. 2006;101(3): 437–9. https://doi. org/10.1111/j.1572-0241.2006.00523.x.

［21］ Hu Z, Wu J, Wang Z, Zhang Y, Liang W, Yan C. Outcome of Stretta radiofrequency and fundoplication for GERD-related severe asthmatic symptoms. Front Med. 2015;9(4):437–43. https://doi. org/10.1007/s11684-015-0422-y.

［22］ Huang X, Chen S, Zhao H, Zeng X, Lian J, Tseng Y, Chen J. Efficacy of transoral incisionless fundoplication (TIF) for the treatment of GERD: a systematic review with meta-analysis. Surg Endosc. 2017;31(3):1032–44. https://doi.org/10.1007/s00464-016-5111-7.

［23］ Inoue H, Ito H, Ikeda H, Sato C, Sato H, Phalanusitthepha C, Hayee B, Eleftheriadis N, Kudo SE. Anti-reflux mucosectomy for gastroesophageal reflux disease in the absence of hiatus hernia: a pilot study. Ann Gastroenterol. 2014;27(4):346–51.

［24］ Iwakiri K, Kinoshita Y, Habu Y, Oshima T, Manabe N, Fujiwara Y, Nagahara A, Kawamura O, Iwakiri R, Ozawa S, Ashida K, Ohara S, Kashiwagi H, Adachi K, Higuchi K, Miwa H, Fujimoto K, Kusano M, Hoshihara Y, Kawano T, Haruma K, Hongo M, Sugano K, Watanabe M, Shimosegawa T. Evidence-based clinical practice guidelines for gastroesophageal reflux disease 2015. J Gastroenterol. 2016;51(8):751–67. https://doi.org/10.1007/s00535-016-1227-8.

［25］ Johnson DA, Ganz R, Aisenberg J, Cohen LB, Deviere J, Foley TR, Haber GB, Peters JH, Lehman GA. Endoscopic implantation of enteryx for treatment of GERD: 12-month results of a prospective, multicenter trial. Am J Gastroenterol. 2003;98(9):1921–30. https://

doi.org/10.1111/j.1572-0241.2003.08109.x.

［26］ Kalapala R, Shah H, Nabi Z, Darisetty S, Talukdar R, Nageshwar Reddy D. Treatment of gastroesophageal reflux disease using radiofrequency ablation (Stretta procedure): an interim analysis of a randomized trial. Indian J Gastroenterol. 2017; https://doi.org/10.1007/s12664-017-0796-7.

［27］ Kamler JP, Lemperle G, Lemperle S, Lehman GA. Endoscopic lower esophageal sphincter bulking for the treatment of GERD: safety evaluation of injectable polymethylmethacrylate microspheres in miniature swine. Gastrointest Endosc. 2010;72(2):337–42. https://doi.org/10.1016/j.gie.2010.02.035.

［28］ Koch OO, Kaindlstorfer A, Antoniou SA, Spaun G, Pointner R, Swanstrom LL. Subjective and objective data on esophageal manometry and impedance pH monitoring 1 year after endoscopic full-thickness plication for the treatment of GERD by using multiple plication implants. Gastrointest Endosc. 2013;77(1):7–14. https://doi.org/10.1016/j. gie.2012.07.033.

［29］ Liang WT, Wang ZG, Wang F, Yang Y, Hu ZW, Liu JJ, Zhu GC, Zhang C, Wu JM. Long-term outcomes of patients with refractory gastroesophageal reflux disease following a minimally invasive endoscopic procedure: a prospective observational study. BMC Gastroenterol. 2014a; 14:178. https://doi. org/10.1186/1471-230X-14-178.

［30］ Liang WT, Wu JN, Wang F, Hu ZW, Wang ZG, Ji T, Zhan XL, Zhang C. Five-year follow-up of a prospective study comparing laparoscopic Nissen fundoplication with Stretta radiofrequency for gastroesophageal reflux disease. Minerva Chir. 2014b;69(4):217–23.

［31］ Liang WT, Yan C, Wang ZG, Wu JM, Hu ZW, Zhan XL, Wang F, Ma SS, Chen MP. Early and midterm outcome after laparoscopic fundoplication and a minimally invasive endoscopic procedure in patients with gastroesophageal reflux disease: a prospective observational study. J Laparoendosc Adv Surg Tech A. 2015;25(8):657–61. https://doi.org/10.1089/lap.2015.0188.

［32］ Lipka S, Kumar A, Richter JE. No evidence for efficacy of radiofrequency ablation for treatment of gastroesophageal reflux disease: a systematic review and meta-analysis. Clin Gastroenterol Hepatol. 2015; 13(6):1058–67. e1051. https://doi. org/10.1016/j.cgh. 2014.10.013.

［33］ Montgomery M, Hakanson B, Ljungqvist O, Ahlman B, Thorell A. Twelve months' follow-up after treatment with the EndoCinch endoscopic technique for gastro-oesophageal reflux disease: a randomized, placebo-controlled study. Scand J Gastroenterol. 2006;41(12):1382–9. https://doi. org/10.1080/00365520600735738.

［34］ Nabi Z, Reddy DN. Endoscopic management of gastroesophageal reflux disease: revisited. Clin Endosc. 2016;49(5):408–16. https://doi.org/10.5946/ce.2016.133.

［35］ Noar M, Squires P, Noar E, Lee M. Long-term maintenance effect of radiofrequency energy delivery for refractory GERD: a decade later. Surg Endosc. 2014; 28(8):2323–33.

https://doi.org/10.1007/s00464-014-3461-6.

[36] Pleskow D, Rothstein R, Kozarek R, Haber G, Gostout C, Lo S, Hawes R, Lembo A. Endoscopic full-thickness plication for the treatment of GERD: five-year long-term multicenter results. Surg Endosc. 2008;22(2):326–32. https://doi.org/10.1007/s00464-007-9667-0.

[37] Pleskow D, Rothstein R, Lo S, Hawes R, Kozarek R, Haber G, Gostout C, Lembo A. Endoscopic full-thickness plication for the treatment of GERD: a multicenter trial. Gastrointest Endosc. 2004;59(2):163–71.

[38] Richter JE, Rubenstein JH. Presentation and epidemiology of gastroesophageal reflux disease. Gastroenterology. 2017; https://doi.org/10.1053/j. gastro. 2017.07.045.

[39] Rodriguez L, Rodriguez PA, Gomez B, Netto MG, Crowell MD, Soffer E. Electrical stimulation therapy of the lower esophageal sphincter is successful in treating GERD: long-term 3-year results. Surg Endosc. 2016;30(7):2666–72. https://doi. org/10.1007/s00464-015-4539-5.

[40] Rothstein R, Filipi C, Caca K, Pruitt R, Mergener K, Torquati A, Haber G, Chen Y, Chang K, Wong D, Deviere J, Pleskow D, Lightdale C, Ades A, Kozarek R, Richards W, Lembo A. Endoscopic full-thickness plication for the treatment of gastroesophageal reflux disease: a randomized, sham-controlled trial. Gastroenterology. 2006;131(3):704–12. https://doi. org/ 10.1053/j.gastro.2006.07.004.

[41] Savarino E, Marabotto E, Bodini G, Pellegatta G, Coppo C, Giambruno E, Brunacci M, Zentilin P, Savarino V. Epidemiology and natural history of gastroesophageal reflux disease. Minerva Gastroenterol Dietol. 2017;63(3):175–83. https://doi.org/10.23736/S1121-421X.17.02383-2.

[42] Schiefke I, Neumann S, Zabel-Langhennig A, Moessner J, Caca K. Use of an endoscopic suturing device (the "ESD") to treat patients with gastroesophageal reflux disease, after unsuccessful EndoCinch endoluminal gastroplication: another failure. Endoscopy. 2005a; 37(8):700–5. https://doi.org/1 0.1055/s-2005-870128.

[43] Schiefke I, Zabel-Langhennig A, Neumann S, Feisthammel J, Moessner J, Caca K. Long term failure of endoscopic gastroplication (EndoCinch). Gut. 2005b;54(6):752–8. https://doi.org/10.1136/gut.2004. 058354.

[44] Schumacher B, Neuhaus H, Ortner M, Laugier R, Benson M, Boyer J, Ponchon T, Hagenmuller F, Grimaud JC, Rampal P, Rey JF, Fuchs KH, Allgaier HP, Hochberger J, Stein HJ, Armengol JA, Siersema PD, Deviere J. Reduced medication dependency and improved symptoms and quality of life 12 months after enteryx implantation for gastroesophageal reflux. J Clin Gastroenterol. 2005;39(3):212–9.

[45] Sifrim D, Zerbib F. Diagnosis and management of patients with reflux symptoms refractory to proton pump inhibitors. Gut. 2012;61(9):1340–54. https://doi.org/10.1136/gutjnl-2011-301897.

[46] Torquati A, Houston HL, Kaiser J, Holzman MD, Richards WO. Long-term follow-up study of the Stretta procedure for the treatment of gastroesophageal reflux disease. Surg Endosc. 2004;18(10):1475–9. https://doi.org/10.1007/s00464-003-9181-y.

[47] Vakil N, van Zanten SV, Kahrilas P, Dent J, Jones R, Global Consensus G. The Montreal definition and classification of gastroesophageal reflux disease: a global evidence-based consensus. Am J Gastroenterol. 2006;101(8):1900–20.; quiz 1943. https://doi.org/10.1111/j.1572-0241.2006.00630.x.

[48] von Renteln D, Brey U, Riecken B, Caca K. Endoscopic full-thickness plication (Plicator) with two serially placed implants improves esophagitis and reduces PPI use and esophageal acid exposure. Endoscopy. 2008;40(3):173–8. https://doi.org/10.105 5/s-2007-995515.

[49] von Renteln D, Schiefke I, Fuchs KH, Raczynski S, Philipper M, Breithaupt W, Caca K, Neuhaus H. Endoscopic full-thickness plication for the treatment of gastroesophageal reflux disease using multiple Plicator implants: 12-month multicenter study results. Surg Endosc. 2009;23(8):1866–75. https://doi.org/10.1007/s00464-009-0490-7.

[50] Weitzendorfer M, Spaun GO, Antoniou SA, Tschoner A, Schredl P, Emmanuel K, Koch OO. Interim report of a prospective trial on the clinical efficiency of a new full-thickness endoscopic plication device for patients with GERD: impact of changed suture material. Surg Laparosc Endosc Percutan Tech. 2017;27(3):163–9. https://doi.org/10.1097/SLE.0000000000000396.

[51] Witteman BP, Conchillo JM, Rinsma NF, Betzel B, Peeters A, Koek GH, Stassen LP, Bouvy ND. Randomized controlled trial of transoral incisionless fundoplication vs. proton pump inhibitors for treatment of gastroesophageal reflux disease. Am J Gastroenterol. 2015;110(4):531–42. https://doi. org/10.1038/ajg.2015.28.

[52] Wolfsen HC, Richards WO. The Stretta procedure for the treatment of GERD: a registry of 558 patients. J Laparoendosc Adv Surg Tech A. 2002;12(6):395–402. https://doi.org/10.1089/109264202762252640.

[53] Yadlapati R, Tye M, Keefer L, Kahrilas PJ, Pandolfino JE. Psychosocial distress and quality of life impairment are associated with symptom severity in PPI non-responders with normal impedance-pH profiles. Am J Gastroenterol. 2017; https://doi.org/10.1038/ajg.2017.263.

[54] Yan C, Liang WT, Wang ZG, Hu ZW, Wu JM, Zhang C, Chen MP. Comparison of Stretta procedure and toupet fundoplication for gastroesophageal reflux disease-related extra-esophageal symptoms. World J Gastroenterol. 2015;21(45):12882–7. https://doi. org/10.3748/wjg.v21.i45.12882.

[55] Zhang C, Wu J, Hu Z, Yan C, Gao X, Liang W, Liu D, Li F, Wang Z. Diagnosis and anti-reflux therapy for GERD with respiratory symptoms: a study using multichannel intraluminal impedance-pH monitoring. PLoS One. 2016;11(8):e0160139. https://doi. org/10.1371/journal.pone.0160139.

# 第 23 章
# 经口无切口胃底折叠术治疗胃食管反流病

## Transoral Incisionless Fundoplication (TIF) for Treatment of Gastroesophageal Reflux Disease

Pier Alberto Testoni　Sabrina Gloria Giulia Testoni　Giorgia Mazzoleni　Lorella Fanti　**著**

胡　兵　**译**

## 概述

胃食管反流病（gastroesophageal reflux disease, GERD）是一种非常常见的疾病，目前可以通过药物、手术或内镜下经口胃底折叠术进行治疗。药物治疗是最常见的治疗方法，在大多数情况下，质子泵抑制药可以缓解症状并改善患者的生活质量。然而，近年来人们对连续长期用药的潜在不良反应、药物不耐受或治疗无效，以及需要高剂量用药以长期控制症状或预防复发的担忧有所增加。此外，药物治疗可能不足以控制弱酸性反流时的症状。而且从长远来看，如果药物治疗在患者年轻时就开始并维持多年，无论是对患者还是医疗保健系统而言成本都很高。

另外，腹腔镜胃底折叠术虽然仍被认为是药物治疗难治性 GERD 的金标准方法，但是其存在长期不良事件的风险，如长期吞咽困难（5%～12%）、腹胀或嗳气、胀气综合征（19%）、过度胀气、腹泻或与胃排空延迟相关的功能性消化不良[1-5]。事实上，患有轻度 GERD 的患者在考虑到持续的不良反应和侵入手术的风险之后，通常不愿意接受修复手术。

在过去的 10 年中，经口无切口胃底折叠术（transoral incisionless fundoplication, TIF）已被证明是一种有效且极具前景的可替代药物和外科手术的治疗选择。TIF 通过浆膜到浆膜的折叠（包括肌肉层）重新配置组织，可从胃内获得全厚度胃食管瓣膜。新瓣膜能够增强食管下括约肌（low esophageal sphincter, LES）的屏障功能以减少患者不适，并且与外科手术相比可能技术相关的并发症和不良反应更少。

TIF 已被证明可实现食管和食管外的 GERD 相关症状的长期改善（长达 10 年）。其可使 75%～90% 的患者停止或显著减少质子泵抑制药（proton pump inhibitor, PPI）的使用。并且通过 pH 或阻抗监测，TIF 可以改善功能。TIF 可使用 EsophyX® 设备（EndoGastric Solutions, Redmond, WA, USA）或 Medigus 超声外科内吻合器（MUSE™, Medigus, Omer, Israel）完成。

迄今为止，全球经验最丰富的医学中心是使用 EsophyX® 设备（EndoGastric Solutions, Redmond, WA, USA）实施的 TIF，已有 17 000 余次手术记录。EsophyX® 在操作人员的内镜视野下，通过两层（食管和胃）部署多个非吸收性聚丙烯扣件，在胃食管连接处周围以 250°～300° 圆周模式构建一个 3～5cm 长的 Ω 形阀门。使用 TIF2.0 方法的多位研究人员证明使用此设备的 TIF 具有良好、持久的疗效。同时新一代仪器（EsophyX Z®）还进行了迭代更新。

目前获得 FDA 批准的最新腔内胃底折叠

装置是 Medigus 内镜吻合系统（Medigus, Omer, Israel）。Medigus 超声外科内吻合器（MUSE™）使用多组金属缝线在超声引导技术下将胃底缝合到膈下食管完成类似于标准外科 Dor-Thal 手术的前胃底折叠术。与 EsophyX® 不同的是，瓣膜成形是在超声引导下完成的。在滑动性食管裂孔疝的情况下，只有当疝气可以减少到膈肌以下时才能进行手术。

## 一、TIF 技术

### （一）术前评估

术前必须进行上消化道内镜检查，以确定门齿与食管胃结合部（esophago-gastric junction, GEJ）和膈裂孔之间的距离，以及完全胃扩张时膈裂孔的最大直径。使用目前的 TIF 技术，只有长度≤3.0cm 的裂孔疝可以在横膈膜下方完全缩小，而在横径＞3.0cm 的裂孔中进行的折叠可能会在胸腔中结束，这会影响新创建的瓣膜的疗效。在手术之前所有患者都应接受食管测压以排除原发性运动障碍和 24h pH- 阻抗监测以排除功能性胃灼热。为了更准确地识别食管运动障碍食管测压应首选高分辨率测压法。如果使用 MUSE™设备，在食管裂孔疝的情况下应进行食管钡剂造影以评估疝气的可复性，因为难复性疝气是手术的禁忌证。

### （二）采用 EsophyX® 设备的经口无切口胃底折叠术

EsophyX® 设备包括：①手柄，控制装置位于其中；②一个 18mm 直径的底盘，通过该底盘运行控制通道和一个标准的直视 9mm 直径内镜；③组织内陷器，由位于底盘远端部分的侧孔构成，可对其施加外部吸力；④组织模具，它可以被带到反向弯曲，并将组织推到装置的轴上；⑤螺旋螺钉，它被推进到组织中并允许组织在组织模具和轴之间收缩；⑥两个探针，穿过折叠组织和组织模具，聚丙烯 H 形扣件可部署在其上；⑦一个装有 20 个扣件的工具盒。

更新后的设备 EsophyX Z® 的扣件部署类似于外科缝合器的原理，这降低了控制复杂性和双扣件部署，并且该设备通过管理后腿得到了改进。随着组织模具弯头的消除和组织模具横向刚度的增加，交叉界面已经大大减少。同时组织模具尖端在部署期间也可覆盖探针。图 23-1 为第一代和第二代 EsophyX® 设备。

该手术由 2 名人员完成，一名控制设备，另一名操作内镜。该装置在全身麻醉下以左侧卧位或仰卧位经口插入。如果在装置插入时不够小心谨慎，则有可能造成下咽穿孔。在插入困难的情况下可以轻轻旋转该装置以通过上食管括约肌。由于第二代设备的直径较小，该并发症的风险较低。

一旦进入胃，空气或二氧化碳就会被吹入以扩张胃腔并使得胃底和 GEJ 有足够的视野。首选二氧化碳，因为其可使胃膨胀得更快、更持久并减少患者的不适。将内镜反转时，左侧卧位患者的胃小弯位于 12 点钟位置，胃大弯位于 6 点钟位置。一旦组织模具向后弯曲，它就会靠着 EsophyX® 闭合装置，旋转到 11 点钟或 1 点钟位置（胃小弯），然后将组织模具拉回以将其尖端放在食管腔内。此时，螺旋螺钉向前推进，装置的轴向尾部推进，在 Z 线正下方直视下夹闭组织。组织模具打开后螺旋螺钉电缆从组织模具中脱离。然后对螺旋牵开器施加张力，同时轻轻打开和关闭组织模具，使胃底滑过组织模具。在这个阶段需要对胃进行吸气。因为在手术的这个阶段未能给胃排气会限制胃底折叠术的大小。

完成此操作后，螺旋牵开器和组织模具都锁定到位，负压、吸引 30s，然后将该装置尾端推进到已重新充气的胃中。后一种操作可确保在腹腔内进行食管胃折叠术，并减少存在的食管裂孔疝。

通过部署多个聚丙烯 H 形扣件在两个探针上推进，一个在前另一个在后进行缝合。扣件部署过程从食管胃瓣的远后侧和前侧开始，靠近胃小弯，然后通过轴向旋转组织模具使胃在

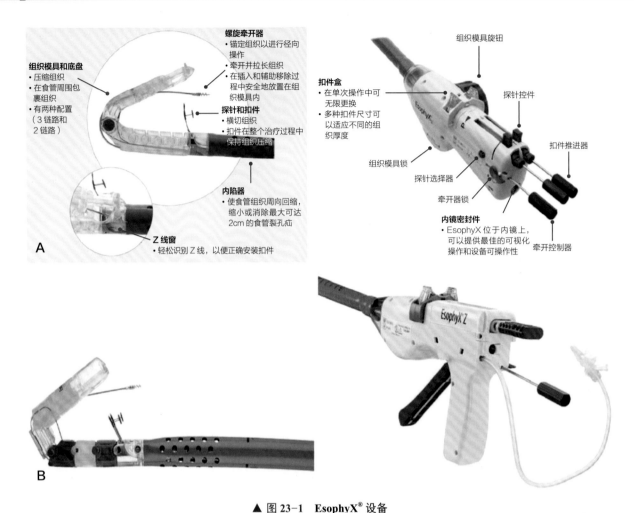

**组织模具和底盘**
· 压缩组织
· 在食管周围包裹组织
· 有两种配置（3 链路和 2 链路）

**螺旋牵开器**
· 锚定组织以进行径向操作
· 牵开并拉长组织
· 在插入和辅助移除过程中安全地放置在组织模具内

**探针和扣件**
· 横切组织
· 扣件在整个治疗过程中保持组织压缩

**内陷器**
· 使食管组织周向回缩，缩小或消除最大可达 2cm 的食管裂孔疝

**Z 线窗**
· 轻松识别 Z 线，以便正确安装扣件

**扣件盒**
· 在单次操作中可无限更换
· 多种扣件尺寸可以适应不同的组织厚度

**内镜密封件**
· EsophyX 位于内镜上，可以提供最佳的可视化操作和设备可操作性

组织模具旋钮
探针控件
扣件推进器
牵开控制器
组织模具锁
探针选择器
牵开器锁

▲ 图 23-1 EsophyX® 设备

A. 第一代设备；B. 第二代设备（图片 A 由 EndoGastric Solutions, Inc., Redmond, WA, USA 提供；B 由 2015 EndoGastric Solutions, Inc 提供）

食管上滑动，从而延伸到胃大弯，使得圆周收紧和新的瓣膜周长＞240°。在内镜下通过组织模具推进探针，直到操作者看到其尖端。然后在探针上推进扣件并展开以形成浆膜 - 浆膜褶皱。一旦在组织模具上可以看到扣件的尖端，就在扣件保持在适当位置的同时将探针拉回。通过这种方式，扣件的前腿脱离轨道并展开扣件。需要 14 个紧固件，进行 7 次折叠才能构建令人满意的胃食管周瓣膜。然而部署的件数量越多，新创建的瓣膜就越多[6]

所述 EsophyX® 的技术细节如图所示（图 23-2）。图 23-3 展示了内镜术前和术后的内镜表现。

随着时间的推移，除了标准操作方法外还有两种改进的技术来创建胃底折叠术。我们

在过去几年中使用的技术通过将螺旋螺钉推进到位于食管胃瓣膜的远后侧和前侧的 Z 线下方，与胃小弯相邻（11 点钟和 1 点钟位置）来夹闭组织。在插入探针之前，通过旋转（分别在 11 点钟和 1 点钟方向顺时针和逆时针）锁定的组织模具来施加扭矩。这种操作允许部分胃底围绕食管壁旋转，并且更多的组织被探针夹闭。在 1 点钟和 11 点钟位置为每个部位部署 4 个扣件，在瓣膜中部（4 点钟、6 点钟和 8 点钟位置）的每个部位部署两个扣件以加强和延长尾端的褶皱。这种技术使手术的成功率提高了 30%。使用标准 TIF 技术，40.7% 的患者（11/27）在术后 12 个月时不需要 PPI 治疗；而随着旋转 TIF 技术的应用，63.6% 的患者（14/22）完全缓解[7]。

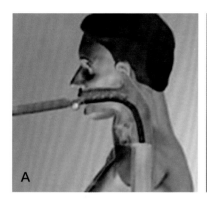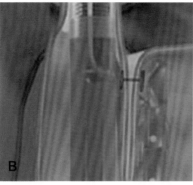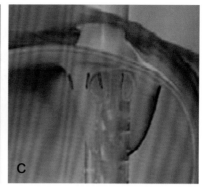

▲ 图 23-2　**EsophyX®** 手术示意图

A. EsophyX® 装置通过口腔进入食管并位于胃食管结合部；B. 该装置将胃底包裹在远端食管并固定组织皱襞；C. 多次重复此步骤以重建坚固的密封瓣膜（图片由 EndoGastric Solutions, Inc., Redmond, WA, USA 提供）

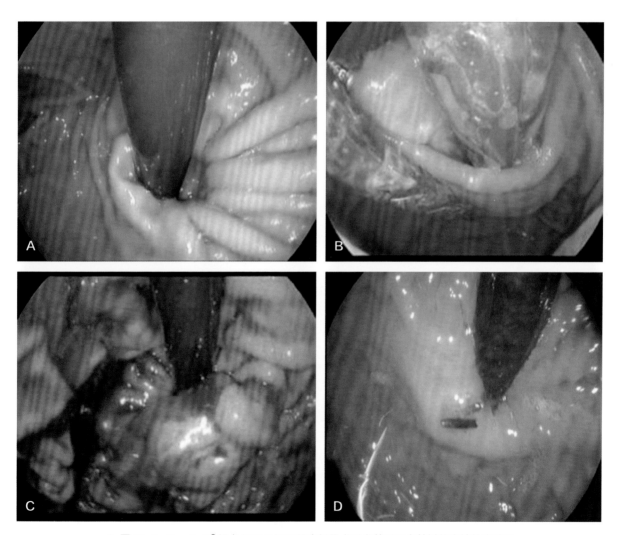

▲ 图 23-3　**EsophyX®** 设备经口无切口胃底折叠术手术前后胃食管瓣的内镜检查结果

A. EsophyX® 设备手术前的胃食管瓣；B. "Bell Roll" 操作以创建新的胃食管瓣；C. EsophyX® 设备手术后即刻的胃食管瓣；D. EsophyX® 设备手术后 6 个月的胃食管瓣

Bell R 等已经开发出一种旋转胃底折叠术，即所谓的"Bell Roll"操作[8]。螺旋牵开器在12 点钟方向接合，组织模具放置在 6 点钟方向。该装置的组织模具部分闭合在胃底，根据预期的褶皱深度，将其从头侧拉入食管 1～3cm。然后将张力施加到螺旋牵开器以在胃吸气的同时向 GEJ 靠近。此时，通过装置手柄的径向运动将锁定的组织模具朝胃小弯旋转至 12 点钟位置。该操作将胃底翻转并围绕远端食管滚动至 1 点钟位置。

在折叠结束后应立即进行内镜检查以评估咽部、食管腔、胃底和胃底折叠部。

### （三）采用 MUSE™ 的经口胃底折叠术

MUSE™ 设备包括内吻合器和与内吻合器相连的控制台，其中包含用于相机的控制器、超声波测距仪和各种传感器、用于吹入和冲洗的泵、抽吸系统、电源和 LED 控件。

内吻合器包含：①手柄，控制装置位于其中；②一根直径 15.5mm、长 66cm 的插入管，其中包含用于操作该装置的抽吸、注气 / 冲洗通道以及电气和机械电缆；③长 66mm 的刚性部分，其中包含钉仓（每个钉仓包含五个标准的 4.8mm

钛钉、超声镜、一个定位漏斗和两个螺钉漏斗）；④远端尖端，类似于内镜的尖端，具有抽吸、冲洗、照明（通过 LED）和可视化（通过微型相机）功能。砧座、定位销、螺钉和超声波都旨在确保在装订过程中正确对齐和定位设备。远端尖端可在一个方向上铰接，以与刚性部分和药筒对齐，弯曲半径为 26mm 和 40mm。该设备的详细信息如图所示（图 23-4）。

该手术可由一名经验丰富的工作人员执行。患者取仰卧位，气管插管全身麻醉。给予的呼气末正压通气（PEEP）至少为 5mmHg（7.5cmH$_2$O）。在对食管和胃进行初步内镜评估后，排除禁忌证，即可放置外管。然后，将内吻合器通过套管经口插入，并在直视下轻轻推进胃。将刚性部分穿过咽 - 食管连接处可能会遇到一些阻力。为避免对食管施加过大的力和损伤的风险，外套管可抽出 5cm，然后与内吻合器作为一个整体推进。同时，可以重复此操作直到系统到达食管中间体。弯曲颈部可能会使设备通过更容易。

一旦进入胃就注入空气或 CO$_2$ 使胃腔充盈，同时推进吻合器，直到尖端超过 GEJ 5cm。然后向后弯曲 180°，以获得足够的胃底和 GEJ 视

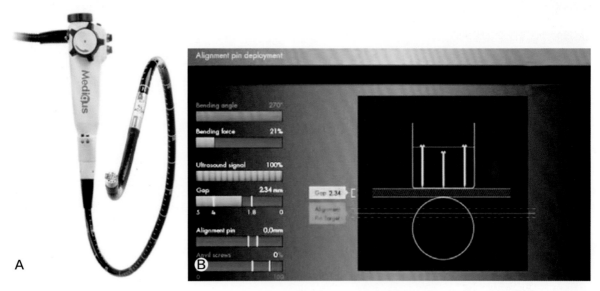

▲ 图 23-4　Medigus 外科超声内吻合器装置（MUSE™）

A. MUSE™ 设备；B. 与内吻合器连接的控制台，包含相机控制器、超声波测距仪和各种传感器（捆扎角度、捆扎力、定位销、螺钉、间隙）（图片由 Medigus, Omer, Israel 提供）

野来选择吻合位置。

最重要的吻合位置是最左边的位置，该位置通常优先考虑。这是胃底的锚定点，应尽可能靠近食管左侧。有时根据解剖结构，在更中心的位置进行第一次吻合可能更容易。附加的吻合位置应在 60°～180°。最右边的吻合不应在胃小弯上进行，因为在胃小弯中吻合可能会将胃窦连接到食管并打开食管 - 胃连接部而不是闭合它。可以在最左侧和最右侧之间放置额外的吻合钉。一旦确定了正确的吻合位置，所有的过程都会在超声引导下进行。手术的后续阶段包括夹紧组织、展开定位销、推进螺钉、钉合和取出螺钉[9]。MUSE™ 技术的细节见图 23-5。

图 23-6 展示了使用 MUSE™ 进行 TIF 后的内镜术前和术后检查结果。

### （四）术后护理

TIF 患者必须使用至少 2 种药物（美国麻醉协会对术后恶心呕吐管理指南的建议）进行预防止吐，并在整个手术过程中充分肌松。预防止吐持续静脉注射 24h，而广谱抗生素治疗则持续静脉注射 48h，然后通过口服途径持续 5 天。

所有患者都会出现由于装置的插入和操作导致的暂时性咽部刺激。有些患者在手术后 6h 出现轻度至中度上腹痛。疼痛如果持续 2～4 天则可能需要镇痛药，同时应考虑食管瘘或胃瘘。在此情况下，应进行 CT 扫描和水溶性对比剂 X 线检查。患者通常不会出现吞咽困难或腹胀。手术后白细胞计数可能会略有增加。出院后，患者在前 2 周内流质饮食，在接下来的 4 周内软食。手术 7 天后患者可停止 PPI。同时患者在 4 周内应避免剧烈运动。

## 二、并发症

迄今为止，EsophyX® 用于 TIF 的研究报道

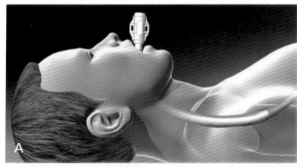

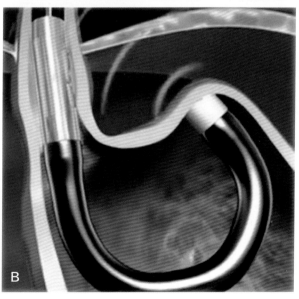

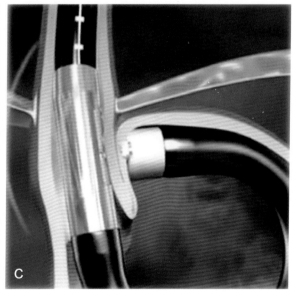

▲ 图 23-5　**Medigus 超声外科内吻合器（MUSE™）操作**
A. 内吻合器通过套管经口插入，并在直视下轻轻推到胃中。B. 一旦进入胃就注入空气或 $CO_2$ 使胃膨胀，同时推进吻合器，直到尖端超过食管胃结合部 5cm，然后向后弯曲 180°，以获得足够的胃底和食管胃结合部视野来选择吻合地点。在超声引导下进行组织夹紧和缝合。C. 此步骤至少重复 2 次以重建坚固的瓣膜。额外的吻合位置应在瓣膜圆周的 60°～180°（图片由 Medigus, Omer, Israel 提供）

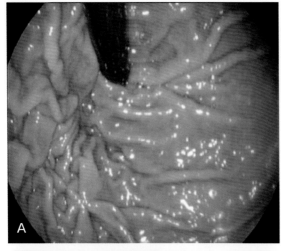
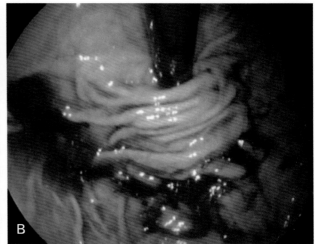
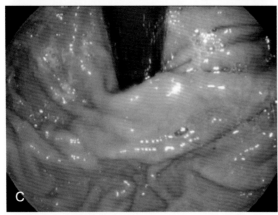

▲ 图 23-6　**Medigus 超声外科内吻合器（MUSE™）进行经口无切口胃底折叠术手术前后胃食管瓣的内镜检查结果**

A. Medigus 超声外科内吻合器（MUSE™）进行经口无切口胃底折叠术手术前的胃食管瓣；B. Medigus 超声外科内吻合器（MUSE™）在经口无切口胃底折叠术手术后立即形成的胃食管瓣；C. Medigus 超声外科内吻合器（MUSE™）在经口无切口胃底折叠术手术后 6 个月的胃食管瓣

的总体并发症发生率在 3%～10%。16 项研究（4 项 RCT 和 12 项前瞻性观察性试验）报道了严重不良事件的发生[10]。总体而言，781 名接受 TIF 的患者共发生 19 起严重不良事件，平均发生率为 2.4%。严重不良事件包括 7 例穿孔、5 例需要输血的出血、4 例气胸和 1 例严重的上腹痛。据报道，由于食管穿孔导致纵隔脓肿的患者 <2%。出血发生在螺旋牵开器插入部位。没有发生与手术相关的死亡。

手术后立即在腹部发现游离空气并不总是临床相关并发症的依据。

在迄今为止采用 MUSE™ 设备的 TIF 发表的 3 项研究中，5.5%～22% 的患者报告了轻微的并发症，如胸痛、喉咙痛、短暂性肺不张、肩痛和嗳气。6.2% 的患者（64 名患者中有 4 名）报告了主要并发症，包括气胸（1 例）、气胸和

食管瘘（1 例）和出血（1 例）。患者出现气胸、食管瘘和出血则需干预[11-14]。

两种 TIF 技术均未报道远期并发症或长期不良反应。

## 三、结果

迄今为止，采用 EsophyX® 进行的 TIF 已发表了 14 项观察性非随机前瞻性研究和 5 项随机对照试验[10]。而采用 MUSE™ 的 TIF 已有 3 项观察性前瞻性研究和两篇摘要发表。

在 EsophyX® 的观察性研究中，有 2 项提供了 3 个月的随访结果（32 份）[4, 15]，有 9 项（439 份）提供了 6 个月的随访结果[7, 16-23]，7 项提供了 12 个月的随访结果（329 份）[6, 7, 14, 16, 17, 22-24]，以及 3 项提供了 24 个月的随访结果（81 份）[7, 23-25] 和 36 个月的随访结果（105 份）[20, 23, 24]。只有一项

显示了随访 4 年、5 年和 6 年的随访结果[23]。除了 3 项研究外，所有研究都证明 TIF 可以停用抗反流药物或显著降低其剂量；3 项研究提出了对该技术的有效性的担忧[15, 17, 26]。最近 TEMPO 随机对照试验公布了 3 年的随访结果：该技术分别在 90% 和 88% 的患者中消除了反流和非典型 GERD 症状[27]。

16 项研究通过 GERD 健康相关生活质量（HRQL）评估症状，11 项研究评估了术前和术后 pH+/- 和阻抗记录。

TIF 术后 6 个月和 12 个月的结果显示，分别有 75%～84% 和 53%～85% 的患者停止使用 PPI 或将 PPI 治疗剂量减半。据报道，37%～89% 的患者的食管酸暴露在总酸反流、反流次数和 DeMeester 评分方面恢复正常。

TIF 2 年后，75%～93% 的患者消除了每日高剂量 PPI 依赖。

在报道 3 年结果的 3 项研究中，74%～84% 的患者停止了每日 PPI 的使用。

只有 1 项研究评估了 14/50 名接受手术的患者在 TIF 后 6 年的结果。86% 的患者消除了对大剂量 PPI 的依赖，其中 1/2 的患者完全停止了 PPI 的使用[23]。这提供了 TIF 可以长期地缓解症状和减少 PPI 使用的证据。TIF 的长期疗效则体现在相同前瞻性系列的 12 名患者长达 10 年的随访中，91.7% 的患者已停止或减半 PPI 治疗。TIF 对 10 年 PPI 使用影响的意向治疗分析显示，78.6% 的患者已停止或减半 PPI 治疗，而 35.7% 的患者已完全停止使用。

PPI 治疗后的平均 GERD-HRQL 评分，以及平均胃灼热和反流评分仍显著低于治疗前，并且与 3 年、5 年、7.5 年和 10 年评分相比没有差异（图 23-7 和图 23-8）。

TIF 术后复发主要发生在手术后 6～12 个月，而在 12～36 个月，疗效没有显著差异。6～10 年的疗效与 36 个月的疗效基本相似。

这些研究结果表明，适当的患者选择对 TIF 后实现临床成功起着关键作用，并证实影响术后疗效的负面因素在大多数患者的术后早期发挥作用。操作人员的经验在 TIF 结果中也起着重要作用。在我们的系列中观察到的所有 TIF 失败都发生在操作者学习曲线早期接受手术的患者中。在两家社区医院进行的 124 名未选择患者的回顾性研究分别报道，在平均 7 个月的随访期内，分别有 75% 和 80% 的患者没有典型和非典型 GERD 症状。这证实操作者的经验对于 TIF 的疗效起着重要作用[28]。

在比较食管酸暴露时间的 6 项 RCT 研究中，TIF 显著减少了未接受 PPI 治疗的 GERD 患者的食管酸暴露时间[27, 29-33]。与 PPI 相比，TIF 在

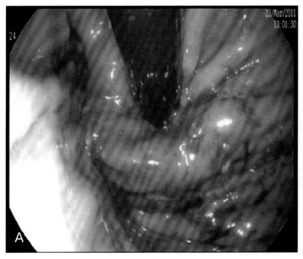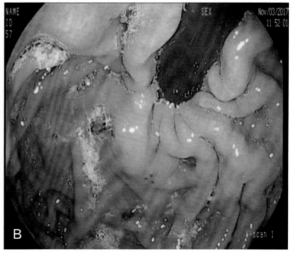

▲ 图 23-7　EsophyX® 经口无切口胃底折叠术术前、术后即刻和术后 24 个月的胃食管瓣内镜检查结果
A. EsophyX® 经口无切口胃底折叠术术后即刻的胃食管瓣；B. EsophyX® 经口无切口胃底折叠术后 6 年的胃食管瓣

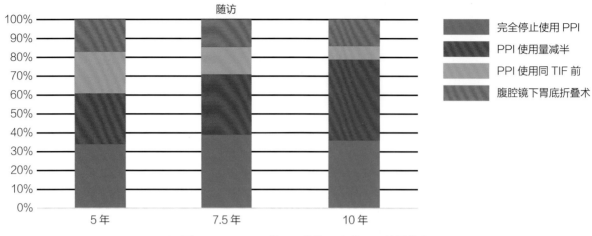

▲ 图 23-8 EsophyX® TIF 术后 10 年的 PPI 使用情况

PPI. 质子泵抑制药；TIF. 经口无切口胃底折叠术

食管酸暴露时间方面显示出相似的疗效，并且与假手术组相比可显著改善患者的酸暴露时间。

3 项 RCT 研究评估了 TIF 手术前后的总反流发作情况 [20, 29, 31]。

与未接受 TIF 的患者相比，接受 TIF 的患者反流发作显著减少。

3 项随机对照试验报道了 TIF 治疗前后酸反流发作的发生率 [27, 31, 32]。接受 TIF 的患者与接受 PPI 治疗的患者没有显著差异。

3 项研究报道了 TIF 术后疗效欠佳。在短期随访（12 个月）的小队列研究中，两个队列发现 66.7% 的患者远端食管酸暴露恶化，68% 的患者持续存在 GERD 症状 [17, 26]。一项在 PPI 难治性 GERD 患者中比较 TIF 与机器人辅助 Nissen 胃底折叠术的开放标签研究报道 TIF 后 30% 的患者和 Nissen 胃底折叠术后 50% 的患者症状完全缓解。而 TIF 后 100% 的患者和 Nissen 胃底折叠术后 100% 的患者食管酸暴露时间正常化 [15]。这些数据表明，在具有挑战性的临床环境中，例如，PPI 难治性 GERD，Nissen 胃底折叠术似乎比 EsophyX® TIF 更有效。

在 TIF 失败的情况下，外科手术行胃底折叠术已被证明是可行的，其并没有技术困难或增加发病率。8.1%～18.0% 的病例报道 TIF 失败后进行手术翻修 [7, 24, 34, 35]。在两项研究中，Nissen 胃底折叠术在所有 TIF 失败病例（分别

为 9 名和 11 名患者）中使症状完全消失 [35, 36]。然而，在我们的系列研究中，4 名因 TIF 后持续存在的 GERD 症状而接受 Nissen 胃底折叠术的患者中只有 1 名停止了抑酸治疗 [7]。这一发现可能是由于我们系列中 TIF 的患者只有轻微的胃食管连接部损伤并患有可能由许多复杂机制产生的 GERD 相关症状，包括食管对反流的敏感性增加等。

另外，据报道，高达 14% 的患者在腹腔镜胃底折叠术后需要再次干预 [1] 并且 TIF 在外科手术失败后仍有效 [37]。

迄今为止，只有 5 项研究评估了采用 MUSE™ 技术的 TIF 的疗效。1 项初步研究评估了 13 名受试者在手术后长达 5 年的 GERD 相关症状和 PPI 使用情况，92% 的患者在 6 个月时 GERD 相关症状评分恢复正常，并且 77% 的患者中完全停止或减少了一半的 PPI 使用（54% 的患者完全停止 PPI 使用）。在 12 个月时，有 82% 的患者而在 36 个月时有 73% 的患者完全停止或减少了一半的 PPI 使用。这一比例持续存在并保持不变长达 5 年 [11]。

在 1 项对 66 名患者进行为期 6 个月的随访的多中心、前瞻性国际研究中，73% 的患者的 GERD 相关症状评分提高了 50% 以上，85% 的患者不再使用 PPI 或每日剂量减少 50% 以上；64.6% 的患者停止了 PPI 使用。在 24h 的 pH 记

录中,食管 pH<4.0 的总时间比基线显著减少[12]。

另 1 项单中心研究评估了采用 MUSE ™ 的 TIF 对 37 名患者在基线、6 个月和最多 4 年的疗效和安全性[13]。术后 6 个月和 4 年时停止 PPI 使用的患者比例为 83.8%（31/37）和 69.4%（25/36）。GERD 健康相关生活质量（HRQL）评分（停用 PPI 的情况下）从基线到手术后 6 个月和,4 年显著降低。以奥美拉唑当量（均值 ± 标准差,mg）衡量的 GERD 药物的每日剂量从基线时的（66.1±33.2）mg 降至术后 6 个月的（10.8±15.9）mg 和术后 4 年的（12.8±19.4）mg（$P<0.01$）。2017 年在 DDW 上发表的 2 篇摘要报道在 1 项多中心研究中,76% 的患者在 6 个月时停止了 PPI 治疗,在单中心研究中,74% 和 79% 的患者在 6 个月和 12 个月时停止了 PPI 治疗。

采用 MUSE™ 的 TIF 术后没有腹腔镜胃底折叠术后常见的术后不良反应,如腹胀、吞咽困难或腹泻。

### 影响 TIF 疗效的因素

迄今为止,仅针对 EsophyX® 技术评估了可能影响 TIF 疗效的因素。

在我们的队列中,从技术角度来看,部署的扣件数量和旋转技术的应用与良好的结果相关,大量的扣件将完全缓解的可能性提高了 4 倍[7]。另一项研究报道称,足够的扣件数量也是手术成功的关键点[8]。旋转技术将完全缓解的可能性提高了一半。这一结果也得到了最近的其他研究的证实[8, 21]。在我们的队列中,影响术后结果的患者相关因素中,术前 Hill 分级Ⅲ级和Ⅳ级、食管裂孔疝>2cm 和食管无效收缩与较高的失败率相关。即使只存在少量胃食管反流,反流清除的缺陷也会引起上皮过敏,从而可能产生症状[38]。根据 158 名连续患者的数据,我们对影响 EsophyX® TIF 疗效的术前因素进行单因素和多因素分析[39]。已发现一些具有典型症状的患者成功的预测因素,如年龄≥50 岁、GERD 健康相关生活质量评分（GERD-HRQL）（在 PPI 使用的情况下）≥15、反流症状

指数（在 PPI 使用的情况下）>13,以及胃食管反流症状评分（在 PPI 使用的情况下）≥18。在多变量分析中,年龄和 GERD-HRLQ 仍然是重要的预测因素。对于具有非典型 GERD 症状的患者,只有 GERD-HRQL 评分≥ 15 与手术成功率相关。

## 结论

在过去几年中,TIF 已成为治疗病理性胃食管反流的一种相对常见的方法。大多数的临床试验的患者包括对 PPI 治疗有反应或部分反应的典型胃食管反流症状的患者、无食管裂孔疝或有小食管裂孔疝（<3cm）的患者、拒绝终生药物治疗或不耐受的患者,或者需要高剂量的 PPI 维持治疗的患者。根据洛杉矶分类,患有 C 级和 D 级食管炎,以及 Barrett 食管的患者被排除在这些研究之外。

在大多数研究中,TIF 是通过 EsophyX® 设备完成的,并在短期内证明是有效的。其消除了 75%～85% 患者对 PPI 的日常依赖。使用 Medigus 内吻合器完成的 TIF 获得了类似的结果,但迄今为止的研究很少。

随访 3 年的 3 个研究的术后疗效与 1 年和 2 年的术后疗效相比没有差异,并且持续了长达 6 年;6 年的疗效一直保持到 10 年,但只有少数患者进行了如此长时间的临床随访。

使用这两种技术的所有已发表研究中均未报道与操作相关的并发症或持续不良反应。

总体结果表明,正如已发表的研究中招募的那样,TIF 在选定的患者亚群中是一种有效且安全的替代外科手术的治疗选择。在可用的 3 年随访数据中,TIF 疗效略低于 Nissen 胃底折叠术的疗效,但与 Toupet 或 Dor-Thal 胃底折叠术的疗效相似。没有报道任何与手术相关的不良反应,如吞咽困难和气胀。在较长的随访中（6～10 年）,尽管仅有少数患者,但是 TIF 疗效与 Nissen 胃底折叠术的疗效基本相当。

目前,根据临床研究数据,TIF 可作为

GERD 和 A-B 级食管炎患者的常规手术替代方案（如果可行），唯一的限制是食管裂孔疝的长度和可复性，其是影响干预方式选择的唯一限制因素。TIF 也可以适用于有一定术后持续不良反应风险的患者。迄今为止，缺乏支持 TIF 治疗严重食管炎或与口咽反流相关症状的疗效的数据。

然而，对于临床实践中引入的所有新方法，尽管短期 / 中期结果良好，但这些技术（主要是 MUSE™）在控制症状和新瓣膜维持时间的长期有效性方面仍然存在问题。因此，有必要进行随机对照试验，以确定 TIF 在 GERD 患者治疗中的作用，以及这两种技术中哪种技术更安全有效。

## 参考文献

［1］ Lundell L, Miettinen P. Continued (5 years) follow up of a randomized clinical study comparing antireflux surgery and omeprazole in GERD. J Am Coll Surg. 2001;192: 171–82.

［2］ Draaisma WE, Rijnhart-de Jong HG, Broeders IAMJ, Smout AJ, Furnee EJ, Gooszen HG. Five-year subjective and objective results of laparoscopic and conventional Nissen fundoplication. Ann Surg. 2006;244:34–41.

［3］ Smith CD. Surgical therapy for gastroesophageal reflux disease: indications, evaluation and procedures. Gastrointest Endosc Clin N Am. 2009;19:35–48.

［4］ Broeders JA, Draaisma WA, Bredenoord AJ, Smout AJ, Broeders IA, Gooszen HG. Long-term outcome of Nissen fundoplication in non-erosive and erosive gastro-esophageal reflux disease. Br J Surg. 2010;97:845–52.

［5］ Alemanno G, Bergamini C, Prosperi P, Bruscino A, Leahu A, Somigli R, Martellucci J, Valeri A. A long-term evaluation of the quality of life after laparoscopic Nissen-Rossetti anti-reflux surgery. J Minim Access Surg. 2017;13:208–14.

［6］ Cadiere GB, Rajan A, Germay O, Himpens J. Endoluminal fundoplication by a transoral device for the treatment of GERD: a feasibility study. Surg Endosc. 2008; 22:333–42.

［7］ Testoni PA, Vailati C, Testoni S, Corsetti M. Transoral incisionless fundoplication (TIF 2.0) with Esophyx for gastroesophageal reflux disease: long-term results and findings affecting outcome. Surg Endosc. 2012;26:1425–35.

［8］ Bell RC, Cadière GB. Transoral rotational esophagogastric fundoplication: technical, anatomical, and safety considerations. Surg Endosc. 2011;25:2387–99.

［9］ Kauer WK, Roy-Shapira A, Watson D, Sonnenschein M, Sonnenschein E, Unger J, Voget M, Stein HJ. Preclinical trial of a modified gastroscope that performs a true anterior fundoplication for the endoluminal treatment of gastroesophageal reflux disease. Surg Endosc. 2009;23: 2728–31.

［10］ Huang X, Chen S, Zhao H, Zeng X, Lin J, Tseng Y, Chen J. Efficacy of transoral incisionless fundoplication (TIF) for the treatment of GERD: a systematic review with meta-analysis. Surg Endosc. 2017;31:1032–44.

［11］ Roy-Shapira A, Bapaye A, Date S, Pujari R, Dorwat S.

Trans-oral anterior fundoplication: 5-year follow-up of pilot study. Surg Endosc. 2015;29(12):3717–21.

［12］ Zacheri J, Roy-Shapira A, Bonavina L, Bapaye A, Kiesslich R, Schoppmann SF, Kessler WR, Selzer DJ, Broderick RC, Lehman GA, Horgan S. Endoscopic anterior fundoplication with the Medigus ultrasonic surgical endostapler (MUSE) for gastroesophageal reflux: 6-month results from a multi-center prospective trial. Surg Endosc. 2015;29:220–9.

［13］ Kim HJ, Kwon CI, Kessler WR, Selzer DJ, McNulty G, Bapaye A, Bonavina L, Lehman GA. Long-term follow-up results of endoscopic treatment of gastroesophageal reflux disease with the MUSE™ endoscopic stapling device. Surg Endosc. 2016;30:3402–8.

［14］ Demyttenaere SV, Bergman S, Pham T, Anderson J, Dettorre R, Melvin WS, Mikami DJ. Transoral incisionless fundoplication for gastro-esophageal reflux disease in an unselected patient population. Surg Endosc. 2010;24: 854–8.

［15］ Frazzoni M, Conigliaro R, Manta R, Melotti G. Reflux parameters as modified by EsophyX or laparoscopic fundoplication in refractory GERD. Aliment Pharmacol Ther. 2011;34:67–75.

［16］ Cadière GB, Buset M, Muls V, Rajan A, Rösch T, Eckardt AJ, Weerts J, Bastens B, Costamagna G, Marchese M, Louis H, Mana F, Sermon F, Gawlicka AK, Daniel MA, Devière J. Antireflux transoral incisionless fundoplication using EsophyX: 12-month results of a prospective multicenter study. World J Surg. 2008;32:1676–88.

［17］ Repici A, Fumagalli U, Malesci A, Barbera R, Gambaro C, Rosati R. Endoluminal fundoplication (ELF) for GERD using Esophyx: a 12-month follow-up in a single-center experience. J Gastrointest Surg. 2010;14:1–6.

［18］ Testoni PA, Corsetti M, Di Pietro S, Castellaneta AG, Vailati C, Masci E, Passaretti S. Effect of transoral incisionless fundoplication on symptoms, PPI use, and pH-impedance refluxes of GERD patients. World J Surg. 2010;34:750–7.

［19］ Petersen R, Filippa L, Wassenaar EB, Martin AV, Tatum R, Oelschlager BK. Comprehensive evaluation of endoscopic fundoplication using the Esophyx device. Surg

Endosc. 2012;26:1021–7.

[20] Witteman PBL, Strijkers R, de Vries E, Toemen L, Conchillo JM, Hameeteman W, Dagnelie PC, Koek GH, Bouvy ND. Transoral incisionless fundoplication for treatment of gastroesophageal reflux diseases in clinical practice. Surg Endosc. 2012;26:3307–15.

[21] Bell RC, Mavrelis PG, Barnes WE, Dargis D, Carter BJ, Hoddinott KM, Sewell RW, Trad KS, DaCosta Gill B, Ihde GM. A prospective multicenter registry of patients with chronic gastro-esophageal reflux disease receiving transoral incisionless fundoplication. J Am Coll Surg. 2012;215:794–809.

[22] Wilson EB, Barnes WE, Mavrelis PG, Carter BJ, Bell RCW, Sewell RW, Ihde GM, Dargis D, Hoddinott KM, Shughoury AB, Gill BD, Fox MA, Turgeon DG, Freeman KD, Gunsberger T, Hausmann MG, Leblanc KA, Deljkich E, Trad KS. The effects of transoral incisionless fundoplication on chronic GERD patients: 12-month prospective multicenter experience. Surg Laparosc Endosc Percutan Tech. 2014;24:36–46.

[23] Testoni PA, Testoni S, Mazzoleni G, Vailati C, Passaretti S. Long-term efficacy of transoral incisionless fundoplication with Esophyx (TIF 2.0) and factors affecting outcomesin GERD patients followed for up to 6 years: a prospective single-center study. Surg Endosc. 2015;29: 2770–80.

[24] Muls V, Eckardt AJ, Marchese M, Bastens B, Buset M, Devière J, Louis H, Rajan A, Daniel MA, Costamagna G. Three-year results of a multicenter prospective study of transoral incisionless fundoplication. Surg Innov. 2013; 20(4):321–30.

[25] Cadière GB, Van Sante N, Graves JE, Gawlicka AK, Rajan A. Two-year results of a feasibility study on antireflux transoral incisionless fundoplication using Esophyx. Surg Endosc. 2009;23:957–64.

[26] Hoppo T, Immanuel A, Schuchert M, Dubrava Z, Smith A, Nottle P, Watson DI, Jobe BA. Transoral incisionless fundoplication 2.0 procedure using EsophyX ™ for gastroesophageal reflux disease. J Gastrointest Surg. 2010; 14:1895–901.

[27] Trad K, Fox MA, Simoni G, Shughoury AB, Mavrelis PG, Raza M, Helse JA, Barnes WE. Transoralfundopliication offers durable symptom control for chronic GERD: 3-year report from the TEMPIO randomized trail with a crossover arm. Surg Endosc. 2017;31:2498–508.

[28] Barnes WE, Hoddinott KM, Mundy S, et al. Transoral incisionless fundoplication offers high patient satisfaction and relief of therapy-resistant typical and atypical symptoms of GERD in community practice. Surg Innov. 2011;18:119–29.

[29] Hunter GJ, Kahrilas PJ, Bell RC, Wilson EB, Trad KS, Dolan JP, Perry KA, Oelschlager BK, Soper NJ, Snyder BE, Burch MA, Melvin WS, Reavis KM, Turgeon DG, Hungness ES, Diggs BS. Efficacy of transoral fundopli-cation vs omeprazole for treatment of regurgitation in a randomized controlled trial. Gastroenterology. 2015;148: 324–33.

[30] Hakansson B, Montgomery M, Cadiere GB, Rajan A, Bruley des Varannes S, Lerhun M, Coron E, Tack J, Bischops R, Thorell A, Arnelo U, Lundell L. Randomised clinical trial: transoral incisionless fundoplication vs. sham intervention to control chronic GERD. Aliment Pharmacol Ther. 2015;42:1261–70.

[31] Rinsma NF, Farreʹ R, Bouvy ND, Masclee AM, Conchillo JM. The effect of endoscopic fundoplication and proton pump inhibitors on baseline impedance and heartburn severity in GERD patients. Neurogastroenterol Motil. 2015;27:220–8.

[32] Trad KS, Barnes WE, Simoni G, Shughoury AB, Mavrelis PG, Raza M, Heise JA, Turgeon DG. Fox MA (2015) Transoral incisionless fundoplication effective in eliminating GERD symptoms in partial responders to proton pump inhibitor therapy at 6 months: the TEMPO randomized clinical trial. Surg Innov. 2015;22:26–40.

[33] Trad KS, Simoni G, Barnes WE, Shughoury AB, Raza M, Heise JA, Turgeon DG, Fox MA, Mavrelis PG. Efficacy of transoral fundoplication for treatment of chronic gastroesophageal reflux disease incompletely controlled with high-dose proton-pump inhibitors therapy: a randomized, multicenter, open label, crossover study. BMC Gastroenterol. 2014;14:174.

[34] Svoboda P, Kantorová I, Kozumplík L, Scheer P, Radvan M, Radvanová J, Krass V, Horálek F. Our experience with transoral incisionless plication of gastroesophageal reflux disease: NOTES procedure. Hepatogastroenterology. 2011;109:1208–13.

[35] Fumagalli Romario U, Barbera R, Repici A, Porta M, Malesci A, Rosati R. Nissen fundoplication after failure of endoluminal fundoplication: short-term results. J Gastrointest Surg. 2011;15:439–43.

[36] Furnée EJ, Broeders JA, Draaisma WA, Schwartz MP, Hazebroek EJ, Smout AJ, van Rijn PJ, Broeders IA. Laparoscopic Nissen fundoplication after failed Esophyx fundoplication. Br J Surg. 2010;97:1051–5.

[37] Bell RCW, Hufford RJ, Fearon J, Freeman KD. Revision of failed traditional fundoplication using Esophyxtransoral fundoplication. Surg Endosc. 2013;27:761–7.

[38] Kim KY, Kim GH, Kim DU, Wang SG, Lee BJ, Lee JC, Park DY, Song GA. Is ineffective esophageal motility associated with gastropharyngeal reflux disease? World J Gastroenterol. 2008;14:6030–5.

[39] Bell RC, Fox MA, Barnes WE, Mavrelis PG, Sewell RW, Carter BJ, Ihde GM, Trad KS, Dargis D, Hoddinott KM, Freeman KD, Gunsberger T, Hausmann MG, Gill BD, Wilson E. Univariate and multivariate analysis of preoperative factors influencing symptomatic outcomes of transoral fundoplication. Surg Endosc. 2014;28:2949–58.

# 第 24 章
# 射频消融术和内镜抗反流黏膜切除术治疗胃食管反流病
## Radiofrequency Ablation (RFA) and Anti-Reflux MucoSectomy (ARMS) for Gastroesophageal Reflux Disease

Bryan Brimhall  Amit Maydeo  Mihir S. Wagh  Hazem Hammad  著
张继军  译

胃食管反流病（GERD）的传统治疗手段包括改变生活方式和药物治疗，有时也可以通过手术干预治疗。GERD 的全球发病率在持续上升，特别是在北美和东亚地区尤为显著[1]，然而多达 20%～30% 的糜烂性反流患者和 40% 的非糜烂性反流患者对主要的治疗药物质子泵抑制药（PPI）没有应答[2]。如果 PPI 治疗无效，也可以采用抗反流手术（腹腔镜或开腹胃底折叠术）进行治疗，但在长期随访中发现，进行外科胃底折叠术后的患者有 1/4 会重新开始 PPI 治疗；在腹腔镜或开腹胃底折叠术后的患者中分别有 15% 和 30% 的患者需要进行再次干预[3, 4]。目前已经有了许多在内镜下治疗 GERD 的方案，包括磁化括约肌增强术（magnetized sphincter augmentation, MSA），也被称为 LINX 系统（Torax Medical Inc., ShoReview, MN, USA）；射频消融术，也被称为 Stretta 系统（Mederi Treateutics, Norwalk, CT, USA）；经口无切口胃底折叠术（TIF）（EsophyX; EndoGastric Solutions, Redmond, WA, USA）；Medigus 超声外科吻合器（Medigus, Omer, Israel）；内镜全厚度折叠术（GERDx 系统；G-SURG GmbH, Seeon-Seebruck, Germany）[4-6]。许多干预措施已经在本教科书的其他章节中进行了讨论，本章我们将重点介绍射频消融术和内镜抗反流黏膜切除术（ARMS）。

## 一、射频消融术

射频消融术，也被称为 Stretta 系统（Mederi Treateutics, Norwalk, CT, USA），于 2000 年获得 FDA 批准用于治疗 GERD。它通过一根 20Fr 头端附有软球囊的导管系统，对下段食管括约肌和贲门发射射频能量[7]，通过改变球囊导管系统相对于 Z 线的位置和旋转球囊导管，可以在 4 个内置针头的辅助下实现发射多种剂量的能量（图 24-1）。射频能量通常通过热电偶系统以低功率（5w）传输，该系统可避免肌肉水平（＞85℃）和黏膜水平（＞50℃）的高温；用水冲洗也是为了避免过热，以免导致黏膜损伤[4]。以前提出射频消融的作用机制包括食管胃结合部黏膜下层和肌层的纤维化，但最近的研究数据并不支持纤维化的理论，并提出低能量输送导致了肌肉纤维增殖和肌肉纤维体积增加，从而产生生理屏障[7-11]。

Corley 等评估了同时有 GERD 症状和病理性食管酸暴露的患者，他们被随机分为 RFA

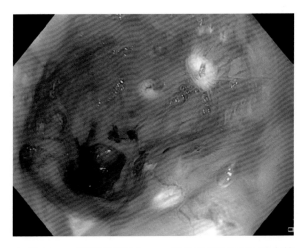

▲ 图 24-1　胃镜下观察 Stretta 手术后热效应对下段食管组织的影响

图片由 Steven Edmundowicz, MD 提供

组（n=35）和假治疗组（n=29），实验结果显示两组患者每日胃灼热症状均有改善（61% vs. 33%，P=0.005），GERD 生活质量评分均提高＞50%（61% vs. 30%，P=0.03）。然而在 6 个月时，停药方案后的每日用药没有差别（55% vs. 61%，P=0.67），食管酸暴露也没有差别[12]。

由 Aziz 等进行的第二项随机试验入组了有 6 个月胃灼热症状和 GERD 健康相关生活质量（GERD-HRQL）评分＞18 分的患者，停用所有药物（不包括抑酸药）10 天。第一组实施单一的 Stretta 手术，第二组是假手术组，患者接受镇静的内镜检查，放置 Stretta 导管但没有能量输送，第三组接受 Stretta 手术，但对于 GERD-HRQL 评分改善≤75% 的患者，则重复 Stretta 手术，实验的主要终点是 GERD-HRQL 较基线的改善。研究显示，对比内镜检查前后的评分，假手术组和治疗组的 GERD-HRQL 均有改善；与假手术组相比，治疗组 GERD-HRQL 的改善程度更大，但这一程度并不显著；假手术组酸暴露时间在手术前后无显著性差异 [（9.9±2.6）min vs.（8.2±3.1）min，P＞0.05]，单一手术组 [（9.4±3.4）min vs.（6.7±2.8）min，P＜0.01] 和双 Stretta 手术组 [（8.8±2.8）min vs.（5.2±2.4）min，P＜0.01] 均明显缩短；与假手术组 [（14.1±2.6）mmHg vs.（15.9±3.2）mmHg，P＞0.05] 相比，单一手术组 [（11.6±3.2）mmHg

vs.（16.2±4.5）mmHg，P＜0.01] 和双 Stretta 手术组 [（12.2±3.7）mmHg vs.（19.6±2.9）mmHg，P＜0.01] 12 个月时下段食管括约肌的平均压力也显著升高[13]。

Arts 等在一项双盲、假对照、交叉射频试验中，观察了 22 名对大剂量 PPI 治疗完全或部分有效的 GERD 患者，这些患者长期存在典型的 GERD 症状，并进行病理食管 pH 监测（超过 4% 的时间 pH＜4）[11]。这些患者都在研究前和 3 个月后进行了症状评估、内镜检查、测压、24h 食管 pH 监测和 GEJ 扩张性测试，在先接受 Stretta 治疗后再接受假手术治疗的 11 名患者中，他们的症状评分显著降低（14.7±1.5 vs. 8.3±1.9，P＜0.005），但在 3 个月时，作为交叉的一部分，他们接受假手术治疗时，没有观察到额外的显著差异（7.80±2.1）。第二组患者首先进行了假手术治疗，症状无明显改善（16.1±2.5 vs. 15.6±2.2），但行 Stretta 术式 3 个月后有了显著性差异（7.2±1.6，P＜0.05）。在 Stretta 手术后 3 个月和 6 个月的随访中，与 Stretta 治疗前相比，反流性食管炎患者的数量和食管炎的分级没有差异，治疗 3 个月和 6 个月时，两组患者 Stretta 手术前后病理性食管酸暴露或质子泵抑制药使用情况无明显差异，两组患者在 Stretta 术前、术后 3 个月和术后 6 个月的下段食管压力、食管扩张性和食管动力均无显著差异。这项研究确实显示在 Stretta 手术后食管胃结合部的顺应性降低 [（17.8±3.6ml/mmHg）vs.（7.4±3.4）ml/mmHg，P＜0.05]，在给予西地那非 50mg 后恢复到 Stretta 手术前的水平（西地那非是一种平滑肌松弛药，它可以抗纤维化从而改善症状评分，如前所述）[11]。

Coron 等在一项比较 Stretta 和 PPT 治疗的随机对照试验中描述了他们对 43 名患者的经验[14]，所有患者在研究之前都在使用 PPI 疗法，6 个月后评估的主要终点是停止或减少 PPI 治疗至基线所需有效剂量的 50% 以下。在 6 个月时，可以停止 PPI 治疗或将剂量减少到支持 Stretta 治疗的剂量＜50% 的患者，均有显著改善（78% vs. 40%，P=0.01），但在 12 个月时情况并非如此（56% vs. 35%，P=0.16）。HRQL 评分在两组之间没有差异，在 Stretta 治疗后的 6 个月和基线之间食管酸暴露也没有明显的变化[14]。

证明 Stretta 手术疗效的随机对照试验是有限的，已有系统性综述显示胃灼热和 GERD-HRQL 评分有所改善。在一项包括 20 篇文章（2 篇随机对照试验，18 项队列研究）和 1441 名患者的系统综述中，GERD 症状和基于 Likert 评分的患者满意度调查显著改善（1.43±4.1 vs. 4.07±3.1，P=0.000 6），同时 GERD-HRQL 评分也显著改善（26.11±27.2 vs. 9.25±23.7，P=0.000 1）。在同一项分析中，DeMeester 评分和食管酸暴露时间（10.29%±17.8% vs. 6.51%±12.5%，P=0.000 3）均有显著改善（44.37±93 vs. 28.53±33.4，P=0.007 4）[15]。

Lipka 等最近进行了一项 Meta 分析，在 165 名患者中，仅包括 Stretta 的随机对照试验，与假手术[3] 或 PPI 治疗[1] 相比，在食管 pH（平均差值 1.56，95%CI −2.56～5.69，P=0.46）、下食管括约肌压力增加（−0.3，95%CI −2.66～2.02，P=0.79）、HRQL 评分（−5.24，95%CI −12.95～2.46，P=0.18），或者停止使用 PPI 的能力方面（相对危险度 0.87，95%CI 0.75～1.00，P=0.06），Stretta 组与假手术组之间没有差异[16]。

Stretta 的不良反应通常很轻微，可能包括胸痛（50%）、一过性发热和食管溃疡。据报道，胃轻瘫被认为是由于不经意间的迷走神经损伤造成的[4, 7]。射频消融治疗（Stretta）目前缺乏严格的长期客观数据，很难根据现有数据进行推荐。

## 二、抗反流黏膜切除术

2003 年 Satodate 等报道了 1 例 Barrett 食管重度不典型增生患者行远端食管和贲门环状黏膜切除术的患者[17]，手术前患者 DeMeester 评分为 5 分，有明显的裂孔疝（瓣膜 3 级），为了确保病变被完整切除，术中切缘距病变 2cm。在随访中发现患者贲门水平形成了瘢痕，但在随后的 24h pH 监测中发现患者的酸暴露正常[18]。虽然患者需要多次球囊扩张来维持贲门的通畅，

但从胃食管反流病的角度来看，他并没有症状。该患者促使 Inoue 教授和东京研究组开始研究在没有裂孔疝的情况下通过黏膜切除治疗胃食管反流是否可行。

Inoue 等选择有或无 Barrett 食管的 PPI 难治性 GERD 患者作为纳入研究的对象，这些患者无滑动性食管裂孔疝伴或不伴 Barrett 食管[19]。应用 DeMeester 评分评估 GERD 症状的严重程度[20]；进行上消化道内镜检查以评估裂孔疝的大小和分级，以及是否存在食管炎和（或）Barrett 食管（图 24-2）；所有患者均接受食管测压、24h pH 监测和 Bilitec 检查；胃食管瓣膜分级（Grade 1～4 级）用于描述食管裂孔疝的大小和分级[21]。

前 2 名 ARMS 患者行环周切除，以及切除伴有高度不典型增生的 Barrett 食管。随后的 8 名患者进行了内镜黏膜切除术（EMR）（2 名患者）或内镜黏膜下剥离术（ESD）（6 名患者），切除范围包括胃体小弯侧的 1cm 内的食管和 2cm 内贲门。手术首先用电刀标记黏膜切除部位，然后向黏膜下层注射生理盐水和靛胭脂染料，以便在 EMR 或 ESD 中完成 270° 切除（图 22-2 至图 22-4 和视频 24-1）。患者在手术后第一天开始喝水，第二天开始吃软的食物，第三天开始正常饮食，所有患者在 ARMS 术后继续进行 40 天 PPI 治疗，最后术后 2 个月完进行食管检查。

该小组报道结果显示 10 名患者均未出现并发症，DeMeester 评分在胃灼热（2.7～0.3，P=0.002 2）、反流（2.5～0.3，P=0.002 2）和总评

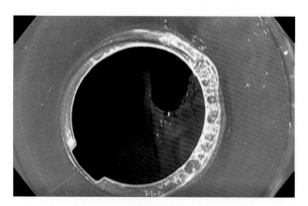

▲ 图 24-2　术前观察食管胃结合部 / 贲门

分（5.1～0.8，P=0.002 2）等指标上有显著改善。干预后贲门的瓣阀功能评分也有明显改善（3.2～1.2，P=0.015 2）[19]。前 2 名患者分别随访了 10 年和 3 年，他们无症状复发、食管炎或 Barrett 食管；后 8 名患者在没有 Barrett 食管证据的情况下完成了 ARMS 手术，有一半患者在接受手术治疗后拒绝食管 pH 评估，另外一半患者中食管 pH<4 的患者比例从 29.1% 显著改善到 3.1%（P=0.01）。EMR 组平均手术时间为 76min（42～124min，n=3），ESD 组平均手术时间为 127 min（98～176min，n=7）。在所有 10 例患者中，PPI 治疗在 40 天成功停止。Inoue 等认为，黏膜损伤后的瘢痕形成是预防胃食管反流的潜在机制，此外贲门的瓣阀功能也可能发生重塑（图 24-4）。

Inoue 等还发表了一篇摘要，研究涉及的 67 名患者均经过连续治疗[22]，与之前类似，对小弯侧的贲门进行半周黏膜切除术，治疗后 2 个月 F 评分从 26.8 分降低到 8.3 分（P<0.01），GERD Q 评分从 9.9 分降低到 5.7 分（P<0.01），24h 食管 pH 监测显示 pH（总）清除率从 22.8% 下降到 7.0%（P<0.05），在 2 个月的随访中，有 55% 的患者停止了 PPI 治疗，23% 的患者减少了 PPI 治疗，在手术干预后 1 年，PPI 未使用率达 61%。

除上述报道之外，Bapaye 等报道了 12 例难治性 GERD（定义为症状超过 1 年，PPI 使用时间>6 个月，病变范围>3cm，无食管裂孔疝）患者接受了 EMR 治疗[23]，并在 ARMS 后对患者进行了 4～6 周的跟踪调查，调查显示平均 GERD-HRQL 评分从 40 分改善到 12 分，DeMeester 评分从 28 分降低到 9 分。同时他们也报道了 2 例不良事件，这两个不良事件都是由于钛夹置入导致的肌层损伤。在 4 周的随访中，9/12（75%）的患者停止使用 PPI，2/12（16.7%）的患者 PPI 使用减少了 50%。

Chuttani 等报道了一种新的 ARMS 治疗方案，他们称之为贲门结扎内镜抗反流（Cardia ligation endoscope anti-reflux, CLEAR）手术[24]。新的 ARMS 治疗方案使用贲门带结扎代替黏膜

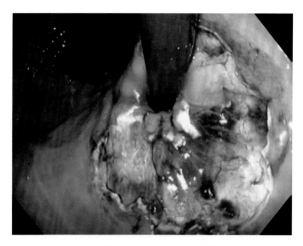

▲ 图 24-3　术中切除区域

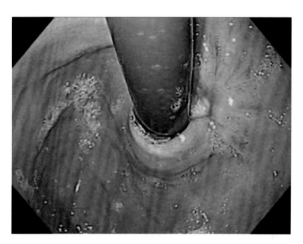

▲ 图 24-4　术后 1 个月的内镜检查显示小弯处有瘢痕，贲门的瓣阀功能有所改善

切除，从而减少手术相关的不良事件，从 2 名患者的初步治疗结果来看此种术式很有潜力。

ARMS 是一种新的内镜治疗方法，让一些严重的 GERD 患者（没有裂孔疝）在经生活方式调整和药物治疗失败后重燃希望，其短期数据显示效果良好，但长期数据仍然缺乏。目前有一项试验（Clinicaltrials.gov identifier NCT03259191）在本文发表时正在登记，目的是获得长期随访。ARMS 的好处包括不需要专有设备，也不像其他内镜 GERD 干预那样保留人工假体。EMR/ESD 技术得到了更广泛的实践，希望这些技术能够很容易地转移到 ARMS 治疗上。在 ARMS 的长期试验中需要解决的问题，包括为了使手术有效而又不会导致吞咽困难等不良事件，理想的切除组

织的数量和位置是多少；还需要对小弯侧和大弯侧切除进行比较，小弯侧切除被认为是更好的想法，因为瘢痕形成后会导致更尖锐的角度，但这一点到目前为止还没有得到证实。即使有这些问题，内镜治疗难治性 GERD，以及 ARMS 技术都很有发展前途。

## 参考文献

[1] El-Serag HB, Sweet S, Winchester CC, et al. Update on the epidemiology of gastro-oesophageal reflux disease: a systematic review. Gut. 2014;63:871–80.

[2] Katz PO, Gerson LB, Vela MF. Guidelines for the diagnosis and management of gastroesophageal reflux disease. Am J Gastroenterol. 2013;108:308–28; quiz 329.

[3] Broeders JA, Rijnhart-de Jong HG, Draaisma WA, et al. Ten-year outcome of laparoscopic and conventional nissen fundoplication: randomized clinical trial. Ann Surg. 2009;250:698–706.

[4] Nabi Z, Reddy DN. Endoscopic management of gastroesophageal reflux disease: revisited. Clin Endosc. 2016; 49:408–16.

[5] Triadafilopoulos G. Endoscopic options for gastroesophageal reflux: where are we now and what does the future hold? Curr Gastroenterol Rep. 2016;18:47.

[6] Triadafilopoulos G, Clarke JO, Hawn M. Precision GERD management for the 21st century. Dis Esophagus. 2017;30:1–6.

[7] Pandolfino JE, Krishnan K. Do endoscopic antireflux procedures fit in the current treatment paradigm of gastroesophageal reflux disease? Clin Gastroenterol Hepatol. 2014;12:544–54.

[8] Noar M, Squires P. Radiofrequency energy delivery to the lower esophageal sphincter: toward a precise understanding of Stretta technology. Clin Gastroenterol Hepatol. 2015;13:406–7.

[9] Kim MS, Holloway RH, Dent J, et al. Radiofrequency energy delivery to the gastric cardia inhibits triggering of transient lower esophageal sphincter relaxation and gastroesophageal reflux in dogs. Gastrointest Endosc. 2003; 57:17–22.

[10] Tam WC, Schoeman MN, Zhang Q, et al. Delivery of radiofrequency energy to the lower oesophageal sphincter and gastric cardia inhibits transient lower oesophageal sphincter relaxations and gastro-oesophageal reflux in patients with reflux disease. Gut. 2003;52:479–85.

[11] Arts J, Bisschops R, Blondeau K, et al. A double-blind sham-controlled study of the effect of radiofrequency energy on symptoms and distensibility of the gastro-esophageal junction in GERD. Am J Gastroenterol. 2012; 107: 222–30.

[12] Corley DA, Katz P, Wo JM, et al. Improvement of gastroesophageal reflux symptoms after radiofrequency energy: a randomized, sham-controlled trial. Gastroenterology. 2003;125:668–76.

[13] Aziz AM, El-Khayat HR, Sadek A, et al. A prospective randomized trial of sham, single-dose Stretta, and double-dose Stretta for the treatment of gastroesophageal reflux disease. Surg Endosc. 2010;24:818–25.

[14] Coron E, Sebille V, Cadiot G, et al. Clinical trial: radiofrequency energy delivery in proton pump inhibitor-dependent gastro-oesophageal reflux disease patients. Aliment Pharmacol Ther. 2008;28:1147–58.

[15] Perry KA, Banerjee A, Melvin WS. Radiofrequency energy delivery to the lower esophageal sphincter reduces esophageal acid exposure and improves GERD symptoms: a systematic review and meta-analysis. Surg Laparosc Endosc Percutan Tech. 2012;22:283–8.

[16] Lipka S, Kumar A, Richter JE. No evidence for efficacy of radiofrequency ablation for treatment of gastroesophageal reflux disease: a systematic review and meta-analysis. Clin Gastroenterol Hepatol. 2015;13: 1058–67.e1.

[17] Satodate H, Inoue H, Yoshida T, et al. Circumferential EMR of carcinoma arising in Barrett's esophagus: case report. Gastrointest Endosc. 2003;58:288–92.

[18] Satodate H, Inoue H, Fukami N, et al. Squamous reepithelialization after circumferential endoscopic mucosal resection of superficial carcinoma arising in Barrett's esophagus. Endoscopy. 2004;36:909–12.

[19] Inoue H, Ito H, Ikeda H, et al. Anti-reflux mucosectomy for gastroesophageal reflux disease in the absence of hiatus hernia: a pilot study. Ann Gastroenterol. 2014;27: 346–51.

[20] DeMeester TR, Johnson LF. The evaluation of objective measurements of gastroesophageal reflux and their contribution to patient management. Surg Clin North Am. 1976;56:39–53.

[21] Hill LD, Kozarek RA, Kraemer SJ, et al. The gastroesophageal flap valve: in vitro and in vivo observations. Gastrointest Endosc. 1996;44:541–7.

[22] Inoue H, Sumi K, Tatsuta T, et al. 998 Clinical results of antireflux mucosectomy (ARMS) for refractory gerd. Gastrointest Endosc;85:AB120.

[23] Bapaye A, Reddy Gangireddy SS, Mahadik M, et al. 999 Anti-reflux mucosectomy (ARMS) for refractory gerd and initial clinical experience. Gastrointest Endosc;85: AB120.

[24] Chuttani R, de Moura DT, Cohen J. 852 Clear: cardia ligation anti-reflux procedure for gerd. Gastrointest Endosc;85:AB110.

# 第五篇　内镜组织对接
## Endoscopic Tissue Apposition

# 第 25 章
# 内镜缝合术

# Techniques for Endoscopic Suturing

Olaya I. Brewer Gutierrez　Stuart K. Amateau　**著**

蔡开琳　吴　轲　**译**

## 概述

几十年来，外科医师和胃肠病学专家一直希望有一套用于消化道腔外内镜微创治疗的工具，从而将常规内镜的诊疗边界进一步拓展。内镜消化道腔外手术最需要的就是一种用于关闭医源性消化道缺损的装置，这个需求促使 20 世纪 80 年代中期内镜缝合器的发展[1, 2]。在动物和尸体上的研究成果很快转化成各种内镜缝合器的迭代产品，包括 EndoCch（Bard, Inc., Billerica, Mass.）和 Sew-Right 设备（Wilson-Cook Medical, Inc., Winston Salem, N. C.）。后来这些缝合器还被临床用于收紧贲门以治疗食管反流，各家实际表现有所不同，整体耐用性不足[3]。更重要的是这些设备远未达到方便操作的程度，因此，人们一直在进行内镜缝合器的研发。Apollo 集团与 Olympus Medical（Tokyo Japan）合作研发出 Eagle Claw II 系统，随后由 Apollo Endosurgery（San Diego, CA）进行了优化，并整合成 OverStitch 内镜缝合系统[4]。

Overwitch 内镜缝合系统（Apollo Endosurgery, Austin, Texas）实现了几项关键技术飞跃，包括全层缝合，连续或间断缝合灵活转换，以及无须从体内取出设备即可重装缝线的功能。OverStitch 于 2011 年定型生产，至今是美国食品药品管理局（FDA）批准的唯一一款内镜缝合设备。该设备是专门设计的一次性使用附件，一般搭载于 Olympus 双通道治疗性胃镜（GIF 2TH180/160）上。内镜缝合在消化道中的的应用主要包括穿孔、医源性缺损及陈旧性瘘管的修补，吻合口漏和出血的治疗，支架的固定，以及内镜减重术（如缩小 Roux-en-Y 胃旁路术后输出襻直径（transoral outlet reduction, TORe）和内镜袖状胃成形术（ESG）[5]。内镜减重术在其他章节已进行详细讨论，本章旨在讨论适当、优化的基本内镜缝合术、缝合模式，以及必要的设备和器械组合。

## 一、术前准备

内镜缝合是一种较困难的操作，因此应该由懂得基本缝合技术、能够完成复杂内镜手术的医生来进行。此外，在使用 OverStitch 前，应该对内镜前端安装一个可以钩挂住消化道全层的金属装置所带来的医源性损伤风险有基本的认识，包括消化道穿孔、出血。通常，内镜医师在使用该设备前应该首先观摩老师或同事的临床实际操作，然后在体外实践，最后才能在患者体内应用。

术前对内镜操作任务充分理解，包括影像学信息和多学科讨论结果等，可降低内镜下缝合的难度。例如，治疗腹腔镜下袖状胃成形术后怀疑漏的患者之前，应首先了解此手术后漏通常发生在手术切除线的顶端，并且经常在远端会有狭窄。因此，内镜医师就应该先获取口服对比剂造影图片，然后与外科医师一起讨论各种可行的处理措施，包括继续观察、经皮穿刺放置引流管、内镜治疗或再次手术。尽管内镜缝合的适用范围很广，不同临床情况很显然都需要这种综合考量，才能让患者获得最成功的结局。

## 二、现有设备

除了内镜技能和术前准备外，关于主要设备和相关附件的知识储备也是必不可少的（图25-1）。OverStitch 内镜缝合系统当前一代产品是专为 Olympus 双通道治疗性胃镜（最新的 2T 180 及其前身 2T 160）而设计。该系统本身包括一套安装在内镜两个通道入口处的装置，带有一个朝向右侧的操纵手柄，手柄闭合时绷紧一根外套软管的线缆来传递力量至前端金属关节，控制针锚的位置（打开或闭合）。针体部分安装在内镜前端，通过一个金属帽环紧密卡在内镜上，不影响附件从工作通道伸出来，也不会遮挡光源、物镜或喷嘴。内镜下缝合的 2-0 缝线有两种选择，不可吸收的聚丙烯缝线，或者可吸收的聚二氧杂环酮缝线。根据不同治疗目的，治疗前应确保有足够数量的缝线。针锚交换器的作用是将缝线经过 3.7（右侧）孔径钳道送至针持活动范围内。缝线收紧器这个附件用于一次缝合结束时送入一个线扣，将收紧的缝线卡住同时剪断多余的缝线，缝线收紧时远端着力点来自于留置体内的针锚。另外还有两种相对次要一些的附件可用。一是螺旋组织固定器，可以通过 2.8mm（左侧）孔径钳道将拟缝合的组织固定在针持活动的路径内。另一种附件是外鞘管，用于在持续充气情况下，引导比较僵硬的 OverStitch 顺利通过咽部进入食管。

## 三、患者和手术准备

由于相关操作较复杂，且需要插入较粗的设备，故通常需要在全身麻醉下进行内镜下缝合。全身麻醉及气管插管可以提高患者的耐受性，为辅助透视采用仰卧位时还可以保护气道，避免肺部吸入。术中如果采取仰卧位，内镜医师需要意识到由于线缆成角或受限，器械的响

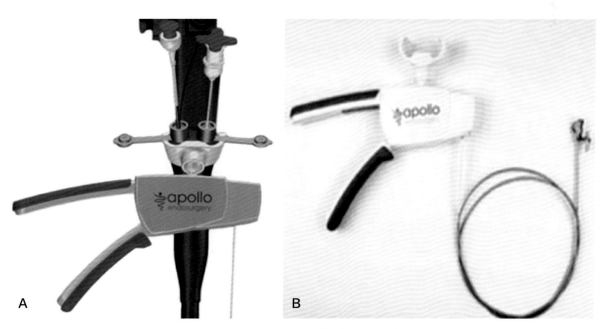

▲ 图 25-1　OverStitch 内镜缝合装置的演示
A. 带有针锚交换器的 Olympus 双通道治疗胃镜；B. 带有手柄和针锚交换器的 OverStitch 系统（未显示针锚）

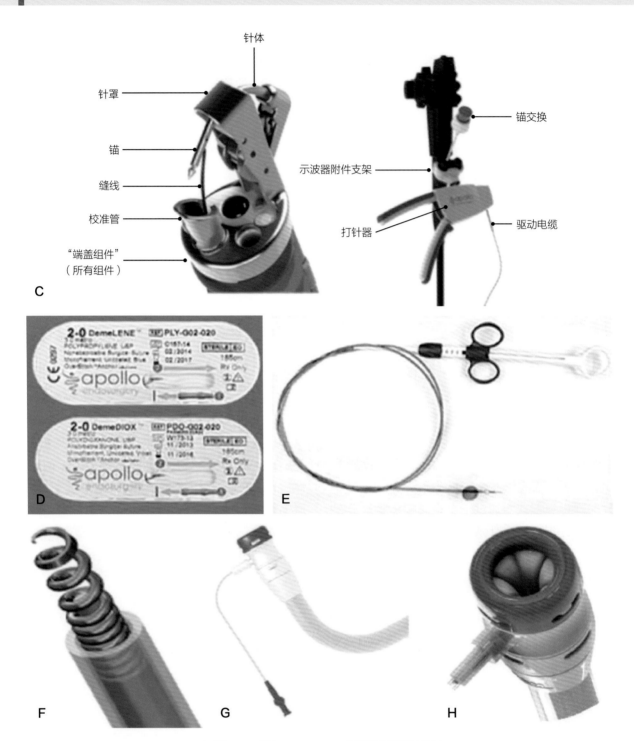

▲ 图 25-1（续） OverStitch 内镜缝合装置的演示

C. 已标记部件的装置工作端；D. 不可吸收的聚丙烯缝线、可吸收的聚二氧杂环酮缝线；E. 缝合固定装置；F. 金属螺旋装置的远端；G 和 H. Overtube 及专用末端充气导管，此导管用于注入气体（经许可转载，引自 Apollo Endosurgery.）

应性可能降低。在行内镜下缝合前应进行诊断性内镜检查，评估目标区域，确保术前计划合适并可行。如果进行上消化道的内镜下缝合，可以在诊断内镜检查时安置内镜外套管。将外套管套在诊断内镜插入部，插镜时将外套管前端插入胃内，然后沿内镜将外套管继续送入，直到外套管的球型尾端靠近咬口。如果遇到阻力，应停止进镜，因为可能是外套管受食管壁卡顿，勉强进镜可能会导致食管穿孔。外套管还带有一根导管，经此注气将前端圆形球囊膨开，以保障术中手术区域的充气效果。可以用血管钳或类似器械将外套管固定在咬口上，以防止随着内镜的移动而脱出。

## 四、缝合器械的准备

在 OverStitch 的准备阶段和插入过程中，针持的控制手柄应处于关闭位置，以使缝合臂的尖锐前端对准收纳入对位通道内，尽量使设备的外部轮廓最小化。将 OverStitch 的针持手柄主体成 90° 角夹卡在 Olympus 双通道治疗性胃镜活检钳道入口处，手柄握持部朝右，用一定力量检查确定安装稳固（图 25-2A）。将针持手柄置于关闭位置，手柄线缆沿内镜插入段理顺，确保针持部分安装至内镜前端后，Overstitch 的前后两部分处于最齐位置上，以免内镜组件的性能受到影响（图 25-2B）。接下来，在缝合臂张开针持退出对位通道的情况下，选取合适的缝合线，并将针锚的钝端安装到针锚交换器上。术者或助手应把这两者稳固地对靠，凭听觉或手感确定有了"咔嗒"两者锚定的感觉（图 25-2C）。然后，插入针锚交换器带动缝线进入 3.7mm 钳道并缓慢地前进，直到针锚超出对位钳道出口几厘米，以便在后续操控、缝

合动作不会因钳道内缝线绷紧而受限制。然后稍微回退针锚交换器，直至缝线的金属针锚部分正好位于对位通道内。然后再关闭针持手柄使得缝合臂归位，尖端正对到对位钳道口。接下来，再次适当用力推送针锚交换器，将缝线的针锚插卡入弯曲的针持中去，直到遇到阻力，或感觉到咔嗒声，表示缝合线与缝合臂之间完成可靠安装，但缝合线仍然和针锚交换器固定在一起（图 25-2D）。接下来，为了使针锚交换器与缝线脱开，术者应按下交换器尾端的蓝色按钮，然后轻柔地一点一点回退交换器。按下交换器释放按钮时应始终小心，因为按下按钮既用于释放针锚，也用于收紧缝线释放线扣的击发过程。当缝线安装上缝合针体上后，就可以开始第一步缝合进针了（图 25-2E）。第一根缝线可在体外或体内加载到缝合臂上，然而，为了确保整个系统的功能正常，最好使用体外方法。目前这一代 OverStitch 产品的最大优点就是能够在从体内取出设备的情况下重新安装一根新缝线，这可以使术者能够将目标一直保持在视野内。

## 五、通用内镜缝合术

以下为使用 OverStitch 行内镜缝合的常规步骤。对于不同疾病，缝合步骤大致相同，可

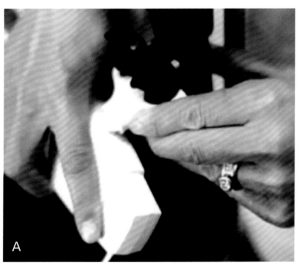
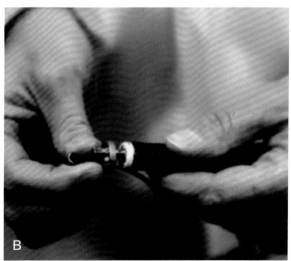

▲ 图 25-2　A. 将系统手柄连接至内镜；B. 针驱动器的手柄与镜活检通道水平成 90° 角

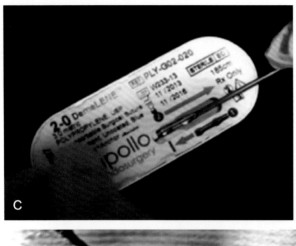
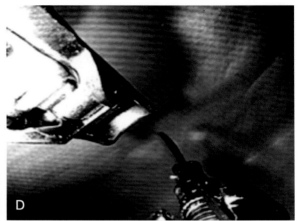
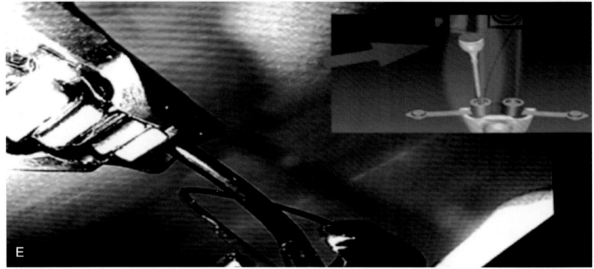

▲ 图 25-2（续） **C.** 将缝线装入锚交换器；**D.** 将缝线穿入 **3.7mm** 的气管镜通道，一旦超出针臂，将其向后拉，形成缝合环或 "松弛"；**E.** 针驱动器手柄关闭，使针的弯曲体朝向内镜通道，并将锚交换器推到针的弯曲体上，直到听到阻力或 "咔嗒" 声，然后向下按压锚交换器（红箭）的蓝色按钮，同时轻轻向后拉 **1cm**，使缝线从锚定交换器转移到针臂的弯曲处，交换器松开，缝合手柄打开

经许可转载，引自 Apollo Endosurgery.

以根据要实施的内镜下操作进行微调。

- 步骤 1：首先，将带有 OverStitch 装置的双通道治疗胃镜（缝合臂置于关闭状态）经口（有或无外套管保护），或者经肛小心插入到达前端、中段或后端的目标位置范围。插镜到位后，根据内镜检查结果，规划治疗方案。这包括确定需要缝合的范围、缝合方式和缝合顺序。例如，首先进针的位置主要由缝合方式和目标所处位置决定。虽然多种缝合方式中，上 - 下 - 下 - 上的缝合技术有细微差别，但一般缝合的第一针都是位于需缝合的远侧边，第二针于近侧

边进针，并遵循这一顺序。当缝线被加载到缝合臂上后，即可张开针持的操作手柄以准备第一次缝合。同时，针锚交换器保持在 3.7mm 的工作通道内，准备再次抓持针锚（图 25-3）。

- 步骤 2：虽然通过调整针持臂及其保护罩的位置可以实现全层缝合，但使用螺旋棒来操控被缝合组织的位置更好。OverStitch 的螺旋棒可通过治疗性胃镜左侧位的 2.8mm 辅助钳道插入。插入时，可以通过回拉其尾部蓝色的十字柄将其前端的金属螺旋回收入鞘管中，前端进入内镜视野后，向前

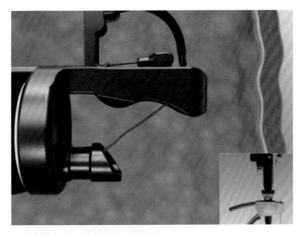

▲ 图 25-3 缝线加载在针臂上，在组织缝合之前处于开放位置

经许可转载，引自 Apollo Endosurgery.

（图 25-6）。

- 步骤 5 和 6：当组织被缝合臂对准后，内镜医师闭合针持的手柄，驱动针锚和缝线穿透被螺旋棒固定的组织。这时立即推送针锚交换器使其与针尖接触。和之前一样，"咔嗒"触感提示锚针交换器可靠地卡住锚针（图 25-7）。需要注意的是，此时缝线和锚针与针持还未脱钩，螺旋棒也仍然抓持着组织。

- 步骤 7：确定锚针交换器尾端蓝色按钮没有被按下的情况下，轻轻向后拉交换器，使锚针和缝线从缝合臂针持上脱离（图 25-8）。

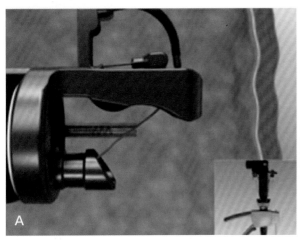
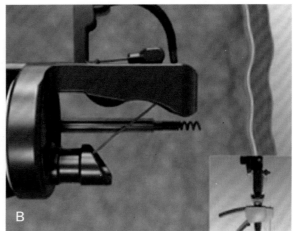

▲ 图 25-4 A. 金属螺旋穿过内镜，在导管内；B. 显露在组织目标附近

经许可转载，引自 Apollo Endosurgery.

推送蓝色十字柄，即可露出金属螺旋（图 25-4）。

- 步骤 3：螺旋尖端送达拟缝合部位后，助手开始顺时针旋转蓝色十字柄 3~4 次，内镜医师同时向前施压。大多数情况下，螺旋尖端突破组织后的落空感能被内镜医师感觉到，可以帮助确认全层组织的抓取（图 25-5）。

- 步骤 4：轻轻回拉螺旋棒，将抓取的组织拉向内镜的头端，进入针持的缝合路径。内镜医师还可略微推送内镜插入部，或者通过吸引将缝针更好地对准拟缝合组织

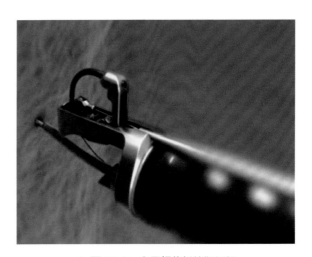

▲ 图 25-5 金属螺旋抓持靶组织

经许可转载，引自 Apollo Endosurgery.

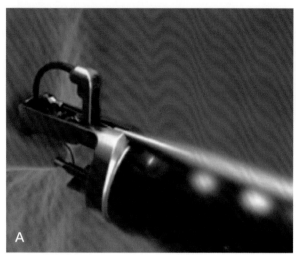
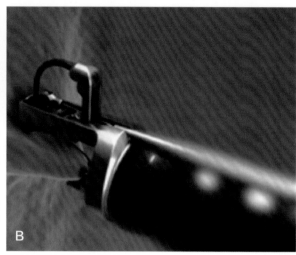

▲ 图 25-6 使用金属螺旋将组织拉入针臂路径的方法

经许可转载，引自 Apollo Endosurgery.

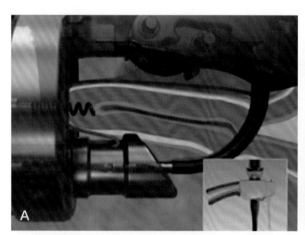
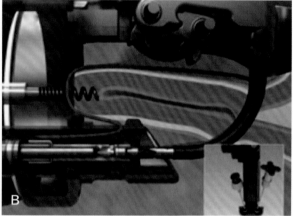

▲ 图 25-7 A. 针臂缝合金属螺旋固定的组织；B. 锚交换器与针臂和缝线接合

经许可转载，引自 Apollo Endosurgery.

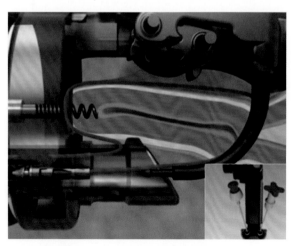

▲ 图 25-8 锚交换器从针臂收回缝线的演示

经许可转载，引自 Apollo Endosurgery.

螺旋棒持续抓持组织，直至下一步。

- 步骤 8：助手逆时针旋转螺旋棒 4 圈以上，将组织释放。内镜下确认螺旋棒完全脱离组织后，术者将其鞘管缓缓回拉，助手同时回拉其蓝色十字柄，将整个螺旋棒退入鞘管并完全撤回到内镜钳道中。

- 步骤 9：当锚针与针持分离，螺旋棒与组织分离后，组织仍卡在针臂中，直到张开针持手柄将针臂张开后，组织才完全脱离。这时，内镜医师控制内镜使其前端与组织间出现一定空间，安装锚针时多送入的一段缝线长度这时会发挥作用（图 25-9）。

- 步骤 10：第一次全层缝合完成后，内镜科医送入锚针交换器将缝线和锚针重新装回针臂中，即可开始再次缝合。每一轮缝合动作，都需要重复上述每一步。
- 步骤 1b-10b：内镜医师可根据所选择的缝合方式，如间断缝合、连续缝合、荷包缝合或水平缛式缝合，重复上述步骤进行，以达到所需的缝合效果（图 25-10）。

## 六、收紧和剪线

在完成所需的缝合后，需要将缝线收紧对合组织，并去除多余的缝线。

- 步骤 1：完成最后一针缝合，锚针交换器接过锚针和缝线，张开针持柄使针持臂退出对位管道，此时将交换器再次送出，按下蓝色按钮，锚针完全释放。该锚针可作为

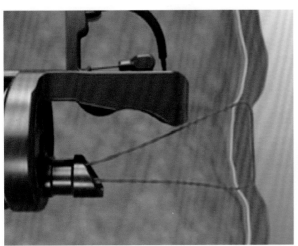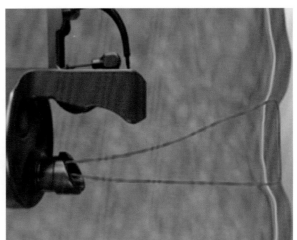

▲ 图 25-9　准备重新加载缝线时，与目标区域的距离
经许可转载，引自 Apollo Endosurgery.

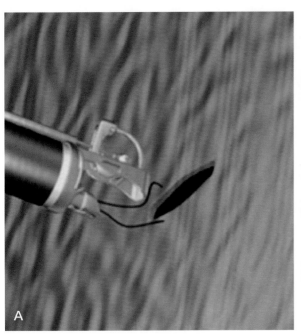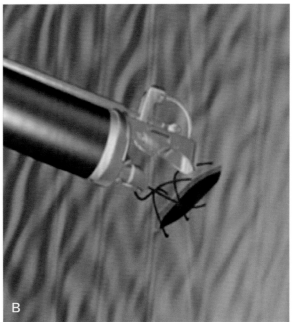

▲ 图 25-10　**A.** 完成一次单纯间断缝合；**B.** 闭合一个小缺损
经许可转载，引自 Apollo Endosurgery.

免打结收紧技术的两个"T 形锚定器"之一（图 25-11）。

- 步骤 2：内镜医师在移除锚针交换器时，将缝线尾端通过对位管道和工作钳道拖出。然后，线尾穿过紧线器前端金标扣圈，去除扣圈标签条，将缝线再穿过紧线器头端的小孔。这些步骤可由内镜医师或助手操作，具体取决于团队的工作安排。紧缝器是快速交换装置，内镜医师可以像操控其他快速交换附件一样，沿着缝线插入紧线器（图 25-12）。

- 步骤 3：然后，内镜医师将装载至缝线上的紧线器送入，和其他快速交换附件操作流程一样，要保持缝线一定程度的绷紧状态，以免将缝线在 3.7mm 的工作通道内堆积缠绕（图 25-13）。

- 步骤 4：紧线器推送扣圈沿缝线穿过钳道、对位管道，到达内镜下缝合的最后一针处。至此，紧线器头端扣圈的成为免打结收紧技术的第二个锚定点，第二锚定点与缝线头端锚针处于缺损口的两侧，或者在连续缝合时位于缝合线上的两极。

- 步骤 5：紧线器前端就位后，内镜医师继续对牵拉位于体外的缝线尾端施加张力，收紧缝线。需要注意的是，不同缝合技术下缝线的收紧的程度不同，如何才是合适依

赖于丰富的经验。收线过紧可能在组织愈合前缝线即切割组织脱落，如果太松则创面封闭不严。许多内镜医师选择在右手示

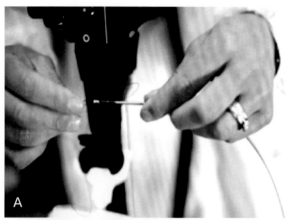

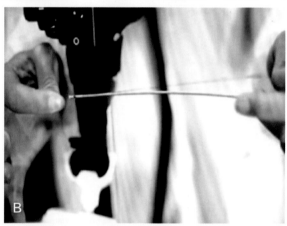

▲ 图 25-12　**A.** 将缝线的松动端穿过缝线扣的环形标签；**B.** 移除金属拉环，允许通过扣带装置的远端加载缝线

经许可转载，引自 Apollo Endosurgery.

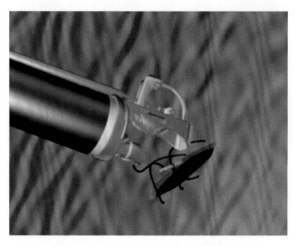

▲ 图 25-11　连续缝合未收紧缝线时的示意图

经许可转载，引自 Apollo Endosurgery.

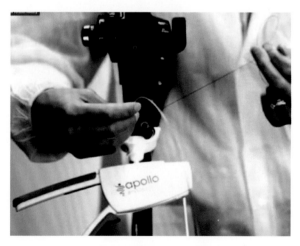

▲ 图 25-13　显示用右手施加张力时，缝线上方的扣带通过

经许可转载，引自 Apollo Endosurgery.

指上缠圈来稳定连贯加压。无论何种方法收紧缝线后，助手撑开手柄，释放安全防护条，然后收紧手柄，切断固定扣近侧缝线，使线扣释放（图 25-14），松开紧线器后退出，同时将多余的缝线拖出。

## 七、缝合方式和技术

目前最新的内镜缝合设备已允许内镜医师无须反复取出内镜补充缝合材料的情况下，实现传统开腹或腹腔镜手术下的缝合技术。此外，双"固定器"的使用克服了无法通过传统打结技术固定缝线的障碍。这均使得内镜医师可以安全地闭合传统止血夹无法封闭的部分或全层消化道缺损[6]。目前虽然由基本缝合技术已演变而出数十种缝合方法，但内镜下常用的 3 种缝合方法为单纯间断缝合、连续缝合和 8 字缝合。体外评估这 3 种缝合方式的特点，8 字缝合具有更好的水密性，而 3 种方式的抗张能力和手术所需时间均没有显著差异[7]。虽然在 OverStitch 内镜缝合系统的说明中也提及了水平褥式缝合和荷包缝合，但本文将主要讨论单纯间断缝合、连续缝合和 8 字缝合共 3 种方式。

1. 间断缝合 在大多数情况下，间断缝合是最简单且通常适用的缝合方法，因此它是操作者通常掌握的第一种缝合方法。这种缝合方式是在缺损的一侧行全层缝合进针，然后在另一侧行另一次缝合出针，并在第 1 次缝合点附近进行第 3 次缝合（图 25-15）。因为使用"固定器"而不是传统的打结来收紧固定缝线，所

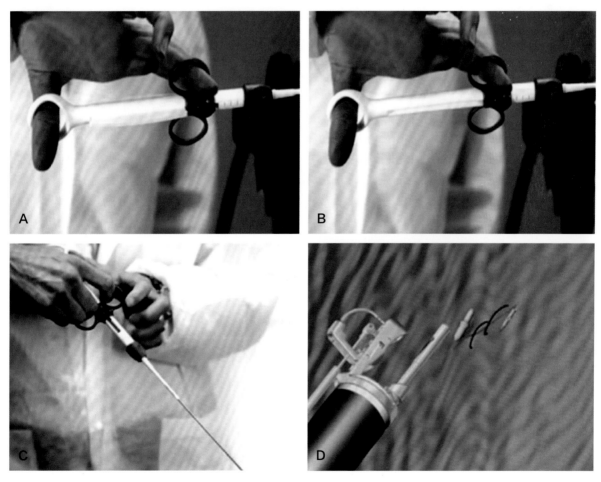

▲ 图 25-14　扣合和切割操作示例

A. 手的起始位置；B. 移除保险；C. 通过扣合来收紧和切割缝线；D. 缝线扣示意图

经许可转载，引自 Apollo Endosurgery.

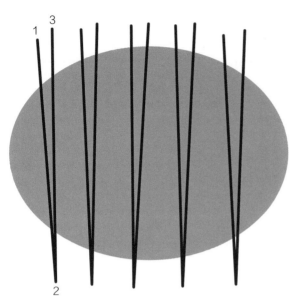

▲ 图 25-15　间断缝合的示意图，第一针和第三针缝合位于上缘，从上向下缝合，第二针从下向上缝合

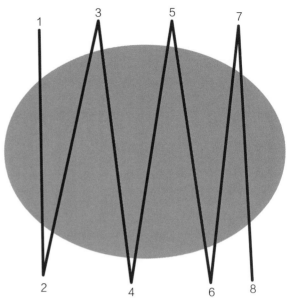

▲ 图 25-16　连续缝合示意图，上缘为奇数缝合点，从上向下缝合，下缘为偶数缝合点，从下向上缝合

以第 3 次与第 1 次缝合处通常需要的两个不同的缝合点。下一步，将缝线完全从装置中松开，收紧，并在适度张力下切断。由于需要按如上所述的顺序缝合，所以先缝合缺损远端，再缝合近端，这种方式更方便操作。同样在可行的情况下，每一次间断缝合的针距可以尽量小，以便达到伤口闭合的目的。与连续缝合相比，间断缝合可以在缝合过程中逐步减张。此外，缝线交叉和缠绕的风险很小，即使某次缝合失败也只会导致近端组织的裂开，而不是缺损的完全分离。因此，该技术是支架固定和内镜下减重手术（如袖状胃切除和胃旁路术）的理想选择。然而，随着第一次缝合的收紧，缺损两侧边缘逐步靠近，内镜下观察缺损的视野和定位会变得越发困难，而缺损能否完全闭合也可能受每次缝合的间隙所影响。此外，随着缝合的次数变多，消耗的成本也同样增加。

2. 连续缝合　连续缝合是一种以单根缝线闭合缺损的方式。该技术以间断缝合模式开始，在第 3 次缝合后，第 4 次的缝合点与第 2 次和第 5 次的很近（图 25-16）。这一缝合过程沿着缺损的长轴，直至缺损远端，最后可以释放、收紧和切割缝合线，其间可使用间断缝合方式加针巩固。这项技术的使用改善了内镜下缝合的视野，并且需要较少的缝合耗材。连续缝合最后收紧时的缺损张力可能较大，但可以通过缝合过程中逐步缓慢收紧缺损两侧边缘来解决。该技术总体上比间断缝合更复杂，因此更容易出现操作失误，如线与针体缠绕或没有足够的空间来继续缝合。此外，任何失误或故障，如过早释放缝线、缝线断裂或针体对齐不良，都将导致缺损无法对合，并需要从头开始操作，而且可能会发生出血。同样，如果再次连续缝合失败，整个缺损都无法闭合。因此，可以考虑使用间断缝合作为连续缝合的补充和补救方式。

3. 8 字缝合　8 字缝合兼具间断缝合和连续缝合的优点，同时避免了许多缺点。顾名思义，内镜医师缝合后缝线形成类似数字 8 的图案（图 25-17）。具体过程为，第 1 针在组织缺损一端进针，第 2 针在此端组织缺损的另一侧进针，第 3 针与第一针在同一侧，但进针点是在沿缺损长轴的较远一端，而第 4 针在第 3 针的正对面；然后，在与第 1 针相同的位置出第 5 针，完成 8 字缝合，最后释放缝线，施加张力，将缝线收紧并切断。这种方式可与单纯间断缝合方式一起应用于较小缺损的闭合，或者可以

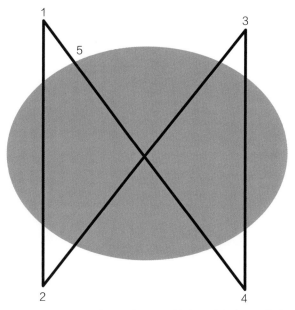

▲ 图 25-17　8 字缝合示意图，上缘奇数缝合点，下缘为偶数缝合点，最后一针（5）缝合位于第一针缝合点（1）的位置

并排重复使用，用于闭合较大的缺损。如上所述，体外数据表明，8 字缝合较间断缝合和连续缝合有相似的抗张能力和手术所需时间，但具有更好的水密性。这项技术经常被用于缝合瘘管内口和有裸露血管的溃疡面。然而，这项技术的操作难度肯定比间断缝合高，并增加了缝线与针体缠绕的风险。此外，与连续缝合一样，如果只使用一条缝合线，出现任何松弛或缝线断裂，那临床治疗失败的可能性也更大。

## 八、其他缝合技术

有的内镜医师还使用了棒球缝合、水平缛式缝合和荷包缝合等方式。虽然目前几乎没有关于这些内镜治疗技术的数据，但操作者了解这些缝合方式可能会在一些情况下有用。简而言之，水平缛式是在连续缝合基础上改进的。具体为，第 1 针和第 2 针进针点在缺损的两侧；而第 3 针与第 2 针在同一侧边缘，稍沿缺损的长轴向远端移动，第 4 针在第 3 针的对面，然后第 5 针缝在第 4 针的相对边缘上，正好在第 3 针的下游。在水平缛式缝合时，第 1 针和第 3 针之间的线需要交叉。后续每一次缝合都是

沿着缺损的轴向下游进行，直至达到闭合缺损的目的。虽然水平缛式缝合可能改善水密性和抗张能力，但还需要权衡这些理论上的优势和缝线缠绕及缝合失败增加的风险。另外，还有内镜医师描述了一种用于封闭缺损的荷包缝合方式，即围绕缺损的圆周进行的连续全层缝合，直到最后一针与第 1 针相遇。最后，收紧缝线会将缺损拉紧，就像收紧古代钱袋口的绳子一样，随后使用固定器固定在适当的位置。然而，该技术可能与连续缝合有相同的缺点，即相对较差的抗张力和水密性。

## 九、技术故障及故障排除

虽然目前内镜缝合装置的更新迭代已经解决了以前手术中发现的一些困难，但即使是最有经验的操作者，仍然面临挑战。与任何内镜手术一样，治疗目标的视野显露仍是一个难点，因此强烈建议在加载 Overstitch 设备之前进行内镜诊断评估。这将有助于了解内镜应到达的位置和解剖位置，以及获得优化视野的机会，例如清除残余食物或血液。此外，全层缝合很可能导致急性出血，这会导致视野模糊。因此，建议在第一次进针前对缝合的模式和位置进行预判。

内镜前端位置调整或旋转动作对操作的影响既可以使变得简单，也可能更复杂，可能会使缝线套住针持臂（也可能是解套出来），还可能造成锚针位置不当影响交换（图 25-18）。要解除过度旋转并将设备对齐至更适合的缝合位置，需将内镜先端部向下偏转（调整内镜大螺旋），并稍微向左或向右偏转（调整内镜大螺旋）。通常，将误套至针持臂上的缝线松解下来，就需要调整线的松弛度，以增加或减少镜头外缝线的冗余程度，有时甚至需要不完全合拢针持，这样在减小缝合器轮廓大小的同时，避免形成一次缝合或不必要的锚针对位。缝线也可能会缠绕在对位管道上。为了解决这种情况，可以小心地将锚针向对位管外送出，同时将内镜插

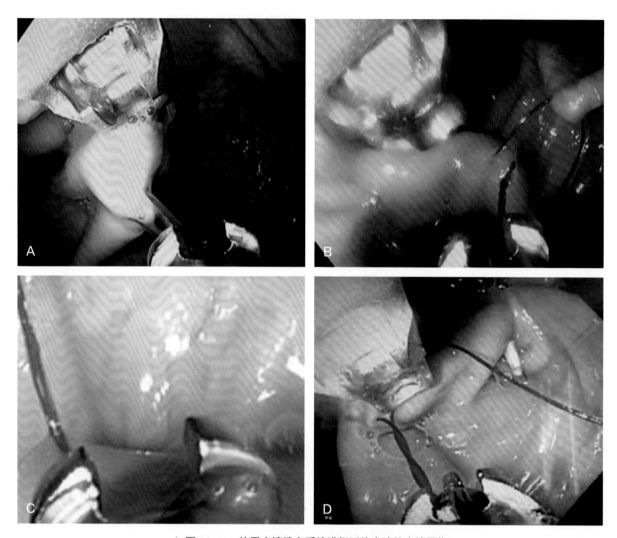

▲ 图 25-18　使用内镜缝合系统进行活体实验的内镜图像

A. 针臂夹持；B. 锚交换器位置不当；C. 定位管夹持；D. 交叉缝线

经许可转载，引自 Apollo Endosurgery.

入部反向移动，在松弛缝线的同时解除缠绕。类似的方法也可以用来反向交叉缝合。

缺损组织的质量对手术的成功与否也有重要影响。在缺损周围组织健康的情况下，操作者可以在每次缝合时保持更大的收紧张力，而不会增加缝线撕裂组织的风险。如新鲜的医源性缺损就是如此。然而，对于长期存在的瘘管或渗漏或与缺血相关的病变，如溃疡和吻合口瘘，受累组织往往只能施加最小的缝线张力，如果张力过大很容易出现组织碎裂并导致缝合失败。在这些情况下，要将缝合点扩大到周围健康的组织。这也可能导致缝合时间的增加。然而，这对改善总体结果仍有帮助。

## 总结

内镜下缝合是内镜医师从诊断向治疗不断进化道路上的关键性征程。如同本书其他相关章节提及，这项技术的应用范围正不断扩大，从简单的体内附件固定，到可将临床并发症风险概率降至最低的严重缺损闭合，再到开创性的经自然腔道内镜手术（NOTES）成为不断完善的技术工具中最关键组件。虽然目前市场上可获得的最新的内镜缝合装置允许内镜医师实施一系列具有抗张力和水密性的缝合方式，但仍然存在一些局限性，包括必须有技术熟练的内镜医师和双通道胃镜，还存在医源性并发症风险。旨在解决这些缺点的下一代设备已经在研发中，而最终目标是开发更安全、更简单、更广泛适用的内镜缝合设备。

## 参考文献

［1］ Swain CP, Mills TN. An endoscopic sewing machine. Gastrointest Endosc. 1986;32:36–8.

［2］ Melzer A, Schurr MO, Lirici MM, et al. Future trends in endoscopic suturing. Endosc Surg Allied Technol. 1994; 2(1):78–82.

［3］ Fennerty MB. Endoscopic suturing for treatment of GERD. Gastrointest Endosc. 2003;57:390–5.

［4］ Hu B, Chung SC, Sun LC, Kawashima K, et al. Eagle Claw II: a novel endosuture device that uses a curved needle for major arterial bleeding: a bench study. Gastrointest Endosc. 2005;62:266–70.

［5］ Stavropoulos SN, Modayil R, Friedel D. Current applications of endoscopic suturing. World J Gastrointest Endosc. 2015;7(8):777–89.

［6］ Lee WC, Ko WJ, Cho JH, et al. Endoscopic treatment of various gastrointestinal tract defects with an over-the-scope clip: case series from a tertiary referral hospital. Clin Endosc. 2014;47:178–82.

［7］ Halvax P, Diana M, Nagao Y, et al. Experimental evaluation of the optimal suture pattern with a flexible endoscopic suturing system. Surg Innov. 2017; 24(3):201–4.

# 第 26 章
## 内镜金属夹和胶水
### Endoscopic Clips and Glues

Roupen Djinbachian　Daniel von Renteln　**著**

蔡开琳　刘　科　**译**

## 一、内镜金属夹

### （一）内镜下金属夹的发展史

1975 年，日本的 Hayashi 团队和 Kumarata 团队首次报道内镜夹子用于内镜止血和为后续手术做准备的肠道病灶标记[1, 2]。最初，"小号"夹子（type A）主要用于消化性溃疡出血的治疗，而大号夹子（type B）主要用于息肉切除术后的止血[1]。通过与设计者的合作，Olympus 光学公司申请了第一项内镜夹子的专利，同时也宣告内镜介入治疗进入一个全新的时代[3]。早期内镜下金属夹主要有 2 个弊端，1. 对靶组织的黏合保持力差（一般 72h 后会脱落），2. 操作流程复杂[1]。这两个缺陷限制了它的广泛应用。1985 年，Lehman 在《Gastrointestinal Endoscopy》报道内镜金属夹操作流程繁琐且复杂，并预言其不太可能在临床上广泛应用[4]。但是，随着内镜金属夹操作流程的简化和功能的改进，现已成为治疗消化道出血、穿孔和诸多其他急诊内镜诊治的常规手段。

1985 年，Hachisu 报道一种可重复放置的被称为 J-clip 的内镜夹子（日本 Olympus 公司）[5]。通过操控手柄侧的滑动条释放装置头端的夹子。这种新的系统大大简化了张开、闭合和释放夹子操作流程为两步法，内镜医师无须帮助的情况下可以完成夹子释放操作。Hachisu 陆续报道使用该金属夹释放装置关闭食管贲门黏膜撕裂综合征、消化性溃疡和 Dieulafoy 病，以及其他原因引起的出血创面[5]。1993 年，Binmoeller 首次报道了应用止血夹在内镜关闭消化道穿孔[6]。1996 年，Hachisu 在进一步改进内镜下夹子的性能后，使其实现在操作的过程中能够旋转的功能[7]。这个功能使得内镜止血变得更加可靠和容易操作。1998 年，Rodella 首次报道止血夹用于胃术后的吻合口漏的封闭治疗[8]。

在接下来的一些年，大量不同的新型止血夹被不同的公司开发并应用于临床。最开始的内镜止血夹装置是可重复使用的，每次使用前需要手动安装一次性夹子；直到 2002 年才首次出现一次性使用预制好的止血夹装置 QuickClip（Olympus）[9]。这个改进举措大大提高了内镜止血夹使用的便利性。后来，美国的 Cook 公司推出了三爪止血夹（Three jaw hemostatic clamp, TriClip），Boston Scientific 推出了 Resolution clip 止血夹[9]。TriClip 的主要特点是有 3 个尖头的爪子样结构便于牢固得抓住靶组织，Resolution clip 的主要特点是在夹子释放前可以进行多达次张开和闭合调整，直至操作者满意为止。2005 年，Olympus 公司推出 QuickClip 的改进版 QuickClip2，该夹子增加了旋转的功能。2006 年，Boston Scientific 公司推出了 Resolution 360，可以实现精细旋转功能的止血夹。这些不同类型的内镜夹子均被证实是安全有效的，也为内镜医师治疗疾病（如消化道穿孔、憩室出血或消化性溃疡出血）提供了新的手段。

### （二）目前可用的内镜夹子

本文讨论的内镜夹子的适应证均基于 FDA 在线医疗设备数据库资料[10]（详见表 26-1）。

1. 波士顿科学

(1) Resolution Clip 的适应证：溃疡性出血，上消化道＜3cm 黏膜或黏膜下病灶的出血，＜2mm 的动脉出血，直径＜1.5cm 息肉，憩室出血，内镜下关闭＜2cm 的可保守治疗的消化道穿孔，内镜下标记，空肠营养管的锚定，迟发性出血的预防处理。

该夹子张口可以达到 11mm，能反复张开闭合 5 次；已实现旋转功能，但是不能精细调控；如果置入夹子的患者做 MRI 检查有一定限制。

(2) Resolution 360 的适应证：溃疡性出血，上消化道＜3cm 黏膜或黏膜下病灶的出血，＜2mm 的动脉出血，直径＜1.5cm 息肉出血，憩室出血，内镜下关闭＜2cm 的可保守治疗的消化道穿孔，内镜下病灶标记，空肠营养管的锚定，迟发性出血的预防处理。

该夹子张口可以达到 11mm，可以反复张开闭合 5 次；可以实现精细旋转调控功能，如果置入夹子的患者做 MRI 检查有一定限制（图 26-1）。

2. ConMed

DuraClip 的适应证：溃疡性出血，上消化道＜3cm 黏膜或黏膜下病灶的出血，直径＜1.5cm 息肉，憩室出血，内镜下关闭＜2cm 的可保守治疗的消化道穿孔。

该夹子张口可以达到 11mm，释放前张开、闭合次数不受限；实现精细旋转调控功能，如果置入夹子的患者做 MRI 检查不受限制。

3. Cook Medical

Instinct Clip 的适应证：溃疡性出血，上消化道＜3cm 黏膜或黏膜下病灶的出血，＜2mm 的动脉出血，直径＜1.5cm 息肉，内镜下病灶标记。

该夹子张口可以达到 16mm；可以反复张开闭合 5 次；可以实现精细旋转调控功能，如

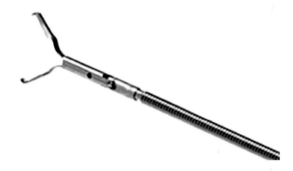

▲ 图 26-1　**Resolution 360 金属夹**
经许可转载，图片由 Boston Scientific 提供

表 26-1　目前市场上不同金属夹对比

| 金属夹名称 | 跨距（mm） | MRI 兼容性 | 旋转功能 | 重复张开功能 |
| --- | --- | --- | --- | --- |
| Resolution Clip[1] | 11 | ≤3T，2500 高斯 / 厘米 | 是 | ≤5 次 |
| Resolution 360[1] | 11 | ≤3T，2500 高斯 / 厘米 | 精确旋转 | ≤5 次 |
| DuraClip[2] | 11 | 无禁忌 | 精确旋转 | 次数不受限制 |
| Instinct[3] | 16 | ≤3T，1600 高斯 / 厘米 | 精确旋转 | ≤5 次 |
| QuickClip2[4] | 7.5、11 | 不兼容 | 精确旋转 | 否 |
| QuickClip Pro[4] | 11 | ≤3T，1800 高斯 / 厘米 | 是 | 次数不受限制 |
| OTSC[5] | 11、12、14 | ≤3T，720 高斯 / 厘米 | 否 | 否 |
| Padlock Clip[6] | 9.5～14 | ≤3T[7] | 否 | 否 |

1. Boston Scientific；2. ConMed；3. cook medical；4. Olympus；5. Ovesco；6. US endoscopy；7. 高斯 / 厘米不适用

果置入夹子的患者做 MRI 检查有一定限制。

### 4. Olympus

(1) QuickClip2 的适应证：溃疡性出血，上消化道<3cm 黏膜或黏膜下病灶的出血，<2mm 的动脉出血，直径<1.5cm 息肉，憩室出血，内镜下关闭<2cm 的可保守治疗的消化道穿孔，内镜下病灶标记。

该夹子张口可以达到 11mm 或 7.5mm，不能重复张合；可以实现精细旋转调控功能，如果置入夹子的患者不能做 MRI 检查（表 26-1）。

(2) QuickClip Pro 的适应证：溃疡性出血，上消化道<3cm 黏膜或黏膜下病灶的出血，<2mm 的动脉出血，直径<1.5cm 息肉，憩室出血，内镜下关闭<2cm 的可保守治疗的消化道穿孔，内镜下病灶标记。

该夹子张口可以达到 11mm，释放前张开、闭合不受限；可以实现旋转功能，但不能精细调控；如果置入夹子的患者做 MRI 检查有一定限制（图 26-2）。

### 5. Ovesco

OTSC 的适应证：溃疡性出血，上消化道<3cm 黏膜或黏膜下病灶的出血，<2mm 的动脉出血，直径<1.5cm 息肉，憩室出血，内镜下关闭<2cm 的可保守治疗的消化道穿孔，内镜下病灶标记。

通过预置不同的尺寸的夹子在内镜上，张口可以达到 11mm、12mm 或 14mm；夹子不能重复张开，释放后不满意可以通过厂商提过的工具移除，移除后的夹子不能再使用。如果置入夹子的患者做 MRI 检查有一定限制（图 26-3）。

### 6. US Endoscopy

Padlock Clip 的适应证：溃疡性出血，上消化道<3cm 黏膜或黏膜下病灶的出血，<2mm 的动脉出血，直径<1.5cm 息肉，憩室出血，内镜下关闭<2cm 的可保守治疗的消化道穿孔，内镜下病灶标记。

Padlock clip 金属夹张口可以达到 9.5mm 或 11mm，Padlock Pro-Select 夹子张口可达 11~14mm. 夹子安装在镜子上，不能重复张开，释放后不满意可以通过厂商提供的工具移除，移除后的夹子不能再使用。如果置入夹子的患者做 MRI 检查有一定限制（图 26-4）。

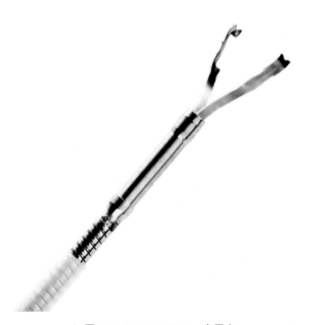

▲ 图 26-2　QuickClip Pro 金属夹
经许可转载，图片由 Olympus 提供

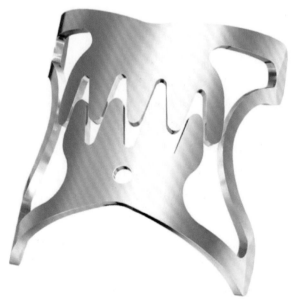

▲ 图 26-3　内镜吻合夹
经许可转载，图片由 Ovesco 提供

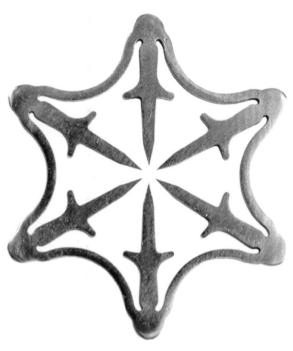

▲ 图 26-4　**Padlock Clip** 金属夹
经许可转载，图片由 US Endoscopy 提供

## （三）内镜金属夹的使用指征

### 1. 出血使用的指征

（1）急性出血。

①消化性溃疡出血：消化性溃疡是上消化道出血的主要原因，占其中的 60%[11]。消化性溃疡出血需要急诊内镜处理达到快速止血的目的。上消化道出血的住院患者死亡率 4.5%～8.2%[12]，快速控制出血能够明显降低相应的风险。对于内镜检查提示有高危征象的（分级为 Forrest Ⅰa 或 Ⅰb）[13] 溃疡出血，建议内镜止血治疗，对于溃疡面附着血凝块患者需进行冲洗，将血凝块移除后评估病灶是否需要进行相应的治疗[13, 14]。

金属夹能够通过夹闭的方式拉近溃疡周围组织靠拢促进愈合，使消化性溃疡患者获益[15]。溃疡病灶基底部和周围的纤维化会增加金属夹放置的难度，导致治疗的效果受到影响。而且，位于十二指肠球部后壁的溃疡在释放金属夹较其他部位困难[16]。在进行内镜治疗时，通常先处理溃疡灶附着的血凝块，以利于病灶的显露和评估，夹子张开后指向显露血管的根部，靠

近并压住血管根部，然后通过吸引，使更多的组织靠拢到达更好的夹闭效果。金属架夹闭释放成功后能够将周围的组织拉拢从而封闭溃疡病灶，根据溃疡灶的大小和严重程度可以选择一个或多个夹子关闭创面以达到最佳的止血效果。

安装于内镜外侧的 OTSC 也可以用于消化性溃疡出血的止血治疗，但是需要以正面病灶的方式操作[17]。通过内镜钳道的内镜夹可以在正面或者有角度情况下可以达到类似效果。应用 OTSC 止血时需要将内镜头端压住溃疡病灶，顺时针旋转配套的手柄系统，张开的夹子会迅速释放并夹闭靶组织，达到止血的目的。

对于溃疡止血治疗，夹子夹闭技术优于单纯的注射治疗效果，能够减少 78% 的再出血情况和手术干预的必要性[18]，文献报道其与内镜下电（热）凝止血效果相当[18, 19]。但是，与热凝止血比较，金属夹止血治疗的穿孔概率要明显下降，这成为内镜医师优先选择金属夹止血的重要因素。在金属夹处理溃疡出血时，可选择联合内镜下注射肾上腺素盐水，以取得确切的止血效果。但是，有文献报道，与单独金属夹止血相比，金属夹联合注射肾上腺素盐水并未显著性提高止血的疗效[18]。肾上腺素盐水可以在金属夹治疗前或者操作完成后实施。鉴于内镜下注射后可能会周围组织会明显肿胀，而很快肿胀的组织会恢复正常，推荐内镜医师在金属夹操作完成后再考虑内镜下注射，避免组织的变化导致金属夹过早脱落[20]。2017 年一项前瞻性临床研究初步结果显示 OTSC 止血效果优于经内镜下钳道金属夹联合内镜下肾上腺素盐水注射治疗。OTSC 令人十分满意的止血效果，显示其可能取代目前标准的治疗方案[21]。但是，我们仍需要更多高质量的临床研究来提供有力的证据。

②憩室出血：憩室出血是下消化道出血最主要的原因，占因下消化道出血住院患者总人数的 40%[22, 23]。大多数的憩室出血会自动停止，但有时也需要内镜干预来控制出血。

内镜金属夹处理憩室出血的方式有多种选

择，可考虑直接关闭憩室止血，或者直接夹闭憩室内出血的小血管止血；对于特别大憩室的出血可选择一排金属夹关闭憩室止血；憩室底部的出血可考虑张开止血夹后，一侧翼位于憩室内，另外一侧臂翼位于憩室外侧，夹闭出血部分的供应血管达到止血的目的[24]。美国胃肠病协会已将内镜金属夹止血推荐为作为憩室出血的一线治疗[25]。

OTSC 技术也可用于憩室出血的治疗[26]。操作时，注意将 OTSC 置于憩室的中央，翼爪位于憩室边缘，释放支架前，通过吸引方式将尽可能多的组织聚拢于夹子下，夹闭后阻断出血部位的血供达到止血目的[27]。

临床研究显示金属夹止血法能够有效处理急性的憩室出血[25]。基于其穿孔风险低和对组织损伤小的优势，金属夹止血处理憩室出血得到更广泛的认可。文献报道[24, 28]，金属夹治疗憩室出血未发生近期内（＜30 天）的再出血，远期再出血的概率为 17%。金属夹的标记功能还能明确出血是新发病灶的出血或原发病灶的再出血。目前，指南推荐对于未活动性出血的裸露血管，难以清除的血凝块，或者肠镜下检查发现的活动性出血可考虑内镜下止血治疗，优先选择金属夹止血治疗[25]。

③ Dieulafoy 病：Dieulafoy 病占上消化道非静脉曲张出血病因的 6%[29, 30]，其中 5% 的患者由于持续的出血而导致死亡[31]。考虑到这种危及生命风险的因素，及时有效的止血治疗能够改善预后，而内镜下止血夹止血是可选方案之一。

文献报道内镜处理 Dieulafoy 病所致消化道出血时，金属夹止血明显优于黏膜下注射肾上腺素盐水，能够明显降低治疗后再出血的概率[32]。多个研究显示内镜下金属夹夹闭止血成功率＞90%，而且再出血概率非常低[32-34]。鉴于其优异的治疗效果，内镜下金属夹止血已成为治疗 Dieulafoy 病所致出血的一线治疗方案。仅仅在少数情况下，如病灶位于胃小弯侧，胃底或十二指肠球部后壁，这些内镜下金属夹难以到达的地方可能是影响疗效的不利因素。部分经验丰富的内镜医师同样能够克服困难，顺利释放金属夹处理这些困难部位的出血。有文献报道内镜下圈套结扎可达到与内镜下金属夹类似的止血效果[30]。对于部分患者，可以考虑金属夹止血联合圈套结扎的方式处理达到确切的止血效果。

多个临床研究结果显示 OTSC 也能够有效治疗 Dieulafoy 病所致消化道出血[17, 35, 36]。通过内镜钳道的内镜夹与安装于内镜外侧的内镜夹，或者其他的止血方式在处理 Dieulafoy 病所致消化道出血效果是否存在差异可能需要更多的临床研究来验证。

④食管贲门黏膜撕裂综合征：食管贲门黏膜撕裂综合征占上消化道出血原因比例较少，约 5%[37, 38]。内镜下金属夹能够有效关闭相应的撕裂部位，从而处理与之相关的出血通过这种可行的方式达到确切的治疗效果。

多篇文献[37-39]报道内镜下夹闭止血能够有效控制食管贲门黏膜撕裂综合征所致消化道出血，其治疗效果与内镜下圈套结扎方式相当[40]。内镜下金属夹夹闭法治疗的优势主要体现在控制出血的同时能够封闭相应的黏膜创面。因为食管壁通常较薄，在黏膜撕裂的情况下，内镜下热凝止血治疗时容易发生穿孔情况。这个特点也可能是其优于热凝止血的因素。

有文献报道 OTSC 也能成功治疗食管贲门黏膜撕裂综合征所致消化道出血[17, 41]。这种方式也逐渐成为内镜医师处理食管贲门黏膜撕裂综合征所致出血的一种选择。

(2) 预防止血治疗。

息肉切除术后预防止血：息肉切除术后创面出血是其主要的并发症之一，文献报道发生率为 3%～8%[42, 43]，部分迟发性出血大多发生在术后 14 天内[44]。尽管金属夹能够处理息肉切除术后紧急的出血，但是目前主流的处理方案是在行肉切除时通过金属夹关闭创面预防潜在可能的出血。对于有蒂息肉的出血，最佳的治疗方式是内镜下金属夹夹住蒂部或根部，阻断相应的血供来达到止血的目的。对于无蒂息肉切除术后出血，首先应夹闭出血创面，然后完整的关闭手术创面以达到确定的止血效果。在操作的过程中，内镜医师可根据需要使用多个金属夹以获得期望的效果 [45]。

我们拟根据息肉的大小（小 / 中性息肉或者大息肉）和息肉的形态分别阐述内镜下金属夹预防性止血治疗方案的差别。

(3) 小或者中等大小息肉：我们通常认为是直径<1cm 为小息肉，直径 1～2cm 为中号息肉。相关文献报道，这类大小的息肉，术后预防性的金属夹止血治疗并不能降低术后的出血情况 [46,47]。

对于存在出血高风险的息肉手术患者，预防性止血夹止血处理可能存在帮助。有 META 分析研究显示息肉患者在治疗期间未停止氯吡格雷服用情况下可能会增加息肉切除后迟发性出血的风险。但是，该 META 分析纳入的研究的患者差异较大，患者是否同时服用阿司匹林的信息并不清楚 [48]。单独服用氯吡格雷是否会息肉切除术后出血尚存争议 [48-50]，但是 2015 年发表的一篇 META 分析显示单独服用氯吡格雷会增加息肉切除术后迟发性出血的风险 [51]。也有其他文献报道双抗治疗会增加息肉切除术后迟发性出血风险 [50,51]。

目前的指南推荐在行息肉切除治疗前 5 天停用氯吡格雷，而阿司匹林无须停用。如果患者因特殊原因不能停用氯吡格雷治疗则需将息肉切除手术推迟 [52,53]。目前的观点认为，金属夹止血的使用可能会改变术前需停用抗血小板药的现状；而且对于无法停用抗凝血药或抗血小板药治疗的患者行息肉切除治疗后，止血夹的应用能够潜在预防术后迟发性出血。有文献报道：仅对需要抗血小板治疗或抗凝治疗的患者行息肉切除后使用金属夹预防止血更能体现性价比 [54]。

(4) 大息肉：大息肉是指息肉直径>2cm 的息肉。尽管息肉切除后金属夹预防性止血治疗应用越来越常见，其在大息肉切除后预防止血的价值仍有争议。多项研究显示常规使用金属夹预防止血治疗，并不能给这类息肉切除患者带来好处 [47,55]。由于以上结论来自回顾性研究

的结果，而且研究包含一些小息肉患者，其证据级别不高。两项研究大息肉切除患者金属夹预防性止血治疗是否会降低术后迟发性出血风险的随机对照研究结论不一致 [56,57]。而且，其他专门针对大息肉的研究结果也存在差异 [58,59]。

有观点认为，针对有术后出血高风险的患者行金属夹预防治疗十分重要。有文献将有如下因素的患者定义为迟发性出血高风险患者，包括年龄>75 岁；ASA 分级 3～4；息肉>4cm；服用阿司匹林；右半结肠息肉 [60]。对于合并上述高位因素患者行金属夹预防性止血更有价值。患者如果合并上述多个高危因素可能会增加术后出血风险至 40%，因此，研究者认为可以根据患者是否合并上述危险因素，并采用积分制的方式来决定是否应用金属夹预防性治疗 [60]。

目前缺乏高级别的证据去推荐息肉切除术后常规应用金属夹预防出血。但是，几个前瞻性的随机对照研究正在进行，结果出来后能够更好地明确金属夹预防止血在高危患者和无蒂大息肉中的价值 [61]。

(5) 扁平息肉和有蒂息肉：息肉的形态是影响息肉切除术后出血的因素之一。文献报道，带蒂息肉行切除术后易出现出血情况 [62,63]，粗蒂的息肉出血风险更大。带蒂的大息肉意味着息肉的血供丰富，如果蒂部较细时，供应息肉的血管呈线性走行供应息肉营养，蒂部较粗时血管可能存在分支走行呈现不规律的特点 [62]。这个特点可能会导致它容易出血。

一项前瞻性研究的结果显示大的带蒂息肉切除后金属夹预防性止血不能让患者获益 [64]。一项多中心前瞻性研究结果显示金属夹预防止血的效果与圈套器套扎效果相关 [65]。2016 年 Park 发表的 Meta 分析结果显示金属夹预防性止血能够降低带蒂息肉术后的早期出血概率 [47]。理论上讲，大的带蒂息肉切除后较高的出血风险能够通过金属夹夹闭的方式来预防。但是，目前的临床证据尚不足将这个操作作为常规推荐。

金属夹夹闭预防扁平息肉出血的效果也不

明确。但是，机械性治疗联合注射治疗并不能降低扁平息肉术后早期的出血几率[47]。目前相关临床研究正在进行，结果可能阐明预防性的使用金属夹止血是否能够让大的扁平息肉患者获益[61]。

2. 穿孔的适应证　穿孔是内镜操作的罕见并发症，治疗性肠镜操作后发生概率为1/1000，非治疗性肠镜操作发生概率为1/1400[66]。尽管医源性穿孔发生概率很低，但是相对于大量的检查患者，穿孔对医生和患者来说都是不小的威胁。以前治疗这种穿孔不仅需要通过侵入性的外科手术来修补穿孔，而且恢复时间长。但是，目前内镜下金属夹闭合穿孔创面已经替代传统手术治疗（表26-2）。

表26-2　内镜下关闭消化道穿孔的适应证

| 金属夹名称 | 穿孔的适应证 |
| --- | --- |
| Resolution Clip[1] | <2cm 的穿孔 |
| Resolution 360[1] | <2cm 的穿孔 |
| DuraClip[2] | <2cm 的穿孔 |
| Instinct[3] | 不适用 |
| QuickClip2[4] | <2cm 的穿孔 |
| QuickClip Pro[4] | <2cm 的穿孔 |
| 内镜吻合夹[5] | <2cm 的穿孔 |
| Padlock Clip[6] | <2cm 的穿孔 |

1. Boston Scientific；2. ConMed；3. Cook Medical；4. Olympus；5. Ovesco；6. US endoscopy

文献报道外科手术处理医源性内镜穿孔的相关并发症36%，死亡率达到7%[67]。内镜下通过内镜钳道的金属夹关闭穿孔的成功率为90%，安装于内镜外侧的金属夹成功率为88%[68]。内镜金属夹夹闭创面成为内镜穿孔的主要治疗手段，对于直径>1cm的穿孔内镜金属夹治疗难度明显增加[68]。

有研究者[69]在猪模型（$n=8$）上通过金属夹关闭较大消化道穿孔后发生漏的比例为25%，

另外一项类似的研究显示内镜金属夹夹闭较大穿孔难度较大[70]。因此，内镜下通过内镜钳道的金属夹关闭直径>1cm的穿孔是否可靠尚不清楚。文献报道内镜下将大网膜或小网膜吸引至穿孔处作为补片填塞联合金属夹闭合的方式能够很好地关闭较大的胃穿孔[71-73]。对于较大的穿孔病损，常规的经内镜钳道的金属夹存在夹闭组织量不足的问题，而内镜外侧的金属夹主要优势能够夹闭至肠壁的肌层，可以更加有效地将组织闭合。OTSC能够有效地关闭直径达3cm的穿孔，有望成为医源性穿孔的一线治疗，如果治疗不成功再考虑手术治疗[74]。内镜金属夹关闭穿孔成功后不会产生类似于手术相关的较多并发症，因此在有合适的经过合格培训内镜医师情况下，应优先选择内镜治疗。

3. 瘘　消化道瘘的治疗对内镜医师是一个挑战。形成这些瘘管的组织与正常消化道组织比较多为瘢痕性、纤维化程度高、延展性差的组织，需要比较大的抓持力才能关闭病灶组织。文献报道单独使用经钳道的金属夹能够成功关闭治疗消化道瘘[8, 75]。另外也有研究者报道应用金属夹联合瘘管周围组织灼烧的方式也能获得成功[76]。但是，这些报道的患者未获得长期的随访数据，无法回答远期治疗效果的疑问。有回顾性研究数据显示仅有不到20%的患者能够在治疗成功后获得2年以上满意的治疗效果[76]。

目前经过内镜钳道金属夹关闭消化道瘘的临床研究多为较小的瘘管，患者样本少，缺乏长期随访数据等问题。虽然上述方式治疗消化道瘘能够获得不错的短期治疗效果，但是长期效果不确切。尽管金属夹在治疗近2cm的消化道穿孔方面获得不错的效果，但是，到目前为止仍无一种金属夹在治疗消化道瘘有明显优势。

OTSC的使用能够提高瘘夹闭操作的成功率。OTSC较大的抓持力和抓持范围能够较好地处理慢性纤维化的瘘管。有多个应用OTSC处理消化道瘘效果的病例报道，均为小样本的病例数详见（表26-3）。文献报道OTSC关闭消化道瘘初期成功率很高，但是在患者数较多的 3 个报道中，复发率为 32%～67%。相关的报道显示 OTSC 能够成功治疗消化道瘘（表 26-3），但是，我们仍需要高质量的前瞻性研究数据和随访结果来准确评价 OTSC 的有效性。

4. 经口内镜食管下括约肌切开术　行 POEM 操作时关闭黏膜下隧道的切口是金属夹的另外一个用途。行 POEM 操作时，这个开口常规用一排金属夹关闭，避免胃内容物溢出至隧道或纵隔[89-91]。金属夹也可用于封闭建立隧道时出现的穿孔[89]。有文献报道 OTSC 也可用于关闭 POEM 操作中的切口，而且与经钳道的金属夹比较，能够提供更好的全层闭合[92]。

5. 固定营养管和支架

(1) 营养管：金属夹还可用于固定空肠营养管头端至空肠，避免其滑退至胃腔内。首先将营养管头端绑一个缝线环后置入胃腔内，金属夹夹住头端缝线环后，将金属夹收回内镜钳道，继续进镜至十二指肠，越过屈氏韧带后，营养管随镜子顺利到达空肠起始端，然后释放金属夹夹住小肠黏膜，固定营养管于此处[93,94]。根据

需要，我们可以选择用金属夹将营养管固定于胃腔或十二指肠腔[94,95]。

(2) 支架：支架移位是消化道支架治疗的并发症之一。有文献报道金属夹可以较好地将支架固定于需要的地方，如食管、小肠等而不发生明显移位[96-98]。

6. 其他适应证

(1) 金属夹的其他应用：经皮内镜胃造口术（percutaneous endoscopic gastrostomy, PEG）管拔除后，瘘口通常会自行愈合，也有部分患者在拔除造瘘管后瘘管长期不闭合。对于此类不愈合的窦道，常规的金属夹夹闭可以获得不错的效果[99,100]。也有文献报道使用 OTSC 也能给较好地关闭此类瘘管[101-103]。金属夹在病灶局部保持时间是治疗这些复杂疾病的重要因素，相比较常规经钳道内的金属夹，OTSC 能够让黏膜拉拢的时间维持的更长。

(2) 内镜下病灶标记：根据需要，金属夹可用于标记病灶。例如，有文献报道金属夹可以标记小肠的血管畸形为进一步的血管造影做准

表 26-3　内镜吻合夹治疗消化道瘘的文献回顾

| 研究者和发表时间 | 研究类型 | 患者数 | 随访时间 | 初始成功率（%） | 初始成功后复发率（%） |
|---|---|---|---|---|---|
| Haito-Chavez 等（2104）[77] | 回顾性 | 91 | 中位 121 天 | 90.6 | 57.1 |
| Mercky 等（2104）[78] | 回顾性 | 30 | 平均 10.4 个月 | 100 | 47 |
| Baron 等（2012）[79] | 回顾性 | 28 | 1 个月 | 96 | 32 |
| Winder 等（2016）[80] | 回顾性 | 22 | 中位 4.7 个月 | n.s.[1] | 22.7 |
| Law 等（2013）[81] | 回顾性 | 21 | 中位 148 天 | 95 | 67 |
| Surace 等（2011）[82] | 前瞻性 | 19 | 8 个月 | n.s.[1] | 58 |
| Mennigen 等（2013）[83] | 回顾性 | 14 | 中位 5.5 个月 | 100 | 21 |
| Manta 等（2011）[84] | 前瞻性 | 12 | 1～3 个月 | 92 | a |
| Von Renteln 等（2010）[85] | 前瞻性 | 4 | 2 个月 | 50 | |
| Parodi 等（2010）[86] | 前瞻性 | 4 | 1～2 周 | 100 | |
| Goenka 等（2017）[87] | 前瞻性 | 3 | 1～2 个月 | 66 | |
| Dişibeyaz 等（2012）[88] | 前瞻性 | 3 | 0～18 天 | 33 | a |

1. 未标注；a. 无长期随访数据

备[104]。夹子还可以用来标记以决定病灶切除的范围[1, 105]。近期夹子的此功能逐渐被染色剂替代，限制了其作为手术标记的作用。

### （四）安全性

基于内镜金属夹的高安全可靠属性，很少有其并发症的报道。到目前为止，没有专门的研究去探讨夹子相关并发症概率的问题，一个可能的原因或许是收集如此罕见的并发症需要非常多的患者来评估，这个样本数导致相关的研究不具可行性。穿孔可能是一个并发症，但是不仅仅金属夹会引起穿孔，其他一些有创的操作比如电凝治疗引起穿孔的概率会更高。文献报道治疗性的肠镜操作，穿孔的发生率为0.1%[106]，我们推测夹子导致穿孔的概率明显低于这个比例。曾有文献报道1例腹主动脉瘤破裂。但是，金属夹操作和腹主动脉瘤破裂两者是否存在联系尚不清楚[107]。有文献报道OTSC金属夹错误释放后导致小肠梗阻的情况。但是，OTSC错误释放后可以移除，因此避免此类错误释放后的小肠梗阻是可行的。

### （五）展望

金属夹的潜在适应证十分广泛。金属夹在处理穿孔方面表现出不错的前景，而且OTSC在关闭较大穿孔方面表现出显著优势[74]。随着金属夹关闭穿孔使用越来越广泛，减少了医源性穿孔时急诊手术的必要性。

扩展金属夹关闭消化道穿孔的尺寸是以后研究的一个方向，有望得到突破。目前，大多数金属夹用于关闭2cm以内的穿孔，OTSC展示了处理2cm以上穿孔的潜能。因此，更大尺寸的金属夹有望在处理较大穿孔方面获得突破。

有文献报道[108]在猪模型上内镜下全层切除后OTSC关闭创面的操作获得成功。紧接着，在患者行类似操作时同样取得了不错的效果[109, 110]。进一步拓展金属夹在内镜下切除难度较大病灶的处理（如肌层活检、黏膜下纤维化、不能抬举的征象、黏膜下浅层累及的消化道早癌）方面是值得期待的。

我们需要一些RCT研究来比较标准的经钳道的金属夹和钳道外的金属夹在适应证方面的差别。不同金属夹的成本效价关系也应该实施进行临床研究来阐明，OTSC的单个价格明显高于常规的经内镜钳道的金属夹，但是在使用时往往经钳道外的OTSC的总数会少于常规金属夹的数目。

息肉切除术后预防性金属夹关闭预防迟发性出血的效果尚存争议。目前正在进行的多个国家参与的多中心随机对照大规模息肉研究（Large Polyp Study, LPS）主要是针对>2cm的息肉行预防性金属夹止血处理，结果出来后或许可以回答上述争议[61]。

标准的金属夹也在不断改进，以便更好地在内镜下使用。例如，提高金属在MRI检查时的安全性；提高旋转控制的准确度；金属夹错误释放后能够回收再使用等。相信在不远的未来，这些方面都会取得进步。

消化道出血的内镜治疗的手段越来越丰富，联合治疗的策略方面需要重新评估。传统的经内镜钳道的金属夹在不断改进，OTSC的使用也越来越广泛，内镜下止血喷剂Hemospray有希望成为金属夹治疗有益的补充。通过临床研究比较单独的标准金属夹、OTSC、联合或者不联合Hemospray处理消化道出血方面的疗效，可能会改变目前一线治疗的推荐方案。

## 二、内镜下胶水

### （一）内镜下胶水的发展史

1977年，Martin等[111]首次提出通过内镜下组织黏合作为一种内镜治疗手段的观念。黏合剂Flucrylate在治疗不同原因（消化性溃疡、静脉曲张、食管炎）引起上消化道大出血患者（5/6）中获得成功。

但是，在接下来进行的犬类消化性溃疡模型结果显示，黏合剂在止血治疗中几乎无效，甚至其作用被认为是难以预测的辅助治疗手段[112, 113]。1979 年，Linscheer 首次报道生物蛋白胶水通过释放凝血酶和纤维蛋白原在犬类动物模型中成功止血[114]。5 年后，丁基 - 氰基丙烯酸盐黏合剂首次用于封闭食管静脉曲张出血[115]。1989 年研究者开始应用纤维蛋白胶联合硬化剂治疗消化道出血[116]，1992 年单独的纤维蛋白胶水治疗消化道出血也获得成功[117]。

接下来，内镜下胶水在不同疾病的处理中得到尝试，如 Dieulafoy 病、肿瘤性出血、息肉切除术后出血和瘘管的治疗[118-121]。2002 年[122]有研究者报道了一种新型的胶原蛋白黏合剂，然而在使用过程中发现该胶水不能提供很强的黏合力，因此，未能在临床上得到推广使用。尽管经过了与金属夹类似的发展和改进，在处理消化道出血或穿孔时，内镜下胶水未获得与止血夹一样的广泛认可。

## （二）内镜下胶水的类型

1. 丙烯酸树脂基黏结剂　丙烯酸树脂基黏结剂是一种合成的胶水，当其与水或血液接触时会凝固[123]。它们可以与油状物混合来减慢凝固的速度，这样能够更好地通过内镜钳道注射[124]。注射胶水会增加血栓的风险，因此每次注射的剂量（0.5～1ml）不宜过多来降低相应的风险[123]。丙烯酸树脂基黏结剂在内镜钳道内释放后会堵塞内镜钳道，因此推荐在使用时优先使用油状物保护钳道和出口，使用完后立即用生理盐水清洗内镜[124]。另外提醒，取出内镜后，在拔除注射针之前最好将其用酒精清洁干净。

2. 纤维蛋白胶　纤维蛋白胶是由纤维蛋白原、Ⅷ因子和凝血酶溶液混合而成。当这些成分依次注入病灶部位后，他们会在病灶表面模拟生理性凝血模式形成高聚合物凝聚物[124]。纤维蛋白胶成分在内镜钳道溢出后也会形成凝聚物，但是堵塞钳道的风险明显低于丙烯酸树脂基胶水[125]。

使用双钳道内镜注射纤维蛋白胶有明显优势，两种成分可以经不同钳道分开注入，在靶病灶周围混合后发挥作用，避免单钳道内提前凝结的问题[125]。

## （三）内镜胶水的适应证

1. 静脉曲张　静脉曲张出血是肝硬化患者的一种严重甚至致死性的并发症。20 世纪 80 年代，住院患者的死亡率为 40%[126]。近些年来，随着以内镜止血为代表的新技术的应用，患者死亡率明显下降。21 世纪初，住院患者死亡率已下降至 15%[126]。以套扎技术和胶水封堵方式进行的急诊内镜干预治疗对于静脉曲张出血的治疗具有里程碑式的意义。

静脉曲张内镜下注射胶水主要是通过将胶水注入曲张的静脉，胶水凝聚局部会实变，接下来表面黏膜会脱落，实变的部分会在未来 3 个月慢慢突出于胃腔内[127]。

(1) 胃静脉曲张：胃静脉曲张是内镜下胶注射的主要适应证。一项 RCT（n=37）结果显示，氰基丙烯酸盐黏合剂注射和酒精硬化注射治疗胃静脉曲张的急性出血疗效相当[128]。氰基丙烯酸盐黏合剂注射在消除胃静脉曲张方面效果更好[128]。有两个 RCT 研究结果显示氰基丙烯酸盐黏合剂第一次止血治疗效果不劣于或优于套扎法治疗[129, 130]。上述两个研究均显示在预防再出血方面丙烯酸酯有优势[129, 130]。

在其他一些研究中也发现纤维蛋白胶在治疗胃静脉曲张方面也有不错的效果[131-133]。但是，目前为止没有相关的 RCT 研究比较其与其他止血方法的优劣，也没有研究比较其与氰基丙烯酸盐胶止血效果的优劣。基于良好的治疗效果和高质量的临床研究，氰基丙烯酸盐胶注射是目前治疗胃静脉曲张的最受欢迎的治疗方案[128-130]。因此，氰基丙烯酸盐胶注射治疗胃静脉曲张得到广泛的推荐。

氰基丙烯酸盐胶注射在预防胃静脉曲张第一次出血方面也有较好的效果。临床研究显示其与 β 受体拮抗药比较在预防胃静脉出血方面，效果更佳[134, 135]。

(2) 食管静脉曲张：氰基丙烯酸盐胶注射在

处理食管静脉曲张时效果良好[136, 137]，但是，其他大量的研究也显示套扎法在处理食管静脉曲张时安全性和疗效均十分出色。

在以套扎法为首选治疗时，可以考虑将内镜下胶注射作为顽固性出血治疗的备选方案。目前，暂无研究比较胶注射和套扎法在处理食管静脉曲张出血效果的优劣。

2. 经口内镜食管下括约肌切开术　关闭POEM开口可以选择使用氰基丙烯酸盐胶[138]，这种治疗方式是一种经济且有效的治疗方案。其与金属夹夹闭开口比较起来，费用更少，特别是与OTSC对比时。但是，该方案的弊端为没有金属夹关闭时所产生的机械的夹闭力量。POEM操作过程中，可选择单独使用氰基丙烯酸盐胶封闭[139]或者联合OTSC一起关闭创面[140]。但是，目前的研究证据尚不足以推荐医用胶注射替代其他内镜治疗方案。胶水可以提供价格更低的治疗，但是理论上讲金属夹能够提供更加牢固的关闭效果。

3. 瘘　在治疗消化道瘘方面，内镜下胶水同样体现治疗效果[121]。有文献报道，纤维蛋白胶能够减少瘘管愈合的时间，以及更早的开始进口进食[141]。内镜下胶水治疗可以作为保守治疗效果不佳时可供选择的二线治疗[142, 143]。两项[144, 145]分析纤维蛋白胶治疗瘘管和吻合口的研究显示其治疗效果较好，而且Vicryl plug可以作为内镜下医用胶治疗时的辅助手段。氰基丙烯酸盐胶也可用于治疗消化道瘘，但是相应的数据主要来源于少量的病例报道。

纤维蛋白胶在治疗消化道瘘方便体现出不错的前景[146]，可以作为一线或二线治疗方案，与金属夹治疗比较其费用相对较少。蛋白胶治疗瘘时，可能需要多次处理达到满意的效果，与金属夹治疗仅需一次夹闭处理比较起来，会给患者带来一些不便。对于一些高流量的瘘，纤维蛋白胶是否同样有效尚不清楚。内镜胶水在治疗慢性感染、肿瘤性，或者放射治疗相关的组织时效果差强人意[147]。目前纤维蛋白胶在治疗瘘管效果的数据主要来源于几个小样本的研究，我们需要更多大样本的数据进一步证实其治疗效果。

4. 消化道非静脉曲张出血　内镜下胶水曾尝试用于Dieulafoy病、肿瘤性出血、息肉切除术后出血和溃疡性出血等非静脉曲张出血的治疗[111, 118-120]。但是，金属夹夹闭已成为处理这些出血的标准治疗方案，其不仅没有注射治疗相关动脉栓塞的风险，而且治疗效果确切。因此，胶水治疗在非静脉曲张出血治疗方面的应用十分有限。

## （四）内镜胶水治疗的安全性

内镜胶水治疗一个可能的并发症，即注射药物进入静脉或动脉会有形成血栓或栓塞的风险。有文献报道，注射组织胶水后出现1例患者发生了门静脉和脾静脉血栓的并发症[148]，还有其他文献报道注射氰基丙烯酸盐胶后出现多例脑血管并发症和肺栓塞的情况[149, 150]。在部分治疗患者中出现的栓塞，甚至导致死亡的极端后果[149, 151]。鉴于其可能造成的严重不良反应，推荐使用胶水时要小心谨慎注射，每次注射量为0.5～1.0ml[123]。

不小心将胶水渗漏至内镜钳道可能会导致内镜钳道的堵塞，增加内镜维修的频次。有文献报道，如果出现胶水堵塞内镜钳道，可以尝试应用活检钳等附件疏通钳道[152]。然而，不是所有的堵塞都可以通过这种方式得到解决。如果出现钳道堵塞可能会延长内镜治疗的时间并需要更换内镜，从而增加总体并发症的机会。

## （五）展望

内镜胶水已经在临床上存在较长时间，其主要适应证目前局限于处理胃静脉曲张和瘘，目前也可用于关闭POEM治疗时黏膜切开或封闭黏膜穿孔。以后内镜下胶水治疗这些方面的研究或者适应证的延伸可能进展有限。

## 参考文献

[1] Hayashi T. The study on stanch clips for the treatment by endoscopy. Gastroenterol Endosc. 1975;17(1):92–101.

[2] 処置用ファイバースコープ (Gastrofiberscope for Treatment: T. G. F. Olympus) の使用経験―特に 粘膜下病変の診断を中心に．胃と腸．1974;9(3): 355–64.

[3] Komiya O. Surgical instrument for clipping any affected portion of a body cavity. Google Patents; 1976.

[4] Lehman GA, Maveety PR, O'Connor KW. Mucosal clipping—utility and safety testing in the colon. Gastrointest Endosc. 1985;31(4):273–6.

[5] Hachisu T, Nakao T, Suzuki N. The endoscopic clipping hemostasis against upper gastrointestinal bleeding (a device of the improved clip and its clinical study). Gastroenterol Endosc. 1985;27(2):276.

[6] Binmoeller KF, Grimm H, Soehendra N. Endoscopic closure of a perforation using metallic clips after snare excision of a gastric leiomyoma. Gastrointest Endosc. 1993;39(2):172–4.

[7] Katon RM. Experimental control of gastrointestinal hemorrhage via the endoscope: a new era dawns. Gastroenterology. 1996;70(2):272–7.

[8] Rodella L, Laterza E, De Manzoni G, Kind R, Lombardo F, Catalano F, et al. Endoscopic clipping of anastomotic leakages in esophagogastric surgery. Endoscopy. 1998;30(05):453–6.

[9] Chuttani R, Barkun A, Carpenter S, Chotiprasidhi P, Ginsberg GG, Hussain N, et al. Endoscopic clip application devices. Gastrointest Endosc. 2006;63(6):746–50.

[10] Available from: https://www.accessdata.fda.gov/scripts/cdrh/cfdocs/cfPMN/pmn.cfm.

[11] Longstreth GF. Epidemiology of hospitalization for acute upper gastrointestinal hemorrhage: a population-based study. Am J Gastroenterol. 1995;90(2):206–10.

[12] Srygley FD, Gerardo CJ, Tran T, Fisher DA. Does this patient have a severe upper gastrointestinal bleed? JAMA. 2012;307(10):1072–9.

[13] Hwang JH, Fisher DA, Ben-Menachem T, Chandrasekhara V, Chathadi K, Decker GA, et al. The role of endoscopy in the management of acute non-variceal upper GI bleeding. Gastrointest Endosc. 2012;75(6):1132–8.

[14] Cipolletta L, Cipolletta F, Marmo C, Piscopo R, Rotondano G, Marmo R. Mechanical methods to endoscopically treat nonvariceal upper gastrointestinal bleeding. Tech Gastrointest Endosc. 2016;18(4):191–7.

[15] Tang SJ. Endoscopic treatment of upper gastrointestinal ulcer bleeding. Video J EncyclGI Endoscop. 2013;1(1):143–7.

[16] Jang JY. Recent developments in the endoscopic treatment of patients with peptic ulcer bleeding. Clin Endosc. 2016;49(5):417–20.

[17] Mori H, Kobara H, Masaki T. Rapid over-the-scope-clip emergency hemostasis guidewire-assisted method for proximal colon Dieulafoy massive bleeding. Dig Endosc. 2017;29(1):127–8.

[18] Laine L, McQuaid KR. Endoscopic therapy for bleeding ulcers: an evidence-based approach based on meta-analyses of randomized controlled trials. Clin Gastroenterol Hepatol. 2009;7(1):33–47.

[19] Sung JJY, Tsoi KKF, Lai LH, Wu JCY, Lau JYW. Endoscopic clipping versus injection and thermo-coagulation in the treatment of non-variceal upper gastrointestinal bleeding: a meta-analysis. Gut. 2007;56(10):1364–73.

[20] Manno M, Mangiafico S, Caruso A, Barbera C, Bertani H, Mirante VG, et al. First-line endoscopic treatment with OTSC in patients with high-risk non-variceal upper gastrointestinal bleeding: preliminary experience in 40 cases. Surg Endosc. 2016;30(5):2026–9.

[21] Schmidt A, Goelder S, Messmann H, Goetz M, Kratt T, Meining A, et al. 62 over-the-scope-clips versus standard endoscopic therapy in patients with recurrent peptic ulcer bleeding and a prospective randomized, multicenter trial (sting). Gastrointest Endosc. 2017;85(5):AB50.

[22] Schuetz A, Jauch K-W. Lower gastrointestinal bleeding: therapeutic strategies, surgical techniques and results. Langenbeck's Arch Surg. 2001;386(1):17–25.

[23] Longstreth GF. Epidemiology and outcome of patients hospitalized with acute lower gastrointestinal hemorrhage: a population-based study. Am J Gastroenterol. 1997;92(3):419–24.

[24] Yen EF, Ladabaum U, Muthusamy VR, Cello JP, McQuaid KR, Shah JN. Colonoscopic treatment of acute diverticular hemorrhage using endoclips. Dig Dis Sci. 2008;53(9):2480–5.

[25] Strate LL, Gralnek IM. ACG clinical guideline: management of patients with acute lower gastrointestinal bleeding. Am J Gastroenterol. 2016;111(4):459–74.

[26] Soriani P, Tontini GE, Vavassori S, Neumann H, Pastorelli L, Vecchi M, et al. Over-the-scope clipping in recurrent colonic diverticular bleeding. Endoscopy. 2016; 48(S 01):E306–E7.

[27] Probst A, Braun G, Goelder S, Messmann H. Endoscopic treatment of colonic diverticular bleeding using an over-the-scope clip. Endoscopy. 2016;48(S 01):E160–E.

[28] Strate LL, Naumann CR. The role of colonoscopy and radiological procedures in the management of acute lower intestinal bleeding. Clin Gastroenterol Hepatol. 2010;8(4):333–43.

[29] Lee YT, Walmsley RS, Leong RWL, Sung JJY. Dieulafoy's lesion. Gastrointest Endosc. 2003;58(2):236–43.

[30] Ahn D-W, Lee SH, Park YS, Shin CM, Hwang J-H, Kim J-W, et al. Hemostatic efficacy and clinical outcome of endoscopic treatment of Dieulafoy's lesions: comparison of endoscopic hemoclip placement and endoscopic band ligation. Gastrointest Endosc. 2012;75(1):32–8.

[31] Lara LF, Sreenarasimhaiah J, Tang SJ, Afonso BB, Rockey DC. Dieulafoy lesions of the GI tract: localization and therapeutic outcomes. Dig Dis Sci. 2010;55(12):3436–41.

[32] Park CH, Sohn YH, Lee WS, Joo YE, Choi SK, Rew JS, et al. The usefulness of endoscopic hemoclipping for bleeding Dieulafoy lesions. Endoscopy. 2003;35(5):388–92.

[33] Park CH, Joo YE, Kim HS, Choi SK, Rew JS, Kim SJ. A prospective, randomized trial of endoscopic band ligation versus endoscopic hemoclip placement for bleeding gastric Dieulafoy's lesions. Endoscopy. 2004;36(8):677–81.

[34] Chung IK, Kim EJ, Lee MS, Kim HS, Park SH, Lee MH, et al. Bleeding Dieulafoy's lesions and the choice of endoscopic method: comparing the hemostatic efficacy of mechanical and injection methods. Gastrointest Endosc. 2000;52(6):721–4.

[35] Gómez V, Kyanam Kabir Baig KR, Lukens FJ, Woodward T. Novel treatment of a gastric Dieulafoy lesion with an over-the-scope clip. Endoscopy. 2013;45(S 02):E71-E.

[36] Chaer RA, Helton WS. Dieulafoy's disease. J Am Coll Surg. 2003;196(2):290–6.

[37] Rockall TA, Logan RF, Devlin HB, Northfield TC. Incidence of and mortality from acute upper gastrointestinal haemorrhage in the United Kingdom. Steering committee and members of the national audit of acute upper gastrointestinal haemorrhage. BMJ. 1995;311(6999):222–6.

[38] Yamaguchi Y, Yamato T, Katsumi N, Morozumi K, Abe T, Ishida H, et al. Endoscopic hemoclipping for upper GI bleeding due to Mallory-Weiss syndrome. Gastrointest Endosc. 2001;53(4):427–30.

[39] Shimoda R, Iwakiri R, Sakata H, Ogata S, Ootani H, Sakata Y, et al. Endoscopic hemostasis with metallic hemoclips for iatrogenic Mallory-Weiss tear caused by endoscopic examination. Dig Endosc. 2009;21(1):20–3.

[40] Cho YS, Chae HS, Kim HK, Kim JS, Kim BW, Kim SS, et al. Endoscopic band ligation and endoscopic hemoclip placement for patients with Mallory-Weiss syndrome and active bleeding. World J Gastroenterol. 2008;14(13):2080–4.

[41] Sharma M, Lingampalli R, Jindal S, Somani P. Management of a Dieulafoy ulcer bleed with an over-the-scope clip. VideoGIE. 2017;2(8):199–200.

[42] Kim HS, Kim TI, Kim WH, Kim YH, Kim HJ, Yang SK, et al. Risk factors for immediate postpolypectomy bleeding of the colon: a multicenter study. Am J Gastroenterol. 2006;101(6):1333–41.

[43] Qumseya BJ, Wolfsen C, Wang Y, Othman M, Raimondo M, Bouras E, et al. Factors associated with increased bleeding post-endoscopic mucosal resection. J Dig Dis. 2013;14(3):140–6.

[44] Watabe H, Yamaji Y, Okamoto M, Kondo S, Ohta M, Ikenoue T, et al. Risk assessment for delayed hemorrhagic complication of colonic polypectomy: polyp-related factors and patient-related factors. Gastrointest Endosc. 2006;64(1):73–8.

[45] Hokama A, Kishimoto K, Kinjo F, Fujita J. Endoscopic clipping in the lower gastrointestinal tract. World J Gastrointest Endosc. 2009;1(1):7–11.

[46] Shioji K, Suzuki Y, Kobayashi M, Nakamura A, Azumaya M, Takeuchi M, et al. Prophylactic clip application does not decrease delayed bleeding after colonoscopic polypectomy. Gastrointest Endosc. 2003;57(6):691–4.

[47] Park CH, Jung YS, Nam E, Eun CS, Park DI, Han DS. Comparison of efficacy of prophylactic endoscopic therapies for postpolypectomy bleeding in the colorectum: a systematic review and network meta-analysis. Am J Gastroenterol. 2016;111(9):1230–43.

[48] Gandhi S, Narula N, Mosleh W, Marshall JK, Farkouh M. Meta-analysis: colonoscopic post-polypectomy bleeding in patients on continued clopidogrel therapy. Aliment Pharmacol Ther. 2013;37(10):947–52.

[49] Hui AJ, Wong RMY, Ching JYL, Hung LCT, Sydney Chung SC, Sung JJY. Risk of colonoscopic polypectomy bleeding with anticoagulants and antiplatelet agents: analysis of 1657 cases. Gastrointest Endosc. 2004;59(1):44–8.

[50] Singh M, Mehta N, Murthy UK, Kaul V, Arif A, Newman N. Postpolypectomy bleeding in patients undergoing colonoscopy on uninterrupted clopidogrel therapy. Gastrointest Endosc. 2010;71(6):998–1005.

[51] Shalman D, Gerson LB. Systematic review with meta-analysis: the risk of gastrointestinal haemorrhage post-polypectomy in patients receiving anti-platelet, anti-coagulant and/or thienopyridine medications. Aliment Pharmacol Ther. 2015;42(8):949–56.

[52] Veitch AM, Vanbiervliet G, Gershlick AH, Boustiere C, Baglin TP, Smith L-A, et al. Endoscopy in patients on antiplatelet or anticoagulant therapy, including direct oral anticoagulants: British Society of Gastroenterology (BSG) and European Society of Gastrointestinal Endoscopy (ESGE) guidelines. Endoscopy. 2016;48(04):385–402.

[53] Acosta RD, Abraham NS, Chandrasekhara V, Chathadi KV, Early DS, Eloubeidi MA, et al. The management of antithrombotic agents for patients undergoing GI endoscopy. Gastrointest Endosc. 2016;83(1):3–16.

[54] Parikh ND, Zanocco K, Keswani RN, Gawron AJ. A cost-efficacy decision analysis of prophylactic clip placement after endoscopic removal of large polyps. Clin Gastroenterol Hepatol. 2013;11(10):1319–24.

[55] Quintanilla E, Castro JL, Rabago LR, Chico I, Olivares A, Ortega A, et al. Is the use of prophylactic hemoclips in the endoscopic resection of large pedunculated polyps useful? A prospective and randomized study. J Interv Gastroenterol. 2012;2(2):99–104.

[56] Liaquat H, Rohn E, Rex DK. Prophylactic clip closure reduced the risk of delayed postpolypectomy hemorrhage: experience in 277 clipped large sessile or flat colorectal lesions and 247 control lesions. Gastrointest Endosc. 2013;77(3):401–7.

[57] Dokoshi T, Fujiya M, Tanaka K, Sakatani A, Inaba Y,

Ueno N, et al. A randomized study on the effectiveness of prophylactic clipping during endoscopic resection of colon polyps for the prevention of delayed bleeding. Biomed Res Int. 2015;2015:490272.

[58] Lim SH, Levenick JM, Mathew A, Moyer MT, Dye CE, McGarrity TJ. Su1687 neither prophylactic clips nor ablation prevent post-polypectomy bleeding, results from 334 large (>2cm) polyp resections using endocut. Gastrointest Endosc. 2016;83(5):AB395.

[59] Zhang Q-S, Han B, Xu J-H, Gao P, Shen Y-C. Clip closure of defect after endoscopic resection in patients with larger colorectal tumors decreased the adverse events. Gastrointest Endosc. 2015;82(5):904–9.

[60] Albeniz E, Fraile M, Ibanez B, Alonso-Aguirre P, Martinez-Ares D, Soto S, et al. A scoring system to determine risk of delayed bleeding after endoscopic mucosal resection of large colorectal lesions. Clin Gastroenterol Hepatol. 2016;14(8):1140–7.

[61] Pohl H. Clipping after polyp resection: uncertainties of a randomized trial. Gastrointest Endosc. 2015;82(5):910–1.

[62] Dobrowolski S, Dobosz M, Babicki A, Głowacki J, Nałęcz A. Blood supply of colorectal polyps correlates with risk of bleeding after colonoscopic polypectomy. Gastrointest Endosc. 2006;63(7):1004–9.

[63] Kim HS, Kim TI, Kim WH, Kim Y-H, Kim HJ, Yang S-K, et al. Risk factors for immediate postpolypectomy bleeding of the colon: a multicenter study. Am J Gastroenterol. 2006;101(6):1333–41.

[64] Quintanilla E, Castro JL, Rábago LR, Chico I, Olivares A, Ortega A, et al. Is the use of prophylactic hemoclips in the endoscopic resection of large pedunculated polyps useful? A prospective and randomized study. J Intervent Gastroenterol. 2012;2(4):183–8.

[65] Ji JS, Lee SW, Kim TH, Cho YS, Kim HK, Lee KM, et al. Comparison of prophylactic clip and endoloop application for the prevention of postpolypectomy bleeding in pedunculated colonic polyps: a prospective, randomized, multicenter study. Endoscopy. 2014;46(7):598–604.

[66] Panteris V, Haringsma J, Kuipers EJ. Colonoscopy perforation rate, mechanisms and outcome: from diagnostic to therapeutic colonoscopy. Endoscopy. 2009;41(11):941–51.

[67] Iqbal CW, Cullinane DC, Schiller HJ, Sawyer MD, Zietlow SP, Farley DR. Surgical management and outcomes of 165 colonoscopic perforations from a single institution. Arch Surg. 2008;143(7):701–7.

[68] Verlaan T, Voermans RP, van Berge Henegouwen MI, Bemelman WA, Fockens P. Endoscopic closure of acute perforations of the GI tract: a systematic review of the literature. Gastrointest Endosc. 2015;82(4):618–28.e5.

[69] Raju GS, Ahmed I, Brining D, Xiao S-Y. Endoluminal closure of large perforations of colon with clips in a porcine model (with video). Gastrointest Endosc. 2006;64(4):640–6.

[70] Merrifield BF, Wagh MS, Thompson CC. Peroral transgastric organ resection: a feasibility study in pigs. Gastrointest Endosc. 2006;63(4):693–7.

[71] Tsunada S, Ogata S, Ohyama T, Ootani H, Oda K, Kikkawa A, et al. Endoscopic closure of perforations caused by EMR in the stomach by application of metallic clips. Gastrointest Endosc. 2003;57(7):948–51.

[72] Minami S, Gotoda T, Ono H, Oda I, Hamanaka H. Complete endoscopic closure of gastric perforation induced by endoscopic resection of early gastric cancer using endoclips can prevent surgery (with video). Gastrointest Endosc. 2006;63(4):596–601.

[73] Ikehara H, Gotoda T, Ono H, Oda I, Saito D. Gastric perforation during endoscopic resection for gastric carcinoma and the risk of peritoneal dissemination. Br J Surg. 2007;94(8):992–5.

[74] Voermans RP, Le Moine O, von Renteln D, Ponchon T, Giovannini M, Bruno M, et al. Efficacy of endoscopic closure of acute perforations of the gastrointestinal tract. Clin Gastroenterol Hepatol. 2012;10(6):603–8.

[75] Raymer GS, Sadana A, Campbell DB, Rowe WA. Endoscopic clip application as an adjunct to closure of mature esophageal perforation with fistulae. Clin Gastroenterol Hepatol. 2003;1(1):44–50.

[76] Fernandez-Esparrach G, Lautz DB, Thompson CC. Endoscopic repair of gastrogastric fistula after Roux-en-Y gastric bypass: a less-invasive approach. Surg Obes Relat Dis. 2010;6(3):282–8.

[77] Haito-Chavez Y, Law JK, Kratt T, Arezzo A, Verra M, Morino M, et al. International multicenter experience with an over-the-scope clipping device for endoscopic management of GI defects (with video). Gastrointest Endosc. 2014;80(4):610–22.

[78] Mercky P, Gonzalez J-M, Aimore Bonin E, Emungania O, Brunet J, Grimaud J-C, et al. Usefulness of over-the-scope clipping system for closing digestive fistulas. Dig Endosc. 2015;27(1):18–24.

[79] Baron TH, Wong Kee Song LM, Ross A, Tokar JL, Irani S, Kozarek RA. Use of an over-the-scope clipping device: multicenter retrospective results of the first U.S. experience (with videos). Gastrointest Endosc. 2012;76(1):202–8.

[80] Winder JS, Kulaylat AN, Schubart JR, Hal HM, Pauli EM. Management of non-acute gastrointestinal defects using the over-the-scope clips (OTSCs): a retrospective single-institution experience. Surg Endosc. 2016;30(6):2251–8.

[81] Law R, Irani S, Wong Kee Song LM, Baron TH. Sa1480 delayed outcomes following fistula closure using the over-the-scope clip (OTSC). Gastrointest Endosc. 2013;77(5):AB221.

[82] Surace M, Mercky P, Demarquay J-F, Gonzalez J-M, Dumas R, Ah-Soune P, et al. Endoscopic management of GI fistulae with the over-the-scope clip system (with video). Gastrointest Endosc. 2011;74(6):1416–9.

[83] Mennigen R, Colombo-Benkmann M, Senninger N, Laukoetter M. Endoscopic closure of postoperative gastroin-

testinal leakages and fistulas with the over-the-scope clip (OTSC). J Gastrointest Surg. 2013;17(6):1058–65.

[84] Manta R, Manno M, Bertani H, Barbera C, Pigo F, Mirante V, et al. Endoscopic treatment of gastrointestinal fistulas using an over-the-scope clip (OTSC) device: case series from a tertiary referral center. Endoscopy. 2011;43(6):545–8.

[85] von Renteln D, Denzer UW, Schachschal G, Anders M, Groth S, Rösch T. Endoscopic closure of GI fistulae by using an over-the-scope clip (with videos). Gastrointest Endosc. 2010;72(6):1289–96.

[86] Parodi A, Repici A, Pedroni A, Blanchi S, Conio M. Endoscopic management of GI perforations with a new over-the-scope clip device (with videos). Gastrointest Endosc. 2010;72(4):881–6.

[87] Goenka MK, Rai VK, Goenka U, Tiwary IK. Endoscopic management of gastrointestinal leaks and bleeding with the over-the-scope clip: a prospective study. Clin Endosc. 2017;50(1):58–63.

[88] Dişibeyaz S, Köksal AŞ, Parlak E, Torun S, Şaşmaz N. Endoscopic closure of gastrointestinal defects with an over-the-scope clip device. A case series and review of the literature. Clin Res Hepatol Gastroenterol. 2012;36 (6):614–21.

[89] Stavropoulos SN, Desilets DJ, Fuchs K-H, Gostout CJ, Haber G, Inoue H, et al. Per-oral endoscopic myotomy white paper summary. Gastrointest Endosc. 2012;80 (1):1–15.

[90] Ponsky JL, Marks JM, Pauli EM. How I do it: Per-oral endoscopic myotomy (POEM). J Gastrointest Surg. 2012;16(6):1251–5.

[91] von Renteln D, Inoue H, Minami H, Werner YB, Pace A, Kersten JF, et al. Peroral endoscopic myotomy for the treatment of achalasia: a prospective single center study. Am J Gastroenterol. 2012;107(3):411–7.

[92] Saxena P, Chavez YH, Kord Valeshabad A, Kalloo AN, Khashab MA. An alternative method for mucosal flap closure during peroral endoscopic myotomy using an over-the-scope clipping device. Endoscopy. 2013;45(07): 579–81.

[93] Faigel DO, Kadish SL, Ginsberg GG. The difficult-to-place feeding tube: successful endoscopic placement using a mucosal clip. J Parenter Enter Nutr. 1996;20(4): 306–8.

[94] Frizzell E, Darwin P. Endoscopic placement of jejunal feeding tubes by using the resolution clip: report of 2 cases. Gastrointest Endosc. 2006;64(3):454–6.

[95] Schrijver AM, Siersema PD, Vleggaar FP, Hirdes MMC, Monkelbaan JF. Endoclips for fixation of nasoenteral feeding tubes: a review. Dig Liver Dis. 2011;43(10):757–61.

[96] Vanbiervliet G, Filippi J, Karimdjee BS, Venissac N, Iannelli A, Rahili A, et al. The role of clips in preventing migration of fully covered metallic esophageal stents: a pilot comparative study. Surg Endosc. 2012;26(1):53–9.

[97] Sriram PV, Das G, Rao GV, Reddy DN. Another novel use of endoscopic clipping: to anchor an esophageal endoprosthesis. Endoscopy. 2001;33(8):724–6.

[98] Kim ID, Kang DH, Choi CW, Kim HW, Jung WJ, Lee DH, et al. Prevention of covered enteral stent migration in patients with malignant gastric outlet obstruction: a pilot study of anchoring with endoscopic clips. Scand J Gastroenterol. 2010;45(1):100–5.

[99] Chryssostalis A, Rosa I, Pileire G, Ozenne V, Chousterman M, Hagège H. Closure of refractory gastrocutaneous fistula using endoclipping. Endoscopy. 2005;37(09):924.

[100] Thurairajah P, Hawthorne AB. Endoscopic clipping of a nonhealing gastrocutaneous fistula following gastrostomy removal. Endoscopy. 2004;36(09):834.

[101] Turner JK, Hurley JJ, Ketchell I, Dolwani S. Over-the- scope clip to close a fistula after removing a percutaneous endoscopic gastrostomy tube. Endoscopy. 2010;42(S 02):E197–E8.

[102] Magalhães RK, Barrias S, Rolanda C, Salgado M, Magalhães MJ, Simões V, et al. Successful endoscopic closure of gastrocutaneous fistula using an over-the-scope clip. Can J Gastroenterol Hepatol. 2014;28(5):238.

[103] Singhal S, Changela K, Culliford A, Duddempudi S, Krishnaiah M, Anand S. Endoscopic closure of persistent gastrocutaneous fistulae, after percutaneous endoscopic gastrostomy (PEG) tube placement, using the over-the-scope-clip system. Ther Adv Gastroenterol. 2015;8(4):182–8.

[104] Gölder S, Strotzer M, Grüne S, Zülke C, Schölmerich J, Messmann H. Combination of colonoscopy and clip application with angiography to mark vascular malformation in the small intestine. Endoscopy. 2003;35(06):551.

[105] Hachisu T, Miyazaki S-I, Hamaguchi K-I. Endoscopic clip-marking of lesions using the newly developed HX-3L clip. Surg Endosc. 1989;3(3):142–7.

[106] Qadeer MA, Dumot JA, Vargo JJ, Lopez AR, Rice TW. Endoscopic clips for closing esophageal perforations: case report and pooled analysis. Gastrointest Endosc. 2007;66(3):605–11.

[107] Shimoda R, Iwakiri R, Sakata H, Ogata S, Kikkawa A, Ootani H, et al. Evaluation of endoscopic hemostasis with metallic hemoclips for bleeding gastric ulcer: comparison with endoscopic injection of absolute ethanol in a prospective, randomized study. Am J Gastroenterol. 2003;98(10):2198–202.

[108] von Renteln D, Schmidt A, Vassiliou MC, Rudolph H-U, Caca K. Endoscopic full-thickness resection and defect closure in the colon. Gastrointest Endosc. 2010;71(7):1267–73.

[109] Fahndrich M, Sandmann M. Endoscopic full-thickness resection for gastrointestinal lesions using the over-the-scope clip system: a case series. Endoscopy. 2015;47 (1):76–9.

[110] Schmidt A, Bauerfeind P, Gubler C, Damm M, Bauder M, Caca K. Endoscopic full-thickness resection in the colorectum with a novel over-the- scope device: first

experience. Endoscopy. 2015;47(8):719–25.

[111] Martin TR, Onstad GR, Silvis SE. Endoscopic control of massive upper gastrointestinal bleeding with a tissue adhesive (MBR 4197). Gastrointest Endosc. 1977;24(2):74–6.

[112] Gilbert DA, Protell RL, Silverstein FE, Auth DC. Endoscopic treatment of nonvariceal upper gastrointestinal bleeding. J Clin Gastroenterol. 1980;2(2):139–44.

[113] Protell RL, Silverstein FE, Gulacsik C, Martin TR, Dennis MB, Auth DC, et al. Failure of cyanoacrylate tissue glue (Flucrylate, MBR4197) to stop bleeding from experimental canine gastric ulcers. Am J Dig Dis. 1978;23(10):903–8.

[114] Linscheer WG, Fazio TL. Control of upper gastrointestinal hemorrhage by endoscopic spraying of clotting factors. Gastroenterology. 1979;77(4):642–6.

[115] Gotlib J, Demma I, Fonsecca A, Habib N, Houssin D, Bismuth H. Resultats a 1 an du traitement endoscopique electif des hemorragies par rupture de varices oesophagiennes chez le cirrhotique. Gastroenterol Clin Biol. 1984;8:133.

[116] Kitano S, Hashizume M, Yamaga H, Wada H, Iso Y, Iwanaga T, et al. Human thrombin plus 5 per cent ethanolamine oleate injected to sclerose oesophageal varices: a prospective randomized trial. Br J Surg. 1989;76(7):715–8.

[117] Snobl J, Van Buuren H, Van Blankenstein M. Endoscopic injection using thrombin: an effective and safe method for controlling oesophagogastric variceal bleeding. Gastroenterology. 1992;102:A891.

[118] Yoshida T, Adachi K, Tanioka Y, Sasaki T, Ono S, Hanada H, et al. Dieulafoy's lesion of the esophagus correctly diagnosed and successfully treated by the endoscopic injection of N-butyl-2-cyanoacrylate. Endoscopy. 2004;36(02):183–5.

[119] Rosa A, Sequeira C, Nunes A, Gregório C, Leite J, Leitão M, et al. Histoacryl in the endoscopic treatment of severe arterial tumor bleeding. Endoscopy. 2000;32(12):S69-S.

[120] Venezia P. Drug targets in colonoscopic polypectomy: biological sealants with special reference to fibrin-glue (tissucol). Curr Drug Targets Immune Endocr Metabol Disord. 2005;5(3):339–45.

[121] Hwang TL, Chen MF. Randomized trial of fibrin tissue glue for low output enterocutaneous fistula. Br J Surg. 1996;83(1):112.

[122] Milkes DE, Friedland S, Lin OS, Reid TR, Soetikno RM. A novel method to control severe upper GI bleeding from metastatic cancer with a hemostatic sealant: the CoStasis surgical hemostat. Gastrointest Endosc. 2002;55(6):735–40.

[123] Seewald S, Sriram PVJ, Naga M, Fennerty MB, Boyer J, Oberti F, et al. Cyanoacrylate glue in gastric variceal bleeding. Endoscopy. 2002;34(11):926–32.

[124] Bhat YM, Banerjee S, Barth BA, Chauhan SS, Gottlieb KT, Konda V, et al. Tissue adhesives: cyanoacrylate glue and fibrin sealant. Gastrointest Endosc. 2013;78(2):209–15.

[125] Bhat YM. Tissue adhesives for endoscopic use. Gastroenterol Hepatol. 2014;10(4):251–3.

[126] Carbonell N, Pauwels A, Serfaty L, Fourdan O, Lévy VG, Poupon R. Improved survival after variceal bleeding in patients with cirrhosis over the past two decades. Hepatology. 2004;40(3):652–9.

[127] Tan PC, Hou MC, Lin HC, Liu TT, Lee FY, Chang FY, et al. A randomized trial of endoscopic treatment of acute gastric variceal hemorrhage: N-butyl-2- cyanoacrylate injection versus band ligation. Hepatology. 2006;43(4):690–7.

[128] Sarin SK, Jain AK, Jain M, Gupta R. A randomized controlled trial of cyanoacrylate versus alcohol injection in patients with isolated fundic varices. Am J Gastroenterol. 2002;97(4):1010–5.

[129] Lo GH, Lai KH, Cheng JS, Chen MH, Chiang HT. A prospective, randomized trial of butyl cyanoacrylate injection versus band ligation in the management of bleeding gastric varices. Hepatology. 2001;33(5):1060–4.

[130] Tan P-C, Hou M-C, Lin H-C, Liu T-T, Lee F-Y, Chang F-Y, et al. A randomized trial of endoscopic treatment of acute gastric variceal hemorrhage: N-Butyl-2-Cyanoacrylate injection versus band ligation. Hepatology. 2006;43(4):690–7.

[131] Heneghan MA, Byrne A, Harrison PM. An open pilot study of the effects of a human fibrin glue for endoscopic treatment of patients with acute bleeding from gastric varices. Gastrointest Endosc. 2002;56(3):422–6.

[132] Datta D, Vlavianos P, Alisa A, Westaby D. Use of fibrin glue (beriplast) in the management of bleeding gastric varices. Endoscopy. 2003;35(8):675–8.

[133] Yang WL, Tripathi D, Therapondos G, Todd A, Hayes PC. Endoscopic use of human thrombin in bleeding gastric varices. Am J Gastroenterol. 2002;97(6):1381–5.

[134] Mishra SR, Sharma BC, Kumar A, Sarin SK. Primary prophylaxis of gastric variceal bleeding comparing cyanoacrylate injection and betablockers: a randomized controlled trial. J Hepatol. 2011;54(6):1161–7.

[135] Mishra SR, Chander Sharma B, Kumar A, Sarin SK. Endoscopic cyanoacrylate injection versus beta-blocker for secondary prophylaxis of gastric variceal bleed: a randomised controlled trial. Gut. 2010;59(6):729–35.

[136] Gotlib J-P. Endoscopic obturation of esophageal and gastric varices with a cyanoacrylic tissue adhesive. Can J Gastroenterol. 1990;4(9):637–38.

[137] Cipolletta L, Zambelli A, Bianco MA, De Grazia F, Meucci C, Lupinacci G, et al. Acrylate glue injection for acutely bleeding oesophageal varices: a prospective cohort study. Dig Liver Dis. 2009;41(10):729–34.

[138] Hernández Mondragón OV, Blancas Valencia JM, Blanco-Velasco G, Gonzalez Martinez MA, Solorzano Pineda OM, Hernandez Reyes ML. Tu1253 safety and ef-

ficacy of cyanoacrylate for the closure of the entry site during poem procedure. Gastrointest Endosc. 2017;85 (5):AB602.

[139] Hernández-Mondragón OV, Solórzano-Pineda OM, Blanco-Velasco G, Blancas-Valencia JM. Use of cyanoacrylate to treat mucosal perforations during or after peroral endoscopic myotomy. Endoscopy. 2016;48(S 01):E330-E1.

[140] Khashab MA, El Zein M, Kumbhari V, Besharati S, Ngamruengphong S, Messallam A, et al. Comprehensive analysis of efficacy and safety of peroral endoscopic myotomy performed by a gastroenterologist in the endoscopy unit: a single-center experience. Gastrointest Endosc. 2016;83(1):117–25.

[141] Avalos-Gonzalez J, Portilla-deBuen E, Leal-Cortes CA, Orozco-Mosqueda A, Estrada-Aguilar Mdel C, Velazquez-Ramirez GA, et al. Reduction of the closure time of postoperative enterocutaneous fistulas with fibrin sealant. World J Gastroenterol. 2010;16(22):2793–800.

[142] Papavramidis TS, Kotzampassi K, Kotidis E, Eleftheriadis EE, Papavramidis ST. Endoscopic fibrin sealing of gastrocutaneous fistulas after sleeve gastrectomy and biliopancreatic diversion with duodenal switch. J Gastroenterol Hepatol. 2008;23(12):1802–5.

[143] Rabago LR, Ventosa N, Castro JL, Marco J, Herrera N, Gea F. Endoscopic treatment of postoperative fistulas resistant to conservative management using biological fibrin glue. Endoscopy. 2002;34(8):632–8.

[144] Lippert E, Klebl FH, Schweller F, Ott C, Gelbmann CM, Schölmerich J, et al. Fibrin glue in the endoscopic treatment of fistulae and anastomotic leakages of the gastrointestinal tract. Int J Color Dis. 2011;26(3):303–11.

[145] Lippert E, Klebl FH, Schweller F, Ott C, Gelbmann CM, Scholmerich J, et al. Fibrin glue in the endoscopic treatment of fistulae and anastomotic leakages of the gastrointestinal tract. Int J Color Dis. 2011;26(3):303–11.

[146] Lee YC, Na HG, Suh JH, Park IS, Chung KY, Kim NK. Three cases of fistulae arising from gastrointestinal tract treated with endoscopic injection of Histoacryl. Endoscopy. 2001;33(2):184–6.

[147] Murakami M, Tono T, Okada K, Yano H, Monden T. Fibrin glue injection method with diluted thrombin for refractory postoperative digestive fistula. Am J Surg. 2009;198(5):715–9.

[148] Shim CS, Cho YD, Kim JO, Bong HK, Kim YS, Lee JS, et al. A case of portal and splenic vein thrombosis after histoacryl injection therapy in gastric varices. Endoscopy. 1996;28(05):461.

[149] See A, Florent C, Lamy P, Levy VG, Bouvry M. Cerebrovascular accidents after endoscopic obturation of esophageal varices with isobutyl-2-cyanoacrylate in 2 patients. Gastroenterol Clin Biol. 1986;10(8–9):604–7.

[150] Hwang SS, Kim HH, Park SH, Kim SE, Jung JI, Ahn BY, et al. N-butyl-2-cyanoacrylate pulmonary embolism after endoscopic injection sclerotherapy for gastric variceal bleeding. J Comput Assist Tomogr. 2001;25(1): 16–22.

[151] Lee GH, Kim JH, Lee KJ, Yoo BM, Hahm KB, Cho SW, et al. Life-threatening intraabdominal arterial embolization after histoacryl injection for bleeding gastric ulcer. Endoscopy. 2000;32(5):422–4.

[152] Jutabha R, Jensen DM, Egan J, Machicado GA, Hirabayashi K. Randomized, prospective study of cyanoacrylate injection, sclerotherapy, or rubber band ligation for endoscopic hemostasis of bleeding canine gastric varices. Gastrointest Endosc. 1995;41(3):201–5.

# 第六篇　介入超声内镜的研究进展

## Advances in Interventional EUS

# 第27章
# 介入性超声内镜：胰腺
## Interventional EUS: Pancreas

Vinay Dhir　Ankit Dalal　Carmen Chu　**著**

张　磊　盛　亮　**译**

## 概述

在过去 10 年中，EUS 治疗胰腺疾病的适应证稳步扩大。取得这样的进步在很大程度上归功于 EUS 相关特定配件和支架的发展。虽然，在全球范围内胰腺假性囊肿的引流仍然是治疗性 EUS 的最主要的适应证，但许多其他的适应证也在逐步被评估，如胰管的引流、肿瘤治疗或用于缓解癌性疼痛等。本章概述了当前使用治疗性 EUS 治疗胰腺疾病。

## 一、超声内镜引导下胰周液体积聚引流

急慢性胰腺炎、手术、创伤或肿瘤均可以导致胰周液体积聚（peripancreatic fluid collection, PFC）。这些积液的形成是由于胰管破裂或胰腺坏死成熟所致。胰腺假性囊肿被定义为具有发育完好的炎性囊壁包裹的液体积聚，通常在胰腺实质之外，其内坏死很少或没有坏死。这通常发生在间质水肿性胰腺炎发作 4 周后[1]。胰腺包裹性坏死（pancreatic walled-off necrosis, WON）是成熟的、有包膜的胰腺和（或）胰周坏死，已形成成熟的炎性囊壁。WON 通常发生于坏死性胰腺炎发病 4 周后。

急性胰周液体积聚（acute peripancreatic fluid collection, APFC）通常不需要任何干预。它们缺乏明确的壁，并在急性胰腺炎发作后数周内自行消退。PFC 引流的指征包括引起疼痛的症状性假性囊肿、引起流出道或胆道系统机械性梗阻的 PFC，以及感染性假性囊肿。如果假性囊肿在 6 周后继续增大而没有消退，也被认为是引流的指针。这是为了避免随后出现并发症，如出血、穿孔或继发感染。

目前的治疗手段包括外科手术、经内镜引流和经皮引流。经超声内镜（EUS）引导引流的优点包括：①微创；②避免类似经皮引流相关的局部并发症；③可以超声实时监测假性囊肿，通过使用多普勒超声避免穿刺血管而降低出血的发生率[2, 3]。

### （一）先决条件

在实施 EUS 引导的 PFC 引流之前，需要某些先决条件，包括：①存在明确的成熟囊壁；②对于假性囊肿，时间需要 4～6 周；③积聚的液体必须在内镜下可接近，与十二指肠壁或胃壁的距离在 1cm 内；④结肠旁沟的积液无法经内镜穿刺引流，需要其他一些辅助的办法，如经皮引流；⑤任何情况下都需要纠正凝血障碍。

### （二）技术

#### 1. 手术需要器械及附件

①工作孔道为 3.7mm 或 3.8mm 的治疗线阵超声内镜。

②19G 细针抽吸（FNA）针（22G 针的腔内无法通过 0.035 英寸的导丝）。

③0.025 或 0.035 英寸导丝。

④4.5Fr 或 5Fr ERCP 切开刀或 Soehendra 扩张器或可通过导丝的针状刀或囊壁切开刀。

⑤可通过导丝的扩张球囊。

⑥7Fr、8Fr、8.5Fr 或 10Fr 双猪尾塑料支架。

⑦自膨式金属支架 -AXIOS（Xlumen Inc, Mountain View, California, USA），NAGI（Taewoong-Medical Co, Seoul, South Korea）（图 27-1）。

2. PFC 引流支架：塑料和自膨式金属支架

传统上往往选择双猪尾塑料支架（7Fr、8.5Fr 和 10Fr）用于 PFC 引流。在手术过程中可以放置单根或多根塑料支架。最近，专门为 PFC 引流设计的自膨式金属支架已经开发出来 [4, 5]。蘑菇头支架（AXIOS, Xlumena Inc., Mountain View, California, USA）是一种全覆膜、内径 10mm、带有双侧锚固法兰的镍钛合金编织支架。当完全扩张时，法兰直径是"鞍形"部分的 2 倍，旨在固定于组织层的两侧 [4]。支架在假性囊肿腔内的导丝引导下通过一根 10.5-Fr 导管进行输送。"NAGI"全覆膜 SEMS（Taewoong-Medical Co, Seoul, South Korea）是另一种专门设计的 SEMS，其中心直径为 10mm，末端为 20 mm，可以降低支架移位的风险 [5]。SEMS 的潜在优势是提供更大的引流口径和存在感染性坏死的情

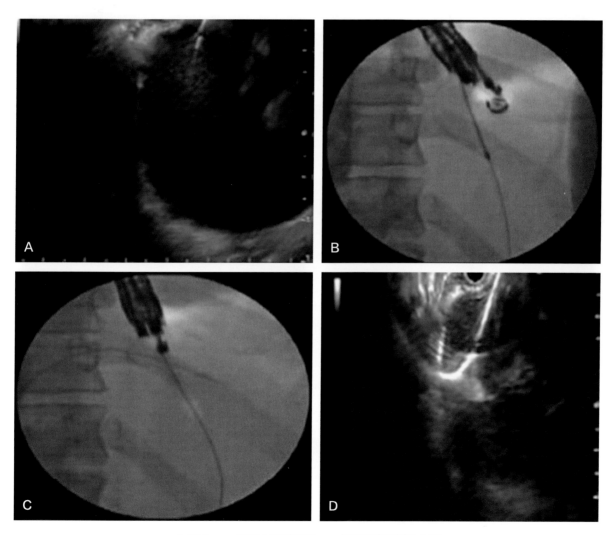

▲ 图 27-1　超声内镜引导下 PFC 引流及坏死清除步骤

A. 细针穿刺；B. 6F 囊壁切开刀扩张窦道；C. CRE 球囊扩张至 8mm；D. Nagi 支架远端释放

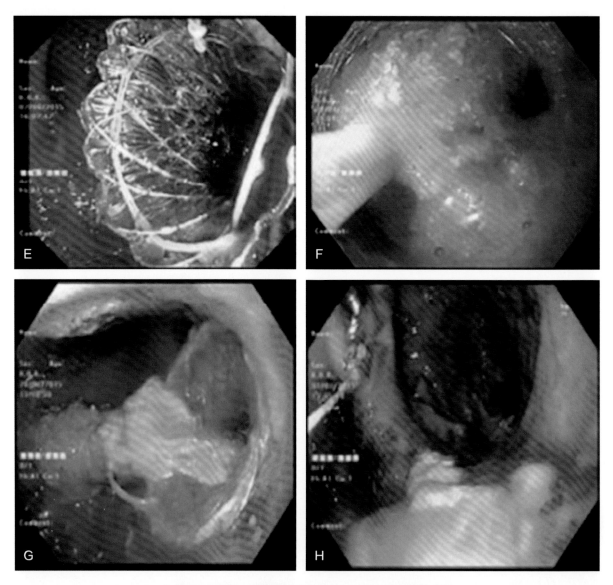

▲ 图 27-1（续） 超声内镜引导下 PFC 引流及坏死清除步骤
E. 内镜下观察释放支架近端；F. 坏死碎片堵塞支架；G. 进行坏死清除；H. 4 个疗程后清洁囊肿腔
PFC. 胰周液体积聚

况下可重复进入腔内进行内镜下坏死物清除。它的潜在用途可能仅限于治疗感染性厚壁坏死[6]（图 27-2 和表 27-1）。

3. 技术和临床结果 EUS 引导的 PFC 引流技术成功率 >90%，临床成功率达 75%～90%[7]。根据积液类型的不同，处理结果可能会有所不同。最近的一项研究报道称，假性囊肿的治疗成功率为 93.5%，但塑料支架对于 WON 的治疗成功率仅为 63.2%[8]。这可能是由于塑料支架孔径较小，WON 中的固体碎片很

难通过支架进行引流。

由于支架口径较大，理论上具有改善引流的优势，因此在部分 PFC 患者中尝试使用了直的胆道全覆膜自膨式金属支架（fully covered self-expanding metal stent, FCSEMS）。一项研究评估了这些金属支架对假性囊肿引流的疗效，总体治疗成功率非常高（85%～95%）[6]。

一项随机研究证明 FCSEMS 在假性囊肿引流方面未必优于 PS（临床成功率 87% vs. 91%，P=0.97）[9]。FCSEMS 的唯一优势是更短的手术

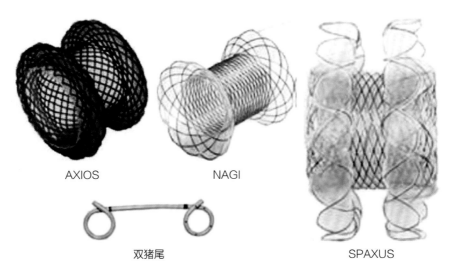

AXIOS　　　NAGI

双猪尾　　　SPAXUS

▲ 图 27-2　用于胰周液体积聚引流的支架

表 27-1　胰周液体积聚引流支架的优缺点

| 支架类型 | 内　径 | 优　点 | 缺　点 |
|---|---|---|---|
| 双猪尾塑料支架 | 7～10Fr | • 移位风险低<br>• 容易取出<br>• 价格低廉 | • 置入较困难<br>• 内径较小（容易堵塞继发二次感染） |
| 直胆道自膨式金属支架 | 6～10mm | • 容易释放<br>• 内径较大<br>• 可经支架进行后期清创 | • 支架移位<br>• 增加迟发性出血风险<br>• 花费较高 |
| LAMS<br>AXIOS™（Boston Scientific, Marlborough, MA, USA）<br>NAGI™（Taewoong Medical, Gimpo, Korea）<br>SPAXUS™ Taewoong Medical, Gimpo, Korea）<br>Aixstent® PPS（Leufen Medical, Berlin, Germany） | 10mm、15mm<br>10～16mm<br>8mm、10mm、16mm<br>10mm、14mm | • 容易释放<br>• 可以不使用导丝交换（AXIOS）<br>• 引流孔径大<br>• 可经支架进行后期清创<br>• 移位风险低<br>• 无须置入鼻 - 囊肿引流<br>• 减少 X 线的使用 | • 花费较高<br>• 缺乏长期安全性的数据 |

时间（15min vs. 29.5min）。这一点在一项 Meta 分析中得到进一步证实，该分析发现使用 PS 或金属支架治疗的假性囊肿患者的总体治疗成功率没有差异（85% vs. 83%）[10]。

另外，当用于引流 WON 时，FCSEMS 似乎确实比 PS 具有更高的治疗成功率[11]。但是直的 FCSEMS 很容易发生移位。因此，研究者发明了具有独特"哑铃"结构的 LAMS，它可使管腔壁和 PFC 锚定在一起。早期报道的数据令人印象深刻，总体技术成功率＞90%，临床成功率达到 85%～91%，许多患者无须 DEN 即可完全解决 WON。在 10%～15% 的患者中观察到并发症的发生，但很少有患者需要外科手术[12,13]。此外，LAMS 的移位仅发生在 5% 的患者中，与 PS 相比，它们的置入需要明显更短的手术时间（25 min vs. 43min，P= 0.01）[14]。最近的一项研究发现，在 6 个月的随访中，使用金属支架（直的 FCSEMS 和 LAMS）对 WON 引流的解决率优于 PS[12]。然而，目前的研究显示，直的 FCSEMS 和新 LAMS 之间的疗效没有显著差异，长期成功率分别为 95% 和 90%[15]。

与塑料支架一样，使用 LAMS 治疗胰腺假性囊肿和 WON 的结果也不同。最近的一项研究评估了使用 LAMS 进行 PFC 引流的结果。它发现使用 LAMS 支架治疗胰腺假性囊肿的成功率为 100%（12/12），而治疗 WON 的成功率为 88.2%（60/68）[16]。

两项随机试验表明，EUS 引导的透壁入路在技术成功率和并发症方面优于传统的内镜引导下的引流[17, 18]。几项观察性研究探索了 EUS 引导下假性囊肿和脓肿引流的疗效。它们都有很高的技术和临床成功率，分别为 89%～100% 和 82%～100%[19-21]。Ng 等[22] 最近证明，虽然 EUS 引导下假性囊肿引流术在 93% 的患者中取得了技术上的成功，但治疗成功率为 75%，并发症发生率为 5%。Varadarajulu 等在比较 EUS 引导和非 EUS 引导的假性囊肿引流的疗效时发现，EUS 的技术成功率是 100%，而非 EUS 的方法只有 33%。最近一项关于 EUS 引流与外科囊肿胃吻合术用于假性囊肿引流的随机对照试验表明，在治疗成功率、并发症发生率或复发率方面没有差异，但住院时间明显缩短（中位数，2 天 vs. 6 天；$P<0.001$），并且内镜组的成本更低[23]。较之更早的一项随机研究得出了类似的结论[24]。因此，内镜引导下的引流似乎是 PFC 引流的首选方法。

4. 不良事件　对 PFC 进行内镜治疗时可能会发生许多不良事件，包括出血、穿孔、继发感染和支架移位等。使用 EUS 可通过对血管的动态监测从而降低出血风险。一项前瞻性研究报道称，与使用 EUS 引导的干预措施相比，常规内镜引流术的出血率为 13%[18]。然而，即使有 EUS 引导，出血仍然是一个重要的不良事件，尤其是在使用金属支架时[12]。支架移位是 PS 和 FCSEMS 的一种较为常见的并发症，可向外移位进入消化道或向内移位进入 PFC。支架移位的风险为 1%～15%[8, 25]。支架向 PFC 腔的内部移位会侵蚀到大血管导致出血。多达 20% 的患者在内镜干预后会继发 PFC 感染，通常需要 DEN 甚至手术干预。事实上，最近的一项回顾性研究显示，与 FCSEMS 相比，PS 的不良事件发生率更高（31% vs. 16%，$P=0.006$），主要是由于支架阻塞和（或）引流道堵塞时发生的继发感染[26]。因此，在多因素分析中，PS 患者发生不良事件的可能性是 FCSEMS 患者的 2.9 倍（优势比 2.9；95%CI 1.4～6.3）。

5. 支架的引流时间　支架植入的引流时间是一个重要但尚未解决的问题。已证明 PFC 会在 10%～38% 的患者中复发[27, 28]。没有数据证实长期保留这些支架的安全性。一项前瞻性试验表明，延长支架置入时间（使用 PS）优于支架移除，该前瞻性试验将 28 名患者随机分配到 PFC 消退后 2 周移除支架或将其保留在原位。在 14 个月时，支架移除组的复发率为 38%，而长期支架组无复发患者，支架植入时间延长的患者并没有出现并发症[28]。然而，延长经腔内支架置入术的时间可使那些胰体或胰尾 PD 中断的患者受益。在这种胰管断裂综合征（disconnected pancreatic duct syndrome, DPDS）的患者中，断开的胰体和（或）尾部的胰腺分泌物从破裂的 PD 中漏出，导致假性囊肿持续存在或复发。多个中心已证明长期塑料支架是 90% 以上的 DPDS 患者的安全有效的解决方案[29-31]。在决定腔内支架放置的持续时间时，一个重要的考虑因素为是否放置双猪尾 PS 或金属支架。人们担心当金属支架在位时，塌陷的 WON 会增加延迟出血的风险，这就是为什么如果 FCSEMS 在位，建议在 PFC 引流后即移除支架，除了 DPDS 的情况。

6. DEN 的作用　DEN 即使用胃镜对 WON 进行清创，该胃镜通过胃或十二指肠通过囊肿胃造口或囊肿十二指肠造口瘘管直接进入囊腔中。需对窦道进行扩张以使内镜能够通过，然后从 WON 中缓慢去除坏死碎片并使用各种内镜工具将其移至消化道中。

GEPARD 试验评估了 DEN 的效果[32]。这是一项多中心研究，对 93 名 WON 患者进行了经内镜下胰周和胰腺坏死清创术，成功率为 80%。尽管取得了这些令人鼓舞的结果，但并发症很常见，发生在 26% 的患者中，死亡率为 7.5%。在随后的研究中观察到了类似的结果[33, 34]。最近的一项 Meta 分析发现，汇总的治疗成功率、不良事件发生率和死亡率分别为 81%、35% 和 6%[35]。报道的不良事件包括穿孔、空气栓塞和出血，发生在 3%～21% 的患者中[32-35]。因此，尽管 DEN 可能有助于加速患者康复和感染 WON 的临床解决，但与该操作相关的不良事件发生率和死亡率应将其使用限制在患者在适当的腔内引流后未能改善的情况下，将治疗的终点定义为临床症状的显著消退，而不是影像学的改善。

7. 结论 EUS 引导下的介入治疗是 PFC 治疗的重要组成部分，目前是大多数患者的一线方法。最近的研究进展显著提高了内镜 PFC 引流手术的有效性和安全性。无论使用何种类型的支架，内镜治疗假性囊肿的成功率都很高。另外，WON 仍然是一个具有较大治疗挑战的疾病，具有较高的并发症发生率和死亡率。在这些情况下，在 EUS 引导下放置 FCSEMS，尤其是 LAMS，可能比使用双猪尾 PS 提供更多的临床获益。

## 二、EUS 引导的胰管引流

### （一）概述

内镜逆行胰胆管造影术（ERCP）被认为是治疗主胰管（main pancreatic duct, MPD）阻塞、狭窄或破裂的一线标准治疗方法。超声内镜引导胰管介入治疗（endoscopic ultrasound guided pancreatic duct interventional therapy, EUS-PDI）允许进入 MPD 并进行干预，可作为 ERP 失败或手术解剖改变的患者的替代治疗手段。这项技术要求高，并发症风险高，但可以作为外科治疗的替代方案。正确选择患者很重要，必须仔细评估适应证和相关禁忌证。

- 适应证。
  - 因 PD 狭窄或 MPD、IPMN 内结石导致的 MPD 高压。
  - MPD 中断。
  - 胰空肠吻合口狭窄。
  - ERCP 失败。
- 禁忌证。
  - 无法在 EUS 上显示 PD。
  - 多灶性 PD 狭窄。
  - 穿刺路径上存在血管。
  - 血小板减少或凝血障碍。

### （二）技术

EUS-PDI 可分为两种主要方法，EUS 引导的顺行引流和会师技术。

1. EUS 引导顺行引流 EUS 引导下的顺行引流是通过在 EUS 引导下穿刺进入 MPD，然后通过建立的通道顺行放置支架，类似完成胰胃吻合术、胰十二指肠吻合术或胰空肠吻合术（pancreatico-jejunal anastomosis, PJA）[36]。

根据支架是否通过胰管阻塞部位、乳头或吻合口，该方法可分为经腔内、经乳头或经吻合口。

2. EUS 引导交会技术 EUS 引导交会技术通过会师技术实现经乳头或经吻合口引流。这是通过从乳头处逆行放置支架或通过另一个内镜将支架与 MPD 吻合来实现的。这一过程需要进入乳头或吻合口，该乳头或吻合口已用导丝固定[37, 38]。

### （三）EUS-PDI 流程

首先通过线阵超声内镜对 MPD 进行可视化和仔细评估。在内镜和 EUS 的联合引导下，使用 19G 针通过胃或十二指肠进入 MPD。随后，进行胰管造影，并将导丝送入 MPD。

会师技术是在导丝穿过乳头或吻合口并盘绕在小肠内后进行的。移除超声内镜，将导丝留在原位。根据解剖结构，标准的治疗性十二指肠镜、结肠镜或球囊辅助小肠镜被推进到乳头或吻合口，在 EUS 放置导丝的指导下，可以进入 PD 进行逆行干预。

对于顺行 PD 引流，在整个过程中使用超声内镜，通过胃或十二指肠将支架置入 MPD。一旦导丝进入 MPD，使用锥形导管、扩张器、囊壁切开刀或球囊扩张跨壁窦道。窦道扩张完成后，支架可以展开。

### （四）结果

虽然有几项研究报道了使用 EUS-PDI 的结果，但总体而言，数据相当有限。

一项系统回顾分析了 222 名接受 EUS-PDI 治疗的患者，不论是使用顺行或会师技术，其技术成功率为 77%，临床成功率为 70%。不良事件在 19% 的患者中出现，包括腹痛（7.7%）、胰腺炎（3.1%）、出血（1.8%）、穿孔（0.9%）、胰周脓肿（0.9%）、导丝涂层剥离（0.9%），有 1 名患者出现发热、气腹、假性囊肿、假性囊肿伴动脉瘤，胃周围液体积聚（0.5%）[39]。

一项关于 ERP 失败后 EUS-PDI 安全性和有效性的国际多中心回顾性研究显示，技术成功率为 89%，临床成功率为 81%。经乳头或经吻合口途径的导丝会师从而置入支架似乎是更成功的技术。使用会师技术完全缓解症状的可能性增加，但无统计学意义。20% 的患者发生即时不良事件（AE）（<24h），15% 的患者出现严重并发症（6 例 ERCP 术后胰腺炎，4 例出现胰周液体积聚，1 例主胰管漏，1 例肠穿孔）。延迟不良事件（>24h）发生在 11% 的患者（所有患者均出现了即时不良事件，包括 2 例急性胰腺炎、1 例 MPD 漏和 4 例经抗生素治疗的脓肿）。采取顺行或会师的方法不是即时或延迟 AE 的预测因素[40]。

最近进行了一项国际性、多中心、回顾性研究，比较了 EUS PDI 和 ERP 在 Whipple 术后解剖改变患者的技术成功率、临床成功率、不良事件发生率的差异。共有 66 名患者接受了 75 次手术（40 次 EUS-PDI 和 35 次 ERP）。EUS-PDI 的技术成功率为 92.5%，而 ERP 组为 20%（OR=49.3，P<0.001）。87.5% 的 EUS-PDI 取得临床成功，而 ERP 组为 23.1%（OR=23.3，P<0.001）。然而，EUS-PDI 组的不良事件发生率更高（5% vs. 2.9%，P<0.001）[41]。

治疗失败的潜在因素包括 PD 直径小、胰腺实质纤维化、导丝插入长度短、缺乏专用设备、缺乏技术标准，以及导丝未能越过狭窄段，导丝未跨越乳头或胰肠吻合口[42]。

在首次成功干预后，很难确定是否需要再干预，也很难预测长期临床治疗效果。Will 等报道说，29% 的 EUS-PDI 患者最终需要在 4 周~3 年的随访期内进行手术干预[43]。

### （五）结论

虽然 EUS-PDI 的技术和临床成功率正在提高，但它仍然是一个具有挑战性的操作，有很高的不良事件风险。考虑到 ERP 失败后替代治疗方案的局限性，EUS-PDI 有可能通过避免更具侵入性和更复杂的手术干预成为标准治疗。

## 三、EUS 引导的胰腺癌治疗

### （一）概述

解剖细节的实时评估、在多普勒超声指引下避开主要血管的精准进针使 EUS 从诊断跨越到无与伦比的治疗干预时代。近年来，EUS 引导的抗肿瘤治疗已成为一个令人兴奋的领域，并在其可行性、安全性和有效性方面经历了不同的实验阶段。大致可分为直接法和间接法。直接法包括 EUS 引导的射频消融术、乙醇注射、光动力疗法和近距离放射治疗。间接方法包括 EUS 引导细针注射（fine needle injection, FNI）、基准放置。在间接方法中，EUS 引导的干预将确定精确的解剖位置，然后是具有抗肿瘤作用的第二个过程，例如，局部作用的化学治疗剂或外部光束引导的立体定向照射。

迄今为止，上述 EUS 指导的抗肿瘤治疗大多针对胰腺肿瘤。胰腺腺癌预后不佳，解剖位置深，肿瘤生物学侵袭性强，瘤周促结缔组织增生反应显著，通常对全身化学治疗药物的反应欠佳，即使给予最佳治疗方案，其总体生存率<7%。另外，由于横断面成像技术的普及以及准确率的上升，胰腺囊性占位的发病率在不断地增长。手术切除仍然是具有恶性潜能病变治疗的金标准；然而，根治性切除术伴随着较高的并发症发生率和死亡率，这在具有显著并发症的老年患者群体中可能不可行。这也解释了为什么胰腺一直是在 EUS 引导的介入治疗中感兴趣的器官。许多直接和间接的 EUS 引导的治疗干预已经在胰腺的实性和囊性肿瘤中进行了尝试。

## （二）胰腺实体瘤的治疗

1. EUS 引导射频消融术　射频消融术（RFA）的疗效在原发性或转移性肝肿瘤的治疗中得到了很好的证实。它通过将电磁能转化为热能，诱导靶组织凝固性坏死，从而达到消融肿瘤的效果。既定的消融路径，包括影像学引导下的经皮入路和深部病变的手术入路，已广泛用于治疗肝细胞癌或肝脏继发性肿瘤；腔内入路已用于无法手术的胆管癌。迄今为止，有 4 种不同类型的 EUS RFA 探针可用于胰腺肿瘤[44]，单极 RF 探针包括 19G EUS-FNA 细针电极（Radionics, Inc., Burlington, MA, USA）、EUSRA RF 电极（STAR med, Koyang, Korea）和 Habib™（EMcision, London, UK）。在单极 RFA 设备中，RFA 发生器、RFA 细针和患者的接地垫之间建立了闭合电路。混合低温探头（Hybrid-Therm; ERBE, Germany）是一种与内部冷却系统耦合的双极射频探头。能量流被限制在 RF 探头的两个电极之间，因此，通过减少相关的散热器效应，可以实现更集中的加热区域。输送系统可通过细针装置或针式装置实现。针型装置类似于具有可变口径（14～19G）的 RFA 针；除了输送能量的针尖外，整个装置都是绝缘的。建议首先消融最具挑战性的区域，以限制可能阻碍后续定位的视觉伪影。

肝脏和胰腺解剖结构的内在差异意味着 RFA 在胰腺肿瘤中的临床应用尚处于起步阶段。胰腺是一个高度热敏感的器官，周围缺乏丰富的正常薄壁组织；靠近主要血管系统和胆管意味着任何热损伤都可能导致严重的炎症后果。在 Alvarez-Sanchez 等最近的评论中[45]，目前可用的数据仅限于少数小型临床研究，来自 7 个已发表的研究中，42 名患者接受了 EUS 引导的 RFA 治疗各种胰腺肿瘤，包括不可切除的胰腺癌、PNET、IPMN 和黏液性囊性肿瘤，其中报道技术成功率为 86%。在一组不可切除的胰腺肿瘤中取得了良好的结果，22 名患者中有 16 名肿瘤显著缩小（P=0.07），中位生存期为 6 个月（1～12 个月）。据报道，2 名 PNET 患者完全消融，2 名患者因血管变异而消融 50%。在 Lakhtakia 等的病例报道中[46]，3 名拒绝手术的胰岛素瘤患者在初始治疗后长达 1 年仍无症状。没有与手术相关的死亡率，最常见的不良事件是腹痛和轻度胰腺炎。

总体而言，目前的证据表明 EUS 引导的射频消融术是安全可行的；然而，为了促进其广泛使用，需要克服技术障碍，14G 的大口径 RFA 针可能难以穿透具有显著纤维增生反应的胰腺肿瘤，但该技术确实提供了一个有吸引力的选择，尤其是对于那些无法接受胰腺切除术的患者。在常规临床应用之前，我们仍在等待长期疗效的证据。

2. EUS 引导下的乙醇注射　第一次 EUS 引导的乙醇注射是由 Jürgensen C 等完成的[47]。2006 年，一名 78 岁女性反复低血糖被诊断出患有胰岛素瘤，她拒绝手术。他们使用 22G 穿刺针将总共 8ml、95% 的乙醇注射到胰腺肿瘤中。术后患者有轻微的胰腺炎发作，经保守治疗后痊愈，在手术后长达 34 个月内仍无低血糖症状。随后的报告报道了治疗胰腺神经内分泌肿瘤的良好结果[48]。该技术后来与 EUS 引导的腹腔神经丛神经阻滞相结合，用于治疗晚期胰腺癌。Facciorusso A 等[49] 报道了对 123 名不可切除胰腺肿瘤患者的回顾性分析。58 名患者接受了超声内镜引导腹腔神经丛毁损术（endoscopic ultrasound-guided celiac plexus neurolysis, EUS-CPN），65名患者接受了EUS-CPN＋EUS-乙醇注射的联合方法。在联合治疗组中，注射了相当于胰腺肿瘤体积75%的95%乙醇。研究表明，联合治疗组的疼痛缓解率和疼痛完全缓解率增加（$P=0.005$和$P=0.003$）。此外，联合治疗组的中位总生存期有更长的趋势（8.3个月 vs. 6.5个月，$P=0.05$）。

3. EUS引导的定位标记放置　影像引导放疗（image-guided radiation therapy, IGRT）的出现是胰腺癌治疗的重大进步。该技术允许将辐射精确传递到目标组织，而对周围正常结构的照射有限，消除了通过量化呼吸相关肿瘤运动来固定目标组织的必要性。然而，精确的肿瘤定位需要提供几个参考点。基准点是放置在肿瘤中或肿瘤附近的不透X线圈或球体，以指导照射范围。拔除针芯后将其通过19G穿刺针推至针尖，后用骨蜡封口。肿瘤定位后，在肿瘤的中心和外围部署3～4个基准点，这可以通过推入针芯或用无菌水冲洗来完成。Dhadham等[50]报道了在514名消化道恶性肿瘤患者中进行基准定位的可行性；其中，188人患胰腺癌，使用19G或22G针部署基准点，技术成功率为99.5%，所有基准标记都在没有透视引导的情况下置入。由于血管的影响，1名患者放置基准失败；总体迁移率为0.4%，并发症极少。

基准的使用也被用于在术前定位小胰腺神经内分泌肿瘤。Law等[51]报道了2名7mm和9 mm PNET患者的成功定位。用术中超声确定基准点，患者成功切除了胰腺肿瘤而保留了正常的胰腺实质部分。

### （三）胰腺囊性病变的治疗

EUS引导的胰腺囊性病变的消融　胰腺囊性肿瘤代表从良性病变到恶性病变的疾病实体谱。胰腺囊性病变的发生率随着年龄的增长而增加，并且由于横断面影像学的改进而呈增加趋势。在横断面成像中，胰腺囊性病变的患病率估计为2%～16%。胰腺囊性病变的常见类型包括导管内乳头状瘤（intraductal papillary tumor, IPMN）、浆液性囊腺瘤和黏液性囊腺瘤。手术切除仍然是恶性或癌前病变的金标准，然而，它具有较高的并发症发生率和死亡率。

Gan等首次证明EUS引导的胰腺囊性病变乙醇消融是安全可行的。2005年[52]一组中位直径为19.4mm的25名患者（包括13名黏液性囊性肿瘤、4名IPMN、3名浆液性囊腺瘤、3名假性囊肿和2名来源不明）接受了乙醇治疗。使用22G穿刺针抽吸囊肿内容物，然后注入与抽吸物体积相当的乙醇。在6～12个月的随访中，35%的患者观察到囊肿消退。随后研究了EUS引导下紫杉醇联合乙醇注射的价值。Oh等[53]在一组47名患有胰腺囊性病变的患者中报道了良好的结果；在12个月的随访中，75%的患者胰腺囊性占位消失。

## 四、腹腔神经丛毁损术

### （一）概述

腹腔神经丛毁损术（celiac plexus neurolysis, CPN）是腹腔神经节和相应神经通路的化学消融。这是通过向神经节注射局部麻醉药和无水酒精来进行的，导致缓和的神经元变性和纤维化，从而抑制来自上腹部器官的疼痛传递。1914年，Kappiset等[54]报道了第一例经皮腹腔神经丛毁损术，从那时起，该操作一直在透视、超声和计算机体层成像（CT）的引导下进行。Wiersema[55]与Faigel等[56]于1996年报道了第一例超声内镜引导腹腔神经丛毁损术（EUS-CPN）。由于可以实时、准确地评估解剖细节，该技术已经较为普及。使用多普勒超声检查进一步提高了手术的安全性，避免了误穿血管系统。

腹腔神经丛是交感神经系统中最大的神经丛，位于腹腔干血管起点和肠系膜上动脉周围的腹膜后间隙。它由一个密集的神经节网络组成，大小（0.5～4.5cm）和数量有很大差异[57]。腹腔神经丛的节前交感神经纤维构成大（$T_5 \sim T_{10}$）、小（$T_{10} \sim T_{11}$）和最小（$T_{12}$）内脏神经，该神经丛还接收来自右迷走神经腹腔支的副交感神经纤维。左侧腹腔神经丛比对侧的更靠近尾侧。腹腔神经丛支配上腹部的器官，包括胃、胰腺、肝脏、脾脏、肾上腺、肾脏、腹主动脉、肠系膜、小肠和右半结肠。

### （二）适应证

腹腔神经丛毁损术为治疗上腹部器官顽固性疼痛提供了一种有力的辅助手段。目前的疼痛管理遵循世界卫生组织建议的"升阶梯"方法[58]，我们从使用非阿片类镇痛药开始，然后逐渐增加使用阿片类药物，如吗啡。然而，增加阿片类镇痛药的剂量往往受到其不良反应的限制，包括恶心、呕吐、便秘、嗜睡、意识模糊、成瘾和依赖。CPN 的使用在胰腺癌的治疗中尤为突出。肿瘤侵袭性生物学特点和晚期表现意味着只有 20% 的患者在诊断时具有可切除的机会，5 年的总生存率为 5%。此外，多达 70%～80% 的患者在病程中经历顽固性疼痛[57, 59]；因此，CPN 成为肿瘤疼痛管理过程中很有前景的辅助手段。

慢性胰腺炎是 CPN 在疼痛管理中发挥重要作用的另一种疾病谱。尽管疾病是良性的，但急性胰腺炎的反复发作会导致胰腺实质的进行性和不可逆破坏，导致内分泌和外分泌功能逐渐丧失。疼痛的确切机制目前尚不清楚，一种假设的病理生理机制归因于胰管内或胰腺实质内的压力增加，从而导致胰腺组织缺血和炎症。这个过程进一步与神经炎症细胞的浸润相结合，导致胰腺神经可塑性的改变[60, 61]，导致无休止的严重的、钝性神经性疼痛，这种疼痛通常对阿片类具有抗药性。

### （三）CPN 技术

EUS-CPN 常用的两种技术是中心技术和双侧技术。中心技术包括在腹腔动脉起点注射神经溶解药。在双侧技术中，腹腔动脉的两侧都需要注射。

麻醉药，如 0.25%～0.75% 的布比卡因，通常在神经溶解药之前注射，以防止暂时性疼痛加剧。乙醇是最广泛使用的神经溶解药，而苯酚可用于乙醇不耐受患者。一般认为，苯酚不会发生与乙醇注射相关的暂时性疼痛加重，因为它具有即时局部麻醉作用。Ishiwateri 等的回顾性病例队列[62]显示，与乙醇组 16 名患者相比，苯酚组 6 名患者的阳性反应率（苯酚 83% vs. 乙醇 69%）没有显著差异。此外，并发症的发生频率和疼痛缓解的持续时间没有发现显著差异。

在中央技术中，超声内镜前进直到在胃底后壁隔膜水平识别腹主动脉；腹腔神经丛的目标是腹腔动脉（celiac artery, CA）起源于主动脉的位置。注射神经溶解药直到云雾状回声足够广泛。

在双侧技术中，确定腹腔动脉起源于腹主动脉的位置，顺时针旋转超声内镜直到不再看到腹腔动脉（CA）和肠系膜上动脉（superior mesenteric artery, SMA），将针推进到腹主动脉发出 SMA 的位置，注射一半神经溶解药，然后逆时针旋转超声内镜，直到不再看到两条动脉，将针头推进到 SMA 的右侧基部，注射剩余的药物。

**超声内镜引导腹腔神经节毁损术** 超声内镜引导腹腔神经节毁损术（endoscopic ultrasound-guided celiac ganglia neurolysis, EUS-CGN） 首先由 Levi 等于 2008 年开发[63]。该技术涉及直接穿刺腹腔神经节，然后注射神经溶解药。神经节通常表现为中心高回声的小的低回声结节；有时，从大神经节的边缘可以看到小的神经互连纤维，表现为细的线状低回声。神经节检出率为 79%～89%，而且也可能因内镜检查者而异（65%～97%）[64]。 注射从神经节的最深部分开始，并在退针过程中逐步完成。

### （四）效果

Wiersema 和 Wiersema 等在 1996 年初步报道[55]，58 名接受 EUS-CPN 的患者在手术后

长达 12 周的疼痛控制得到显著改善，其中 45 名患者（78%）出现了不依赖于麻醉药使用的疼痛评分下降。在 Nagels 等的系统评价中[65]，第 2、4、8 和 12 周疼痛明显减轻，疼痛评分平均差异为 −4.26（95%CI −5.53～−3.00）、−4.21（95%CI −5.29～−3.13）、−4.13（95%CI −4.84～−3.43）、−4.28（95%CI −5.63～−2.94）。这与 Puli 等[66] 的 Meta 分析结果一致，该结果显示，接受 EUS-CPN 治疗胰腺癌的患者中有 80%（95%CI 74.44～85.22）的疼痛减轻，59%（95%CI 54.51～64.30）接受 EUS-CPN 治疗的慢性胰腺炎患者疼痛减轻。尽管在疼痛控制方面具有良好的效果，但 EUS-CPN 与阿片类药物使用的显著减少无关；许多患者需要使用相同或少于基线的麻醉药品。

根据 Yasuda 和 Wang 等最近的评论[67]，中央和双边技术之间的选择仍然存在争议；Puli 等的 Meta 分析显示[66]，与接受中央手术的患者（45.99%；95%CI 37.33～54.78）相比，接受双侧手术治疗的患者（84.54%；95%CI 72.15～93.77）在疼痛缓解方面的效果更好。然而，Leblanc 等在随后的 RCT 中没有显示这样的结果[68]。中央和双侧技术之间的疼痛缓解没有显著差异（中央 69% vs. 双边 81%；P=0.340）。因此，中央或双侧技术的选择仍然是一个有争议的问题。

尽管 Levy 等的初步报道显示[63] 在 EUS-CGN 的使用方面显示出有希望的结果，唯一的 RCT 研究是 EUS-CGN 与 EUS-CPN（中央技术）之间的比较，结果显示 CGN 组的疼痛缓解率更高（73.5% vs. 45.5%，P=0.026）[69]，具有相似的不良事件；然而，关于优越性的结论应该等待比较 EUS-CGN 与 EUS-CPN（双侧技术）的 RCT 研究结果。

## （五）不良事件

通常 EUS-CPN 相关的并发症与交感神经活动的阻断和副交感神经活动的过度阻断有关。高达 23% 的患者出现自限性腹泻，而 11%～20% 的患者出现一过性低血压。29%～34% 的患者可能会出现短暂的疼痛加重[59, 60, 64-67]。有日本患者醉酒的报道[62]，这种现象可能是由于亚洲人群中乙醛脱氢酶 2（aldehyde dehydrogenase, ALDH2）缺乏症患者比例很高。

尽管理论上安全性有所增强，这与更好的可视化和精确度相关。但仍有严重并发症的报道。在手术过程中，当针头穿过消化道时，可能会诱发菌血症和脓肿形成；在接受 EUS 引导的双侧 CPN 治疗慢性胰腺炎的 3 名患者中，有报道出现腹膜后脓肿[70-72]。因此，建议预防性使用抗生素，尤其是在使用类固醇激素时。使用相同技术的患者中也报道了 2 例腹膜后出血[64, 67]。观察到 3 例截瘫，推测可能的机制与大量酒精注入腹腔区域有关，酒精通过肋间动脉向脊髓前动脉扩散，导致脊髓梗死，另一种机制可能与腹腔血栓形成或痉挛有关。Adamkiewicz 动脉起源于 $T_7$～$L_4$ 的主动脉，在解剖学上与腹腔神经节关系密切，它供应脊髓前动脉的下 2/3。

致命的缺血性并发症也已被报道。据推测，酒精的硬化作用导致腹腔干急性血栓形成，导致因慢性胰腺炎接受双侧 EUS-CPN 的患者胃、十二指肠、小肠和升结肠积气。由乙醇扩散引起的腹腔动脉血管痉挛已导致肺癌胰腺转移患者的肝、脾、胃和小肠梗死[73, 74]。

## 参考文献

[1] Banks PA, Bollen TL, Dervenis C, et al. Classification of acute pancreatitis—2012: revision of the Atlanta classification and definitions by international consensus. Gut. 2013;62:102–11.

[2] Seewald S, Ang TL, Teng KC, Soehendra N. EUS-guided drainage of pancreatic pseudocysts, abscesses and infected necrosis. Dig Endosc. 2009;21(Suppl 1):S61–5. [PMID: 19691738]. https://doi. org/10.1111/j.1443-

1661.2009.00860.x.

［3］ Yoon WJ, Brugge WR. Endoscopic ultrasound and pancreatic cystic lesions-diagnostic and therapeutic applications. Endosc Ultrasound. 2012;1:75– 9. [PMID: 24949341]. https://doi.org/10.7178/ Eus.02.004.

［4］ Itoi T, Binmoeller KF, Shah J, et al. Clinical evaluation of a novel lumen-apposing metal stent for endosonography-guided pancreatic pseudocyst and gallbladder drainage (with videos). Gastrointest Endosc. 2012;75:870–6.

［5］ Itoi T, Nageshwar Reddy D, Yasuda I. New fully-covered self-expandable metal stent for endoscopic ultrasonography-guided intervention in infectious walled-off pancreatic necrosis (with video). J Hepatobiliary Pancreat Sci. 2013;20:403–6.

［6］ Fabbri C, Luigiano C, Cennamo V, et al. Endoscopic ultrasound-guided transmural drainage of infected pancreatic fluid collections with placement of covered self-expanding metal stents: a case series. Endoscopy. 2012;44:429–33.

［7］ Song TJ, Lee SS. Endoscopic drainage of pseudocysts. Clin Endosc. 2014;47:222–6. [PMID: 24944985]. https://doi.org/10.5946/ce.2014.47.3.222.

［8］ Varadarajulu S, Bang JY, Phadnis MA, Christein JD, Wilcox CM. Endoscopic transmural drainage of peripancreatic fluid collections: outcomes and predictors of treatment success in 211 consecutive patients. J Gastrointest Surg. 2011;15:2080–8. [PMID: 21786063]. https:// doi.org/10.1007/ s11605-011-1621-8.

［9］ Lee BU, Song TJ, Lee SS, et al. Newly designed, fully covered metal stents for endoscopic ultrasound (EUS)-guided transmural drainage of peripancreatic fluid collections: a prospective randomized study. Endoscopy. 2014;46:1078–84.

［10］ Bang JY, Hawes R, Bartolucci A, Varadarajulu S. Efficacy of metal and plastic stents for transmural drainage of pancreatic fluid collections: a systematic review. Dig Endosc. 2015;27:486–98.

［11］ Tarantino I, Barresi L, Fazio V, Di Pisa M, Traina M. EUS-guided self-expandable stent placement in 1 step: a new method to treat pancreatic abscess. Gastrointest Endosc. 2009;69:1401–3.

［12］ Siddiqui AA, Kowalski TE, Loren DE, et al. Fully covered self-expanding metal stents versus lumen-apposing fully self-expanding metal stent versus plastic stents for endoscopic drainage of pancreatic walled-off necrosis: clinical outcomes and success. Gastrointest Endosc. 2017;85:758–65.

［13］ Shah RJ, Shah JN, Waxman I, et al. Safety and efficacy of endoscopic ultrasound-guided drainage of pancreatic fluid collections with lumen-apposing covered self-expanding metal stents. Clin Gastroenterol Hepatol. 2015; 13:747–52.

［14］ Gornals JB, De la Serna-Higuera C, Sánchez-Yague A, Loras C, Sánchez-Cantos AM, Pérez-Miranda M. Endosonography-guided drainage of pancreatic fluid collec-

tions with a novel lumen-apposing stent. Surg Endosc. 2013;27:1428–34.

［15］ Vazquez-Sequeiros E, Baron TH, Pérez-Miranda M, et al. Evaluation of the short- and long-term effectiveness and safety of fully covered self-expandable metal stents for drainage of pancreatic fluid collections: results of a Spanish nationwide registry. Gastrointest Endosc. 2016;84:450–7. e2.

［16］ Siddiqui AA, Adler DG, Nieto J, et al. EUS-guided drainage of peripancreatic fluid collections and necrosis by using a novel lumen-apposing stent: a large retrospective, multicenter U.S. experience. Gastrointest Endosc. 2016;83(4):699–707. https://doi. org/10.1016/j.gie.2015. 10.020. Epub 2015 Oct 26.

［17］ Park DH, Lee SS, Moon SH, Choi SY, Jung SW, Seo DW, Lee SK, Kim MH. Endoscopic ultrasound-guided versus conventional transmural drainage for pancreatic pseudocysts: a prospective randomized trial. Endoscopy. 2009;41:842–8. [PMID: 19798610]. https://doi.org/ 10.1055/s-0029-1215133.

［18］ Varadarajulu S, Christein JD, Tamhane A, Drelichman ER, Wilcox CM. Prospective randomized trial comparing EUS and EGD for transmural drainage of pancreatic pseudocysts (with videos). Gastrointest Endosc. 2008;68:1102–11. [PMID: 18640677]. https://doi.org/ 10.1016/j.gie.2008.04.028.

［19］ Ahn JY, Seo DW, Eum J, Song TJ, Moon SH, Park do H, Lee SS, Lee SK, Kim MH. Single-step EUS-guided transmural drainage of pancreatic pseudocysts: analysis of technical feasibility, efficacy, and safety. Gut Liver. 2010;4:524–9. [PMID: 21253303]. https://doi.org/ 10.5009/gnl.2010.4.4.524.

［20］ Lopes CV, Pesenti C, Bories E, Caillol F, Giovannini M. Endoscopic-ultrasound-guided endoscopic transmural drainage of pancreatic pseudocysts and abscesses. Scand J Gastroenterol. 2007;42:524–9. [PMID: 17454865]. https://doi. org/10.1080/00365520601065093.

［21］ Varadarajulu S, Tamhane A, Blakely J. Graded dilation technique for EUS-guided drainage of peripancreatic fluid collections: an assessment of outcomes and complications and technical proficiency (with video). Gastrointest Endosc. 2008;68:656–66. [PMID: 18599050]. https:// doi.org/10.1016/j. gie.2008.03.1091.

［22］ Ng PY, Rasmussen DN, Vilmann P, Hassan H, Gheorman V, Burtea D, Surlin V, Săftoiu A. Endoscopic ultrasound-guided drainage of pancreatic pseudocysts: medium-term assessment of outcomes and complications. Endosc Ultrasound. 2013;2:199–203. [PMID: 24949396]. https://doi. org/10.4103/2303-9027.121245.

［23］ Varadarajulu S, Bang JY, Sutton BS, Trevino JM, Christein JD, Wilcox CM. Equal efficacy of endoscopic and surgical cystogastrostomy for pancreatic pseudocyst drainage in a randomized trial. Gastroenterology. 2013;145:583–90.e1. [PMID: 23732774]. https://doi. org/10.1053/j.gastro.2013.05.046.

［24］ Varadarajulu S, Trevino J, Wilcox CM, Sutton B, Christein JD. Randomized trial comparing EUS and surgery for pancreatic pseudocyst drainage. Gastrointest Endosc. 2010; 71: Ab116-Ab116.

［25］ Penn DE, Draganov PV, Wagh MS, Forsmark CE, Gupte AR, Chauhan SS. Prospective evaluation of the use of fully covered self-expanding metal stents for EUS-guided transmural drainage of pancreatic pseudocysts. Gastrointest Endosc. 2012;76:679–84.

［26］ Sharaiha RZ, DeFilippis EM, Kedia P, et al. Metal versus plastic for pancreatic pseudocyst drainage: clinical outcomes and success. Gastrointest Endosc. 2015;82:822–7.

［27］ Yang D, Amin S, Gonzalez S, et al. Transpapillary drainage has no added benefit on treatment outcomes in patients undergoing EUS-guided transmural drainage of pancreatic pseudocysts: a large multicenter study. Gastrointest Endosc. 2016;83:720–9.

［28］ Arvanitakis M, Delhaye M, Bali MA, et al. Pancreatic-fluid collections: a randomized controlled trial regarding stent removal after endoscopic transmural drainage. Gastrointest Endosc. 2007;65:609–19.

［29］ Devière J, Bueso H, Baize M, et al. Complete disruption of the main pancreatic duct: endoscopic management. Gastrointest Endosc. 1995;42:445–51.

［30］ Pelaez-Luna M, Vege SS, Petersen BT, et al. Disconnected pancreatic duct syndrome in severe acute pancreatitis: clinical and imaging characteristics and outcomes in a cohort of 31 cases. Gastrointest Endosc. 2008;68:91–7.

［31］ Varadarajulu S, Wilcox CM. Endoscopic placement of permanent indwelling transmural stents in disconnected pancreatic duct syndrome: does benefit outweigh the risks? Gastrointest Endosc. 2011;74:1408–12.

［32］ Seifert H, Biermer M, Schmitt W, et al. Transluminal endoscopic necrosectomy after acute pancreatitis: a multicentre study with long-term follow-up (the GEPARD study). Gut. 2009;58:1260–6.

［33］ Yasuda I, Nakashima M, Iwai T, et al. Japanese multicenter experience of endoscopic necrosectomy for infected walled-off pancreatic necrosis: the JENIPaN study. Endoscopy. 2013;45:627–34.

［34］ Gardner TB, Chahal P, Papachristou GI, et al. A comparison of direct endoscopic necrosectomy with transmural endoscopic drainage for the treatment of walled-off pancreatic necrosis. Gastrointest Endosc. 2009;69:1085–94.

［35］ van Brunschot S, Fockens P, Bakker OJ, et al. Endoscopic transluminal necrosectomy in necrotising pancreatitis: a systematic review. Surg Endosc. 2014;28:1425–38.

［36］ Itoi T, Kasuya K, Sofuni A, et al. Endoscopic ultrasonography-guided pancreatic duct access: techniques and literature review of pancreatography, transmural drainage and rendezvous techniques. Dig Endosc. 2013;25:241–52.

［37］ Bataille L, Deprez P. A new application for therapeutic EUS: main pancreatic duct drainage with a "pancreatic rendezvous technique". Gastrointest Endosc. 2002;55: 740–3.

［38］ Will U, Meyer F, Manger T, Wanzar I. Endoscopic ul-

trasound-assisted rendezvous maneuver to achieve pancreatic duct drainage in obstructive chronic pancreatitis. Endoscopy. 2005;37:171–3.

［39］ Fujii-Lau LL, Levy MJ. Endoscopic ultrasound-guided pancreatic duct drainage. J Hepatobiliary Pancreat Sci. 2015;22:51–7.

［40］ Tyberg A, Sharaiha RZ, Kedia P, et al. EUS-guided pancreatic drainage for pancreatic strictures after failed ERCP: a multicenter international collaborative study. Gastrointest Endosc. 2017;85:164–9.

［41］ Chen YI, Levy MJ, Moreels TG, et al. An international multicenter study comparing EUS-guided pancreatic duct drainage with enteroscopy-assisted endoscopic retrograde pancreatography after Whipple surgery. Gastrointest Endosc. 2017;85:170–7.

［42］ Dhir V, Isayama H, Itoi T, et al. EUS-guided biliary and pancreatic duct interventions. Dig Endosc. 2017;29:472. https://doi.org/10.1111/den.12818.

［43］ Will U, Fueldner F, Thieme AK, et al. Transgastric pancreatography and EUS-guided drainage of the pancreatic duct. J Hepato-Biliary-Pancreat Surg. 2007;14:377–82.

［44］ Lakhtakia S, Seo D-W, et al. Endoscopic ultrasonography-guided tumor ablation. Dig Endosc. 2017;29:486–94.

［45］ Alvarez-Sanchez M-V, Napoleon B, et al. Review of endoscopic radiofrequency in biliopancreatic tumours with emphasis on clinical benefits, controversies and safety. World J Gastroenterol. 2016;22:8257–70.

［46］ Lakhtakia S, Ramchandani M, Galasso D, et al. EUS-guided radiofrequency ablation for management of pancreatic insuli-noma by using a novel needle electrode (with videos). Gastrointest Endosc. 2016;83:234–9.

［47］ Jurgensen C, Schuppan D, Neser F, Ernstberger J, Junghans U. StolzelU.EUS-guidedalcohola blationofaninsuli-noma. Gastrointest Endosc. 2006;63: 1059–62.

［48］ Signoretti M, Valente R, Repici A, Delle Fave G, Capurso G, Carrara S. Endoscopy-guided ablation of pancreatic lesions: technical possibilities and clinical outlook. World J Gastrointest Endosc. 2017;9(2):41–54.

［49］ Facciorusso A, Di Maso M, Serviddio G, Larghi A, Costamagna G, Muscatiello N. Echoendoscopic ethanol ablation of tumor combined with celiac plexus neurolysis in patients with pancreatic adenocacinoma. J Gastroenterol Hepatol. 2017;32:439–45.

［50］ Dhadham GC, Hoffe S, Harris CL, Klapman JB. Endoscopic ultra- sound-guided fiducial marker placement for image-guided radiation therapy without uoroscopy: safety and technical feasibility. Endosc Int Open. 2016; 4:E378–82.

［51］ Law JK, Singh VK, Khashab MA, et al. Endoscopic ultrasound (EUS)-guided fiducial placement allows localization of small neuroendo- crine tumors during parenchymal-sparing pancreatic surgery. Surg Endosc. 2013;27:3921–6.

［52］ Gan SI, Thompson CC, Lauwers GY, Bounds BC, Brugge WR. Ethanol lavage of pancreatic cystic lesions: initial pilot study. Gastrointest Endosc. 2005;61:746–52.

[53] Oh HC, Seo DW, Lee TY, et al. New treatment for cystic tumors of the pancreas: EUS-guided ethanol lavage with paclitaxel injection. Gastrointest Endosc. 2008;67:636–42.

[54] Kappis M. Erfahrungen mit Lokalanasthesie bei Baucho perationen. Verh Dtsch Gesellsch Chir. 1914;43:87–9.

[55] Wiersema MJ, Wiersema LM, et al. Endosonography-guided celiac plexus neurolysis. Gastrointest Endosc. 1996;44:656–62.

[56] Faigel DO, et al. Endosonography guided celiac plexus injection for abdominal pain dueto chronic pancreatitis. Am J Gastroenterol. 1996;91:1675.

[57] Wong GY. Effect of neurolytic celiac plexus block on pain relief, quality of life, and survival in patients with unresectable pancreatic cancer: a randomized controlled trial. JAMA. 2004;291:1092–9.

[58] World Health Organization. Cancer pain relief. 2nd ed. Geneva: WHO; 2006.

[59] Wise JM, et al. Celiac plexus nerolysis in the management of unrepeatable pancreatic cancer. When and how? World J Gastroenterol. 2014;20(9):2186–92.

[60] D Haese JG, et al. Treatment options in painful chronic pancreatitis: a systematic review. HBP. 2014;16:512–21.

[61] Santos D, et al. Clinical trial: a randomized trial comparing fluoroscopy guided percutaneous technique vs. endoscopic ultrasound guided technique of coeliac plexus block for treatment of painin chronic pancreatitis. Aliment Pharmacol Ther. 2009;29:979–84.

[62] Ishiwatari H, et al. Phenol-based endoscopic ultrasound-guided celiac plexus neurolysis for East Asian alcohol-intolerant upper gastrointestinal cancer patients: a pilot study. World J Gastroenterol. 2014;20:10512–7.

[63] Levy MJet al. Initial evaluation of the efficacy and safety of endoscopic ultrasound-guided direct Ganglia neurolysis and block. Am. J Gastroenterol. 2008;103:98–103.

[64] Seicean A, et al. Celiac plexus neurolysis in pancreatic cancer: the endoscopic ultrasound approach. World J Gastroenterol. 2014;20(1):110–7.

[65] Nagels W, et al. Celiac plexus neuroloysis for abdominal cancer pain: a systemic review. Pain Med. 2013;14:1140–63.

[66] Puli S. Ret al. EUS-guided celiac plexus neurolysis for pain due to chronic pancreatitis or pancreatic cancer pain: a meta-analysis and systematic review. Dig Dis Sci. 2009;54:2330–7.

[67] Yasuda I, Wang H-P, et al. Endoscopic ultrasound-guided celiac plexus block and neurolysis. Dig Endosc. 2017;29:455–62.

[68] Leblanc JK, et al. A prospective, randomized study of EUS-guided celiac plexus neurolysis for pancreatic cancer: one injection or two? Gastrointest Endosc. 2011;74: 1300–7.

[69] Sahai AV, et al. Central vs. bilateral endoscopic ultrasound-guided celiac plexus block or neuroly- sis: a comparative study of short-term effectiveness. Am J Gastroenterol. 2009;104:326–9.

[70] Gress F, et al. Endoscopic ultrasound (EUS) guided celiac plexus block (CB) for management of pain due to chronic pancreatitis (CP) a large single center experience. Gastrointest Endosc. 1997;45:AB173.

[71] Muscatiello N, et al. Complication of endoscopic ultrasound-guided celiac plexus neurolysis. Endoscopy. 2006;38:858.

[72] O Toole TM, et al. Complication rates of EUS- guided celiac plexus blockade and neurolysis: results of a large case series. Endoscopy. 2009;41:593–7.

[73] Loeve US, et al. Lethal necrosis and perforation of the stomach and the aorta after multiple EUS-guided celiac plexus neurolysis procedures in a patient with chronic pancreatitis. Gastrointest Endosc. 2013;77:151–2.

[74] Jang HY, et al. Hepatic and splenic infarction and bowel ischemia following endoscopic ultrasound-guided celiac plexus neurolysis. Clin Endosc. 2013;46:306–9.

# 第 28 章
## 介入超声内镜：胆管和胆囊①
### Interventional EUS: Bile Duct and Gallbladder

Anthony Yuen Bun Teoh　Kenjiro Yamamoto　Takao Itoi　**著**

陈　晨　孙　昊　**译**

## 概述

胆管引流可以通过内镜、经皮穿刺或手术等方式完成[1]。外科旁路手术是胆道引流的传统术式，该方法术后胆道梗阻复发率低，但与经皮穿刺及内镜引流相比，该方式因需侵入性操作导致了更高的不良事件率[2, 3]。经皮穿刺胆道外引流避免了手术带来的创伤，成功率77%～100%，不良事件率为6%～31%[4, 5]，但其弊端在于胆汁外引流可能导致患者的体液和电解质流失。因此，内镜逆行胆管造影（endoscopic retrograde cholangiography, ERC）是目前胆道梗阻患者胆汁引流的一线方案，该方法成功率高于90%且避免了经皮导管相关的问题[6]。然而，在<10%的患者中，无法完成胆道选择性插管，故此类患者仍可能需要行胆道穿刺外引流。近10年来，超声内镜引导胆管引流术（endoscopic ultrasound-guided biliary drainage, EUS-BD）出现作为胆道引流的替代方法逐渐得到推广。取决于病因和梗阻水平，该方法可选择经乳头或透壁等方式完成胆汁内引流。此外，即使ERC治疗失败，在同次手术中仍可完成EUS-BD。

腹腔镜胆囊切除术是治疗急性胆囊炎的金标准[7-11]。但是，此治疗方式可能并不适用于手术风险较高的患者。因此，对此类患者采用经皮胆囊穿刺外引流术可缓解急性炎症[12, 13]，但许多此类患者将长期携带引流管，最终只有32.9%的患者接受了胆囊切除术[14]，长期的引流管护理给患者生活带来了较为巨大的不便。近年来，超声内镜引导胆囊引流术（endoscopic ultrasound-guided gallbladder drainage, EGBD）逐渐得到推广，该方法通过使用内镜替代了经皮胆囊外引流术[15-31]。此外，目前EGBD术后尚可通过内镜取出胆囊内结石，降低胆囊炎复发的风险[32]。

在本章中，我们将概述EUS-BD及EGBD的现状，讨论着两种技术的适应证、技术特点、疗效及相关风险。

## 超声内镜引导胆管引流术

### （一）类型

EUS-BD包括一组旨在实现胆管引流的介入EUS治疗[33, 34]。目前在相关研究报道中尚无统一的命名方法。从广义上讲，EUS-BD可分为经乳头或造瘘两类（图28-1）。在经乳头类手术中，EUS-BD的最终目的是获得经过十二指肠乳头完成引流，其操作过程包括超声内镜

---

① 本章配有视频，请登录网址 https://doi.org/10.1007/978-3-030-21695-5_28 观看。

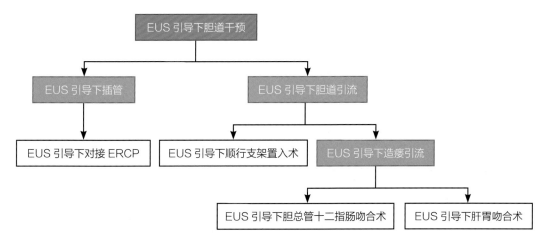

▲ 图 28-1　超声内镜引导胆管引流术分型

EUS. 超声内镜；ERCP. 内镜逆行胰胆管造影术

引导下对接 ERCP 技术（EUS-Rv）和 EUS 引导下顺行支架置入术（EUS-AG）。EUS-Rv 的概念类似于经皮穿刺对接 ERCP，使用 EUS 为近端胆管提供通路、引入导丝穿过乳头以指导后续的 ERCP 插管。而在 EUS-AG 中，通过左肝内穿刺胆道、引入导丝和放置支架以完成顺行性胆道引流。

造瘘类操作通过在胃或十二指肠中制造瘘管、放置支架并完成胆汁引流。超声内镜引导胆总管十二指肠吻合术（endoscopic ultrasound-guided choledochoduodenostomy, EUS-CDS）将支架置于肝总管十二指肠球部之间，超声内镜引导肝胃吻合术（endoscopic ultrasound-guided hepaticogastrostomy, EUS-HGS）则是将支架置于左侧肝内胆管和胃之间，这两类是最常见的造瘘型 EUS-BD 技术，而其他衍生术式还包括了肝十二指肠造瘘术、胆管空肠吻合术，但又有解剖基础结构的原因，这些技术的可行性及普遍性均较低[35, 36]。

## （二）EUS-BD 的指征

EUS-BD 的指征为选择性胆管插管失败或无法进入乳头（表 28-1）[37]。对于 ERC 操作中困难胆管插管的患者，高级插管技术包括双导丝法、括约肌预切开技术应可在 73.4%～100% 的患者中完成插管[37]。因此，使用 EUS 引导来

实现胆汁引流应较为少见，且无法代替 ERC 技术[38]。是否决定行 EUS-BD 应取决于诊疗机构的专业技术水平。

表 28-1　超声内镜引导胆管、胰腺和胆囊引流的适应证

| 超声内镜引导胆管引流术的适应证 |
| --- |
| • 胆道深插管失败 |
| 　– 肿瘤阻塞 |
| 　– 共同通道曲折 |
| • 乳头无法触及 |
| 　– 恶性十二指肠梗阻 |
| 　– 消化道解剖改变 |
| 　– 十二指肠金属支架术前 |
| • 无法完成或拒绝经皮引流 / 外科手术 |
| 超声内镜引导胆囊引流术的适应证 |
| • 患有急性胆囊炎的高危外科手术患者 |
| • 无法耐受长期的胆囊穿刺引流 |

### EUS-BD 技术

(1) EUS-Rv：EUS-Rv 通常在由于困难的乳头或恶性远端胆管梗阻而无法 ERC 时实施。EUS-Rv 类似于经皮穿刺对接 ERCP，但该操作是在超声内镜引导下进行的，旨在使导丝穿过乳头以完成 ERC（图 28-2）。可以选择经十二指肠球部、降部或经胃使用 19G 穿刺针穿刺胆道，随后使用十二指肠镜将导丝自乳头取出，

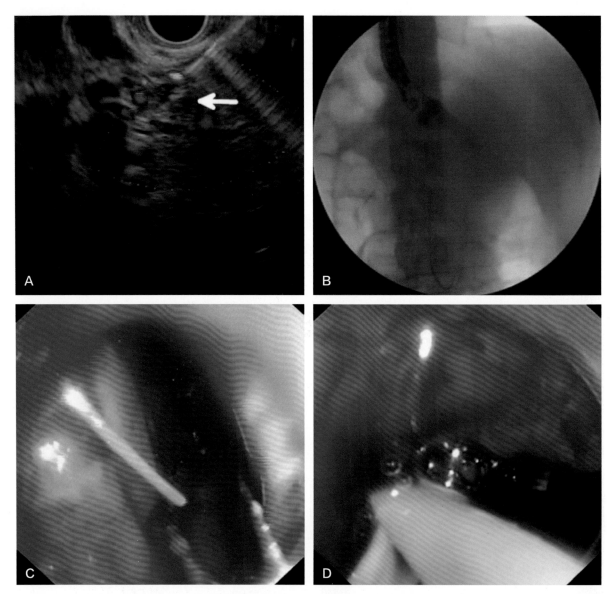

▲ 图 28-2　EUS-Rv 用于既往性 Billroth Ⅱ 胃切除术且 ERCP 插管失败的患者

A. 使用 19G 穿刺针经胃穿刺左侧肝内胆管；B. 注射对比剂后，导丝以顺行方式穿过乳头；C. 使用内镜取出导丝；D. 沿导丝完成胆管支架置入

EUS-Rv. 超声内镜引导下对接 ERCP 技术；ERCP. 内镜逆行胰胆管造影术

用于引导胆管插管并完成 ERC 操作。

(2) EUS-AG：EUS-AG 通常在无法到达乳头、消化道重建或肝内胆管明显扩张的情况下实施，其目的是使支架以顺行方式穿过穿刺部位远端的结构（图 28-3 和视频 28-1）。通常情况下，首先使 19G 穿刺针穿刺左侧肝内胆管，随后置入导丝穿过狭窄段，扩张狭窄段后覆膜或未覆膜支架以顺行方式跨越狭窄段放置。

(3) EUS-CDS：EUS-CDS 通常在由于恶性

胆总管远端梗阻行 ERC 失败且十二指肠球部可用于引流时实施。在 EUS-CDS 和 EUS-HGS 中，首先完成造瘘，随后放置支架。在 EUS-CDS 中，使用 19G 穿刺从十二指肠的第一部分进针完成胆道穿刺（图 28-4），导丝经穿刺针置入次级胆道系统，经电刀切开后，胆肠引流通道通过 4mm 球囊扩张，继而置入部分或全覆膜金属支架。

(4) EUS-HGS：当胆道恶性梗阻造成十二指肠起始段受侵或乳头难以接近，此时 ERC 无法

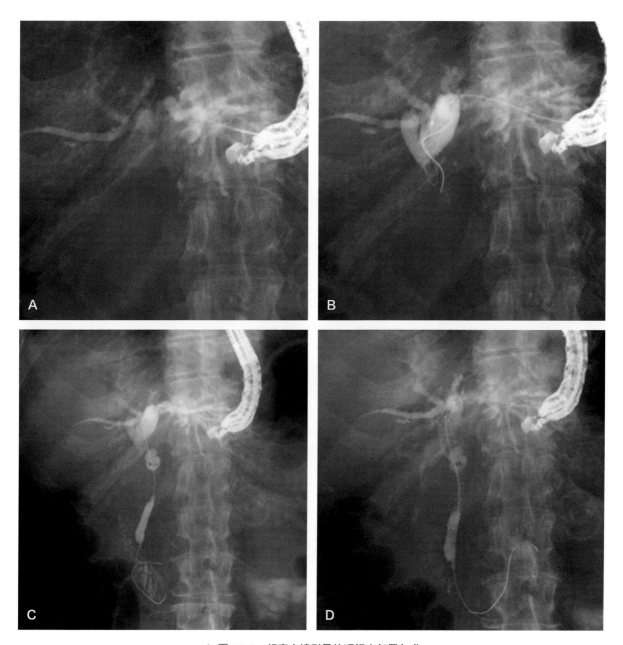

▲ 图 28-3　超声内镜引导的顺行支架置入术

A. 超声内镜引导下使用 19G 穿刺针穿刺左侧肝内胆管；B. 导丝经肝内胆管至肝总管；C. 导丝穿过胆总管狭窄段并通过乳头进入十二指肠；D. 扩张狭窄段后置入未覆膜胆道金属支架

实施，需进行 EUS-HGS 缓解患者症状（图 28-5）。首先，在胃内用 19G 穿刺针行肝左管穿刺；然后将导丝经穿刺针置入次级胆道系统；继而，穿刺通道使用电刀进行扩张；最后，置入部分或全层覆膜金属支架实现胃 - 肝左管吻合。

## （三）术式选择

EUS-BD 术式纷繁多样、各具优势，需根

据患者的解剖特点择优选用。对特殊患者而言，需综合考虑治疗效果、病因、设备、技术成熟程度等因素，甚至选择多种技术复合的术式。

如前所述，EUS-Rv 主要是一个通道建立过程，并不涉及瘘管扩张。操作风险主要和前期的困难 ERC 操作有关，至于 EUS 引导胆管穿刺所引起的风险实际上微乎其微。但是，该技术也有诸多不足，首先，导丝需要经狭窄区域

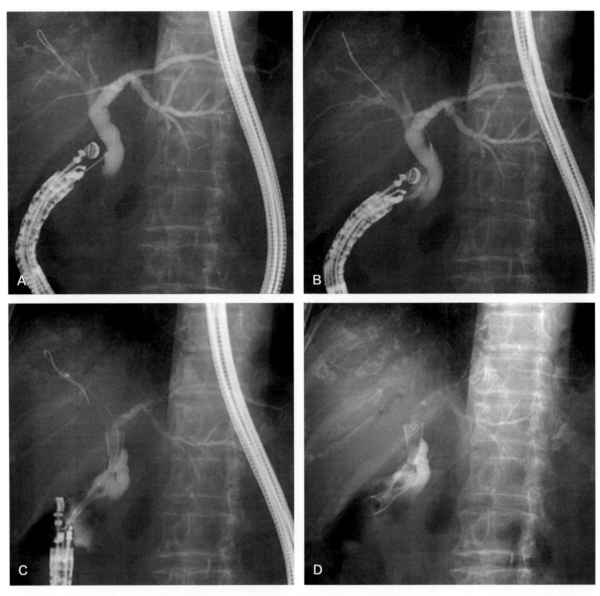

▲ 图 28-4　超声内镜引导胆总管十二指肠吻合术

A. 超声内镜引导下，用 19G 穿刺针行肝总管穿刺；B. 针道经高频电刀（同轴透热）扩张后置入导丝；C. 继而置入部分覆膜或全覆膜金属支架；D. 胆总管十二指肠吻合术（CDS）支架完全释放

通过乳头，操作难度较大，有文献报道该过程的成功率 65%～80%[39]；此外，导丝的退回需要将超声内镜切换为十二指肠镜。该过程有时会异常复杂，时常会导致导丝误退回胆道内。

同样的，EUS-AG 的主要技术难点也在胆道穿刺后导丝顺利通过狭窄段。这一过程的顺利实施同样需要穿刺后行肝内管道扩张。理论上穿刺点存在胆漏的风险，事实上，这种胆漏即便发生也是轻微或者自限性的。EUS-AG 尤

适用于乳头难以接近的患者。但是，如果利用该技术所释放的支架发生狭窄后，再干预措施只能通过 EUS-BD 的其他途径实现。

EUS-CDS 与 EUS-HGS 均属于 EUS-BD 中的经壁式式，该过程需要构建新的瘘口并经此放置支架形成吻合口。这种术式的潜在优势在于避免了胰腺炎的发生，同时由于支架位置远离病灶，可以减弱肿瘤生长对支架效果的影响。但是，这种技术下，吻合口的可靠性则完全取

决于支架的稳定性。因此，首选具有抗移位特点的 EUS 专用支架[40]。

一旦发生支架误放或者移位，结果是灾难性的。通常认为经壁术式的潜在不良事件发生率较高，包括气腹、胆道出血、胆管炎、支架脱出、穿孔、胆漏和胆汁性腹膜炎等。较少见的不良事件包括胆道出血、急性胆管炎、十二指肠穿孔、纵隔炎，甚至死亡。

## （四）EUS-BD 与各种术式效果比较

1. EUS-BD 与经皮经肝胆道引流 EUS-BD 主要应用于 ERC 操作失败的患者。对于这类患者，传统上会选择经皮途径实现胆道引流。目前，有 3 项回顾性研究和 2 项随机对照研究进行了 EUS-BD 与经皮经肝胆道引流术（transdermal transhepatobiliary drainage, PTBD）的比较（表 28-2）[41-45]。在回顾性研究中，有

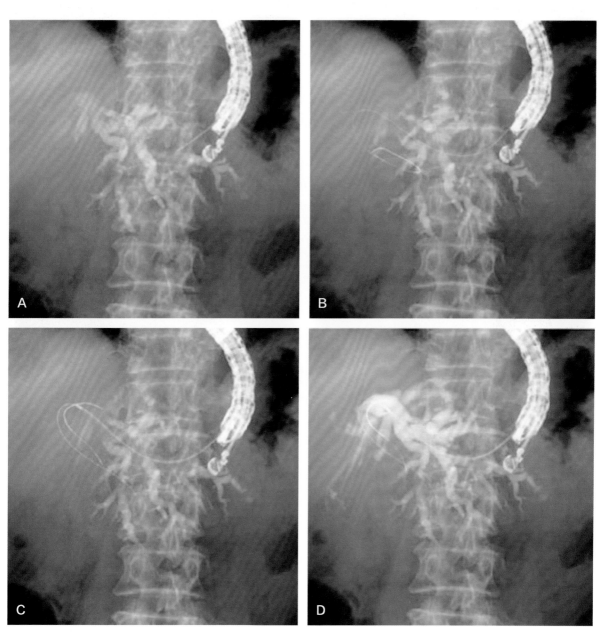

▲ 图 28-5 超声内镜引导肝胃吻合术

A. 超声内镜引导下，用 19G 穿刺针经胃行左侧肝内胆管穿刺；B. 导丝经针道置入左侧肝内胆管；C. 针道经高频电刀（同轴透热）扩张后置入导丝；D. 造影显示完整胆道系统

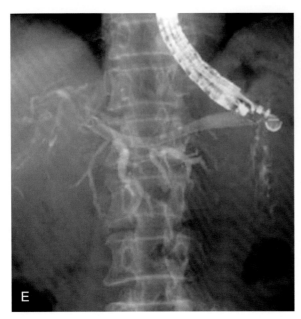
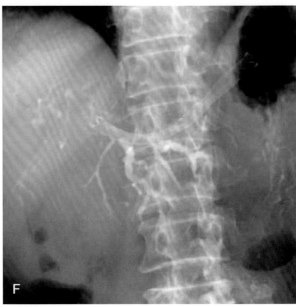

▲ 图 28-5（续） 超声内镜引导肝胃吻合术
E. 继而置入肝胃吻合术（HGS）金属支架；F. HGS 支架完全释放

表 28-2　EUS-BD 与 PTBD 的比较

| 作　者 | 设 计 | 年份 | 病例数 | 技术成功率（%） | | 临床成功率（%） | | 不良事件率（%） | | 再干预率（%） | |
| --- | --- | --- | --- | --- | --- | --- | --- | --- | --- | --- | --- |
| Bapaye[41] | 回顾性 | 2013 | EUS 25<br>PTBD 26 | 92<br>46 | P＜0.05 | 92<br>46 | P＜0.05 | 20<br>46 | P＜0.05 | — | |
| Khashab[42] | 回顾性 | 2015 | EUS 22<br>PTBD 51 | 86.4<br>100 | P=0.007 | 100<br>92.2 | | 18.2<br>39.2 | P=0.08 | 15.7<br>80.4 | P＜0.001 |
| Sharaiha[43] | 回顾性 | 2016 | EUS 47<br>PTBD 13 | 91.6<br>93.3 | | 62.2<br>25 | P=0.03 | 13<br>25 | P=NS | 1.3<br>4.9 | P＜0.001 |
| Artifon[44] | RCT | 2012 | EUS 13<br>PTBD 12 | 100<br>100 | | 100<br>100 | | 15.3<br>25 | P=NS | — | |
| Lee[45] | RCT | 2015 | EUS 34<br>PTBD 32 | 94.1<br>96.9 | | 87.5<br>87.1 | | 8.8<br>31.2 | P=0.022 | 25<br>54.8 | P=0.022 |

EUS-BD. 超声内镜引导胆管引流术；PTBD. 经皮肝胆道引流术；RCT. 随机对照试验

两项研究的结果支持 EUS-BD 的成功率更高，有一项研究则提示 EUS-BD 与 PTBD 的成功率相似。而随机对照研究的结果均显示 EUS-BD 与 PTBD 的成功率相似。然而，在所有研究中，EUS-BD 均显示出更低的不良事件发生率。此外，一些研究也提示 EUS-BD 术后二次手术的发生率也较低。

针对 EUS-BD 于 PTBD 的比较，一篇 Meta 分析纳入了 4 篇文献并包括 483 名患者[46]。该研究提示，两者在实施成功率上无显著差异（OR=1.78；95%CI 0.69～4.59），但 EUS-BD 表现出更高的症状缓解率（OR=0.45，95%CI 0.23～0.89）、更低的术后不良事件发生率（OR=0.23，95%CI 0.12～0.47），以及更低的二次手术发生率（OR=0.13，95%CI 0.07～0.24）。两种技术在住院时长上并无显著差异。因此，当

ERC 失败时，实施 EUS-BD 优于实施 PTBD。

2. EUS-BD vs. ERCP 目前，针对恶性胆道梗阻的胆汁引流治疗，3 篇随机对照研究进行 ECR 途径下 EUS-BD 与单纯金属支架（SEMS）置入的效果比较（表 28-3）。理论上，EUS-BD 环境下，支架释放的位置离肿瘤较远，肿瘤生长对支架通畅性的影响被削弱。此外，基于 EUS-BD 操作还可以简化操作流程且无胰腺炎发生风险。然而，EUS-BD 的不足在于要求较高的操作经验配合专业的操作器械，此外，还有较高的胆漏与支架移位发生风险。两个小样本量的随机对照研究提示，EUS-CDS 与单纯放置 SEMS 相比，两者在手术成功率、症状缓解率、不良事件发生率，以及二次手术发生率方面无显著差异 [47, 48]。在另一项研究中，研究者进行基于特殊操作器械的 EUS-CDS 和 -HGS 与单纯放置 SEMS 的效果比较。结果表明，EUS-BD 在手术成功率上并不优于单纯放置 SEMS（93.8% vs. 90.2%，$P$=0.003），且临床缓解率相似（90.0% vs. 94.5%，$P$=0.490）。然而，EUS-BD 组具有更低的不良事件发生率（6.3% vs. 19.7%，$P$=0.03）、二次手术发生率（15.6% vs. 42.6%），以及更低的术后胰腺炎发生率（0% vs. 14.8%，$P$=0.001）。术后 6 个月时，EUS-BD 组的支架通畅率更高（85.1% vs. 48.9%，$P$= 0.001）。

此外，与单纯放置 SEMS 相比，EUS-BD 组的支架平均通畅时间更长（208 天 vs. 165 天）。

前述研究的结果差异或许由下列因素造成。首先，前两个研究受样本量所限，研究效力不足，不能比较出两种技术的差异。此外，Paik 的研究中创新性的使用了一种针对 EUS-BD 的"一步式"操作器械。这种器械的使用避免了 EUS-BD 操作过程中的器械交换次数，从而降低了胆漏和支架移位的风险。

综上所述，对于恶性胆道梗阻而言，EUS-BD 与单纯放置 SEMS 相比，在支架通畅性方面更具优势。但是，对于容易插管的患者，并无证据表明 EUS-BD 可以替代 ERC。事实上，EUS-BD 会给后续的手术操作增加难度。因此，就此类患者而言，ERC 仍是内镜下胆道引流操作的首选。

3. 其他关于 EUS-BD 的比较研究 目前仅有少量关于 EUS-BD 不同术式间的比较研究，以及 EUS-BD 与其他胆道引流方式的比较研究（表 28-4）。一项回顾性研究进行了 EUS-Rv 与乳头预切开在良恶性胆道梗阻首次插管失败后的应用比较 [50]。结果表明，两种技术在总体插管成功率上并无差异，但是 EUS-Rv 具有更高的一次插管成功率。不良事件的总体发生率方面亦无差异。但是，乳头预切开具有更高

表 28-3 EUS-BD、ERC 和金属支架在一期胆道引流中的比较研究

| 作　者 | 设计 | 年份 | 病例数 | 程序类型 | 技术成功率（%） | 临床成功率（%） | 30 天内不良事件率（%） | 6 个月支架通畅率（%） | 再干预率（%） |
|---|---|---|---|---|---|---|---|---|---|
| Park[47] | RCT | 2018 | 14 | EUS-CDS | 93 | 100 | 31[a] | 69[a] | — |
| | | | 14 | ERC | 100 | 93 | 31 | 69 | |
| Bang[48] | RCT | 2018 | 34 | EUS-CDS | 90.9 | 97 | 14.7 | — | 3 |
| | | | 33 | ERC | 94.1 | 91.2 | 6.1 | | 2.9 |
| Paik[49] | RCT | 2018 | 64 | EUS-CDS 或 HGS | 93.8 | 90.4 | 6.3 | 85.1 | 15.6 |
| | | | 61 | ERC | 90.2 | 94.5 | 19.7 | 48.9 | 42.6 |

EUS-BD. 超声内镜引导胆管引流术；EUS-CDS. 超声内镜引导胆总管十二指肠吻合术；ERC. 内镜逆行胆管造影；RCT. 随机对照试验；HGS. 肝胃吻合术

a. 本研究仅提供了不良事件和支架功能障碍的患者总数

表 28-4 EUS-BD 程序研究结果的比较

| 作 者 | 设 计 | 年份 | 病例数 | 程序类型 | 临床成功率（%） | 30 天内不良事件率（%） | 支架通畅的平均天数 |
|---|---|---|---|---|---|---|---|
| Dhir[50] | 回顾性 | 2012 | 58 | EUS-Rv | 98.3 | 3.4 | — |
| | | | 144 | ERC | 90.3 | 6.7 | |
| Lee[51] | 回顾性 | 2017 | 50 | EUS-Rv | 93.3 | — | — |
| | | | 10 | EUS-AG | 100 | | |
| | | | 1 | EUS-HGS | 100 | | |
| Bill[52] | 回顾性 | 2017 | 25 | EUS-Rv | 76 | 28 | — |
| | | | 25 | PTBD | 100 | 36 | |
| Artifon[53] | RCT | 2015 | 24 | EUS-CDS | 77 | 12.5 | |
| | | | 25 | EUS-HGS | 91 | 20 | |
| Ogura[54] | | 2016 | 39 | CDS 13 | 100 | 0 | 37 |
| | | | | HGS 26 | | 0 | 133 |

EUS-BD. 超声内镜引导胆管引流术；EUS-RV. 超声内镜引导下对接 ERCP 技术；ERC. 内镜逆行胆管造影术；EUS-AG. 超声内镜引导下顺行支架置入术；HGS. 肝胃吻合术；CDS. 胆总管十二指肠吻合术；RCT. 随机对照试验

的出血和胰腺炎发生率，而对比剂泄露在 EUS-Rv 中更常见。在另一项研究中，比较了两种经典的操作过程在 ERCP 治疗失败场景下的应用效果。在另一项研究中，对两组既往 ERCP 失败患者的结果进行了比较。其中一组病例在 ERCP 插管失败的患者中使用 EUS-BD 技术[51]。EUS-BD 技术使用使得插管失败的比例显著降低（3.6% vs. 1%，$P < 0.001$）。与单独的括约肌预切开术相比，EUS-BD 组成功率更高（95.1% 对 75.3%，$P < 0.001$）。有研究将 EUS-Rv 与 PTBD 在恶性远端胆道梗阻患者中的应用进行了比较[52]，与 PTBD 组相比，尽管在 EUS-Rv 组中观察到较差的成功率（76% vs. 100%，$P = 0.002$），但 EUS-Rv 组患者住院时间更短（$P = 0.02$），需要重复胆道干预的比例更低（$P = 0.001$）。

在 EUS-CDS 和 HGS 的比较中，有一些比较研究的结果。

在一项随机试验中，49 名不可切除的远端恶性胆道梗阻且 ERCP 失败的患者分别接受了 EUS-CDS 或 EUS-HGS 治疗[53]。结果显示，两组技术成功率相当（分别为 91% 和 96%，$P = 0.61$），而 EUS-CDS 组的临床成功率较低（分别为 77% 和 91%，$P = 0.23$），HGS 组的不良事件发生率较高（分别为 20% 和 12.5%，$P = 0.729$），但差异都没有统计学意义，这可能是由于 1 类错误存在造成的。Ogura 等还在一项随机研究中比较了 EUS-CDS 和 HGS 在伴有十二指肠和胆道梗阻患者中的治疗情况[54]，结果显示两组患者在技术成功率、临床成功率和不良事件发生率方面均未观察到显著差异。然而有趣的是，EUS-CDS 治疗与梗阻十二指肠的支架开放时间显著缩短相关（43 天 vs. 133 天，$P = 0.05$）。

Khan 等对既往报道 EUS-BD 结果的研究进行了系统回顾和 Meta 分析[55]，其中纳入 7 项研究，总体而言，EUS-CDS 和 HGS 在技术成功率上没有差异（OR=1.32，$P = 0.56$）。有 6 项研究对基于引流方法的术后不良事件进行了描述。EUS-CDS 似乎比 HGS 安全得多，OR 值为 0.40（$P = 0.02$）。有 2 项研究对发生不良事件的风险因素进行了评估。其中一项研究指出，非同轴电灼（针刀）的使用与不良事件的发生独立相关（OR=12.4，$P = 0.01$）；而另一项研究显示塑料支架（OR=4.95，95%CI 1.41～17.38，$P = 0.01$）和非同轴电灼（OR=3.95，95%CI 1.16～13.40，$P = 0.03$）的使用与不良事件发生独立相关[56, 57]。

因此，EUS-CDS 和 HGS 都是有效和安全的技术，可以用于引流 ERCP 失败后远端胆道梗阻。尽可能放置金属支架，避免非同轴电灼。比较透壁技术，EUS-CDS 可能与较短住院时间和较少不良事件相关。然而，在十二指肠梗阻的情况下，EUS-HGS 可能是更加优选的方法，因为它与更长的支架开放时间相关。同时，由于肿瘤向内生长或过度生长，CDS 可能易发生再狭窄。

### （五）EUS 引导的胆囊引流

目前，在不适宜行胆囊切除术的患者中，EGBD 作为经皮引流的替代方法越来越受欢迎。该方法可用于急性胆囊炎患者的胆囊引流，或将长期接受胆囊造口术的患者转为内镜下引流（表 28-1）[22]。内镜下胆囊引流可通过经乳头或透壁途径实现 [58-62]。经乳头入路是通过十二指肠镜进行的。这在技术上要求更高，因为需要行胆囊管插管并取出阻塞 Hartman 袋的结石，以便用塑料支架成功地将胆囊胆汁引流到十二指肠。相比之下，EUS 引导的透壁方法可能更有利。该方法既避免了经乳头入路的困难，又可在胆囊中放置大口径支架。此外，还可以通过支架进行内镜下胆囊介入操作，这可能会降低复发性胆囊炎的风险。

EGBD 包括建立胆囊胃或十二指肠瘘以便于放置胆囊引流支架。这个过程有许多困难。首先，胆囊是一个可以自由活动的器官，位置可能因人而异。此外，在器械更换过程中，存在胆汁泄漏的风险。最后，吻合的完整性取决于支架。支架的过早移动会导致两个器官的自由穿孔，引发灾难性的后果。因此，一种可靠的具有高腔对压力的 EUS 特异性支架是必不可少的，它可以减少器械更换的次数 [63]。

### （六）EGBD 技术

目前有两种描述的 EGBD 技术（图 28-6）。传统的方法包括在 EUS 引导下穿刺胆囊，用同轴透热装置和球囊扩张针道，然后经管腔置入支架 [17, 24, 64]。直接穿刺法则是采用一步法，利用烧灼尖端支架输送系统直接插入和展开支架 [65]。这种方法避免了术中更换器械，降低了手术过程中胆漏的风险。通常来说，在胆囊较大且内镜位置稳定的情况下，首选直接法；而在内镜处于不稳定位置或者胆囊收缩的情况下，则优先选用传统方法。

### （七）EGBD 与经皮胆囊穿刺引流比较

据文献 [21, 23, 25, 31] 报道，EGBD 的技术成功率为 90%～98.7%，临床成功率为 89%～98.4%，不良事件发生率为 4.8%～22%，包括出血、复发性胆囊炎、支架移位和闭塞。一项随机研究比较了 EUS 引导下放置鼻胆囊引流管和经皮胆囊造口术作为胆囊切除术前的临时治疗措施 [17]，两种治疗方法具有类似的技术成功率（97% vs. 97%）、临床成功率（100% vs. 96%）和不良事件发生率（7% vs. 3%），而 EGBD 术后疼痛评分较低（1 vs. 5；$P<0.001$）。有 4 项研究报道了有关 EGBD 作为急性胆囊炎患者胆囊引流的确切治疗方法 [26-29]。其中 3 项研究使用对口支架，另一项研究使用常规全覆盖金属支架。所有研究都比较了这两种手术的技术和临床成功率。Teoh 等报道了 EGBD 组 1 年不良事件发生率（$P<0.001$）和再入院干预率（$P<0.001$）显著降低，而 PTC 组中大部分患者的再入院都是因为引流管相关的问题造成的。其他两项研究报道了类似的 30 天不良事件发生率，但在 EGBD 组的再干预率明显较低。Irani 等也报道了在 EGBD 组患者具有较低的术后疼痛评分。另有一项研究比较了 EGBD 和 PTC 用于治疗继发于恶性胆囊管梗阻的急性胆囊炎。在两组间没有观察到成功率和不良事件发生率的差异，但 EGBD 组患者与平均住院时间更短。

另外，EGBD 采用的大口径支架也可以作为后续胆囊介入治疗的通道 [32, 66]。碎石后，在平均 1.25 次经口胆囊镜检查后，88% 的患者可以从胆囊中清除结石。甚至可以进行影像增强黏膜成像及切除胆囊息肉。

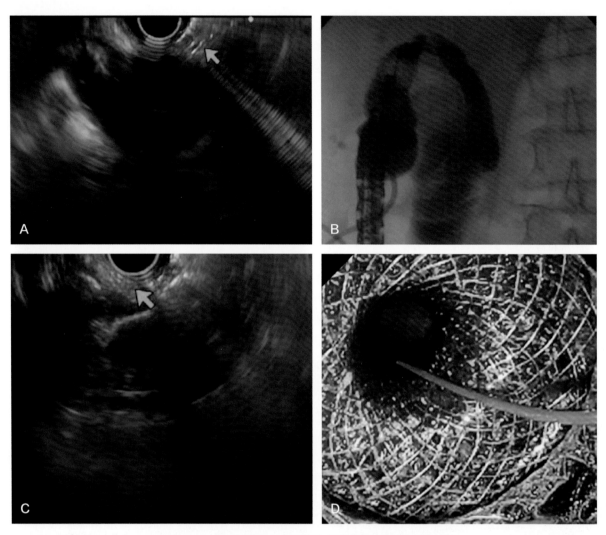

▲ 图 28-6　经皮胆囊造口术向超声内镜引导胆囊引流术的转换

A. 用 19G 穿刺针从十二指肠第一部穿刺胆囊；B. 向胆囊内插入导丝并环绕；C. 释放对口支架的远端凸缘；D. 释放对口支架的近端凸缘

## 结论

　　EUS-BD 作为 ERC 治疗失败患者的首选手术越来越受欢迎。需要更多的研究来比较哪一种 EUS-BD 操作更优。越来越多的证据支持对不适合行胆囊切除术的患者，相较于经皮胆囊造口术，EGBD 可能是更佳的选择。未来的研究还需要评估支架放置的最佳时间、支架更换的时间，以及 EUS 引导下透壁引流中支架放置的持续时间。专业的设备及精湛的操作技术对于保障治疗效果和避免严重不良事件至关重要。

## 参考文献

［1］Moss AC, Morris E, Mac Mathuna P. Palliative biliary stents for obstructing pancreatic carcinoma. Cochrane Database Syst Rev. 2006:CD004200.

［2］Lai EC, Mok FP, Tan ES, et al. Endoscopic biliary drain-age for severe acute cholangitis. N Engl J Med. 1992; 326:1582–6.

［3］Speer AG, Cotton PB, Russell RC, et al. Randomised trial of endoscopic versus percutaneous stent insertion in malignant obstructive jaundice. Lancet. 1987;2:57–62.

[4] van Delden OM, Lameris JS. Percutaneous drainage and stenting for palliation of malignant bile duct obstruction. Eur Radiol. 2008;18:448–56.

[5] Zhao XQ, Dong JH, Jiang K, et al. Comparison of percutaneous transhepatic biliary drainage and endoscopic biliary drainage in the management of malignant biliary tract obstruction: a meta-analysis. Dig Endosc. 2015;27: 137–45.

[6] Baron TH, Petersen BT, Mergener K, et al. Quality indicators for endoscopic retrograde cholangiopancreatography. Am J Gastroenterol. 2006;101:892–7.

[7] Kolla SB, Aggarwal S, Kumar A, et al. Early versus delayed laparoscopic cholecystectomy for acute cholecystitis: a prospective randomized trial. Surg Endosc. 2004; 18:1323–7.

[8] Lai PB, Kwong KH, Leung KL, et al. Randomized trial of early versus delayed laparoscopic cholecystectomy for acute cholecystitis. Br J Surg. 1998;85:764–7.

[9] Lo CM, Liu CL, Fan ST, et al. Prospective randomized study of early versus delayed laparoscopic cholecystectomy for acute cholecystitis. Ann Surg. 1998;227:461–7.

[10] Johansson M, Thune A, Nelvin L, et al. Randomized clinical trial of open versus laparoscopic cholecystectomy in the treatment of acute cholecystitis. Br J Surg. 2005;92:44–9.

[11] Teoh AY, Chong CN, Wong J, et al. Routine early laparoscopic cholecystectomy for acute cholecystitis after conclusion of a randomized controlled trial. Br J Surg. 2007;94:1128–32.

[12] Tsuyuguchi T, Itoi T, Takada T, et al. TG13 indications and techniques for gallbladder drainage in acute cholecystitis (with videos). J Hepatobiliary Pancreat Sci. 2013;20:81–8.

[13] McKay A, Abulfaraj M, Lipschitz J. Short- and long-term outcomes following percutaneous cholecystostomy for acute cholecystitis in high-risk patients. Surg Endosc. 2012;26:1343–51.

[14] Boules M, Haskins IN, Farias-Kovac M, et al. What is the fate of the cholecystostomy tube following percutaneous cholecystostomy? Surg Endosc. 2017;31:1707–12.

[15] Lee SS, Park DH, Hwang CY, et al. EUS-guided transmural cholecystostomy as rescue management for acute cholecystitis in elderly or high-risk patients: a prospective feasibility study. Gastrointest Endosc. 2007;66: 1008–12.

[16] Jang JW, Lee SS, Park DH, et al. Feasibility and safety of EUS-guided transgastric/transduodenal gallbladder drainage with single-step placement of a modified covered self-expandable metal stent in patients unsuitable for cholecystectomy. Gastrointest Endosc. 2011;74:176–81.

[17] Jang JW, Lee SS, Song TJ, et al. Endoscopic ultrasound-guided transmural and percutaneous transhepatic gallbladder drainage are comparable for acute cholecystitis. Gastroenterology. 2012;142:805–11.

[18] Itoi T, Binmoeller KF, Shah J, et al. Clinical evaluation of a novel lumen-apposing metal stent for endosonography-guided pancreatic pseudocyst and gallbladder drainage (with videos). Gastrointest Endosc. 2012;75:870–6.

[19] de la Serna-Higuera C, Perez-Miranda M, Gil-Simon P, et al. EUS-guided transenteric gallbladder drainage with a new fistula-forming, lumen-apposing metal stent. Gastrointest Endosc. 2013;77:303–8.

[20] Moon JH, Choi HJ, Kim DC, et al. A newly designed fully covered metal stent for lumen apposition in EUS-guided drainage and access: a feasibility study (with videos). Gastrointest Endosc. 2014;79:990–5.

[21] Choi JH, Lee SS, Choi JH, et al. Long-term outcomes after endoscopic ultrasonography-guided gallbladder drainage for acute cholecystitis. Endoscopy. 2014;46:656–61.

[22] Law R, Grimm IS, Stavas JM, et al. Conversion of percutaneous cholecystostomy to internal transmural gallbladder drainage using an endoscopic ultrasound-guided, lumen-apposing metal stent. Clin Gastroenterol Hepatol. 2016;14:476–80.

[23] Walter D, Teoh AY, Itoi T, et al. EUS-guided gall bladder drainage with a lumen-apposing metal stent: a prospective long-term evaluation. Gut. 2016;65:6–8.

[24] Ge N, Sun S, Sun S, et al. Endoscopic ultrasound-assisted transmural cholecystoduodenostomy or cholecystogastrostomy as a bridge for per-oral cholecystoscopy therapy using double-flanged fully covered metal stent. BMC Gastroenterol. 2016;16:9.

[25] Kahaleh M, Perez-Miranda M, Artifon EL, et al. International collaborative study on EUS-guided gallbladder drainage: are we ready for prime time? Dig Liver Dis. 2016;48:1054–7.

[26] Teoh AY, Serna C, Penas I, et al. Endoscopic ultrasound-guided gallbladder drainage reduces adverse events compared with percutaneous cholecystostomy in patients who are unfit for cholecystectomy. Endoscopy. 2017;49:130–8.

[27] Tyberg A, Saumoy M, Sequeiros EV, et al. EUS-guided versus percutaneous gallbladder drainage: isn't it time to convert? J Clin Gastroenterol. 2016;52:79.

[28] Irani S, Ngamruengphong S, Teoh A, et al. Similar efficacies of endoscopic ultrasound gallbladder drainage with a lumen-apposing metal stent versus percutaneous transhepatic gallbladder drainage for acute cholecystitis. Clin Gastroenterol Hepatol. 2017;15:738–45.

[29] Choi JH, Kim HW, Lee JC, et al. Percutaneous transhepatic versus EUS-guided gallbladder drainage for malignant cystic duct obstruction. Gastrointest Endosc. 2017; 85:357–64.

[30] Kamata K, Takenaka M, Kitano M, et al. Endoscopic ultrasound-guided gallbladder drainage for acute cholecystitis: long-term outcomes after removal of a self-expandable metal stent. World J Gastroenterol. 2017;23:661–7.

[31] Dollhopf M, Larghi A, Will U, et al. Eus-guided gallbladder drainage in patients with acute cholecystitis and high surgical risk using an electrocautery-enhanced

lumen-apposing metal stent device. Gastrointest Endosc. 2017;86:636.

［32］Chan SM, Teoh AY, Yip HC, et al. Feasibility of per-oral cholecystoscopy and advanced gallbladder interventions after EUS-guided gallbladder stenting (with video). Gastrointest Endosc. 2016;85:1225.

［33］Itoi T, Sofuni A, Itokawa F, et al. Endoscopic ultrasonography-guided biliary drainage. J Hepatobiliary Pancreat Sci. 2010;17:611–6.

［34］Dhir V, Isayama H, Itoi T, et al. EUS-guided biliary and pancreatic duct interventions. Dig Endosc. 2017;29:472.

［35］Park SJ, Choi JH, Park DH, et al. Expanding indication: EUS-guided hepaticoduodenostomy for isolated right intrahepatic duct obstruction (with video). Gastrointest Endosc. 2013;78:374–80.

［36］Ogura T, Edogawa S, Imoto A, et al. EUS-guided hepaticojejunostomy combined with antegrade stent placement. Gastrointest Endosc. 2015;81:462–3.

［37］Liao WC, Angsuwatcharakon P, Isayama H, et al. International consensus recommendations for difficult biliary access. Gastrointest Endosc. 2017;85:295–304.

［38］Holt BA, Hawes R, Hasan M, et al. Biliary drainage: role of EUS guidance. Gastrointest Endosc. 2016;83:160–5.

［39］Shah JN, Marson F, Weilert F, et al. Single-operator, single-session EUS-guided anterograde cholangiopancreatography in failed ERCP or inaccessible papilla. Gastrointest Endosc. 2012;75:56–64.

［40］Park DH, Lee TH, Paik WH, et al. Feasibility and safety of a novel dedicated device for one-step EUS-guided biliary drainage: a randomized trial. J Gastroenterol Hepatol. 2015;30:1461–6.

［41］Bapaye A, Dubale N, Aher A. Comparison of endosonography-guided vs. percutaneous biliary stenting when papilla is inaccessible for ERCP. United European Gastroenterol J. 2013;1:285–93.

［42］Khashab MA, Valeshabad AK, Afghani E, et al. A comparative evaluation of EUS-guided biliary drainage and percutaneous drainage in patients with distal malignant biliary obstruction and failed ERCP. Dig Dis Sci. 2015;60:557–65.

［43］Sharaiha RZ, Kumta NA, Desai AP, et al. Endoscopic ultrasound-guided biliary drainage versus percutaneous transhepatic biliary drainage: predictors of successful outcome in patients who fail endoscopic retrograde cholangiopancreatography. Surg Endosc. 2016;30:5500–5.

［44］Artifon EL, Aparicio D, Paione JB, et al. Biliary drainage in patients with unresectable, malignant obstruction where ERCP fails: endoscopic ultrasonography-guided choledochoduodenostomy versus percutaneous drainage. J Clin Gastroenterol. 2012;46:768–74.

［45］Lee TH, Choi JH, Park do H, et al. Similar efficacies of endoscopic ultrasound-guided transmural and percutaneous drainage for malignant distal biliary obstruction. Clin Gastroenterol Hepatol. 2016;14:1011–1019 e3.

［46］Sharaiha RZ, Khan MA, Kamal F, et al. Efficacy and safety of EUS-guided biliary drainage in comparison with percutaneous biliary drainage when ERCP fails: a systematic review and meta-analysis. Gastrointest Endosc. 2017;85:904.

［47］Park JK, Woo YS, Noh DH, et al. Efficacy of EUS-guided and ERCP-guided biliary drainage for malignant biliary obstruction: prospective randomized controlled study. Gastrointest Endosc. 2018;88:277–82.

［48］Bang JY, Navaneethan U, Hasan M, et al. Stent placement by EUS or ERCP for primary biliary decompression in pancreatic cancer: a randomized trial (with videos). Gastrointest Endosc. 2018;88:9–17.

［49］Paik WH, Lee TH, Park DH, et al. EUS-guided biliary drainage versus ERCP for the primary palliation of malignant biliary obstruction: a multicenter randomized clinical trial. Am J Gastroenterol. 2018;113:987–97.

［50］Dhir V, Bhandari S, Bapat M, et al. Comparison of EUS-guided rendezvous and precut papillotomy techniques for biliary access (with videos). Gastrointest Endosc. 2012;75:354–9.

［51］Lee A, Aditi A, Bhat YM, et al. Endoscopic ultrasound-guided biliary access versus precut papillotomy in patients with failed biliary cannulation: a retrospective study. Endoscopy. 2017;49:146–53.

［52］Bill JG, Darcy M, Fujii-Lau LL, et al. A comparison between endoscopic ultrasound-guided rendezvous and percutaneous biliary drainage after failed ERCP for malignant distal biliary obstruction. Endosc Int Open. 2016;4:E980–5.

［53］Artifon EL, Marson FP, Gaidhane M, et al. Hepaticogastrostomy or choledochoduodenostomy for distal malignant biliary obstruction after failed ERCP: is there any difference? Gastrointest Endosc. 2015;81:950–9.

［54］Ogura T, Chiba Y, Masuda D, et al. Comparison of the clinical impact of endoscopic ultrasound-guided choledochoduodenostomy and hepaticogastrostomy for bile duct obstruction with duodenal obstruction. Endoscopy. 2016;48:156–63.

［55］Khan MA, Akbar A, Baron TH, et al. Endoscopic ultrasound-guided biliary drainage: a systematic review and meta-analysis. Dig Dis Sci. 2016;61:684–703.

［56］Khashab MA, Messallam AA, Penas I, et al. International multicenter comparative trial of transluminal EUS-guided biliary drainage via hepatogastrostomy vs. choledochoduodenostomy approaches. Endosc Int Open. 2016;4:E175–81.

［57］Park DH, Jang JW, Lee SS, et al. EUS-guided biliary drainage with transluminal stenting after failed ERCP: predictors of adverse events and long-term results. Gastrointest Endosc. 2011;74:1276–84.

［58］Toyota N, Takada T, Amano H, et al. Endoscopic naso-gallbladder drainage in the treatment of acute cholecystitis: alleviates inflammation and fixes operator's aim during early laparoscopic cholecystectomy. J Hepato-Biliary-Pancreat Surg. 2006;13:80–5.

［59］ Kjaer DW, Kruse A, Funch-Jensen P. Endoscopic gall-bladder drainage of patients with acute cholecystitis. Endoscopy. 2007;39:304–8.

［60］ Itoi T, Sofuni A, Itokawa F, et al. Endoscopic transpapillary gallbladder drainage in patients with acute cholecystitis in whom percutaneous transhepatic approach is contraindicated or anatomically impossible (with video). Gastrointest Endosc. 2008;68:455–60.

［61］ Itoi T, Kawakami H, Katanuma A, et al. Endoscopic nasogallbladder tube or stent placement in acute cholecystitis: a preliminary prospective randomized trial in Japan (with videos). Gastrointest Endosc. 2015;81:111–8.

［62］ Itoi T, Takada T, Hwang TL, et al. Percutaneous and endoscopic gallbladder drainage for the acute cholecystitis: international multicenter comparative study by a propensity score-matched analysis. J Hepatobiliary Pancreat Sci. 2017; 24:362.

［63］ Teoh AY, Ng EK, Chan SM, et al. Ex vivo comparison of the lumen-apposing properties of EUS-specific stents (with video). Gastrointest Endosc. 2016;84:62–8.

［64］ Itoi T, Coelho-Prabhu N, Baron TH. Endoscopic gall-bladder drainage for management of acute cholecystitis. Gastrointest Endosc. 2010;71:1038–45.

［65］ Teoh AY, Binmoeller KF, Lau JY. Single-step EUS-guided puncture and delivery of a lumen-apposing stent for gallbladder drainage using a novel cautery-tipped stent delivery system. Gastrointest Endosc. 2014;80:1171.

［66］ Teoh AY, Chan AW, Chiu PW, et al. In vivo appearances of gallbladder carcinoma under magnifying endoscopy and probe-based confocal laser endomicroscopy after endosonographic gallbladder drainage. Endoscopy. 2014; 46(Suppl 1 UCTN):E13–4.

# 第29章
## 超声内镜在血管介入中的应用①
### Interventional Vascular EUS

Jason B. Samarasena　Kyle J. Fortinsky　Kenneth J. Chang　著

侯森林　张立超　译

## 概述

随着新技术的出现，介入性内镜和介入性EUS 的治疗领域越来越广泛[1]。从控制胃肠道出血到治疗胰胆疾病，再到去除上皮和上皮下的病变，内镜的处理似乎层出不穷。EUS 引导下的操作也提供了一种全新的血管入路方法，尤其是那些靠近胃肠道的血管。在整个医学领域，微创手术是一种趋势，而 EUS 提供的这种微创途径可以处理常见和罕见的疾病或功能障碍。本章分为几个部分，每个部分着重描述了在 EUS 引导下各自的手术过程。

## 一、食管静脉曲张出血

目前的美国肝病研究学会（American Association for the Study of Liver Diseases, AASLD）指南建议食管静脉曲张活动性出血的患者接受内镜下静脉曲张结扎术（endoscopic variceal ligation, EVL）和药物相结合的治疗[2]。尽管内镜硬化疗法（endoscopic sclerotherapy, ES）也被证明可有效治疗急性出血，但与 EVL 相比，它会增加风险，因此不推荐使用[3]。可是即使患者进行了 EVL 和药物治疗，仍有 10%～20%

的患者可能会继续出血，并需要另外的干预措施，其中可能包括临时气囊压迫止血或经颈静脉肝内门体分流术（transjugular intrahepatic portosystemic stent-shunt, TIPS）[4]。其他较前沿的抢救措施，还有全覆膜食管支架置入和止血粉的应用。一些报道复发性或难治性出血的原因包括套扎环脱落，侧支循环出血和套扎环溃疡[5]。

最近的研究表明在食管静脉曲张患者的治疗中 EUS 可能发挥作用。一项研究对食管静脉曲张患者行 EVL 后进行了诊断性 EUS。Carneiro 等发现食管旁静脉曲张直径与复发性出血风险之间存在显著相关性[6]。也有研究团队对食管静脉曲张进行了 EUS 引导下的硬化治疗[7]。在一项对 5 名患者的观察性研究中，将鱼肝油酸钠注入曲张的食管静脉，直到多普勒超声检测到血流停止[7]。平均需要 2.2 次操作才能根治食管静脉曲张。随访 15 个月后，没有患者发生再出血，但 1 名患者出现了需要进行扩张术的食管狭窄。De Paulo 等将 50 名食管静脉曲张静脉出血患者随机分组到 EUS 引导下的硬化疗法或内镜硬化疗法[8]。两组在处理血管所需的耗材或流程方面没有差异。值得注意的是，

---

① 本章配有视频，请登录网址 https://doi.org/10.1007/978-3-030-21695-5_29 观看。

再出血率与侧支血管的存在有关。

　　EUS 指导下食管静脉曲张出血治疗的用途还包括识别侧支血管并进行靶向治疗。EUS 是否会对临床带来有益的效果还有待观察，需要进一步研究以确定 EUS 引导下治疗作为急救治疗，以及球囊填塞、食管支架置入术或 TIPS 的替代方案是否有效。

## 二、胃底静脉曲张出血

　　20% 的肝硬化患者会出现胃底静脉曲张[9]。Sarin 分类通常用于描述这些曲张静脉的位置。与食管静脉曲张相邻的胃底静脉曲张被描述为 GOV-1（沿小弯侧延伸）或 GOV-2（延伸到胃底），与食管静脉曲张分开的胃底静脉曲张被描述为 IGV1（位于胃底）或 IGV-2（位于胃窦或幽门）。与食管静脉曲张不同，当前的 AASLD 指南不推荐对胃底静脉曲张进行预防性内镜治疗[10]。

　　当前的 AASLD 指南建议使用 EVL 或氰基丙烯酸酯注射液（Cyanoacrylate injection, CYA）治疗 GOV-1 胃底静脉曲张[2]。两种疗法在初始止血时均有效，主要风险包括胃溃疡、穿孔和栓塞[11]，但注射氰基丙烯酸酯还有较低的再出血风险[12-15]。EVL 可能更具挑战性，并且其治疗胃底静脉曲张不如治疗食管静脉曲张有效[16]。值得注意的是，尽管氰基丙烯酸酯注射液正在加拿大，以及欧洲和亚洲某些地区的专业中心使用，但它在美国未曾获准。其他胃底静脉曲张（GOV-2 和 IGV）应用最广的治疗方法包括 TIPS 和经静脉球囊阻断逆行栓塞术（retrograde embolization via venous balloon occlusion, BRTO）。内镜 CYA 注射在 1986 年首次被报道，目前已成为胃底静脉曲张的首选治疗方法[10, 17]。据报道，其止血率为 58%～100%，再出血率为 0%～40%[18]。与 CYA 治疗相关的最主要和最严重的不良事件是各系统的栓塞，包括肺栓塞、心脏栓塞、脾动脉栓塞和卵圆孔未闭者的反常性脑栓塞[19]。其他并发症包括脾静脉血栓形

成、肾静脉血栓形成、CYA 针头卡入曲张的静脉，以及内镜损坏等[19]。一项针对 GOV-1 和 GOV-2 患者的随机试验发现，在预防再出血方面，TIPS 比注射凝胶更有效，但 TIPS 不能降低死亡率，并且可能导致更高的肝性脑病发生率[20]。

　　EUS 为胃底静脉曲张出血患者提供了一定的治疗机会。在某些情况下，带有多普勒的 EUS 可以帮助识别胃底静脉曲张的存在，因为这些病变有时会被误认为是增厚的皱襞[21]。治疗后 EUS 评估还可以帮助识别仍具有血流的静脉，这些静脉需要更进一步的治疗，治疗后残留的胃底曲张静脉是否通畅与随后的出血风险相关[22]。此外，EUS 引导的干预措施可用于因静脉曲张活动出血而导致视野不佳的情况。最后，EUS 引导下注射硬化剂可以增强"滋养"血管的可视化，并确保注射剂直接注入血管内，这可以降低使用 CYA 的栓塞风险[23, 24]。图 29-1 描述了一个通过 EUS 识别胃底静脉曲张然后在 EUS 引导下 FNA 注射硬化剂的情况。

　　鉴于注射氰基丙烯酸酯存在的相关风险，更新的技术已经被研发出来，即 EUS 引导下放置金属弹簧圈。这些弹簧圈由金属合金和径向延伸的合成纤维制成，通过形成凝血块来进行止血。根据曲张静脉的大小，选择可以通过 19G 或 22G 针头的不同尺寸的弹簧圈，再通过针头将线圈推入放置到曲张静脉中。初步研究证明这种技术在治疗胃底静脉曲张中有效[25]。

　　一项回顾性研究比较了 30 名接受 EUS 引导下注射凝胶或 EUS 引导下放置弹簧圈的胃底静脉曲张患者[26]，两组静脉曲张的闭塞率相当；然而，注射凝胶组出现的不良事件明显更多（58% vs. 9%，$P$=0.01）。最常见的不良事件是常规性 CT 扫描时检测到的无症状肺栓塞。

　　Binmoeller 等报道了 30 名不适合 TIPS 而实施了 EUS 引导下放置弹簧圈结合凝胶注射的严重胃底静脉曲张患者[27]。作者描述了经食管 EUS 引导下的治疗胃底静脉曲张弹簧圈放置和凝胶注射的方法，他们认为经食管的好处是不

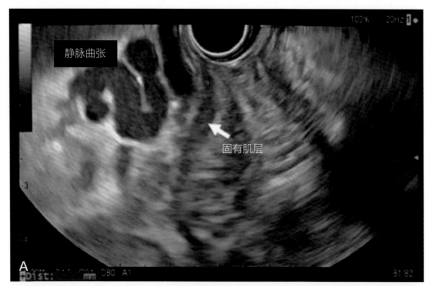

静脉曲张

固有肌层

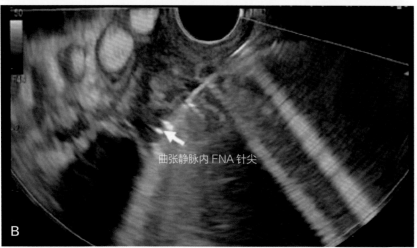

B

曲张静脉内 FNA 针尖

◀ 图 29-1　A. 胃底静脉曲张的超声内镜鉴别；B. 超声内镜引导下细针抽吸（FNA）将硬化剂注射入胃曲张静脉

需要直接刺穿胃黏膜，也避免了胃内容物的干扰。在他们的研究中，绝大多数接受 EUS 治疗后随访的患者（23/24）已被证实其静脉曲张完全消失，并且没有发生并发症。同一小组发表了一项对 152 名患者进行的研究，其平均随访时间为 436 天[28]。在随访患者中的 100 名接受了 EUS 复查，发现 93% 的患者静脉曲张完全消失，仅 10 名患者出现复发性出血。

Binmoeller 等详细描述了他们的这项技术[27]。所有患者均预防性静脉应用广谱抗生素，并且将胃底充满水以便可以进行超声扫查，线阵超声内镜放置在食管远端，通过膈脚观察胃底曲张的静脉。可应用彩色多普勒便于胃底静脉曲张的可视化和识别滋养血管。接下来，使用

19G 或 22G 直径的 FNA 穿刺针穿过食管壁和膈脚穿刺曲张的静脉。将 7cm 长、10 或 20mm 直径的弹簧圈装入 FNA 针中，并使用针芯将线圈推入曲张的静脉。线圈直径尺寸的选择基于 EUS 引导下测量的曲张静脉短轴直径，0.035 英寸的线圈只能与 19G 针一起使用，而 0.018 英寸的线圈可以与 22G 针一起使用[29]。弹簧圈放置后，1ml 2- 氰基丙烯酸辛酯在 30～45s 通过使用生理盐水冲洗过的同一针头注入曲张的静脉。10min 后再次行 EUS 检查以确认有无彩色多普勒血流，如果需要附加的处理，可以追加 1ml 的凝胶注射，也可以使用一根新的 FNA 针再次推入弹簧圈。

避免损坏超声内镜有两个关键操作步骤，首

先，避免在注射凝胶后使用超声内镜抽吸，防止损坏超声内镜的抽吸通道。其次，注射凝胶后，将针鞘超出内镜前端 2～3cm，并移开超声内镜，以避免凝胶与内镜的工作通道发生接触。

术后 24～48h 密切监测患者是否有感染、出血或栓塞的迹象。可在术后 1 个月再次进行上消化道内镜或 EUS 检查以确保静脉曲张已完全消失，后续的随访以当前的 AASLD 指南为指导。

## 三、异位静脉曲张出血

门脉高压患者可发生异位静脉曲张，最常见于手术吻合口、十二指肠、空肠回肠和结肠周围[30]。虽然罕见，但在所有静脉曲张出血中，异位静脉曲张出血所占比高达 5%。异位静脉曲张的出血风险比食管静脉曲张高 4 倍，据报道死亡率高达 40%[31, 32]。

十二指肠静脉曲张的治疗方法与食管和胃底静脉曲张相似。一篇大型综述着重讲述了在这些患者 TIPS、BRTO、束带结扎和硬化方法的使用[33]。还有一些报道称，使用 EUS 引导下的弹簧圈同时应用，或者不用氰基丙烯酸酯注射成功地消除了十二指肠静脉曲张[34-36]。另一份报道使用 EUS 引导的凝血酶注射成功消除了十二指肠静脉曲张[37]。

直肠静脉曲张源于门静脉高压引起的门体侧支循环。这些静脉曲张通常可以通过肛门镜检查诊断[38]。一项最大的单项直肠静脉曲张研究选取了 96 名肝硬化患者，其中 51% 通过 EUS 证明是有直肠静脉曲张的[39]。有趣的是，通过 EUS 发现有静脉曲张的患者中，实际上只有一半的患者可以通过内镜证明。据报道，0.5%～3.6% 的患者会因直肠静脉曲张引起大出血[40-42]。Sharma 等发现了 5 名下消化道出血患者，其中 2 例需要 EUS 来识别是否有直肠静脉曲张[43]。其他几个小组报道了 EUS 引导下的弹簧圈放置和（或）应用氰基丙烯酸酯注射治疗直肠静脉曲张[44-48]。据报道，EUS 引导下的 CYA 注射也可用于治疗吻合口周围的静脉曲张[49]。

## 四、消化道非静脉曲张出血

尽管进行了早期的液体复苏、药物治疗和内镜处理，某些患者仍会有反复出血并需要额外干预[50]。消化道非静脉曲张出血的内镜治疗方法，包括肾上腺素注射、热适应疗法、止血夹，以及最近开始应用的止血粉[51, 52]。内镜治疗失败后，目前治疗标准包括经导管动脉栓塞术（通过介入放射学方法）或手术干预，但超声引导下的技术已经为非静脉曲张性消化道出血患者提供了一些新的治疗方法。

与传统分类方法如 Forrst 法相比，多普勒内镜探头已被用于帮助评估消化性溃疡再出血的风险。虽然一些研究并没有显示多普勒在探讨溃疡相关出血患者的管理中额外的受益[53, 54]，但是一项以 163 名患者作为研究对象的前瞻性研究显示多普勒探头可以基于溃疡底部的动脉血流而准确预测再出血率[55]。重要的是，内镜治疗后测量出的多普勒血流与再出血的风险是相关的。这项研究首次强调了多普勒在确定内镜治疗除了 Forrest 分类外更准确研究终点方面的作用，但未来需要多中心随机对照研究来证实这些发现。

在消化道非静脉曲张出血的管理中，超声内镜可以对消化道非静脉曲张出血进行更精确的干预。Fockens 等首先使用环扫超声内镜帮助治疗 3 名 Dieulafoy 病变的患者[56]。他们使用 EUS 定位黏膜下血管，然后采用了注射肾上腺素 / 聚多糖醇的硬化疗法。

另一个报道的病例系统使用了线阵超声内镜治疗 5 名难治的消化道出血患者，他们的出血来自间质瘤、胰源性出血、十二指肠溃疡[57]。这 5 名患者有之前多次内镜干预失败的经历，需要多次输血。每位患者都经过了仔细的 EUS 检查，以确定病变的血管，然后通过 22G FNA 针注入酒精或氰基丙烯酸酯胶，治疗后的 EUS 扫查证实了病变部位的血流缺失。在平均 1 年的随访中，没有并发症或再出血事件。一个类似的病例系列报道了 5 名继发于胃十二指肠动脉瘤、胃底动脉瘤或 Dieulafoy 病变的难治性消化道出血患者。在 EUS 引导下，用 19G FNA 针穿刺出血血管，然后注射氰基丙烯酸酯胶或聚烷醇。平均随访 9 个月，仅 1 名患者再次出血，需要在 EUS 指导下重复注射。其他一些病例报道使用 EUS 引导下的硬化疗法治疗 Dieulafoy 病变[58, 59]、消化道间质瘤[60]、假性囊肿引流后的脾假性动脉瘤[61] 和动脉性假性动脉瘤[62-64] 引起的出血。

Law 等研究了 17 名难治性消化道出血患者在 EUS 引导下治疗消化道非静脉曲张出血的安全性和有效性[65]。其中包括消化道间质瘤出血、结直肠血管畸形、十二指肠肿块或息肉、Dieulafoy 病变、消化性溃疡、直肠浸润性前列腺癌、假性动脉瘤、溃疡性食管癌和 Roux-en-Y 胃旁路术后溃疡的患者。这些患者要么内镜治疗失败，要么过放射治疗失败，或者不适合外科手术。许多患者曾接受了多次输血，多次内镜尝试失败，有的甚至是放射性介入操作或手术干预失败，他们进行了各种 EUS 操作，包括硬化剂注射、弹簧圈栓塞、套扎等治疗，其中 EUS 用于在血管处进行上皮下标记病变位置。经内镜治疗后，多普勒确认血管内无出血。中位随访 1 年，只有 2 名患者有出血病情的复发。一名患者在 3 年后再出血，并且需要再次 EUS 引导干预。另 1 名浸润性前列腺癌患者尽管进行了内镜治疗，但仍继续出血。

虽然目前的国际指南不认可多普勒评估或 EUS 引导下的消化道非静脉曲张出血治疗[51, 52, 66]，但有几个病例报道表明内镜治疗可能有助于治疗某些表现为消化道非静脉曲张出血的患者，由于此类治疗能够准确定位出血部位，并且内镜治疗后证实彻底根除了病变，所以对于治疗某些难治性出血患者既安全又有效。

## 五、胰腺假性动脉瘤

胰腺假性动脉瘤是慢性胰腺炎[67] 假性囊肿形成的罕见并发症。这些假性动脉瘤可导致危及生命的出血，特别是在 EUS 引导下的囊肿引流情况下[68]。虽然传统上是通过放射介入引导下的栓塞[69] 或严重情况时的手术[70] 来进行治疗，但 EUS 引导下的治疗方法也逐渐出现报道。有几篇报道称 EUS 引导下的弹簧圈治疗、凝血酶注射和胶水注射相结合成功治疗假性动脉瘤[71-74]。

## 六、门静脉压力梯度测量

诊断和测量门静脉高压在肝硬化患者[75, 76] 分类和预测中很重要。经皮门静脉造影和压力测量由于技术困难和并发症发生率高而未在临床实践中应用[77]。门静脉压力梯度（portal vein pressure gradient, PPG）可由门静脉和肝静脉之间的压差测量，介入放射科医师的经颈静脉方式是门静脉压力最常用的测量方法[78]。在这种方法中，将导管置入颈静脉并在透视引导下进入肝右静脉。接下来，通过从楔形肝静脉压中减去游离肝静脉压来计算肝静脉压力梯度（hepatic venous pressure gradient, HVPG）[79]。肝静脉压力梯度＞5mmHg 与门脉高压症一致，而肝静脉压力梯度＞10mmHg 与具有临床意义的门脉高压症一致[80]。

Lai 和同事率先报道一项 EUS 引导下测量动物的门静脉压力的研究[81]。在 21 头猪的队列中，14 头猪通过注射聚乙烯醇生成门脉高压模型，7 头猪通过注射肝素生成凝血功能障碍模型。21 头猪采用了 22G FNA 针头的经十二指肠入路到达门静脉，其中的 14 头猪再用 22G 针经腹部超声（transabdominal ultrasound, TAUS）引导由经肝入路到达门静脉。18 头猪获得了门静脉压力的测量结果。尸检发现的轻微并发症包括所有 21 头猪 EUS 穿刺部位的小浆膜下血肿，7 头抗凝猪中的 1 头在肝脏和十二指肠之间发现了 25ml 血液积聚。由于 FNA 针头内血栓形成，3 头猪未能成功测量出压力。EUS 和经肝测量的门静脉压力之间有很强的相关性（$r$=0.91）。

2007 年，Giday 及其同事在没有用超声内镜[82] 的前提下应用经胃的 19G 针头和改良的 ERCP 导管获得了连续的门静脉压力测量。5 头猪插管成功，尽管使用了明显更大口径的针头，但在所有猪的尸检中都无明显出血或肝损伤。5 头猪中有 2 头存活了 2 周，尸检没有发现不良事件的迹象。2008 年，同一组研究人员用同样的方法测量了接受过常规的内镜操作如胃镜检查术（EGD）、结肠镜检查和 ERCP 的猪的门静脉压力和下腔静脉（inferior vena forceps, IVC）压力波动。使用 19G 针和改良的 ERCP 导管[83] 穿刺肝门静脉和下腔静脉。在所有 5 头猪中都成功测量到了两根血管的压力，尸检显示所有猪均无损伤迹象。ERCP 期和基线相比，肝门静脉压力增加了 3 倍。下腔静脉压力值，以及肝静脉压力值在胃镜检查术检查和结肠镜检查时和基线相似。

Fujii-Lau 等在 2014 年首次报道了测量 EUS 引导下测量肝门静脉压力的人类病例。该病例是 1 名患有继发 Noonan 综合征的动静脉畸形 27 岁男性患者，他们使用了 22G 的 FNA 针连接动脉测压导管而排除了门静脉高压[84]。术后没有出血或血流动力学不稳定的迹象。

Schulman 等展示了一种使用 EUS 引导的 22G 测量肝门静脉压的新方法，即带有数字压力传感器的导线穿过该针[85]。常规经颈静脉进行导管插入术作为对照。5 头猪全部成功放置了该传感器并测量了门静脉压力，EUS 和术后尸检均未发现出血或血栓形成。EUS 测量的门静脉压力与经颈静脉肝静脉压力梯度测量的比较显示，所有猪的差异均在 1mmHg 以内。这项研究中，内镜医师认为该手术总体主观工作量较低。实验者使用相同的装置对另外 5 头猪进行了门静脉压力测量，第 14 天再次测量肝门静脉压。14 天后尸检，在 2 周的生存期内，没有观察到并发症的迹象，尸检再次显示没有异常。第 0 天和第 14 天所有 5 头猪的门静脉压力值相似。

我们的小组证实 EUS 引导的门静脉压力梯度可以使用简单的压力计获得，而无须导线[86]。

这项研究是在 3 头活猪身上进行的，使用 25 号直针和微型数字压力计。穿刺门静脉、肝右静脉、下腔静脉和主动脉后测量血管内压力，同时利用血管介入的方法测量主动脉、下腔静脉和右肝静脉（楔形和游离）的压力。EUS 引导和 X 线引导的相关系数为 0.99。在动物研究中，其他研究小组也报道了使用略有不同的装置的类似结果。这些动物研究中，认为经肝途径可以防止出血，是因为肝实质对穿刺通道的压迫。此外，多普勒可用于确保拔针期间没有活动性出血。

我们的研究小组首次发表了一系列患者的 EUS 门静脉压力测量研究[87]，28 名患者的门脉压力梯度均获成功，无并发症。门静脉压力测量仪器包括一个线阵超声内镜、一个 25G FNA 针、不可压缩导管、一个微型数字压力计和肝素盐水。导管通过一个锁紧接口连接到压力计的远端端口，而肝素化盐水连接到压力计的近端端口。管子的末端通过锁紧接口连接到 25G 针的入口。在插入超声内镜之前，压力计在腋中线归 0。在 EUS 操作期间，患者保持仰卧，压力计放置在患者的腋中线（图 29-2）。

肝中静脉由于其口径较粗且与纵轴超声内镜上的出针方向一致，因此最常被用作靶向血管（图 29-3）。多普勒血流用于确认典型的肝静脉血流多相波形。使用 25G FNA 针，经胃经肝入路穿刺肝静脉。用 1ml 肝素生理盐水冲洗穿刺针，这在 EUS 上是可以显示出来的，同时确定好穿刺针在血管内的位置。冲洗后，压力计上的读数将立即上升、下降并最终达到平衡状态，此时将读数记录下来。重复冲洗和测量 3 次以确保准确性，记录平均肝静脉压力。然后将 FNA 针缓慢收回针鞘中，以确保针道内无血流。如果发现针头轨迹内有液体流动，则将针头保持在适当位置，以便进行压迫并降低出血风险。

接下来，左侧门静脉的脐部为目标静脉（图 29-4）。使用多普勒血流确认典型的门静脉嗡嗡声静脉血流。使用 25G FNA 针，使用经胃经肝

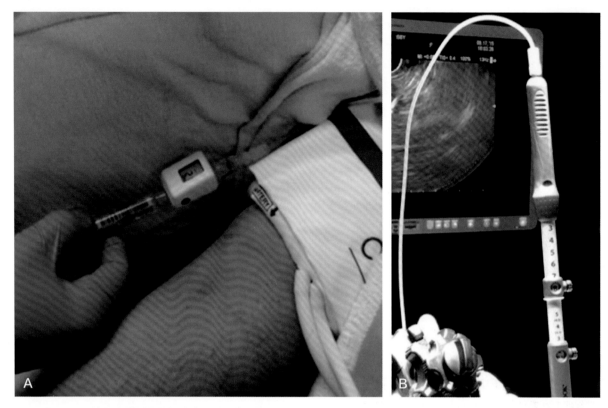

▲ 图 29-2　超声内镜引导的门静脉压力测量设备显示，不可压缩导管连接到细针抽吸穿刺针入口处（**B**），并且固定良好，压力计放置在患者腋中线（**A**）

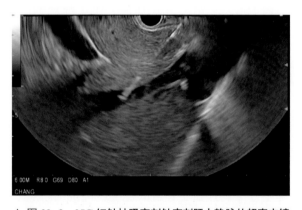

▲ 图 29-3　25G 细针抽吸穿刺针穿刺肝中静脉的超声内镜影像

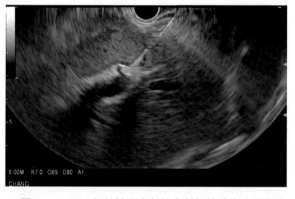

▲ 图 29-4　25G 细针抽吸穿刺针穿刺门静脉左支的超声内镜影像

方法穿刺门静脉。如上所述进行 3 次后续冲洗和测量，以得到平均门静脉压力。

通过从平均肝静脉压力中减去平均门静脉压力来计算门静脉压力梯度。患者的康复方式与常规诊断性超声内镜下 FNA 相似，术后给予抗生素 5 天。

在一名患者身上测量门静脉压力的现场病例（视频 29-1）。门静脉压力测量与肝硬化的临床和内镜下表现（包括食管静脉曲张和门脉高压性胃病）密切相关。在一项相关研究中，我们的研究组显示了在同一次内镜检查期间联合 EUS 引导肝活检和 EUS 门静脉压力测量的安全性[88]。这些研究表明，在肝硬化患者中，EUS 引导下的门静脉压力测量既可行又安全。

此外，与经颈静脉途径提供的常用肝静脉压力梯度相比，尤其是在窦前门脉高压的情况下，直接测量门脉压力可能更准确。

## 七、经颈静脉肝内门体分流术

TIPS 是指在血管造影和 X 线引导下使用可膨胀性金属支架在肝静脉和肝内门静脉之间建立一种低阻力的连接。TIPS 适用于难治性腹水及静脉曲张出血的患者，也可考虑用于肝肾综合征的患者[89-92]。首次 EUS 引导下的肝内门体分流术是在活体猪的模型中施行的[93]。在 EUS 引导下，采用一根 19G 穿刺针穿过肝静脉进入门静脉，通过造影证实穿刺针的位置后，沿 0.035 英寸的导丝将一个金属支架架于肝内静脉和门静脉之间。共 2 头活猪实施了该手术，在 2 周的随访中，没有出现并发症。另外两组也实施了相同的手术，并使用了一种全覆膜的金属双蘑菇头支架（LAMS）以尽可能减少支架移位的风险。这两项后续研究都是在活体猪的模型中进行的，也没有并发症的发生[85, 94]。

然而，近来一篇述评强调不能过早认为 EUS 引导下的肝内置管是既安全又有效的[95]。第一，在肝硬化门脉高压和凝血不良的患者中进行该操作有非常高的出血风险；第二，由于经胃穿刺，与传统实施的 TIPS 相比，感染风险可能更高。第三，TIPS 的一个关键组成部分是选择正确的肝静脉，这样就可以使支架的角度最小化。最后，由于 TIPS 的风险已经相当低，尚不清楚 EUS 引导下的手术是否会有任何更显著的益处。

## 八、血管内栓子和静脉取样

门静脉血栓形成可能发生在患有肝硬化、肝细胞肝癌、胰胆管恶性肿瘤和血液系统疾病（包括血栓形成）等疾病的情况下[96-98]。肝细胞肝癌和胰胆管恶性肿瘤的分期取决于癌栓与良性门静脉血栓的准确鉴别[99-102]。虽然超声造影、CT 和 MR 已经被证明是有帮助的，但仍有

些时候单靠影像学检查是不能诊断的。在某些情况下，门静脉靶向活检可能有助于分期。一些报道表明，EUS 引导下的门静脉血栓细针穿刺既安全又有助于鉴别良恶性血栓。重要的是，肝外门静脉的 FNA 可以通过经十二指肠途径进行，从而避免穿刺到任何肝组织。当然，EUS 引导下的 FNA 也可用于分别对疑似肝细胞肝癌、肺癌和肾上腺癌对应的脾动脉血栓、肺动脉血栓和下腔静脉血栓进行取样[103-105]。

一项在 17 名患者的回顾性队列研究中检查了 EUS 引导的 FNA 对远处转移恶性栓子的作用[106]。在这些患者中，12/17（70.5%）患者的细胞学检查呈阳性。最重要的是，在 8 名胰腺癌患者中，1/4（25%）的患者之前被认为可以根治性切除，而现在被认为不能切除。其他研究也证实了这一发现，并且注意到在胰胆管恶性肿瘤的患者中，门静脉血比外周血更容易发现血供转移的肿瘤细胞[107, 108]。

## 九、在心脏中的应用

考虑到食管与心脏的毗邻，以及经食管超声心动图的广泛应用，一些内镜医师认为 EUS 引导下的治疗可能应用于心脏。Fritscher Ravens 等首次报道了超声内镜引导下应用 19G 和 22G 针行心脏穿刺[109]。使用这项技术，他们能够到达左心房、左心室、冠状动脉和主动脉瓣。在这项研究中，他们成功地注射了对比剂，采集了心包液，对左心房肿块进行了活检，对主动脉瓣进行了射频消融术，并插入了起搏导线。手术过程中没有出现并发症。有 3 篇关于 EUS 引导下对人进行心脏穿刺的报道。一组描述了 EUS 引导下心包囊肿引流[110]，另两组描述了心包肿瘤的 FNA[111]，以及右心房肿瘤的 FNA[112]。这 3 种操作未发生过重大不良事件。

## 十、化学治疗

全身化学治疗是治疗多种癌症的主要手

段，常常伴随一些剂量相关性的不良反应。此外，某些患者合并一些基础病，可能并不适合全身化学治疗。包括经导管动脉化疗栓塞（transcatheter arterial chemoembolization, TACE）在内的新技术为这些患者提供了传统化学治疗或外科手术切除的替代方案[113, 114]。TACE 术中将微球注射到肝动脉，使肝脏的药物浓度水平较高，而全身药物浓度水平较低，但主要风险包括潜在肝脏疾病引发失代偿，以及缺血性胆道狭窄，因为肝动脉是唯一一条供应胆道血液的血管[115, 116]。新的技术已经尝试在门静脉注射化学治疗药，以降低缺血性胆道狭窄的风险。EUS 引导的门静脉注射化疗（EPIC）药物已在动物模型中成功实施[117, 118]。与全身注射化学治疗药物相比，EPIC 可以放置药物洗脱微球或纳米粒，可以降低全身药物水平，而肝脏药物水平较高。尚未有文献对 EPIC 和 TACE 进行直接比较。新的证据表明，直接门静脉注射碘 -125 粒子对合并门静脉瘤栓形成的肝癌患者有一定作用[119]。虽然这些手术是在 CT 引导下进行的，结果也振奋人心，但 EUS 引导的方法可能同样有效，而且也许更安全。

## 十一、EUS 引导下血管治疗的未来

EUS 引导下的血管手术是一个全新的领域，它将胃肠病学与介入放射学联系起来。随着设备和技术的不断发展，可能会有更多的患者从更微创的手术中获益。考虑到这些技术所需的专业设备和专业知识，它们很可能继续局限于大型三级诊疗中心。需要进行大型多中心前瞻性随机对照试验将 EUS 引导的手术与当前的诊疗标准进行比较，以更好地探讨这些技术的有效性和安全性。虽然本章中概述的许多技术都是具有创新性，并且令人鼓舞，但很少有研究能够证实比目前的标准诊疗有更多的临床获益。

## 结论

EUS 引导的血管介入治疗是一个很有前途的新领域，但需要高质量的证据才能纳入当前的指南。尤其对于那些其他选择有局限或不可行的患者，这些微创的手术可以作为传统内镜手术和介入手术的替代方法。

## 参考文献

［1］ Chang KJ, Wiersema MJ. Endoscopic ultrasound-guided fine-needle aspiration biopsy and interventional endoscopic ultrasonography. Emerging technologies. Gastrointest Endosc Clin N Am. 1997;7(2):221–35.

［2］ Garcia-Tsao G, Abraldes JG, Berzigotti A, Bosch J. Portal hypertensive bleeding in cirrhosis: risk stratification, diagnosis, and management: 2016 practice guidance by the American Association for the study of liver diseases. Hepatology. 2017;65(1):310–35.

［3］ Laine L, Cook D. Endoscopic ligation compared with sclerotherapy for treatment of esophageal variceal bleeding. A meta-analysis. Ann Intern Med. 1995;123(4):280–7.

［4］ Escorsell A, Pavel O, Cardenas A, et al. Esophageal balloon tamponade versus esophageal stent in controlling acute refractory variceal bleeding: a multicenter randomized, controlled trial. Hepatology. 2016;63(6):1957–67.

［5］ Irisawa A, Saito A, Obara K, et al. Endoscopic recurrence of esophageal varices is associated with the specif-ic EUS abnormalities: severe periesophageal collateral veins and large perforating veins. Gastrointest Endosc. 2001;53(1):77–84.

［6］ Carneiro FO, Retes FA, Matuguma SE, et al. Role of EUS evaluation after endoscopic eradication of esophageal varices with band ligation. Gastrointest Endosc. 2016;84(3):400–7.

［7］ Lahoti S, Catalano MF, Alcocer E, Hogan WJ, Geenen JE. Obliteration of esophageal varices using EUS-guided sclerotherapy with color Doppler. Gastrointest Endosc. 2000;51(3):331–3.

［8］ de Paulo GA, Ardengh JC, Nakao FS, Ferrari AP. Treatment of esophageal varices: a randomized controlled trial comparing endoscopic sclerotherapy and EUS-guided sclerotherapy of esophageal collateral veins. Gastrointest Endosc. 2006;63(3):396–402. quiz 63.

［9］ Sarin SK, Lahoti D, Saxena SP, Murthy NS, Makwana UK. Prevalence, classification and natural history of gastric varices: a long-term follow- up study in 568 portal hypertension patients. Hepatology. 1992;16(6):1343–9.

[10] Garcia-Tsao G, Sanyal AJ, Grace ND, Carey W, Practice Guidelines Committee of the American Association for the Study of Liver D, Practice Parameters Committee of the American College of G. Prevention and management of gastroesophageal varices and variceal hemorrhage in cirrhosis. Hepatology. 2007;46(3):922–38.

[11] Rios Castellanos E, Seron P, Gisbert JP, Bonfill CX. Endoscopic injection of cyanoacrylate glue versus other endoscopic procedures for acute bleeding gastric varices in people with portal hypertension. Cochrane Database Syst Rev. 2015;5:CD010180.

[12] Singh V, Singh R, Bhalla A, Sharma N. Cyanoacrylate therapy for the treatment of gastric varices: a new method. J Dig Dis. 2016;17(6):392–8.

[13] Marquez-Galisteo C, Giraldez-Gallego A, Nacarino-Mejias V, Rincon-Gatica A, Lopez-Ruiz T. Portal vein thrombosis following endoscopic treatment for gastric varices with N-butyl-2-cyanoacrylate: management with TIPS. Rev Esp Enferm Dig. 2015;107(4):246–7.

[14] Oh SH, Kim SJ, Rhee KW, Kim KM. Endoscopic cyanoacrylate injection for the treatment of gastric varices in children. World J Gastroenterol. 2015;21(9):2719–24.

[15] Robaina G, Albertini R, Carranza M, Herrena Najum P. Pulmonary embolism after endoscopic injection with N-butyl-2-cyanoacrylate for gastric varices. Medicina (B Aires). 2016;76(6):373–5.

[16] Mishra SR, Sharma BC, Kumar A, Sarin SK. Primary prophylaxis of gastric variceal bleeding comparing cyanoacrylate injection and betablockers: a randomized controlled trial. J Hepatol. 2011;54(6):1161–7.

[17] Soehendra N, Nam VC, Grimm H, Kempeneers I. Endoscopic obliteration of large esophagogastric varices with bucrylate. Endoscopy. 1986;18(1):25–6.

[18] de Franchis R, Primignani M. Endoscopic treatments for portal hypertension. Semin Liver Dis. 1999;19(4):439–55.

[19] Seewald S, Ang TL, Imazu H, et al. A standardized injection technique and regimen ensures success and safety of N-butyl-2-cyanoacrylate injection for the treatment of gastric fundal varices (with videos). Gastrointest Endosc. 2008;68(3):447–54.

[20] Lo GH, Liang HL, Chen WC, et al. A prospective, randomized controlled trial of transjugular intrahepatic portosystemic shunt versus cyanoacrylate injection in the prevention of gastric variceal rebleeding. Endoscopy. 2007;39(8):679–85.

[21] Boustiere C, Dumas O, Jouffre C, et al. Endoscopic ultrasonography classification of gastric varices in patients with cirrhosis. Comparison with endoscopic findings. J Hepatol. 1993;19(2):268–72.

[22] Iwase H, Suga S, Morise K, Kuroiwa A, Yamaguchi T, Horiuchi Y. Color Doppler endoscopic ultrasonography for the evaluation of gastric varices and endoscopic obliteration with cyanoacrylate glue. Gastrointest Endosc. 1995;41(2):150–4.

[23] Sarin SK, Kumar A. Sclerosants for variceal sclerotherapy: a critical appraisal. Am J Gastroenterol. 1990;85(6):641–9.

[24] Romero-Castro R, Pellicer-Bautista FJ, Jimenez-Saenz M, et al. EUS-guided injection of cyanoacrylate in perforating feeding veins in gastric varices: results in 5 cases. Gastrointest Endosc. 2007;66(2):402–7.

[25] Romero-Castro R, Pellicer-Bautista F, Giovannini M, et al. Endoscopic ultrasound (EUS)-guided coil embolization therapy in gastric varices. Endoscopy. 2010;42(Suppl 2):E35–6.

[26] Romero-Castro R, Ellrichmann M, Ortiz-Moyano C, et al. EUS-guided coil versus cyanoacrylate therapy for the treatment of gastric varices: a multicenter study (with videos). Gastrointest Endosc. 2013;78(5):711–21.

[27] Binmoeller KF, Weilert F, Shah JN, Kim J. EUS-guided transesophageal treatment of gastric fundal varices with combined coiling and cyanoacrylate glue injection (with videos). Gastrointest Endosc. 2011;74(5):1019–25.

[28] Bhat YM, Weilert F, Fredrick RT, et al. EUS-guided treatment of gastric fundal varices with combined injection of coils and cyanoacrylate glue: a large U.S. experience over 6 years (with video). Gastrointest Endosc. 2016;83(6):1164–72.

[29] Hall PS, Teshima C, May GR, Mosko JD. Endoscopic ultrasound-guided vascular therapy: the present and the future. Clin Endosc. 2017;50(2):138–42.

[30] Helmy A, Al Kahtani K, Al Fadda M. Updates in the pathogenesis, diagnosis and management of ectopic varices. Hepatol Int. 2008;2(3):322–34.

[31] Rana SS, Bhasin DK, Rao C, Singh K. Endoscopic ultrasound-guided treatment of bleeding duodenal varix. Indian J Gastroenterol. 2011;30(6):280–1.

[32] Saad WE, Lippert A, Saad NE, Caldwell S. Ectopic varices: anatomical classification, hemodynamic classification, and hemodynamic-based management. Tech Vasc Interv Radiol. 2013;16(2):158–75.

[33] Kinzel J, Pichetshote N, Dredar S, Aslanian H, Nagar A. Bleeding from a duodenal varix: a unique case of variceal hemostasis achieved using EUS-guided placement of an embolization coil and cyanoacrylate. J Clin Gastroenterol. 2014;48(4):362–4.

[34] Fujii-Lau LL, Law R, Wong Kee Song LM, Gostout CJ, Kamath PS, Levy MJ. Endoscopic ultrasound (EUS)-guided coil injection therapy of esophagogastric and ectopic varices. Surg Endosc. 2016;30(4):1396–404.

[35] Mukkada RJ, Chooracken MJ, Antony R, Augustine P. EUS-guided coiling for bleeding duodenal collateral vessel. Gastrointest Endosc. 2016;84(6):1057–8.

[36] So H, Park do H, Jung K, Ko HK. Successful endoscopic ultrasound-guided coil embolization for severe duodenal bleeding. Am J Gastroenterol. 2016;111(7):925.

[37] Krystallis C, McAvoy NC, Wilson J, Hayes PC, Plevris JN. EUS-assisted thrombin injection for ectopic bleeding

varices--a case report and review of the literature. QJM. 2012;105(4):355–8.

[38] Al Khalloufi K, Laiyemo AO. Management of rectal varices in portal hypertension. World J Hepatol. 2015;7(30):2992–8.

[39] Wiechowska-Kozlowska A, Bialek A, Milkiewicz P. Prevalence of 'deep rectal varices in patients with cirrhosis: an EUS-based study. Liver Int. 2009;29(8):1202–5.

[40] McCormack TT, Bailey HR, Simms JM, Johnson AG. Rectal varices are not piles. Br J Surg. 1984;71(2):163.

[41] Johansen K, Bardin J, Orloff MJ. Massive bleeding from hemorrhoidal varices in portal hypertension. JAMA. 1980;244(18):2084–5.

[42] Wilson SE, Stone RT, Christie JP, Passaro E Jr. Massive lower gastrointestinal bleeding from intestinal varices. Arch Surg. 1979;114(10):1158–61.

[43] Sharma M, Rai P, Bansal R. EUS-assisted evaluation of rectal varices before banding. Gastroenterol Res Pract. 2013;2013:619187.

[44] Philips CA, Augustine P. Endoscopic ultrasound-guided management of bleeding rectal varices. ACG Case Rep J. 2017;4:e101.

[45] Jana T, Mistry T, Singhal S. Endoscopic ultrasound-guided hemostasis of rectal varices. Endoscopy. 2017;49(S 01):E136–E7.

[46] Weilert F, Shah JN, Marson FP, Binmoeller KF. EUS-guided coil and glue for bleeding rectal varix. Gastrointest Endosc. 2012;76(4):915–6.

[47] Connor EK, Duran-Castro OL, Attam R. Therapy for recurrent bleeding from rectal varices by EUS-guided sclerosis. Gastrointest Endosc. 2015;81(5):1280–1.

[48] Storm AC, Kumbhari V, Saxena P, et al. EUS-guided angiotherapy. Gastrointest Endosc. 2014;80(1):164–5.

[49] Tsynman DN, DeCross AJ, Maliakkal B, Ciufo N, Ullah A, Kaul V. Novel use of EUS to successfully treat bleeding parastomal varices with N-butyl-2-cyanoacrylate. Gastrointest Endosc. 2014;79(6):1007–8. discussion 8.

[50] Lu Y, Loffroy R, Lau JY, Barkun A. Multidisciplinary management strategies for acute non-variceal upper gastrointestinal bleeding. Br J Surg. 2014;101(1):e34–50.

[51] Barkun AN, Bardou M, Kuipers EJ, et al. International consensus recommendations on the management of patients with nonvariceal upper gastrointestinal bleeding. Ann Intern Med. 2010;152(2):101–13.

[52] Laine L, Jensen DM. Management of patients with ulcer bleeding. Am J Gastroenterol. 2012;107(3):345–60. quiz 61.

[53] Jakobs R, Zoepf T, Schilling D, Siegel EG, Riemann JF. Endoscopic Doppler ultrasound after injection therapy for peptic ulcer hemorrhage. Hepato-Gastroenterology. 2004;51(58):1206–9.

[54] van Leerdam ME, Rauws EA, Geraedts AA, Tijssen JG, Tytgat GN. The role of endoscopic Doppler US in patients with peptic ulcer bleeding. Gastrointest Endosc. 2003;58(5):677–84.

[55] Jensen DM, Ohning GV, Kovacs TO, et al. Doppler endoscopic probe as a guide to risk stratification and definitive hemostasis of peptic ulcer bleeding. Gastrointest Endosc. 2016;83(1):129–36.

[56] Fockens P, Meenan J, van Dullemen HM, Bolwerk CJ, Tytgat GN. Dieulafoy s disease: endosonographic detection and endosonography-guided treatment. Gastrointest Endosc. 1996;44(4):437–42.

[57] Levy MJ, Wong Kee Song LM, Farnell MB, Misra S, Sarr MG, Gostout CJ. Endoscopic ultrasound (EUS)-guided angiotherapy of refractory gastrointestinal bleeding. Am J Gastroenterol. 2008;103(2):352–9.

[58] Folvik G, Nesje LB, Berstad A, Odegaard S. Endosonography-guided endoscopic band ligation of Dieulafoy s malformation: a case report. Endoscopy. 2001;33(7):636–8.

[59] Ribeiro A, Vazquez-Sequeiros E, Wiersema MJ. Doppler EUS-guided treatment of gastric Dieulafoy s lesion. Gastrointest Endosc. 2001;53(7):807–9.

[60] Kumbhari V, Gondal B, Okolo Iii PI, et al. Endoscopic ultrasound-guided angiotherapy of a large bleeding gastrointestinal stromal tumor. Endoscopy. 2013;45(Suppl 2 UCTN):E326–7.

[61] Gonzalez JM, Ezzedine S, Vitton V, Grimaud JC, Barthet M. Endoscopic ultrasound treatment of vascular complications in acute pancreatitis. Endoscopy. 2009;41(8):721–4.

[62] Chaves DM, Costa FF, Matuguma S, et al. Splenic artery pseudoaneurysm treated with thrombin injection guided by endoscopic ultrasound. Endoscopy. 2012;44. Suppl 2 UCTN:E99–100.

[63] Lameris R, du Plessis J, Nieuwoudt M, Scheepers A, van der Merwe SW. A visceral pseudoaneurysm: management by EUS-guided thrombin injection. Gastrointest Endosc. 2011;73(2):392–5.

[64] Roach H, Roberts SA, Salter R, Williams IM, Wood AM. Endoscopic ultrasound-guided thrombin injection for the treatment of pancreatic pseudoaneurysm. Endoscopy. 2005;37(9):876–8.

[65] Law R, Fujii-Lau L, Wong Kee Song LM, et al. Efficacy of endoscopic ultrasound-guided hemostatic interventions for resistant nonvariceal bleeding. Clin Gastroenterol Hepatol. 2015;13(4):808–12 e1.

[66] Gralnek IM, Dumonceau JM, Kuipers EJ, et al. Diagnosis and management of nonvariceal upper gastrointestinal hemorrhage: European Society of Gastrointestinal Endoscopy (ESGE) guideline. Endoscopy. 2015;47(10):a1–46.

[67] Mathew G, Bhimji SS. Aneurysm, pancreatic pseudoaneurysm. Treasure Island: StatPearls; 2017.

[68] Bhasin DK, Rana SS, Sharma V, et al. Non-surgical management of pancreatic pseudocysts associated with arterial pseudoaneurysm. Pancreatology. 2013;13(3):250–3.

[69] Beattie GC, Hardman JG, Redhead D, Siriwardena AK. Evidence for a central role for selective mesenteric angiography in the management of the major vascular complications of pancreatitis. Am J Surg. 2003;185(2):96–102.

[70] Arnaud JP, Bergamaschi R, Serra-Maudet V, Casa C. Pancreatoduodenectomy for hemosuccus pancreaticus in silent chronic pancreatitis. Arch Surg. 1994;129(3):333–4.

[71] Jeffers K, Majumder S, Vege SS, Levy M. EUS-guided pancreatic pseudoaneurysm therapy: bet-ter to be lucky than good. Gastrointest Endosc. 2018;87(4):1155.

[72] Roberts KJ, Jones RG, Forde C, Marudanayagam R. Endoscopic ultrasound-guided treatment of visceral artery pseudoaneurysm. HPB (Oxford). 2012;14(7):489–90.

[73] Robb PM, Yeaton P, Bishop T, Wessinger J. Endoscopic ultrasound guided embolization of a pancreatic pseudoaneurysm. Gastroenterology Res. 2012;5(6):239–41.

[74] Robinson M, Richards D, Carr N. Treatment of a splenic artery pseudoaneurysm by endoscopic ultrasound-guided thrombin injection. Cardiovasc Intervent Radiol. 2007;30(3):515–7.

[75] Sanyal AJ, Bosch J, Blei A, Arroyo V. Portal hypertension and its complications. Gastroenterology. 2008;134(6):1715–28.

[76] Frye JW, Perri RE. Perioperative risk assessment for patients with cirrhosis and liver disease. Expert Rev Gastroenterol Hepatol. 2009;3(1):65–75.

[77] Armonis A, Patch D, Burroughs A. Hepatic venous pressure measurement: an old test as a new prognostic marker in cirrhosis? Hepatology. 1997;25(1):245–8.

[78] Groszmann RJ, Wongcharatrawee S. The hepatic venous pressure gradient: anything worth doing should be done right. Hepatology. 2004;39(2):280–2.

[79] Chelliah ST, Keshava SN, Moses V, Surendrababu NR, Zachariah UG, Eapen C. Measurement of hepatic venous pressure gradient revisited: catheter wedge vs balloon wedge techniques. Indian J Radiol Imaging. 2011;21(4):291–3.

[80] Feu F, Garcia-Pagan JC, Bosch J, et al. Relation between portal pressure response to pharmacotherapy and risk of recurrent variceal haemorrhage in patients with cirrhosis. Lancet. 1995;346(8982):1056–9.

[81] Lai L, Poneros J, Santilli J, Brugge W. EUS-guided portal vein catheterization and pressure measurement in an animal model: a pilot study of feasibility. Gastrointest Endosc. 2004;59(2):280–3.

[82] Giday SA, Ko CW, Clarke JO, et al. EUS-guided portal vein carbon dioxide angiography: a pilot study in a porcine model. Gastrointest Endosc. 2007;66(4):814–9.

[83] Giday SA, Clarke JO, Buscaglia JM, et al. EUS-guided portal vein catheterization: a promising novel approach for portal angiography and portal vein pressure measurements. Gastrointest Endosc. 2008;67(2):338–42.

[84] Fujii-Lau LL, Leise MD, Kamath PS, Gleeson FC, Levy MJ. Endoscopic ultrasound-guided portal-systemic pressure gradient measurement. Endoscopy. 2014;46(Suppl 1 UCTN):E654–6.

[85] Schulman AR, Ryou M, Aihara H, et al. EUS-guided intrahepatic portosystemic shunt with direct portal pressure measurements: a novel alternative to transjugular intrahepatic portosystemic shunting. Gastrointest Endosc. 2017;85(1):243–7.

[86] Huang JY, Samarasena JB, Tsujino T, Chang KJ. EUS-guided portal pressure gradient measurement with a novel 25-gauge needle device versus standard transjugular approach: a comparison animal study. Gastrointest Endosc. 2016;84(2):358–62.

[87] Huang JY, Samarasena JB, Tsujino T, et al. EUS-guided portal pressure gradient measurement with a simple novel device: a human pilot study. Gastrointest Endosc. 2017;85(5):996–1001.

[88] Tsujino T, Huang JY, Samarasena JB, et al. Safety and feasibility of combination EUS-guided portal pressure gradient measurement and liver biopsy: the realization of endo-hepatology. Gastrointest Endosc. 2016;83(5):AB415–AB6.

[89] D Amico G, Pagliaro L, Bosch J. The treatment of portal hypertension: a meta-analytic review. Hepatology. 1995;22(1):332–54.

[90] Colombato L. The role of transjugular intrahepatic portosystemic shunt (TIPS) in the management of portal hypertension. J Clin Gastroenterol. 2007;41(Suppl 3):S344–51.

[91] Ochs A, Rossle M, Haag K, et al. The transjugular intrahepatic portosystemic stent-shunt procedure for refractory ascites. N Engl J Med. 1995;332(18):1192–7.

[92] Gines P, Uriz J, Calahorra B, et al. Transjugular intrahepatic portosystemic shunting versus paracentesis plus albumin for refractory ascites in cirrhosis. Gastroenterology. 2002;123(6):1839–47.

[93] Buscaglia JM, Dray X, Shin EJ, et al. A new alternative for a transjugular intrahepatic portosystemic shunt: EUS-guided creation of an intrahepatic portosystemic shunt (with video). Gastrointest Endosc. 2009;69 (4):941–7.

[94] Binmoeller KF, Shah JN. Sa1428 EUS-guided transgastric intrahepatic portosystemic shunt using the axios stent. Gastrointest Endosc. 2011;73(4):AB167.

[95] Bosch J. EUS-guided intrahepatic portosystemic shunt: a real alternative to transjugular intrahepatic portalsystemic shunt? Gastrointest Endosc. 2017;85(1):248–9.

[96] de Suray N, Pranger D, Brenard R. Portal vein thrombosis as the first sign of a primary myeloproliferative disorder: diagnostic interest of the V617F JAK-2 mutation. A report of 2 cases. Acta Gastroenterol Belg. 2008;71(1):39–41.

[97] Regnault H, Emambux S, Lecomte T, et al. Clinical outcome of portal vein thrombosis in patients with digestive cancers: a large AGEO multicenter study. Dig Liver Dis. 2018;50(3):285.

[98] Fujiyama S, Saitoh S, Kawamura Y, et al. Portal vein thrombosis in liver cirrhosis: incidence, management, and outcome. BMC Gastroenterol. 2017;17(1):112.

[99] Lai R, Stephens V, Bardales R. Diagnosis and staging of hepatocellular carcinoma by EUS-FNA of a portal vein thrombus. Gastrointest Endosc. 2004;59(4):574–7.

[100] Michael H, Lenza C, Gupta M, Katz DS. Endoscopic ultrasound -guided fine-needle aspiration of a portal vein thrombus to aid in the diagnosis and staging of hepatocellular carcinoma. Gastroenterol Hepatol (N Y). 2011;7(2):124–9.

[101] Moreno M, Gimeno-Garcia AZ, Corriente MM, et al. EUS-FNA of a portal vein thrombosis in a patient with a hidden hepatocellular carcinoma: confirmation technique after contrast-enhanced ultrasound. Endoscopy. 2014;46(Suppl 1 UCTN):E590–1.

[102] Kayar Y, Turkdogan KA, Baysal B, Unver N, Danalioglu A, Senturk H. EUS-guided FNA of a portal vein thrombus in hepatocellular carcinoma. Pan Afr Med J. 2015;21:86.

[103] Delconte G, Bhoori S, Milione M, et al. Endoscopic ultrasound-guided fine needle aspiration of splenic vein thrombosis: a novel approach to the portal venous system. Endoscopy. 2016;48(Suppl 1 UCTN):E40–1.

[104] Sisman G, Erzin YZ, Senturk H. Diagnosis of adrenocortical carcinoma via endosonography-assisted fine-needle aspiration of inferior vena cava thrombosis: first case in the literature. Dig Endosc. 2013;25(3):338–9.

[105] Gincul R, Gomez V, Kerr SE, Zhang J, Levy MJ. Endoscopic ultrasound-guided fine-needle aspiration of a pulmonary artery malignant thrombus. Endoscopy. 2015;47 Suppl(1):E547–9.

[106] Rustagi T, Gleeson FC, Chari ST, et al. Remote malignant intravascular thrombi: EUS-guided FNA diagnosis and impact on cancer staging. Gastrointest Endosc. 2017;86(1):150–5.

[107] Allard WJ, Matera J, Miller MC, et al. Tumor cells circulate in the peripheral blood of all major carcinomas but not in healthy subjects or patients with nonmalignant diseases. Clin Cancer Res. 2004;10(20):6897–904.

[108] Catenacci DV, Chapman CG, Xu P, et al. Acquisition of portal venous circulating tumor cells from patients with pancreaticobiliary cancers by endoscopic ultrasound. Gastroenterology. 2015;149(7):1794–803 e4.

[109] Fritscher-Ravens A, Ganbari A, Mosse CA, Swain P, Koehler P, Patel K. Transesophageal endoscopic ultrasound-guided access to the heart. Endoscopy. 2007; 39(5):385–9.

[110] Larghi A, Stobinski M, Galasso D, Amato A, Familiari P, Costamagna G. EUS-guided drainage of a pericardial cyst: closer to the heart (with video). Gastrointest Endosc. 2009;70(6):1273–4.

[111] Romero-Castro R, Rios-Martin JJ, Gallego-Garcia de Vinuesa P, et al. Pericardial tumor diagnosed by EUS-guided FNA (with video). Gastrointest Endosc. 2009;69(3 Pt 1):562–3.

[112] Gornals JB, de la Hera M, de Albert M, Claver E, Catala I. EUS cardiac puncture-guided right atrial tumor. Gastrointest Endosc. 2015;82(1):165.

[113] Zhang X, Wang K, Wang M, et al. Transarterial chemoembolization (TACE) combined with sorafenib versus TACE for hepatocellular carcinoma with portal vein tumor thrombus: a systematic review and meta-analysis. Oncotarget. 2017;8(17):29416–27.

[114] Chen J, Huang J, Chen M, et al. Transcatheter arterial chemoembolization (TACE) versus hepatectomy in hepatocellular carcinoma with macrovascular invasion: a meta-analysis of 1683 patients. J Cancer. 2017; 8(15):2984–91.

[115] Kim W, Clark TW, Baum RA, Soulen MC. Risk factors for liver abscess formation after hepatic chemoembolization. J Vasc Interv Radiol. 2001;12(8):965–8.

[116] Kim HK, Chung YH, Song BC, et al. Ischemic bile duct injury as a serious complication after transarterial chemoembolization in patients with hepatocellular carcinoma. J Clin Gastroenterol. 2001;32(5):423–7.

[117] Faigel DO, Lake DF, Landreth TL, Kelman CC, Marler RJ. EUS-guided portal injection chemotherapy for treatment of hepatic metastases: feasibility in the acute porcine model. Gastrointest Endosc. 2016;83(2):444–6.

[118] Faigel D, Lake D, Landreth T, Kelman C, Marler R. Endoscopic ultrasonography-guided portal injection chemotherapy for hepatic metastases. Endosc Ultrasound. 2014;3(Suppl 1):S1.

[119] Zhang FJ, Li CX, Jiao DC, et al. CT guided 125iodine seed implantation for portal vein tumor thrombus in primary hepatocellular carcinoma. Chin Med J. 2008;121 (23):2410–4.